Sobotta/Hammersen
Histologie

Sobotta/Hammersen

Histologie

Atlas der
Zytologie, Histologie und der Mikroskopischen Anatomie

Professor Dr. med. Frithjof Hammersen
Direktor des Anatomischen Instituts
der Technischen Universität München

Zweite, neubearbeitete und erweiterte Auflage
mit 499 meist mehrfarbigen Abbildungen

Urban & Schwarzenberg · München-Wien-Baltimore 1979

Anschrift des Verfassers:

Professor Dr. med. Frithjof Hammersen, Direktor des Anatomischen Instituts der Technischen Universität, Biedersteiner Straße 29, 8000 München 40

Quellenhinweise:

Die Abbildungen 95, 179, 180, 211, 217, 222, 226, 227, 244, 246–248, 254–256, 263–265, 269, 276, 288, 289, 297, 298, 307–309, 313 a b c, 324, 344, 346, 352, 354, 365, 366, 372, 383, 421, 422, 432–435, 450–452, 455–459, 464, 465, 480, 481, 486, 491 und 492 wurden aus Johannes Sobotta, Atlas und Lehrbuch der Histologie und Mikroskopischen Anatomie, übernommen.
Die Abbildungen 129, 130, 135, 232, 233, 249, 304, 389, 390, 398 und 401 wurden aus Josef Wallraff, Leitfaden der Histologie des Menschen, 8. Auflage, Urban & Schwarzenberg, München-Berlin-Wien 1972, übernommen.
Die Abbildungen 209 und 377 wurden aus Viktor Patzelt, Histologie, 3. Auflage, Urban & Schwarzenberg, Wien 1948, übernommen.

CIP-Kurztitelaufnahme der Deutschen Bibliothek

Sobotta, Johannes:
Histologie : Atlas d. Zytologie, Histologie u. d. mikroskop. Anatomie / Sobotta-Hammersen. Frithjof Hammersen. – 2., neubearb. u. erw. Aufl. – München, Wien, Baltimore : Urban und Schwarzenberg, 1979.
  Engl. Ausg. u. d. T.: Sobotta, Johannes: Histology.
  1. Aufl. u. d. T.: Sobotta, Johannes: Atlas der Histologie des Menschen.
  ISBN 3-541-07372-1
NE: Hammersen, Frithjof; Sobotta-Hammersen, ...

83   82

5 4 3

1. Auflage 1975   ISBN 3-541-07371-3

Printed in Germany. Satz und Druck: Kastner & Callwey, München.

© Urban & Schwarzenberg, München-Wien-Baltimore 1979

ISBN 3-541-07372-1

Vorwort zur 2. Auflage

Da die 1. Auflage dieses Buches eine überwiegend zustimmende und freundliche Aufnahme im In- und Ausland gefunden hat, war schon nach relativ kurzer Zeit eine Neufassung erforderlich, die ihrerseits Gelegenheit zu einer gründlichen Überarbeitung bot, unter gleichzeitiger Berücksichtigung von zahlreichen Anregungen, Kritiken und Verbesserungsvorschlägen sowohl von Rezensenten als auch aus dem studentischen Leserkreis.

Dabei sind Verlag und Autor von der Voraussetzung ausgegangen, an dem ursprünglichen Konzept dieses Atlas nichts zu ändern, d. h. ihn auch weiterhin als ein reines Bildwerk zu gestalten, unter bewußtem Verzicht auf einen lehrbuchartigen Text. Dennoch wurde dieser Auflage eine ganz knappe Darstellung der wesentlichen Verfahrensschritte bei der Herstellung eines histologischen Schnittpräparates als Einleitung vorangestellt und diese noch durch praktische Hinweise zur Technik des Mikroskopierens, der Differentialdiagnose und des räumlichen Erfassens histologischer Strukturen ergänzt.

Im wesentlichen ging es aber um eine Verbesserung und Vermehrung des Bildmaterials. Daher wurden die elektronenmikroskopischen Bilder durch bessere ersetzt, in einigen Bereichen (z. B. Nervengewebe und Leber) ergänzt bzw. neue eingefügt. Zugleich haben wir die Bilder von Invertebraten- und Nichtsäuger-Material fast vollständig ausgetauscht, um auch im Bereich der Elektronenmikroskopie dem Charakter dieses Buches als einer »Histologie des Menschen« zumindest näherzukommen, auch wenn sich die Grundorganellen einer Invertebratenzelle in ihrem Feinbau kaum oder überhaupt nicht von denen einer Säugerzelle unterscheiden. Insgesamt wurden 79 Schwarzweißbilder als Ersatz oder Ergänzung neu aufgenommen.

Aber auch bei den Farbbildern konnten durch das Entgegenkommen des Verlages so zahlreiche Veränderungen vorgenommen werden, daß insgesamt 132 neue Abbildungen als Ersatz weniger guter Vorlagen oder als Ergänzung neu hergestellt wurden. Dabei haben wir zugleich eine weitere Anregung berücksichtigen können und jetzt auch semidünne Schnitte abgebildet, und zwar immer dann, wenn es sich – wie z. B. bei Niere und Leber – um solche Organe handelt, von denen Biopsien heute routinemäßig elektronenmikroskopisch untersucht werden.

Die farbigen Zeichnungen sind überall dort beibehalten worden, wo sie – verglichen mit einem Mikrophoto – die klarere Aussage machen. Auch in diesem Bereich sind Farbtafeln ausgetauscht und/oder ergänzt worden.

Die Neuauflage enthält jetzt insgesamt 499 Abbildungen in 527 Einzeldarstellungen gegenüber 420 in der 1. Auflage.

Darüber hinaus haben wir den allgemein als nützlich empfundenen tabellarischen Anhang um vier Tabellen zur Differentialdiagnose erweitert und auch das Sachregister um zahlreiche Begriffe vermehrt.

Das waren die im vorgegebenen Rahmen überhaupt denkbaren Veränderungen, da der Atlas seinen Charakter als *optisches Hilfsmittel bei der praktischen Arbeit am Mikroskop* unbedingt beibehalten sollte. Deswegen wurde auch nicht in allen Fällen letzte technische Perfektion angestrebt, sondern es sollte dem Studenten das Schnittmaterial so vorgestellt werden, wie er es von einem Routinelabor der Licht- und Elektronenmikroskopie heute erwarten darf.

Auch dieses Mal gilt mein besonderer Dank meiner langjährigen Mitarbeiterin, Frau E. Möhring, deren technisches Können, kombiniert mit vorzüglicher Sachkenntnis, großer Erfahrung und einem nie ermüdenden Einsatz, die entscheidenden Voraussetzungen für die rasche Erstellung dieser Neuauflage waren. Ferner habe ich meinem ehemaligen Mitarbeiter, Herrn Dr. H.-J. Appell, Institut für experimentelle Morphologie der Deutschen Sporthochschule-Köln, für die kritische Durchsicht der 1. Auflage und den zahlreich daraus hervorgegangenen Anregungen zu danken, ebenso wie Herrn Prof. Dr. P. Böck und Frau Dr. U. Osterkamp (beide Anatomisches Institut der TU München) für die Überlassung von Originalmaterial und mancherlei Vorschläge zur Verbesserung von Abbildungen und Text. Schließlich gilt mein aufrichtiger Dank dem Verlag Urban & Schwarzenberg und hier insbesondere Herrn Michael Urban, der nicht nur all meinen Wünschen auf das großzügigste Rechnung trug, sondern mir von den Mitarbeitern seines Verlages in Herrn Prof. Dr. H. J. Clemens, einen sachkundigen Kollegen und vorzüglichen Betreuer dieser Neuauflage zur Seite stellte, dem für sein Engagement und die vorbildliche kollegiale Zusammenarbeit großer Dank gebührt.

Abschließend bleibt zu hoffen, daß die 2. Auflage durch die Verbesserung und Vermehrung von Text und Bildmaterial dem Studenten ein noch verläßlicherer Ariadnefaden durch das für ihn anfänglich verwirrende Labyrinth zyto- und histologischer Strukturen sein möge, denn das allein ist der Sinn dieses Buches.

München, Im Juli 1979   Frithjof Hammersen

Inhalt

Inhalt

VIII

Grundzüge der histologischen Technik

In der überwiegenden Mehrzahl der Fälle wird der Student in den Kursen der „Mikroskopischen Anatomie" und der „Pathologischen Histologie" mit sog. Dauerpräparaten konfrontiert, deren kritische Beurteilung, z. B. bei der Erkennung möglicher Kunstprodukte (Artefakte), zumindest Grundkenntnisse über die Herstellungsverfahren derartiger Untersuchungsobjekte voraussetzt.

Da das mikroskopische Bild lebender Gewebe ohne Einsatz spezieller optischer Verfahren, wie z. B. des Phasen- oder Interferenzkontrastes, wegen der nur geringen Lichtbrechungsunterschiede zwischen den einzelnen Bauelementen von Zellen und Geweben auffallend kontrastarm ist, bemüht man sich, diesen Mangel durch eine geeignete Vorbehandlung des lebenden Objektes zu beseitigen, indem man von diesem gut färbbare, und damit kontrastreiche Schnittpräparate zu gewinnen versucht. Dabei geschieht im wesentlichen folgendes:

Fixation

Diese hat verschiedene Aufgaben und soll

1. das Gewebe und seine Bestandteile in möglichst naturgetreuem Zustand erhalten und stabilisieren, um Fäulnis und Verwesung zu verhindern. Dies ist aber u. a. wegen des hohen Wassergehalts der lebendigen Masse nur innerhalb gewisser Grenzen möglich, so daß es ein ideales chemisches Fixationsmittel bislang nicht gibt;
2. eine Härtung des Materials und damit eine bessere Schneidbarkeit bewirken;
3. eventuell vorhandene Bakterien oder andere Krankheitserreger im Untersuchungsgut abtöten.

Viele unserer Fixationsmittel, von denen das gebräuchlichste eine 5%ige neutrale Formaldehydlösung ist, sind drastische Eiweißfäller, wie z. B. die Pikrinsäure, Sublimat und Alkohol. Eine wesentlich bessere, d. h. wahrheitsgetreuere Fixierung gelingt mit Hilfe einer 2,5%igen Glutaraldehydlösung in einem definierten Puffer (pH 7,4), mit der – wenn irgend möglich – das zu fixierende Organ über sein eigenes Gefäßsystem durchspült wird (gebräuchlichste Fixierung für die Elektronenmikroskopie).

Einbettung

Um hinreichend dünne Schnitte (ca. $10\,\mu$m bei den lichtmikroskopischen Routinepräparaten, ca. 50 nm (= 500Å) für die Elektronenmikroskopie) mit Hilfe spezieller Maschinen (Mikrotome für die Lichtmikroskopie, Ultrotome für die Elektronenmikroskopie) von den fixierten und schon dadurch gehärteten Organ- oder Gewebsstücken herstellen zu können, werden diese in geeignete Lösungsmittel (= Intermedien) gebracht, um schließlich in erstarrende Massen „eingebettet" und zusammen mit diesen geschnitten zu werden. Als Lösungsmittel dient eine schrittweise, in der Konzentration ansteigende Alkoholreihe (oder Aceton), die nicht nur zum völligen, aber möglichst schonenden Wasserentzug, und damit zu einer weiteren Härtung des Objektes führt, sondern zugleich auch alle Fette und Lipide aus den Zellen und Geweben herauslöst. In dieser Phase der Präparatherstellung gibt es besonders vielseitige Möglichkeiten für die Entstehung von Artefakten, wie Schrumpfungen (vgl. Abb. 8), Zerreißungen des Gewebes infolge zu starker Härtung (vgl. Abb. 10) u. ä. m. Als Einbettungsmedium ist in der Lichtmikroskopie das Paraffin noch immer das gebräuchlichste, während in der Elektronenmikroskopie polymerisierbare Polyesterharze, wie Epon, Mikropal, Araldit u. a. verwendet werden. Eine besonders wahrheitsgetreue Strukturerhaltung erreicht man durch Einbringen von lebenswarmen Organstücken in flüssigen Stickstoff und anschließendem Schneiden auf einem speziellen Gefriermikrotom. Man vermeidet dabei sowohl den Wasserentzug mit der Gefahr der Gewebsschrumpfung, als auch die fettlösenden Intermedien.

Schnitte und Färbung

Die mit Hilfe eines Mikrotoms dünn geschnittenen und auf Objektträgern fest montierten Präparate müssen zur besseren Kontrastierung der einzelnen Zell- und Gewebsbestandteile gefärbt werden. Die meisten der gebräuchlichen Farblösungen sind aber „wäßrige" Lösungen, und infolgedessen muß dem Schnitt zunächst durch ein geeignetes Lösungsmittel (Xylol) das Paraffin wieder vollständig entzogen und anschließend das

1

Grundzüge der histologischen Technik

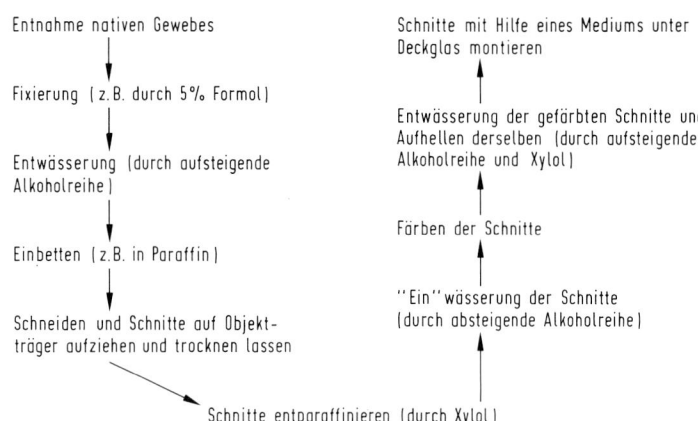

Blockschema der wichtigsten Teilschritte bei der
Herstellung gefärbter Dauerpräparate aus nativem Gewebe

Entnahme nativen Gewebes

Fixierung (z.B. durch 5% Formol)

Entwässerung (durch aufsteigende
Alkoholreihe)

Einbetten (z.B. in Paraffin)

Schneiden und Schnitte auf Objektträger aufziehen und trocknen lassen

Schnitte entparaffinieren (durch Xylol)

"Ein"wässerung der Schnitte
(durch absteigende Alkoholreihe)

Färben der Schnitte

Entwässerung der gefärbten Schnitte und
Aufhellen derselben (durch aufsteigende
Alkoholreihe und Xylol)

Schnitte mit Hilfe eines Mediums unter
Deckglas montieren

Lösungsmittel entfernt werden (durch Alkohol), und schließlich muß dieses wiederum durch Wasser vollständig ersetzt werden. Die verschiedenen Zell- und Gewebselemente nehmen jetzt aus den Farblösungen oder Gemischen von solchen die Farbstoffe in sehr unterschiedlichen Mengen auf, wobei u. a. auch das pH der Farblösung eine wichtige Rolle spielt. Dabei gibt es neben einigen wenigen Routinefärbungen (vgl. dazu die Abb. 1–4) eine Unzahl von Spezialfärbungen, unter denen die sog. histotopochemischen Methoden heute eine vorrangige Stellung einnehmen. Mit ihrer Hilfe gelingt es, eine Fülle der verschiedensten, definierten chemischen Substanzen, wie zahlreiche Enzyme, Glykogen, Ribo- und Desoxyribonucleinsäuren, Mucopolysaccharide, Lipide etc. am Ort ihres natürlichen Vorkommens in Zellen und Geweben nachzuweisen, wodurch man einen sehr viel besseren Einblick in das dynamische Zellgeschehen erhält.

Für die *Elektronenmikroskopie* werden ca. 50 nm dünne Schnitte (mittlere Kantenlänge: 0,5 mm) auf runde Kupfernetze eines Durchmessers von 3 mm gebracht und mit Hilfe spezieller Objekthalter in den Strahlengang eines Elektronenmikroskops „eingeschleust". Das elektronenmikroskopische Bild eines solchen Schnittes kann auf einem fluoreszierenden Leuchtschirm betrachtet werden. Die Befunddokumentation erfolgt mit Hilfe der Fotografie.

Diese wenigen Bemerkungen müssen hier genügen, da sie lediglich einige Grundlagen für die Interpretation histologischer Schnittpräparate mit ihren möglichen Artefakten liefern sollen, jedoch niemals Vollständigkeit in der Darstellung anstreben,

die den Lehrbüchern der Zyto- und Histologie vorbehalten bleibt.

Einige Hinweise und Bemerkungen zum besseren Verständnis histologischer Schnittpräparate und ihrer Differentialdiagnose:

Um die Aussage und Beweiskraft histologischer Schnittpräparate kritischer beurteilen zu können, sollte man sich immer eine Reihe sehr einfacher, aber oft in Vergessenheit geratener Tatsachen vor Augen halten:

1. Das histologische Schnittpräparat liefert stets nur ein durch den Fixierungsprozeß entstandenes Momentbild von einem in ständigem Wandel befindlichen lebendigen Ganzen.

2. Die überwiegende Mehrzahl aller Schnittpräparate stellt nur eine hauchdünne Scheibe von einem meist noch kleinen Teil eines u. U. sehr großen Organs, wie z. B. der Leber, dar. Inhomogenität in der Verteilung bestimmter Strukturen oder krankhafter Prozesse kann dazu führen, daß diese nicht zwanghaft in jedem Schnitt vorhanden sein müssen, was aber deren Existenz letztlich nicht ausschließt.

3. Das Schnittpräparat entwirft ein flächenhaftes, zweidimensionales Bild von den fast immer dreidimensionalen Zellen und Geweben, von deren „Räumlichkeit" man sich nur bei Einsatz bestimmter Techniken (wie z. B. der Verwendung einer Schnittdicke, die größer ist als die zu erfassende dritte Dimension) einen Eindruck verschaffen kann, in diesem Fall durch das sog. Fokusieren der Schnitte. Unmittelbare Rückschlüsse auf die „wahre" Gestalt der Bauelemente von Zellen und Geweben oder höher organisierte Formationen

sind aber am Einzelschnitt nur in Ausnahmefällen möglich und nur mit Vorsicht zu ziehen. Das sollen einige einfache Beispiele erläutern:

a) Kreisförmige Schnittprofile, ganz gleich, ob in der licht- oder elektronenmikroskopischen Dimension, könnten z. B. durch Querschnitte von Zylindern, Kugeln, Elipsoiden oder Kegeln zustande kommen. Sind alle Profile gleich groß, so spräche dies am ehesten für das Vorliegen von Zylindern des gleichen Durchmessers, da es unwahrscheinlich ist, daß die anderen möglichen Gebilde, wie z. B. Kugeln oder Kegel, alle vom Schnitt an der gleichen Stelle ihres Umfanges getroffen werden.

b) Das Vorkommen von zwei Kernanschnitten in einer Zelle (vgl. Abb. 16) ist noch lange kein Beweis für eine Zweikernigkeit, sondern kommt fast immer durch einen gekrümmten Kern zustande, der zweimal vom Schnitt getroffen wurde. So sind z. B. die in der Frühzeit der Elektronenmikroskopie mehrfach beschriebenen sog. „Lochkerne" auch nichts anderes als die Schnittbilder durch einen Kern mit einer tiefen Einfaltung, die im Querschnitt als dessen „Loch" imponiert.

c) Zur Erleichterung des Verständnisses stelle man sich Schnitte in verschiedenen Ebenen durch gut bekannte Gegenstände vor oder führe solche sogar praktisch durch (Schema, A–D). Schneiden Sie z. B. ein hartgekochtes Ei (vgl. Abb. C) im Bereich eines seiner beiden Pole quer, oder legen Sie einen sehr peripheren Längsschnitt durch dasselbe, so wird in keinem dieser Schnitte der zentrale Dotter enthalten sein, was aber nicht gegen seine Existenz spricht (vgl. Abb. C). Auch Längs- und Querschnitte durch einen geraden oder gekrümmten Schlauch (Abb. A u. B) ergeben sehr unterschiedliche Bilder in Abhängigkeit davon, wo und wie diese das Rohr treffen (vgl. Abb. A u. B). Ganz ähnliche Schnittbilder müssen Sie erwarten, wenn es um biologische „Röhren", wie z. B. die Blutgefäße oder die Harnkanälchen, geht (vgl. dazu die Abb. 333 ff.). Auch eine mit den sezernierenden Endstücken von Drüsen zumindest grob vergleichbare Orange ergibt je nach der Schnittrichtung genau wie jene (vgl. Abb. D) sehr unterschiedliche Bilder.

Diese sehr einfachen Beispiele ließen sich noch erheblich vermehren, jedoch sollten sie nur als „pars pro toto" einen der denkbaren Wege zur Entwicklung räumlicher Vorstellungen aus den stets flächenhaften Schnittpräparaten aufzeigen.

4. Um ein unbekanntes histologisches Schnittpräparat mit Sicherheit erkennen und dessen fundierte Differentialdiagnose erstellen zu können, sollten einige Grundregeln beachtet werden, die ein systematisches Vorgehen in jedem Fall garantieren:

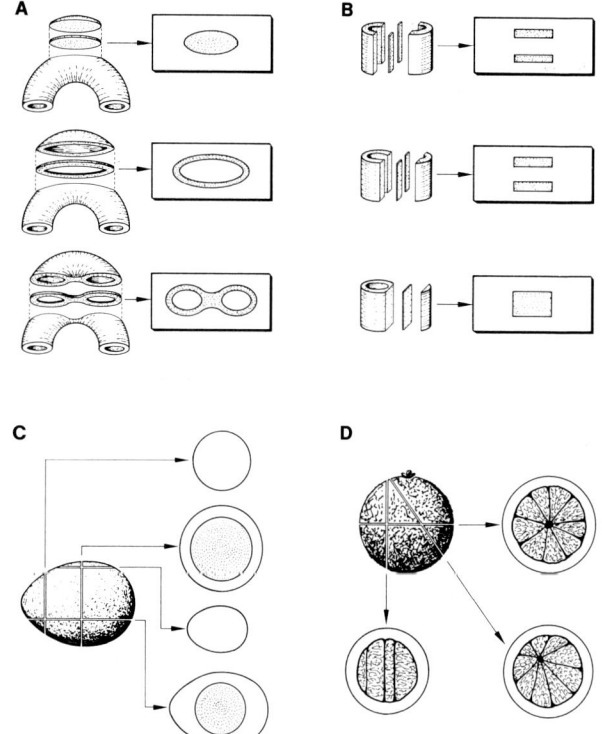

Schema A–D Quer- und Längsschnitte durch ein gekrümmtes (A) oder gerades Rohr (B), durch ein Hühnerei (C) oder eine Orange (D) können Schnittbilder liefern, die – für sich allein genommen – weder einen Rückschluß auf die räumliche Gestalt, noch auf die Zusammensetzung des jeweils vorliegenden Gebildes erlauben (nach Ham and Leeson: Histology, 4. Aufl., London, Pitman Medical Publishing Co. Ltd., 1961).

a) Das Präparat sollte immer makroskopisch betrachtet werden, da sich bestimmte Organe bei typischer Schnittrichtung schon jetzt mit einem hohen Grad an Wahrscheinlichkeit diagnostizieren lassen, wie z. B. ein Medianschnitt durch die Hypophyse (vgl. Abb. 398) oder ein Querschnitt durch die Nebenniere (vgl. Abb. 414).

b) Anschließend Betrachtung mit einer Handlupe oder – falls eine solche nicht zur Verfügung steht – mit der schwächsten Vergrößerung des Mikroskops. Dabei besonders darauf achten, ob das Schnittpräparat u. a. eine bestimmte Gliederung, wie z. B. in eine Innen- und Außenzone (entsprechend: „Mark" und „Rinde"), oder eine Kapsel, oder sich färberisch ganz unterschiedlich verhaltende Bezirke, oder aber eine Lichtung, oder regelmäßige Erhebungen seiner Oberfläche, wie z. B. Falten erkennen läßt.

3

Zur Technik der histologischen Differentialdiagnose

c) Bei schwächster Vergrößerung den gesamten Schnitt durchmustern, d. h., man muß alle seine freien Ränder gesehen haben, denn nur dann ist eine der wichtigsten Fragen zur Differentialdiagnose mit Sicherheit zu entscheiden, nämlich: „Ist irgendwo in dem Präparat ein Epithel vorhanden?". Wird diese Frage bejaht, so wird als erstes das Epithel genau diagnostiziert, da sich daraus schon eine bestimmte Zielrichtung der Differentialdiagnose ergibt. Das sei an einem Beispiel erläutert: Findet sich ein „einschichtiges, prismatisches Epithel", so wäre theoretisch entweder ein Schnitt durch einen Teil des Magen-Darmkanals oder durch die Tuba uterina bzw. durch die Gebärmutter denkbar. Um die erste dieser beiden Verdachtsdiagnosen zu erhärten, wird nach der typischen Schichtengliederung des Darmrohres gesucht (vgl. Abb. 269), und bei Nachweis derselben kann das Präparat mit Sicherheit als aus dem Magen-Darmkanal im engeren Sinne stammend eingestuft werden (dessen weitere Differentialdiagnose vgl. Tabelle 13). Fehlt hingegen die Schichtengliederung, so handelt es sich entweder um die Gallenblase, oder die zweite der beiden Verdachtsdiagnosen trifft zu. Um dies zu entscheiden, wird das Epithel (1.) nach möglichen Kinozilien abgesucht – typisch für die Tuba uterina und die Gebärmutterschleimhaut in bestimmten Zyklusphasen – und damit werden (2.) die übrigen Bauelemente des Schnittpräparats in Beziehung gesetzt, wie z. B. das Vorkommen reich verzweigter Falten (Tuba uterina, Abb. 383), das Einsenken des Epithels zu Drüsenschläuchen (Uterusschleimhaut, Abb. 387) oder das Vorliegen niedriger, miteinander anastomosierender Falten (Gallenblase, Abb. 286).

d) Die Diagnose eines histologischen Schnittpräparats kann fast immer – mindestens in 95 % aller Fälle – mit schwächster, höchstens aber einer mittleren Vergrößerung gestellt werden. Fällt die Diagnose *dann* nicht, so fällt sie nie! Auch das mag ein Beispiel erläutern: Bei der Differentialdiagnose der „serösen" Drüsen (vgl. Abb. 266–268 und Tabelle 12) muß auch das Pankreas in die Überlegungen einbezogen werden. Da aber die sonst als differentialdiagnostisches Kriterium so zuverlässigen „Inseln" im Kopfbereich des Pankreas und dessen Processus uncinatus sehr selten sind oder gar vollends fehlen, wird von den Unerfahreneren meist das Vorkommen der sog. „zentroazinären" Zellen als sicherstes Unterscheidungsmerkmal gegen alle übrigen serösen Drüsen genannt. Gerade aber diese Zellen als solche zu erkennen, und dazu bedarf es einer relativ hohen Auflösung, fällt dem Anfänger meist sehr viel schwerer, als das einfachste und noch viel zuverlässigere differentialdiagnostische Kriterium zu beurteilen, nämlich das völlige Fehlen von Streifenstücken im Pankreas. Das wird aber bei der Verwendung hoher Vergrößerungen wegen des viel zu kleinen Präparateausschnitts übersehen, und das Präparat wird meist fehldiagnostiziert.

Zytologie

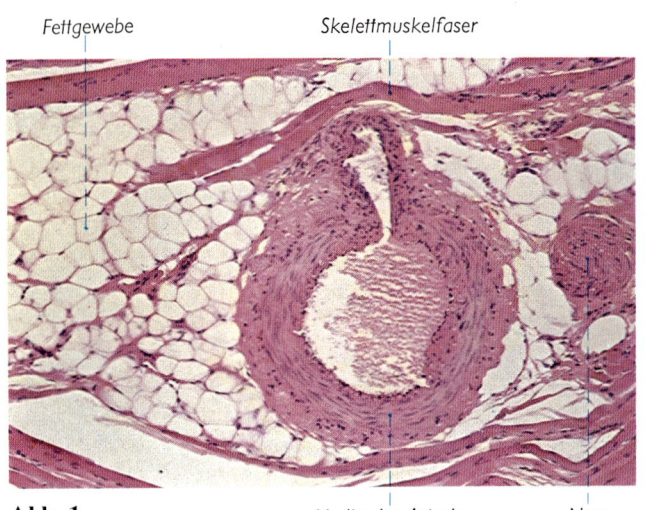

Fettgewebe Skelettmuskelfaser

Abb. 1. Media der Arterie Nerv

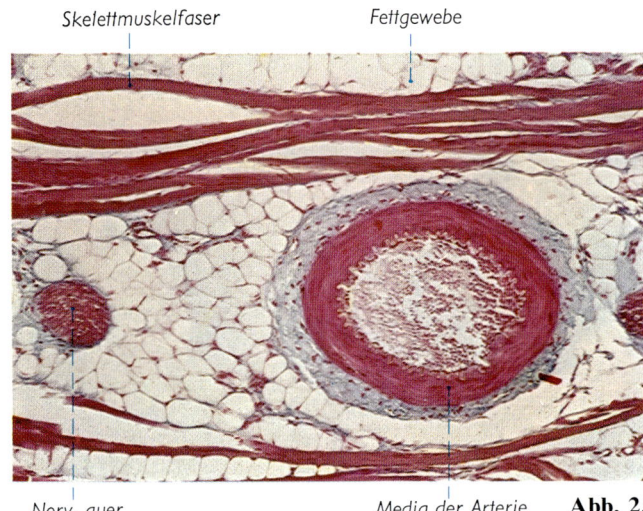

Skelettmuskelfaser Fettgewebe

Nerv, quer Media der Arterie **Abb. 2.**

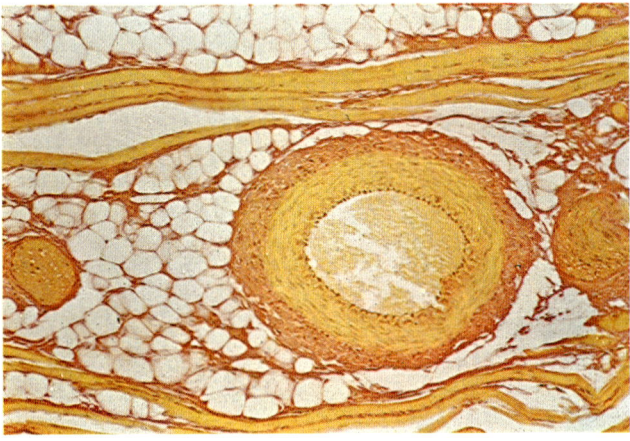

Abb. 3.

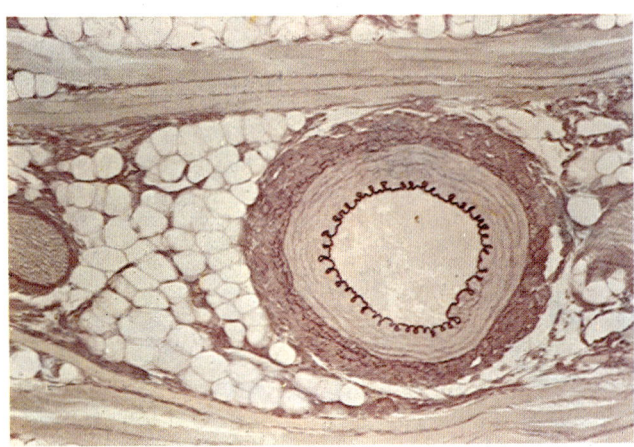

Abb. 4.

Die **Abbildungen 1–4** zeigen eine vergleichende Gegenüberstellung der vier häufigsten Färbungen histologischer Kurspräparate an z. T. aufeinanderfolgenden Schnitten aus einer lückenlosen Serie (Zungenmuskulatur, Katze). Einzelheiten über die Anfärbung der verschiedenen Zell- und Gewebsbestandteile bei den einzelnen Färbungen: s. Tabelle 1. Die Azanfärbung (Abb. 2) ist hier, wie leider häufig, vor allem in der roten Farbkomponente zu kräftig (mangelnde Rückdifferenzierung beim Färbevorgang, vgl. dagegen die Abb. 71), und bei der Elastikafärbung (Abb. 4) fehlt die meist übliche Kerngegenfärbung mit Kernechtrot (vgl. dazu z. B. die Abb. 123). Färbungen: Abb. 1 Haematoxylin-Eosin (= H.E.); Abb. 2. Azan (zusammengezogen aus Azokarmin-Anilinblau-Färbung); Abb. 3 van Gieson (eine besonders häufig in der Pathologie benutzte Färbung zur raschen Erfassung von Bindegewebsvermehrungen bei den verschiedensten krankhaften Prozessen); Abb. 4 Elasika-Färbung mit Resorcin-Fuchsin (ein ähnlicher Farbstoff ist das Orcein); wird u. a. bei der Färbung des Sputums auf elastische Fasern verwendet bei Verdacht auf einschmelzende (tuberkulöse) Lungenprozesse. Vergrößerung aller Abbildungen: 90fach.

Zusammenstellung einiger besonders häufig durch verschiedene technische Mängel bei der Präparatherstellung verursachter Kunstprodukte, sog. Artefakte. Am häufigsten sind dabei die sog. Schrumpfspalten, die durch den Wasserentzug (vgl. S. 1, 2) vor allem zwischen Geweben mit sehr unterschiedlichem Flüssigkeitsgehalt auftreten.

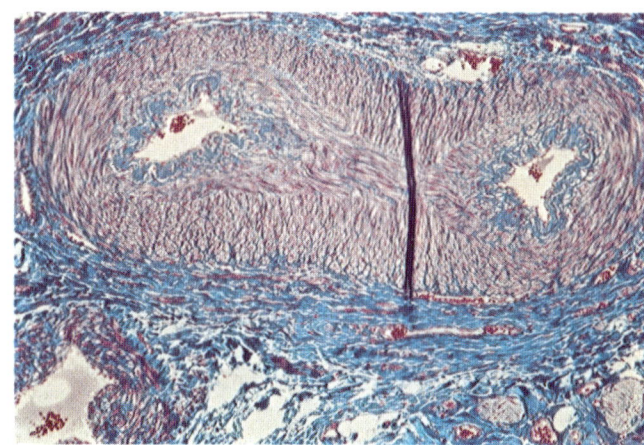

Abb. 5. Infolge ungenügender „Streckung" des Schnittes auf dem Objektträger (durch vorsichtiges Erwärmen der Paraffinschnitte) können beim Schneiden entstandene Falten zurückbleiben, die stets durch ihre intensivere Färbung auffallen und einen Eindruck von der Schnittdicke vermitteln können (größere Arterie aus der Kapsel der Vesicula seminalis, Mensch). Am unteren Bildrand deutliche Schrumpfräume und Risse im Bindegewebe. Färbung: Azan; Vergr. 75fach.

Abb. 5.

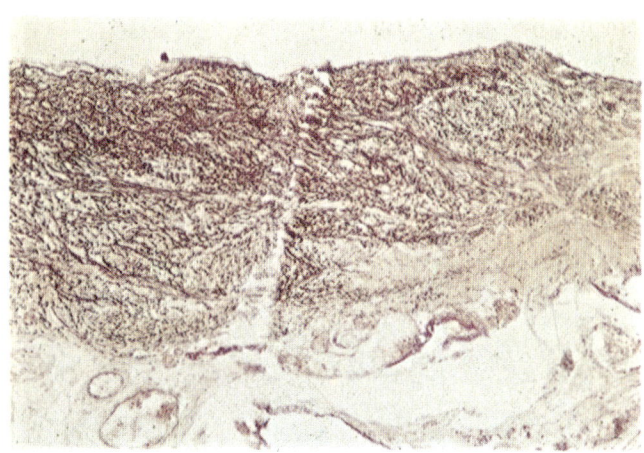

Abb. 6. Durch eine Scharte im Mikrotommesser hervorgerufener Schnittdefekt, der deutlich kleinere Zerreißungen des Gewebes in diesem Bereich erkennen läßt (Aortenklappe, Mensch). Färbung: Resorcin-Fuchsin; Vergr. 75fach.

Abb. 6.

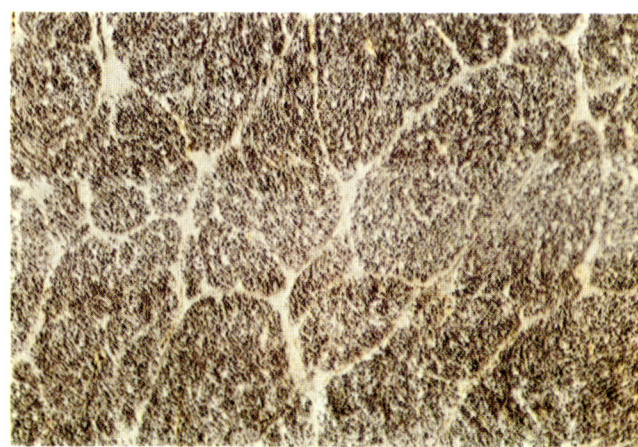

Abb. 7. Durch „Springen" des Messers kommt es zu einer ungleichmäßigen Schnittdicke, die sich am fertigen Präparat in einer unterschiedlichen Intensität der Färbung zu erkennen gibt. Der dünnere, farbschwächere Bereich des Schnittes zieht hier als eine bandartige Aufhellung quer über das gesamte Bild (Rückenmark, Mensch). Färbung: Markscheidenfärbung nach Weigert; Vergr. 60fach.

Abb. 7.

Schrumpfspalt   Zotte

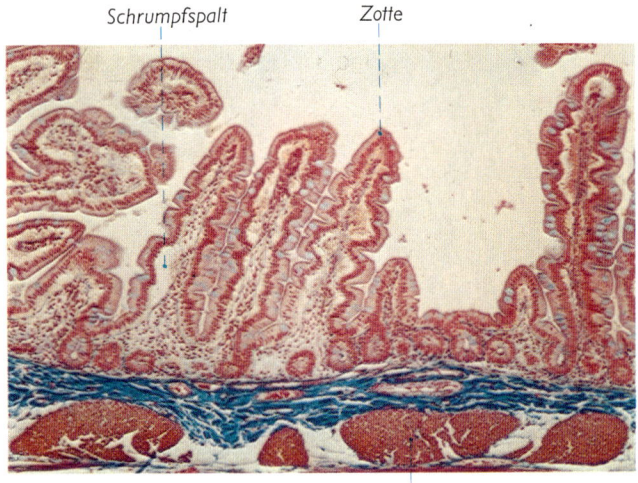

Abb. 8.   Tunica muscularis

Abb. 8. Ausgedehnte Schrumpfräume sowohl zwischen Epithelbasis und Bindegewebssockel der Dünndarmzotten, sog. Grünhagensche Räume, als auch zwischen den Muskelbündeln der Tunica muscularis und dem angrenzenden Bindegewebe (Jejunum, Mensch). Färbung: Azan; Vergr. 75fach.

Fixierungsniederschlag

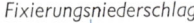

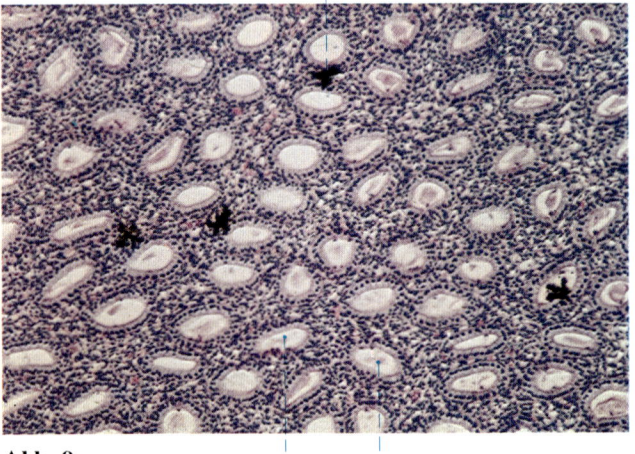

Abb. 9.   Lumen der Sammelröhren

Abb. 9. Gar nicht selten kommt es bei verschiedenen Fixierungsmittel (Formol, Sublimat u. a.) zu unterschiedlich gestalteten, kristallartigen Niederschlägen, die hier in Form schwarzer, drusenförmiger Bildungen dem Schnitt aufliegen (Nierenpapille quer, Kaninchen). Färbung: H.E.; Vergr. 75fach.

Querrisse der Skelettmuskelfasern

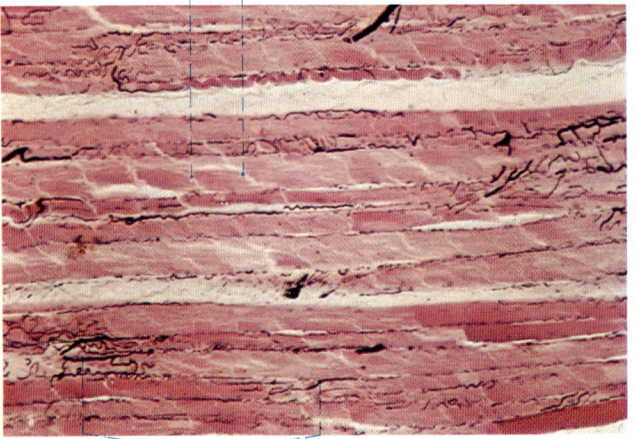

Abb. 10.   Injizierte Blutgefäße

Abb. 10. Eine starke Härtung des Materials (z. B. durch zu langes Verweilen in Benzol oder Benzol-Paraffin) läßt dieses spröde werden, so daß es beim Schneiden zu Brüchen oder Zerreißungen kommt, die hier als Querrisse der Muskelfasern imponieren (M. rectus femoris, Gefäßinjektion mit Tusche, Hund). Färbung: H.E.; Vergr. 75fach.

Kern einer Mantelzelle

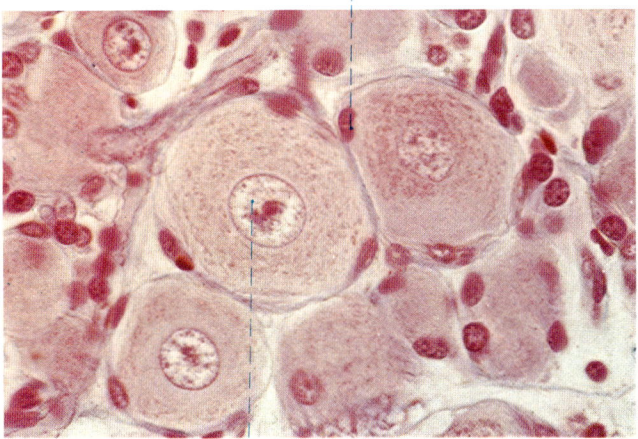

Abb. 11.

Kern mit deutlichem Kernkörperchen

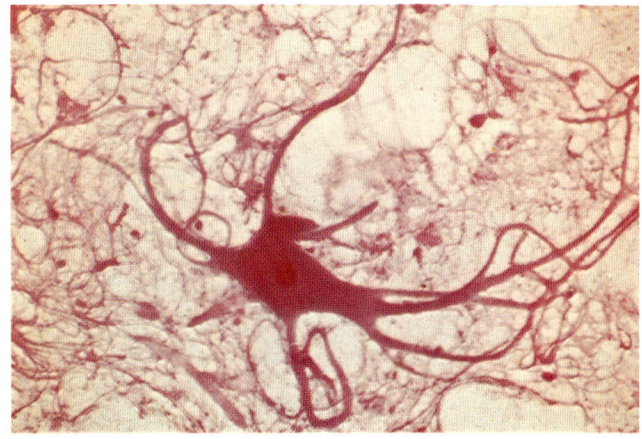

Abb. 12.

Abb. 11. Spinalganglienzelle mit dem charakteristischen, immer großen und runden Kern sowie deutlichem, in diesem Fall „augen"ähnlich darin schwimmendem Kernkörperchen (Nucleolus). Die der Oberfläche der Ganglienzellen unmittelbar anliegenden platten Kerne gehören zu den sog. Mantelzellen, einer peripheren Gliazellrasse. Ein solches Präparat wird häufig zur Demonstration allgemeiner Zellstrukturen im Kurs ausgegeben (einem ähnlichen Zweck dienen auch die Primärfollikel eines Ovars, wobei dieses in der Regel von einem kleineren Labortier stammt). Färbung: Azan; Vergr. 600fach.

Abb. 12. Stark verzweigte motorische Vorderhornzelle aus dem Rückenmark (Rind), die zur Demonstration aller ihrer Fortsätze durch Mazeration des Gewebes isoliert und in einem sog. Quetschpräparat als Ganzes gefärbt und eingedeckt wurde. In einem gewöhnlichen Schnittpräparat würden die meisten der Fortsätze abgetrennt und nur wenige in der jeweiligen Schnittebene liegen und damit erkennbar sein. Färbung: Säurefuchsin; Vergr. 240fach.

Abb. 13. Spindelförmige, fischzügähnlich geordnete glatte Muskelzellen aus der Wand der Gallenblase (Kaninchen). Beachte die elliptischen und oft nur schwer vom Zytoplasma zu unterscheidenden Kerne. Färbung: Haem.-Chromotrop; Vergr. 380fach.

Abb. 14. Ungefärbtes (!) Flächen- oder Häutchenpräparat (kein Schnitt!) des isolierten Pigmentepithels des Auges (Pferd) zur Demonstration der sechseckigen Zellumrisse. Die feingranulierten und homogen verteilten Zelleinschlüsse entsprechen dem Pigment. Vergr. 600fach.

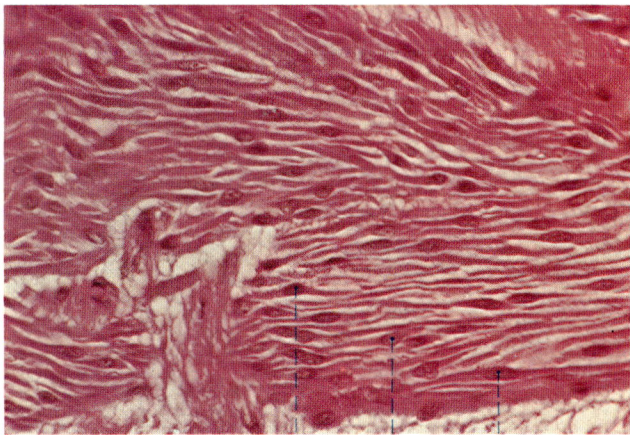

Abb. 13.

Kerne der spindelförmigen glatten Muskelzellen

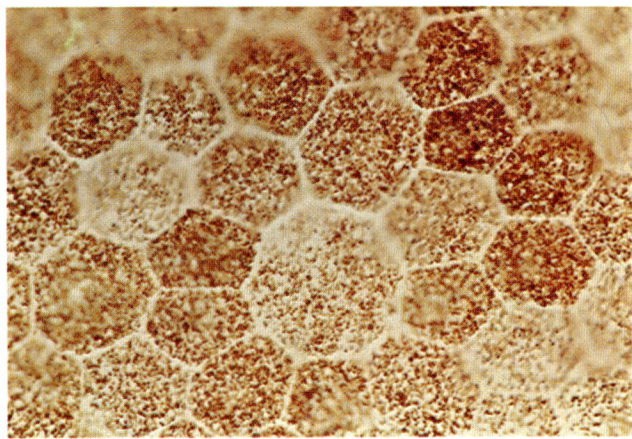

Abb. 14.

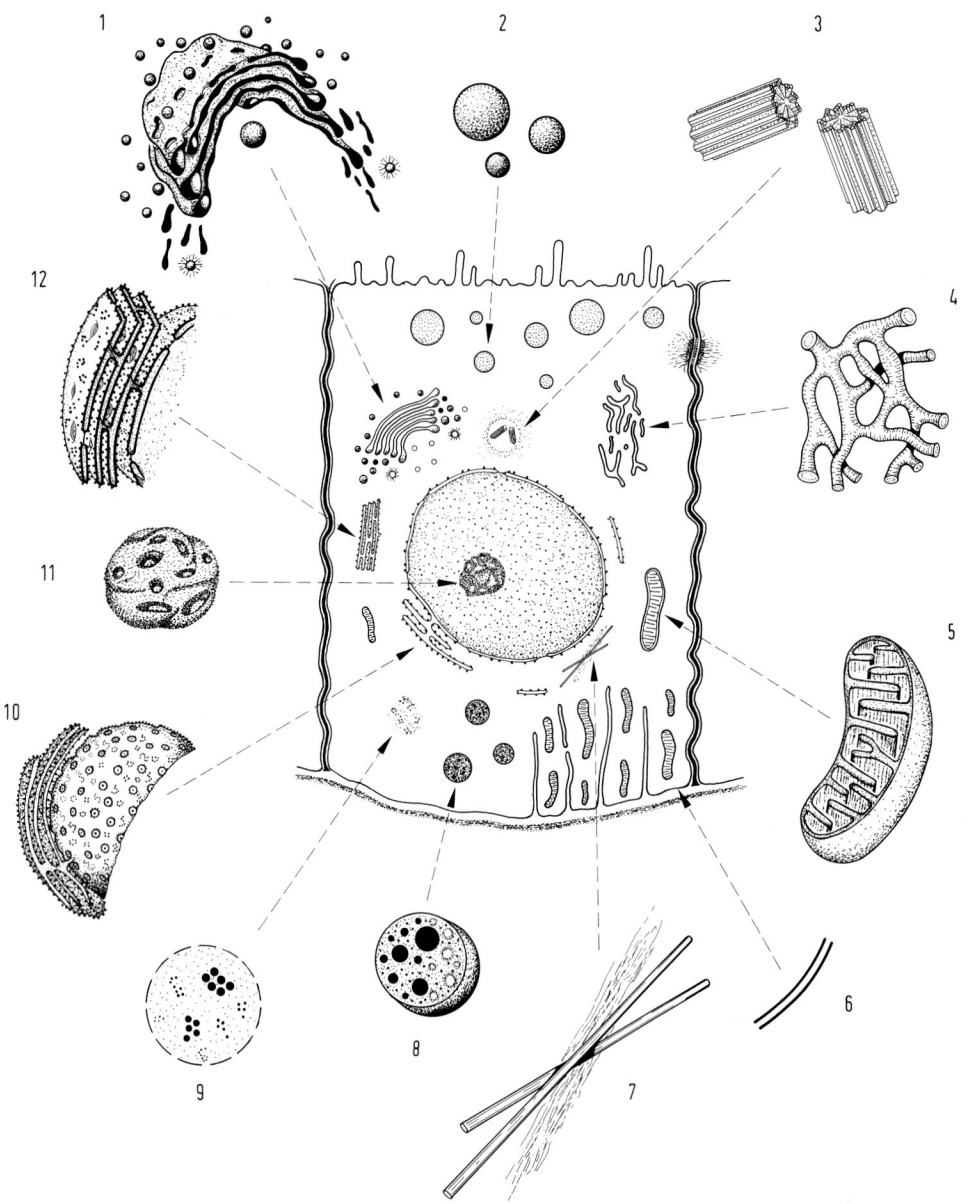

Abb. 15. Schematische Darstellung einer Zelle mit den wichtigsten Organellen und Plasmabestandteilen sowie den häufigsten Differenzierungen ihrer Oberfläche (neu gezeichnet und stark modifiziert nach Bloom and Fawcett: Textbook of Histology. 10. Aufl., Philadelphia–London–Toronto, Saunders Co. 1975). Die im Schema, einem Schnittpräparat entsprechend, nur flächenhaft wiedergegebenen Strukturen sind zum besseren Verständnis nochmals stärker vergrößert und dreidimensional herausgezeichnet worden. Dabei mußte aus Platzmangel auf eine maßstabsgetreue Wiedergabe verzichtet werden. 1 = Golgi-Feld mit Dictyosom, Vesikeln, Vakuolen und „coated vesicles"; 2 = Sekretgranula; 3 = Zwei Zentriole (Diplosom); 4 = Glattes endoplasmatisches Retikulum (ER); 5 = Mitochondrium vom Crista-Typ; 6 = Zellmembran (Plasmalemm); 7 = Mikrotubuli und Filamente; 8 = Lysosom; 9 = Glykogenpartikel und Polyribosome; 10 = Kern in Aufsicht mit Poren und angelagerten Zisternen des rauhen endoplasmatischen Retikulums; 11 = Kernkörperchen (Nucleolus) mit Nucleolonema; 12 = Stapel von rauhem endoplasmatischen Retikulum = Ergastoplasma. Die freie Oberfläche der Zelle trägt einzelne Mikrovilli; ihr basales Plasmalemm zeigt in der rechten unteren Hälfte sehr regelmäßige Einfaltungen (basales Labyrinth).

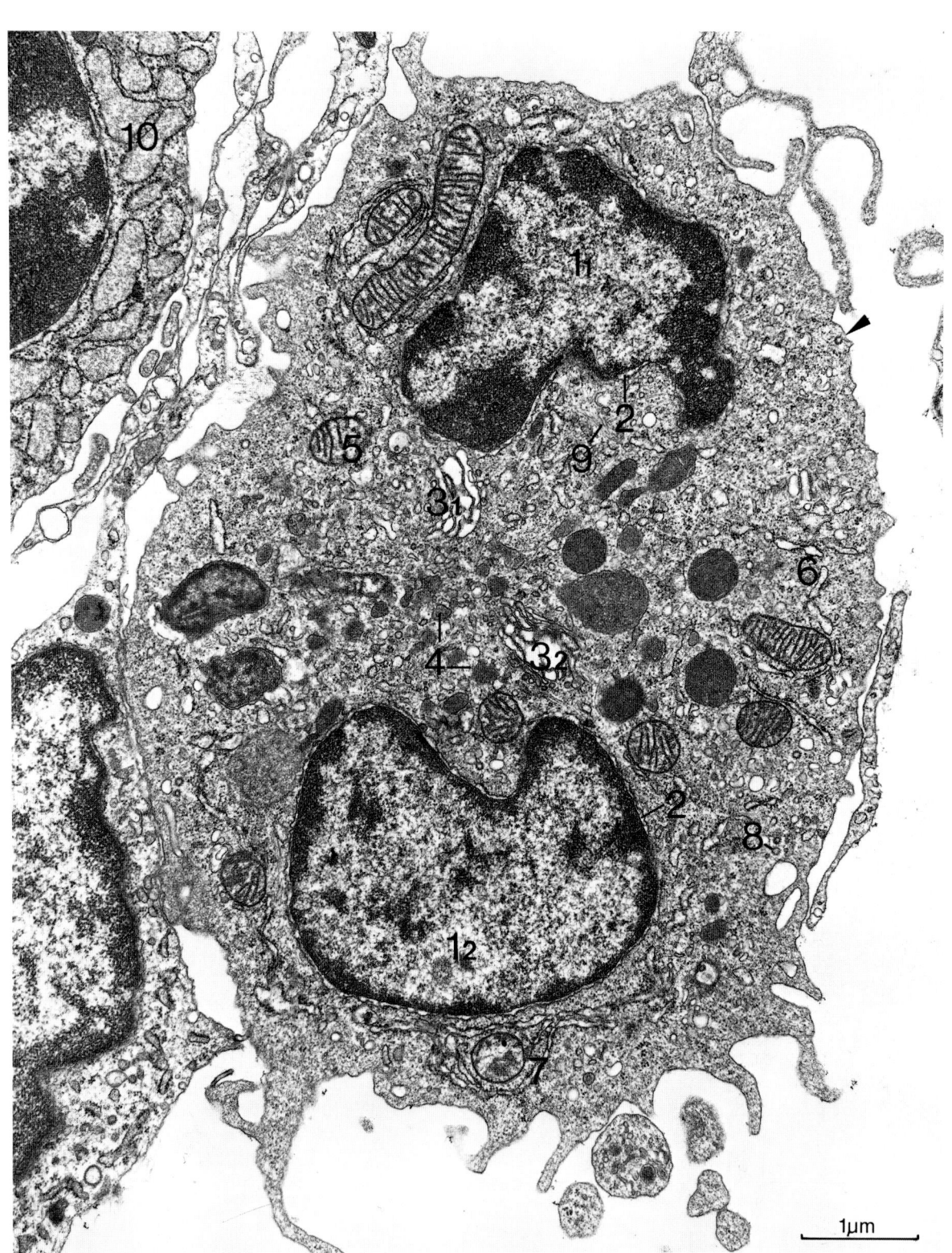

Abb. 16.
Legende S. 12.

1µm

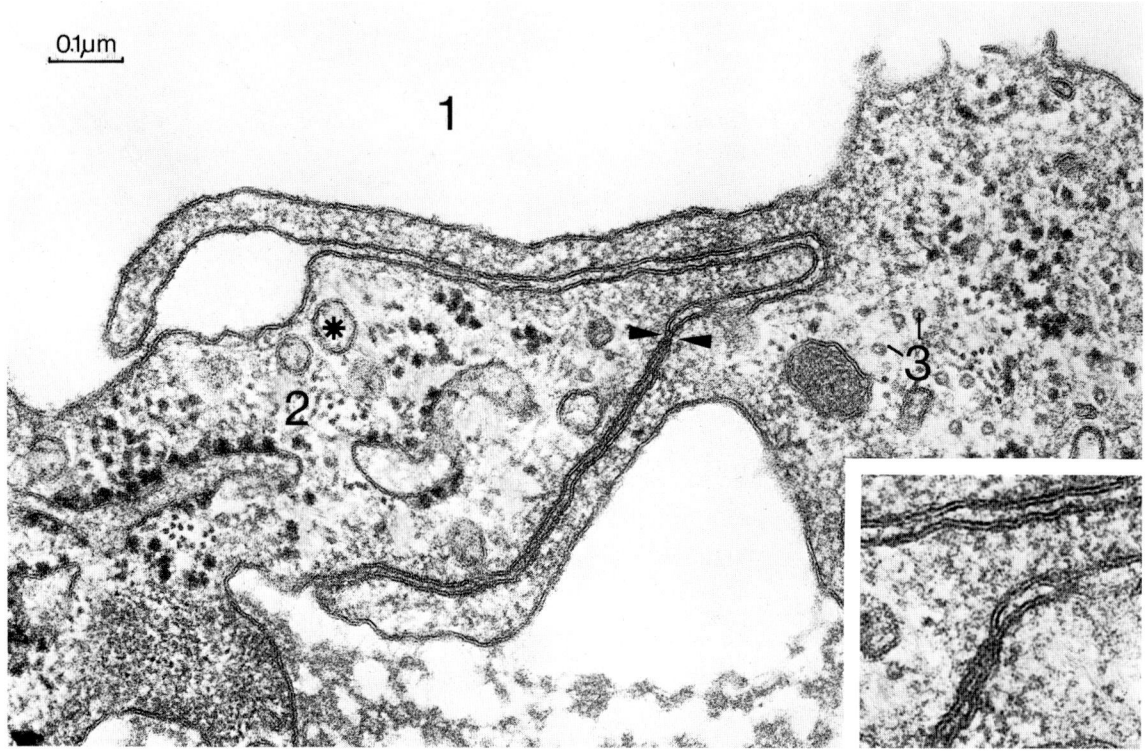

Abb. 17. Erst bei hoher Auflösung läßt sich die typische Dreischichtung der **Zellmembran** (= Plasmalemm) und ihrer Abkömmlinge, wie z. B. die Wände der mikropinozytotischen Bläschen (*), erkennen (Endothelzellen einer A. coronaria des Minischweins). An der Interzellularfuge findet sich eine punktförmige Verschmelzung (▶◀) der äußeren Blätter der sich hier gegenüberliegenden Plasmalemmata, eine sog. Macula occludens, die nochmals stärker vergrößert im Bildeinsatz wiedergegeben ist. 1 = Gefäßlichtung; 2 = quergeschnittene Filamente; 3 = quergeschnittene Mikrotubuli. Gesamtvergr. 100000- und 185000fach.

Abb. 18a u. b. Mikrovilli des Dünndarmepithels (Jejunum, Ratte) im Längs- und Querschnitt. Diese nicht nur sehr regelmäßig gestalteten, sondern auch in sehr regelmäßigen, kurzen Abständen angeordneten, fingerförmigen Ausstülpungen der Zelloberfläche (mittlere Länge: 0,9µm; mittlerer Durchmesser: 0,1µm) bilden in ihrer Gesamtheit den auch lichtmikroskopisch erkennbaren Bürstensaum (vgl. Abb. 73). Bei der hier vorliegenden relativ hohen Auflösung sind neben der Dreischichtigkeit des Plasmalemms auch die feinen, parallelisierten Filamente im Inneren der Mikrovilli deutlich erkennbar. Diese möglicherweise kontraktilen Strukturen strahlen in eine senkrecht zu ihnen, also oberflächenparallel orientierte, ebenfalls filamentöse Plasmarandzone (1) ein, das „terminal web" (= End- oder Randnetz). Gesamtvergr. 78000- (a) und 72000fach.

Abb. 19. Besonders gut entwickeltes, sog. **basales Labyrinth** in einer Epithelzelle aus der Pars contorta des Hauptstückes der Niere (Ratte). Die tiefen Plasmalemmeinfaltungen begrenzen ein kompliziertes Spaltensystem und gliedern zugleich das Zytoplasma in schmale, heizungsrippenähnliche „Septen", die zahlreiche, meist langgestreckte, schlanke Mitochondrien (1) enthalten. Entlang der die Epithelzellen unterlagernden Basalmembran (2) zeigen die Zytoplasma-„Rippen" diffuse Verdichtungen (▶), die wenig differenzierten Halbdesmosomen entsprechen (vgl. auch Abb. 50d). Gesamtvergr. 18000fach.

◀ **Abb. 16.** Freie Bindegewebszelle (Monozyt) der Maus zur Demonstration des üblichen **Zellinventars.** Der gebogene Kern ist zweimal angeschnitten (1_1, 1_2) und läßt die äußere seiner beiden Membranen sowie die perinukleäre Zisterne (2) klar erkennen. In unmittelbarer Nähe zweier Golgi-Feder (3_1, 3_2) finden sich Primärlysosome (4) und im übrigen Zytoplasma Mitochondrien (5) sowie Membranschläuche des „glatten" (6) und „rauhen" (7) endoplasmatischen Retikulums, das hier allerdings nur sehr spärlich mit Ribosomen besetzt ist. Die vom Golgi-Apparat stammenden „coated vesicles" (8) sieht man bei ▶ mit der äußeren Zellmembran (Plasmalemm) verschmelzen, an deren ständiger Erneuerung sie beteiligt sind. 9 = intrazytoplasmatische Filamente; 10 = gut entwickeltes „rauhes" endoplasmatisches Retikulum in einer benachbarten Plasmazelle. Gesamtvergr. 20000fach.

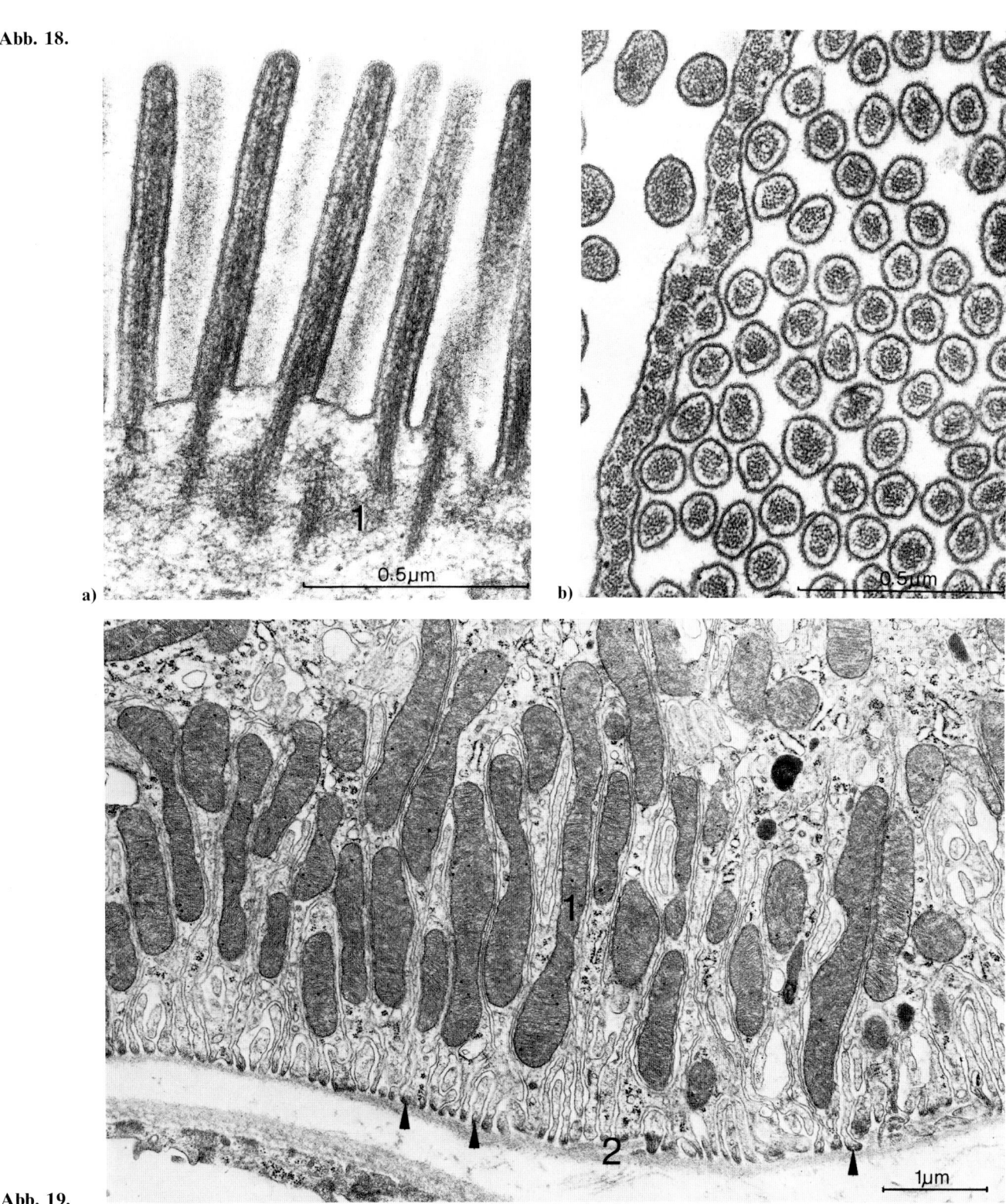

Abb. 18.

a)

b)

Abb. 19.

Ergastoplasmabezirk

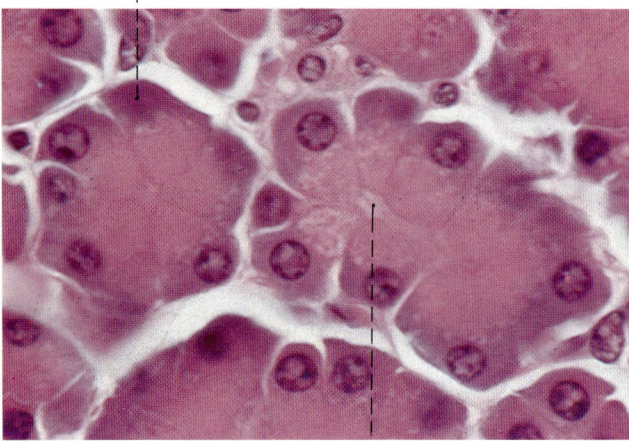

Lichtung eines azinösen Endstücks

Kern einer Ganglienzelle mit deutlichem Nucleolus

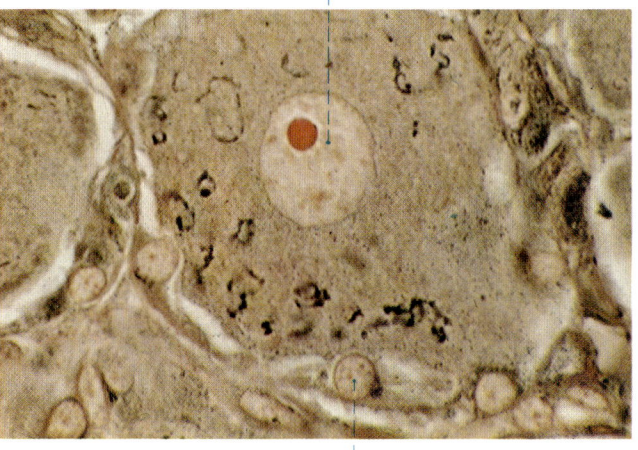

Kern einer Mantelzelle

Abb. 20. Azinöse Endstücke aus dem exokrinen Pankreas (Hund), deren Zellen stellenweise eine deutliche, vor allem an ihrer Basis lokalisierte Basophilie erkennen lassen. Dieses färberische Verhalten ist Ausdruck einer ungewöhnlich großen und auf engsten Raum konzentrierten Menge von Ribonukleinsäuren (RNS), die in diesem Fall in Form gebundener Ribosome des **Ergastoplasmas** vorliegen (vgl. Abb. 26). Färbung: H.E.; Vergr. 960fach.

Abb. 21. Spinalganglienzelle (Katze), deren **Golgi-Apparat** durch Osmiumsäure (Nachosmierung des bereits fixierten Materials) in Form schwärzlicher ösen-, haken- und schleifenförmiger Figuren hervortritt. Färbung: Osmierung nach Kolatschev und Kerngegenfärbung mit Safranin; Vergr. 960fach.

▶

Abb. 22. Anschnitt eines Endstückes aus dem exokrinen Pankreas einer Ratte. Das **Ergastoplasma** (1) erscheint bei dieser relativ niedrigen elektronenmikroskopischen Auflösung als ein System massendichter Membranen (durch den Ribosomenbesatz), die mehr oder weniger streng parallelisiert unterschiedlich weite Räume begrenzen. 2 = Kern; 3 = Sekretgranula. Gesamtvergr. 12 500fach.

Abb. 23. Übersicht über zwei **Golgi-Felder** (1) in einer Epithelzelle des ausführenden Gangsystems (Isthmus) der Gl. submandibularis der Katze. Jedes dieser Golgi-Felder entspricht in etwa einer der lichtmikroskopisch durch Osmierung darstellbaren schleifen- oder hakenförmigen Strukturen der Abb. 21. 2 = Kernanschnitt; 3 = Mitochondrium; 4 = Interzellularspalt mit Desmosomen (▶). Gesamtvergr. 32 000fach.

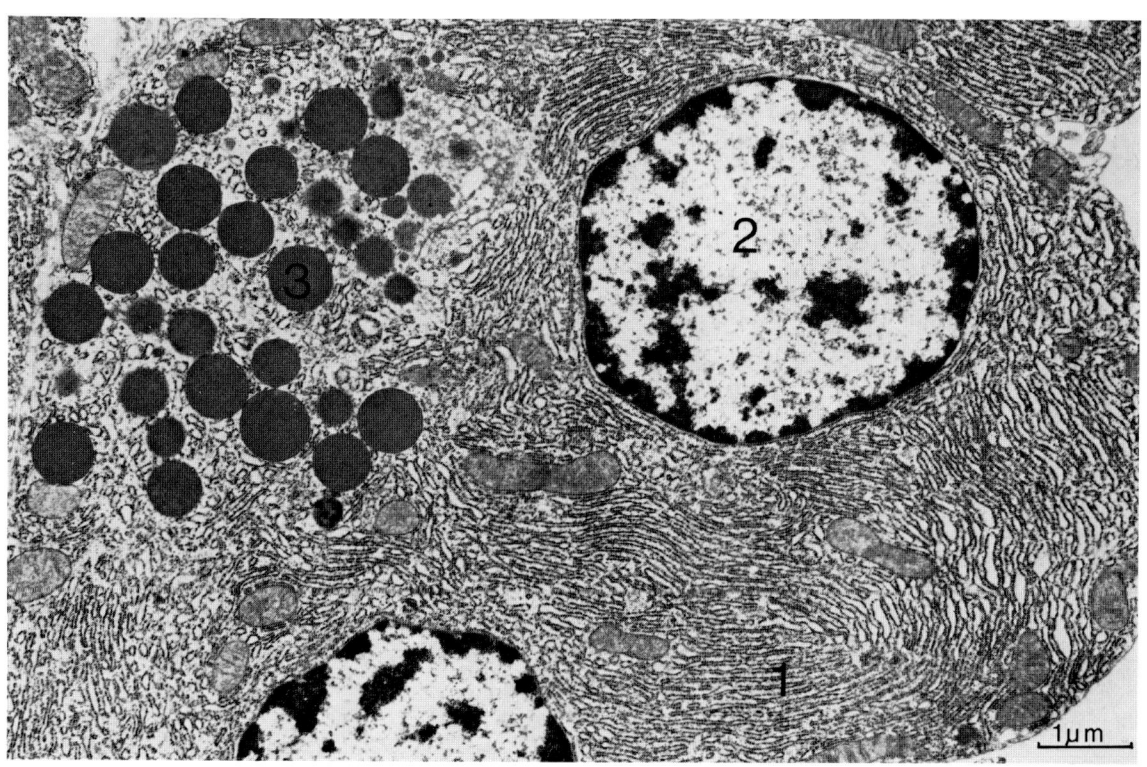

Abb. 22.

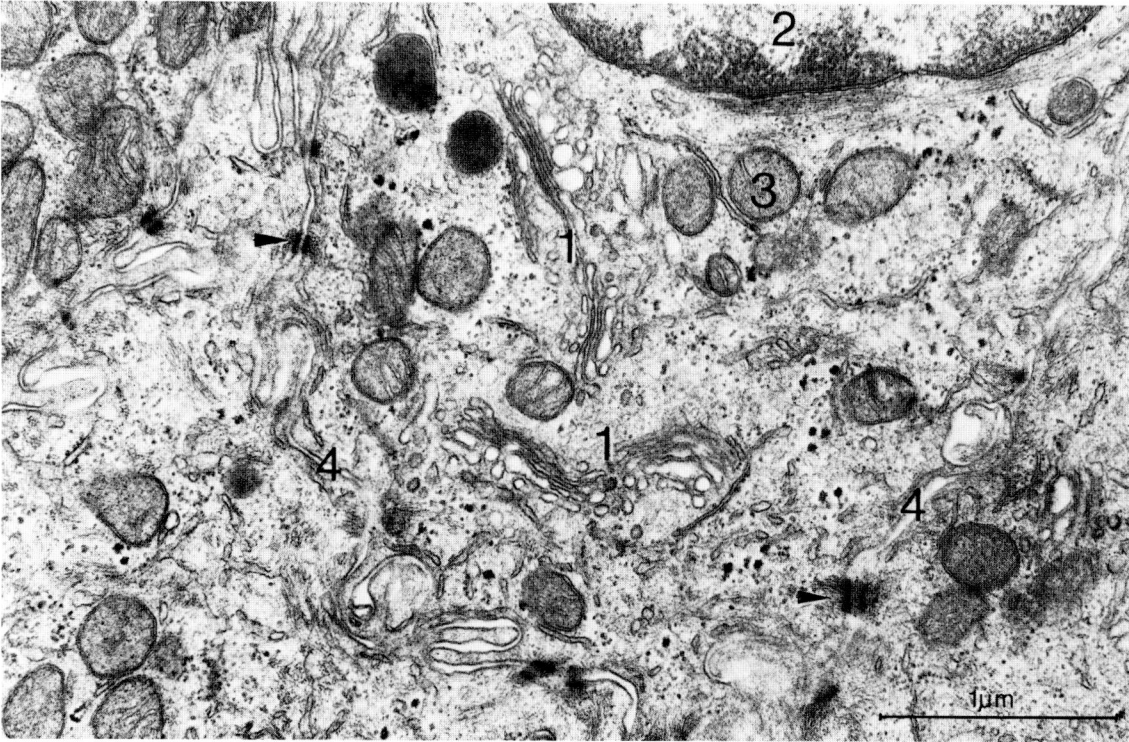

Abb. 23.

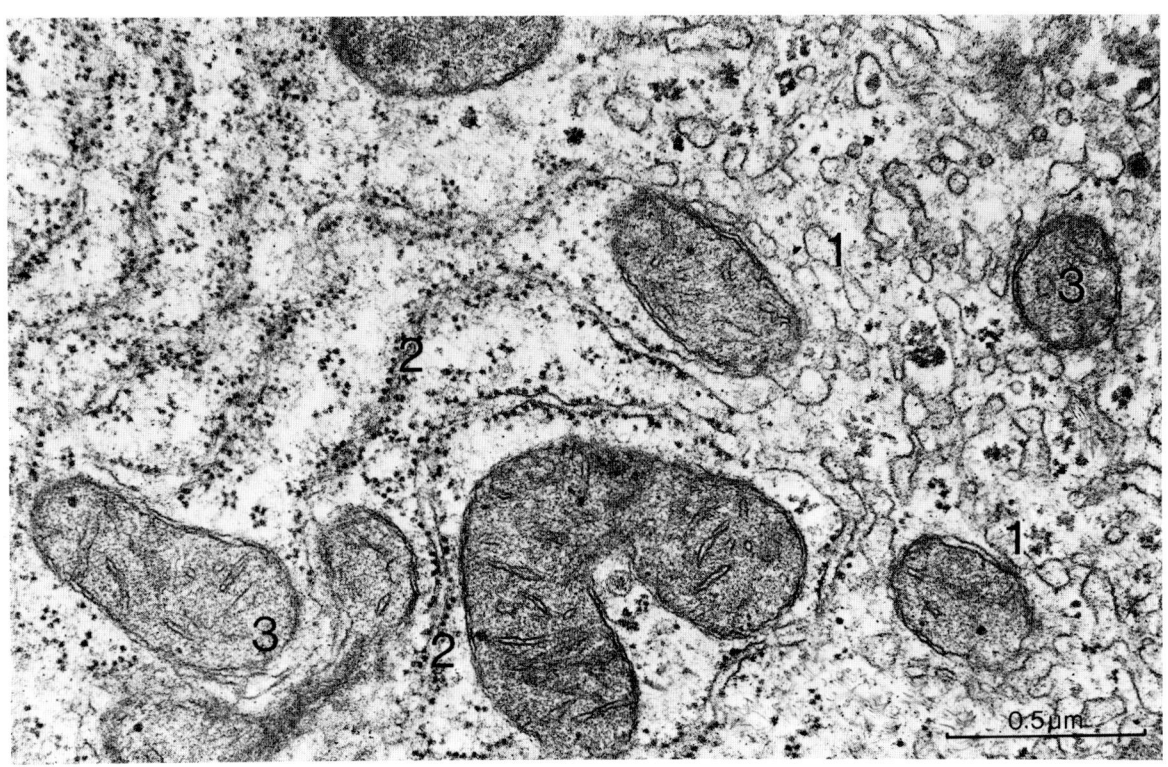

Abb. 24. Ausschnitt aus einer Leberzelle der Ratte, in dem links **„rauhes"** (= granuläres) und rechts **„glattes"** (= agranuläres) **endoplasmatisches Retikulum** (= ER) zu erkennen ist. Das nicht mit Ribosomen besetzte „glatte" ER (1) erscheint hier in Form länglich ovaler Schnittprofile. 2 = „rauhes" ER; 3 = Mitochondrien. Gesamtvergr. 53 000fach.

▶

Abb. 25. Gut entwickeltes **„glattes" endoplasmatisches Retikulum** im apikalen Bereich einer Epithelzelle (Trachea, Maus), das stellenweise deutlich röhrenförmige Bauelemente (→) erkennen läßt. 1 = Mitochondrium; 2 = Mikroperoxisom. Gesamtvergr. 40 000fach.

Abb. 26. Streng parallel geordnete und dicht mit Ribosomen besetzte Membranen begrenzen die schmalen, nur an ihren Enden (*) gelegentlich vakuolig aufgetriebenen Zisternen des **Ergastoplasmas** einer exokrinen Drüsenzelle aus dem Pankreas der Ratte. Ein derart gut entwickeltes rauhes ER, speziell in Gestalt des Ergastoplasmas, ist immer morphologischer Ausdruck einer erheblichen Proteinsynthese, deren Produkte jedoch meist nicht für den zelleigenen Stoffwechsel benötigt werden, sondern die als sog. „proteins for export" der Bildung von Sekreten, Interzellularsubstanzen u. ä. m. dienen. 1 = Kernanschnitt. Gesamtvergr. 38 000fach.

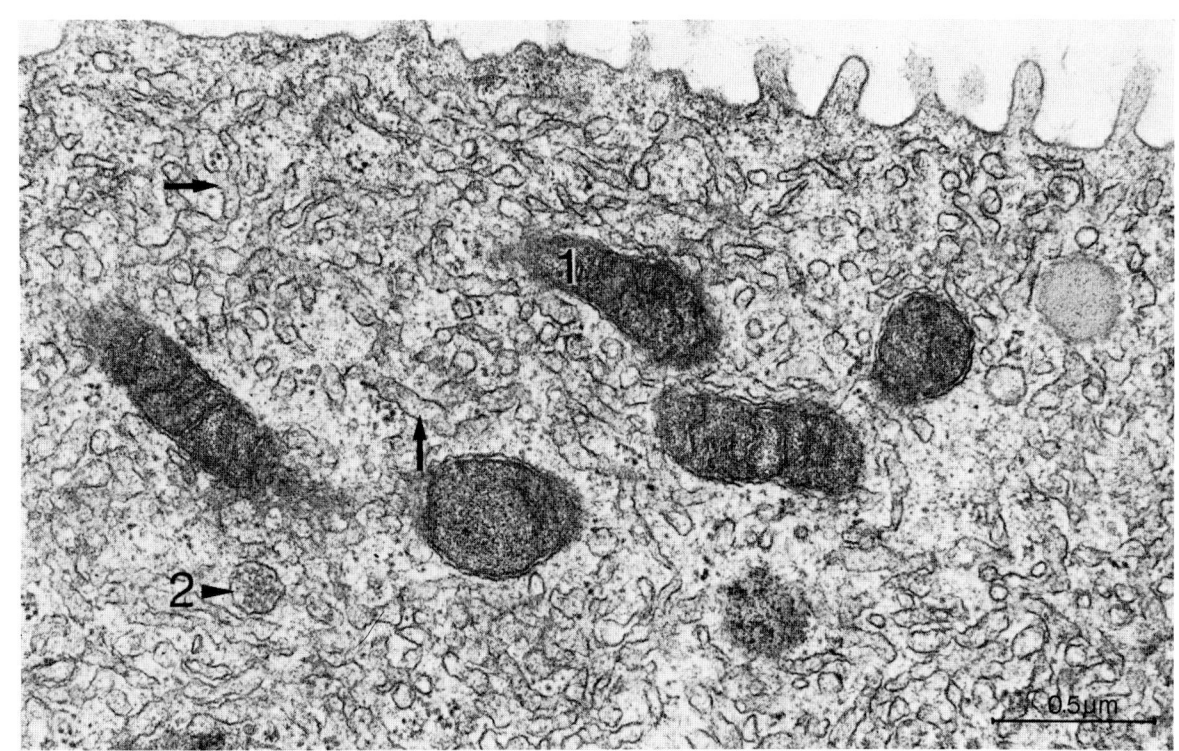

Abb. 25.

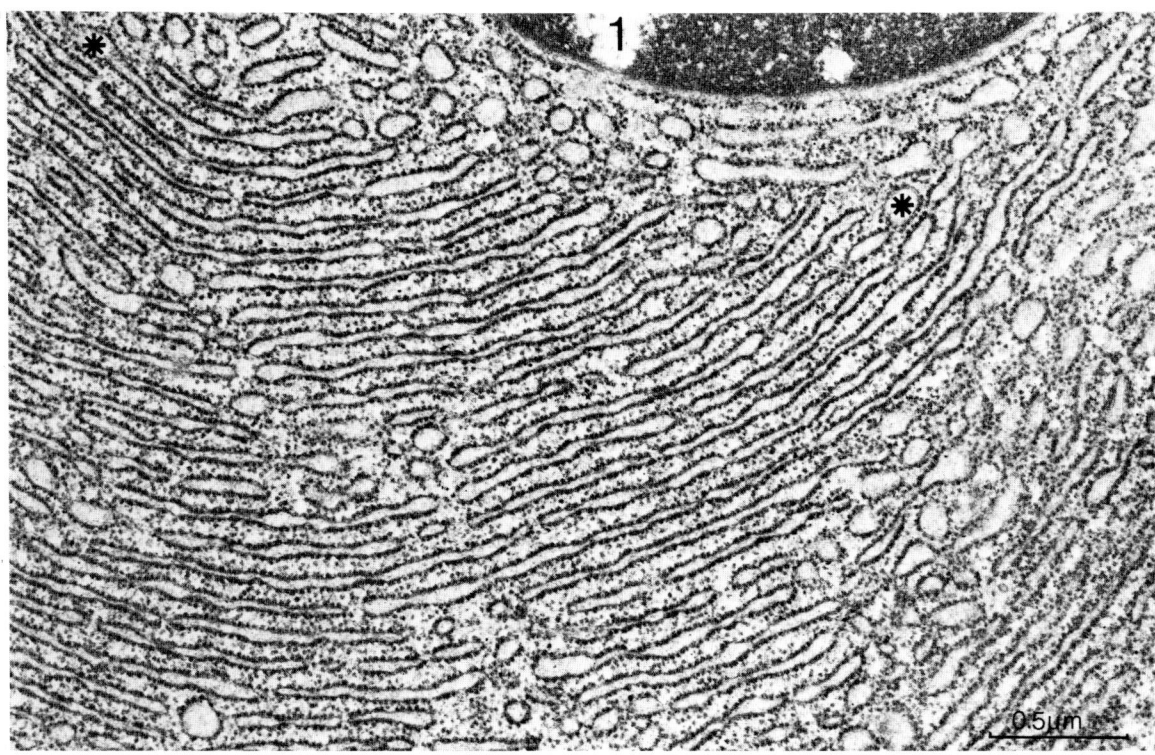

Abb. 26.

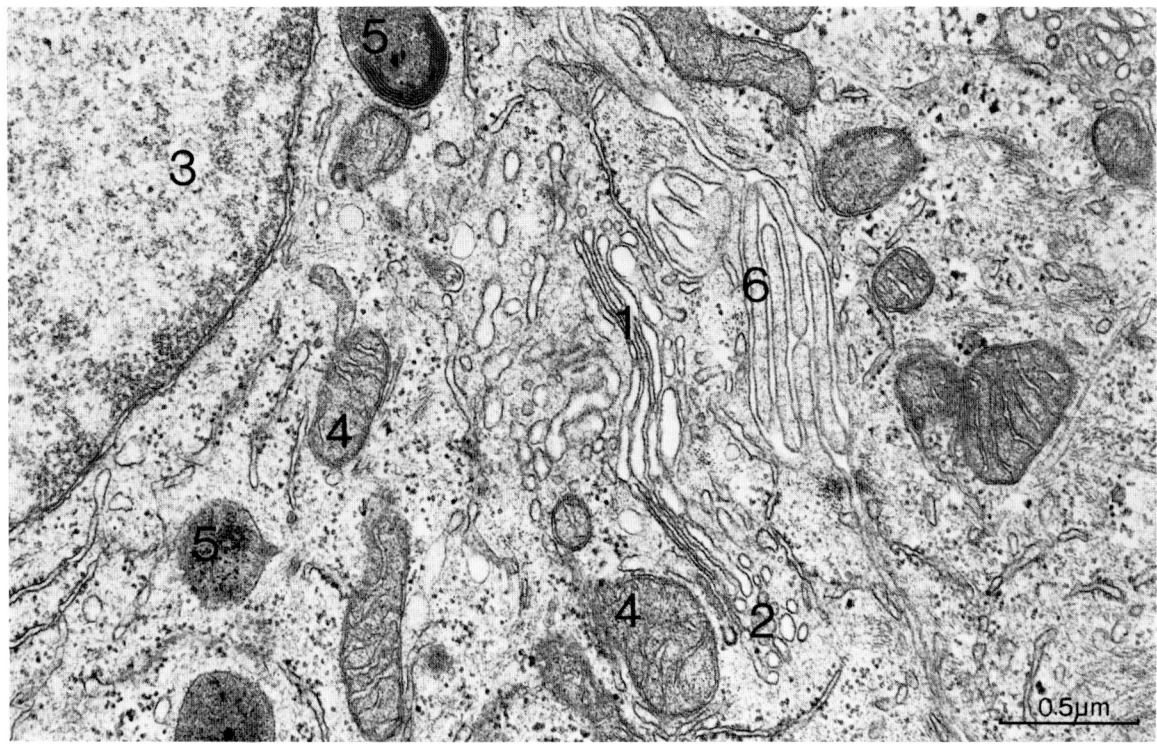

Abb. 27. Epithelzelle aus einem kleinen Ausführungsgang (Gl. submandibularis, Katze) mit einem deutlichen **Golgi-Feld.** Dies besteht aus einem niedrigen Stapel (= Dictyosom) flacher Zisternen (1) sowie den angrenzenden Vesikeln und Vakuolen (2), die durch Abschnürungsprozesse an den freien Enden der Zisternen gebildet werden (vgl. dazu Abb. 15). 3 = Kernanschnitt; 4 = Mitochondrien; 5 = Lysosome; 6 = Zellfortsätze für die Verzahnung benachbarter Zellen. Gesamtvergr. 37 000fach.

▶

Abb. 28. Mehrere Golgi-Felder im apikalen Zytoplasma einer Saumzelle des Dünndarms (Ratte), deren **Dictyosome** (1) randständige, mit sehr elektronendichtem Inhalt gefüllte Erweiterungen (▶) erkennen lassen. Beachte die in deren Nachbarschaft gelegenen und mit identischem Inhalt gefüllten Vesikel [= Primärlysosome (2)]. Gesamtvergr. 29 500fach.

Abb. 29. a) Mehrere in unmittelbarer Nähe des Kerns (1) gelegene **Golgi-Felder** (2) in einer Satelliten-Zelle der Zungenmuskulatur (Katze). Gesamtvergr. 42 000fach.
b) Golgi-Feld mit auffallend hohem Zisternenstapel und dicht an den freien Rändern des Dictyosoms zusammengelagerten Vesikeln (1), die sich schon dadurch als wahrscheinliche Abkömmlinge der Golgi-Zisternen zu erkennen geben (Blutzelle des Fischegels, Piscicola geometra). Gesamtvergr. 60 000fach.

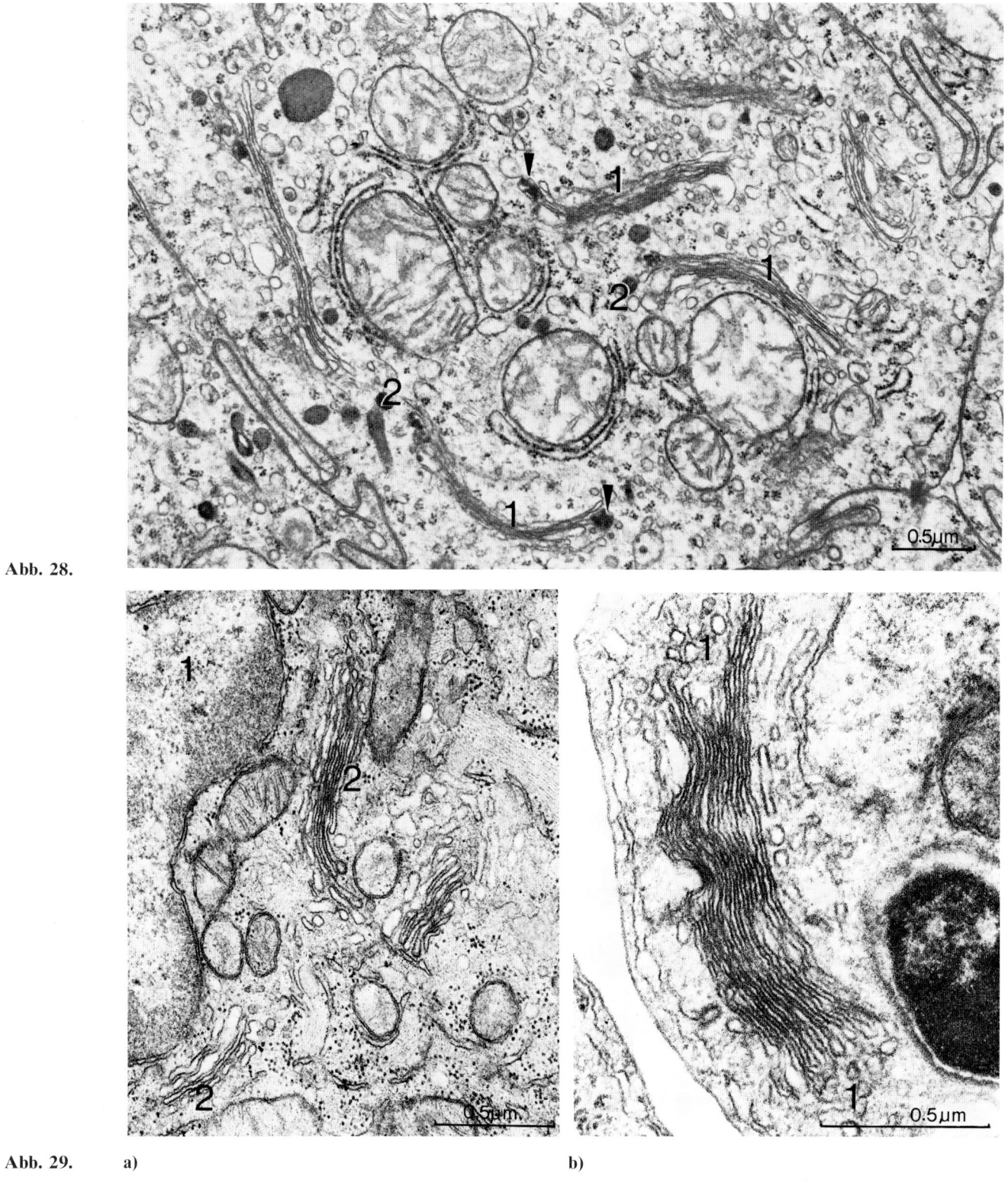

Abb. 28.

Abb. 29.   a)   b)

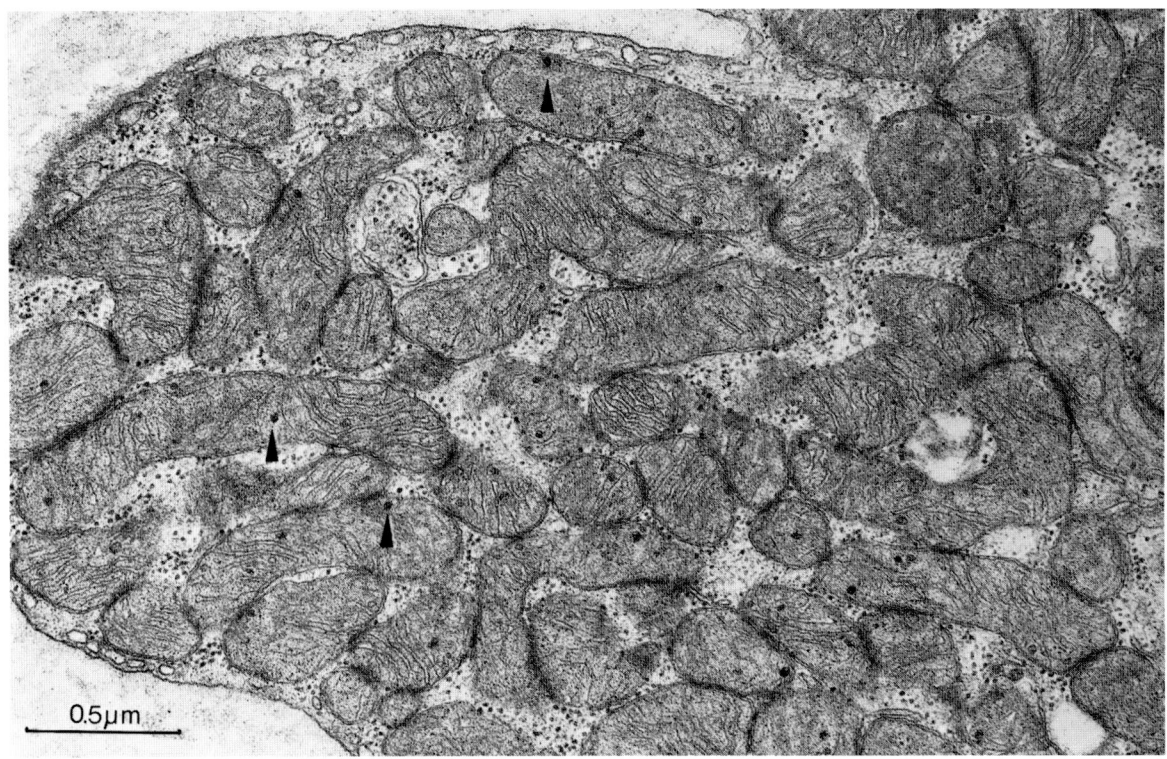

Abb. 30. Sarkoplasmavortreibung einer Skelettmuskelfaser (Zunge, Katze) mit dicht zusammengelagerten **Mitochondrien,** deren unterschiedliche Gestalt und Größe sicher nicht nur durch die Zufälligkeit der Schnittebene bedingt sind. Auch wenn die Doppelung der Mitochondrienmembran nur stellenweise erkennbar ist, heben sich die Granula intramitochondrialia (▶) und der aus Einfaltungen der inneren der beiden Membranen bestehende „Binnenkörper" stets deutlich von dem sie umgebenden inneren Chondrioplasma (= Matrix) ab (vgl. auch Abb. 48 b). Gesamtvergr. 41 000fach.

▶

Abb. 31. Mitochondrien aus verschiedenen Zellrassen zur Demonstration von Einzelheiten ihres Feinbaus sowie der Unterschiede in Gestalt und Anordnung ihres Binnenkörpers.

a) Mitochondrien der Leber (Ratte) mit dem für diese Zellrasse oft typischen spärlich entwickelten Binnenkörper, der aus unregelmäßig verlaufenden „Cristae" besteht. Letztere stellen kulissenartig in das Mitochondrieninnere vorspringende, scheibenförmige Einfaltungen der inneren Mitochondrienmembran dar. Gesamtvergr. 63 000fach.

b) Gut entwickelter **Binnenkörper** in den Mitochondrien einer Epithelzelle. Bei ▶ erkennt man deutlich die Einstülpungen der inneren Mitochondrienmembran. Gesamtvergr. 53 000fach.

c) Ein überwiegend aus Bläschen bestehender Binnenkörper in den Mitochondrien vom **„vesikulären" Typ** der Nebennierenrindenzellen der Ratte. 1 = Kernanschnitt; 2 = Golgi-Feld; 3 = Lipidtropfen. Gesamtvergr. 20 000fach.

d) Mitochondrien vom **„tubulären" Typ** aus der Nebennierenrinde der Katze mit einem aus gewundenen Röhrchen (→) bestehenden Binnenkörper, die jedoch meist als rund-ovale Schnittprofile erscheinen. 1 = Kernanschnitt; 2 = Lipidvakuole. Gesamtvergr. 39 500fach.

Abb. 31.

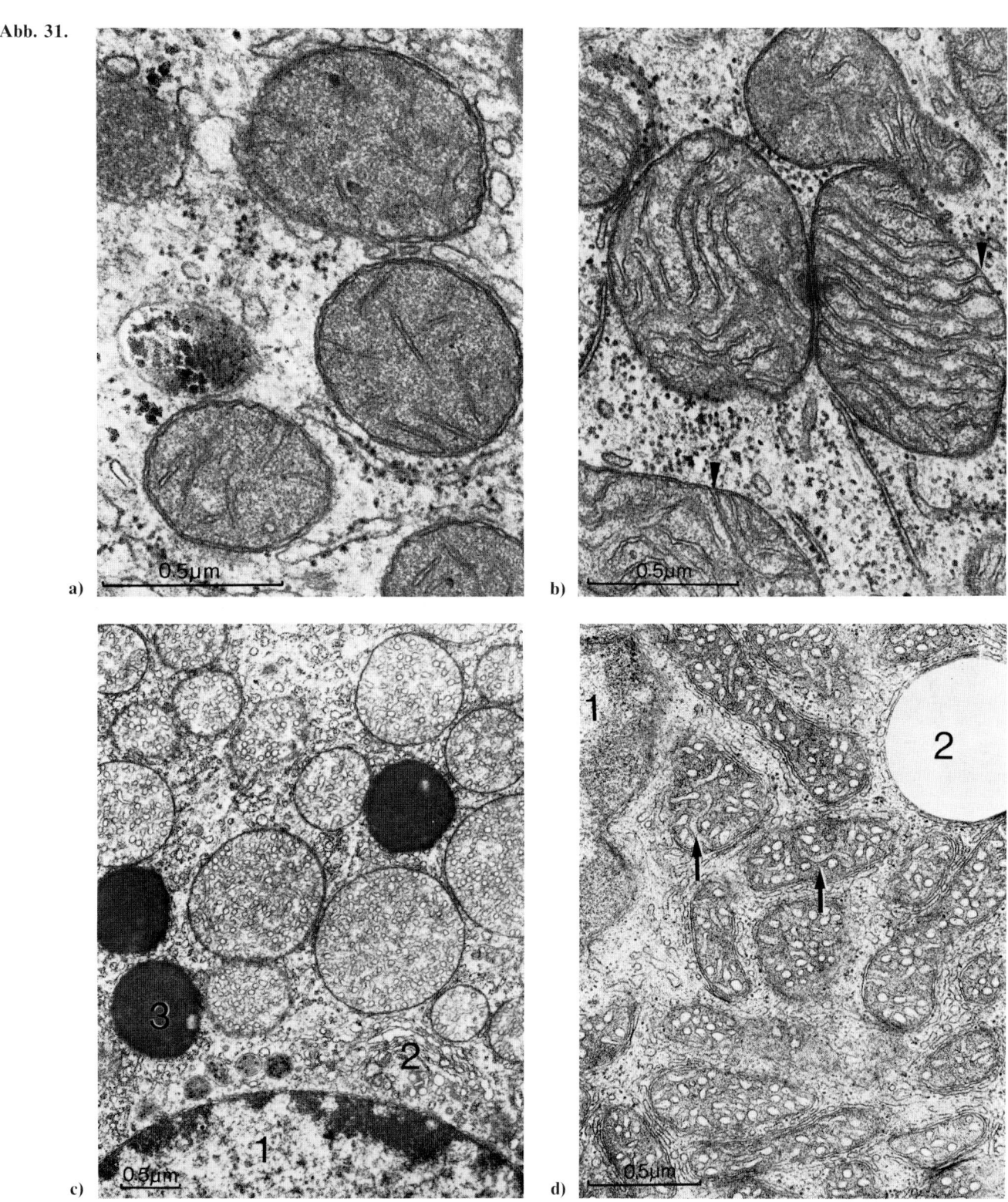

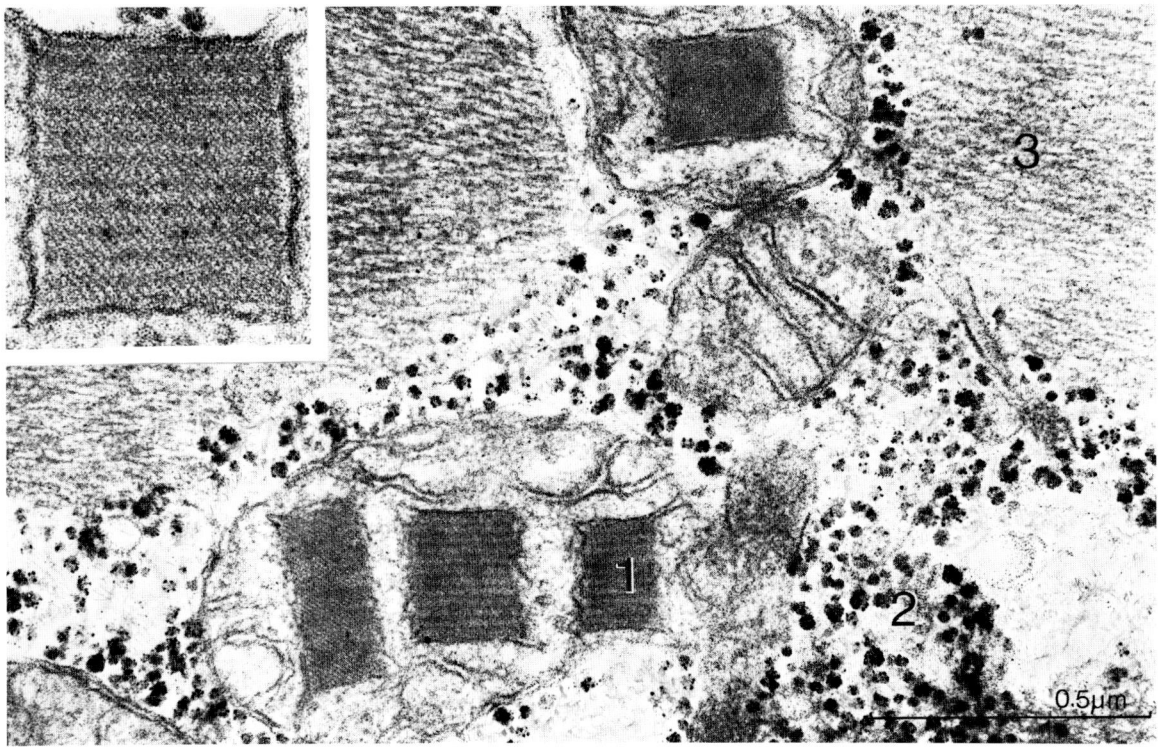

Abb. 32. Mitochondrien aus einer menschlichen Muskelbiopsie (M. vastus lateralis), deren Cristae sehr elektronendichte, regelmäßig gestaltete Einschlußkörper (1) enthalten. Bei hoher Auflösung lassen diese mehr oder weniger würfelförmigen Gebilde eine kristallartige Substruktur erkennen (Bildeinsatz oben links). 2 = Glykogenpartikel; 3 = Schrägschnitt einer Myofibrille. Gesamtvergr. 75000fach (Bildeinsatz: 183000fach).

►

Abb. 33. Epithelzelle aus einem Ausführungsgang der Gl. submandibularis (Katze) mit vier kleineren **Sekundärlysosomen** (1). Obgleich eine absolut sichere Diagnose „Lysosom" nur aufgrund des zytochemischen Nachweises, z. B. der sauren Phosphatase, möglich ist, spricht der polymorphe Inhalt dieser Gebilde für deren Zuordnung zu den Sekundärlysosomen. 2 = Intrazytoplasmatische Filamente; 3 = Desmosom an einer Zellfuge; 4 = Kernanschnitt. Gesamtvergr. 26500fach.

Abb. 34. a) **Autophagische Vakuole** in einer Leberzelle der Ratte, die außer Anteilen des glatten ER (1) vor allem ein morphologisch noch intaktes Mitochondrium (2) enthält. Erst durch die Verschmelzung mit einem Primärlysosom entsteht aus dieser Vakuole ein „Zytolysosom" (= Autolysosom). Gesamtvergr. 48000fach.
b) Große, nur andeutungsweise von einer Membran begrenzte Sekundärlysosome, deren elektronendichter, kugelförmiger Inhalt (Lipide) teilweise auch frei im Zytoplasma liegt (1). Wahrscheinlich dürfte es sich hier um Zytolysosome mit Übergängen zu den sog. **„Restkörpern"** handeln (Retikulumzelle aus dem Thymus der Ratte). Gesamtvergr. 25000fach.

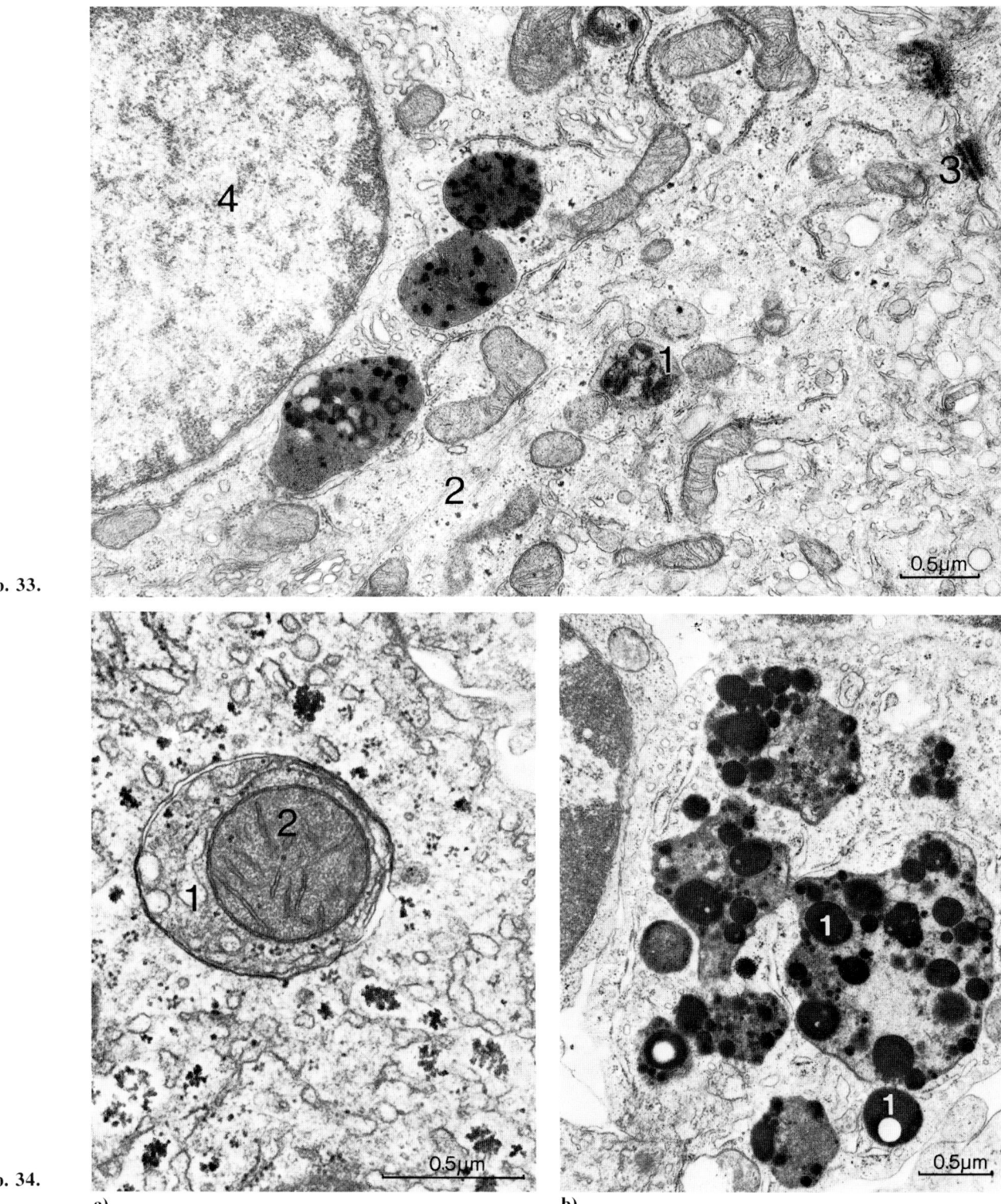

Abb. 33.

Abb. 34.

a)

b)

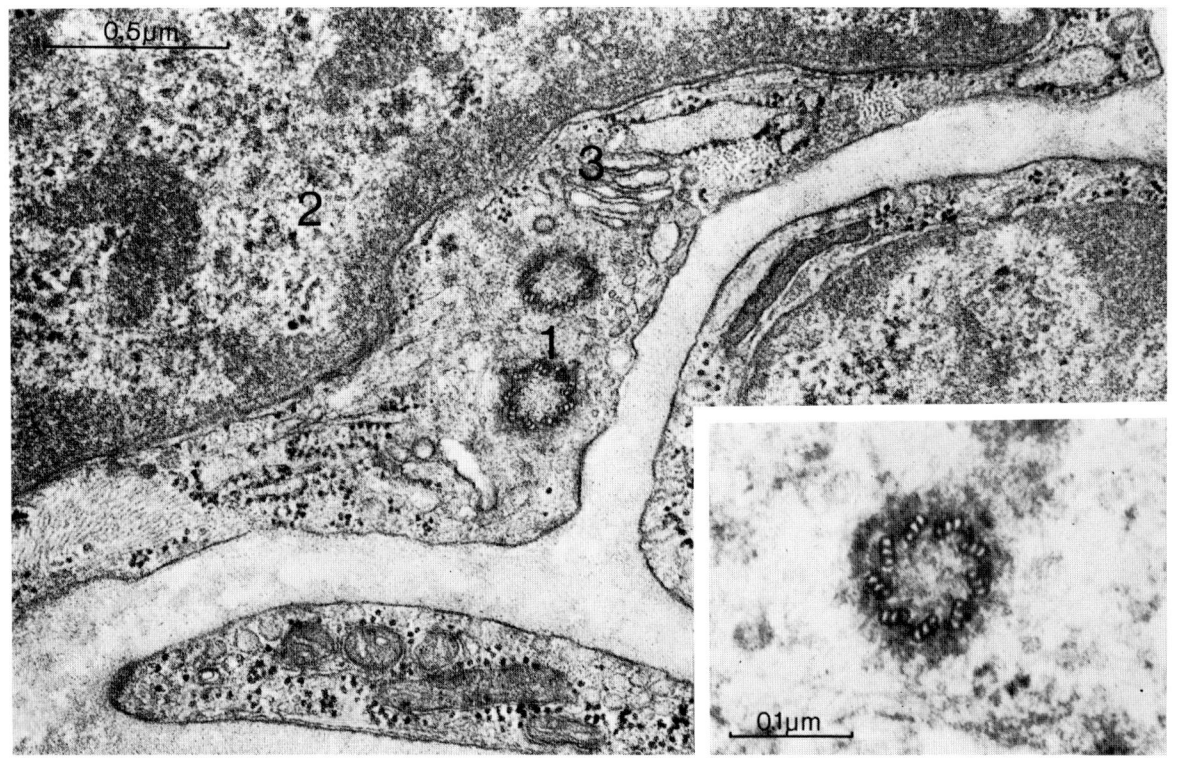

Abb. 35. Quer- und schräggeschnittenes **Zentriol** (1) eines Diplosoms in einem Fibroblasten (interstitielles Bindegewebe der Zungenmuskulatur, Katze). Wie in den meisten Fällen ist auch hier keines der beiden Zentriole ideal parallel oder senkrecht zu den seine „Wand" aufbauenden Tubuli getroffen worden. Beachte, daß die Längsachsen der beiden Zentriolen nicht – wie meist üblich – senkrecht aufeinander stehen. 2 = Kernanschnitt; 3 = Anschnitt eines Dictyosoms. Gesamtvergr. 50 000fach. Im Bildeinsatz ist ein fast idealer Querschnitt eines Zentriols wiedergegeben, an dem der Aufbau der Zentriolen-„Wand" aus neun Dreiergruppen (= Triplets) von Mikrotubuli deutlich erkennbar ist. Gesamtvergr. 110 000fach.

▶

Abb. 36. Längsgetroffene **Mikrotubuli** (→) aus einer Mitosespindel (Thymozyt, Ratte). Die Wand dieser Röhrchen (lichte Weite: 6 nm; Außendurchmesser: 20–26 nm) wird nicht von einer Membran, sondern von 11–13 parallelisierten Filamenten gebildet, die ihrerseits aus Proteinmolekülen bestehen. 1 = Anschnitte von Chromosomenteilen. Gesamtvergr. 62 000fach.

Abb. 37. a) Schmale Bündel (1) aus sehr zarten, parallelisierten **Filamenten** (Durchmesser ca. 6 nm) in einer Epithelzelle des Dünndarms (Ratte). Gesamtvergr. 56 000fach.
b) Sehr viel gröbere Bündelung strukturell gleichartiger Filamente zu den noch lichtmikroskopisch erkennbaren **Tonofibrillen** (1) in den Epidermiszellen der menschlichen Haut (vgl. auch Abb. 427). 2 = Kernanschnitt; 3 = Melaningranula. Gesamtvergr. 32 000fach.

Abb. 36.

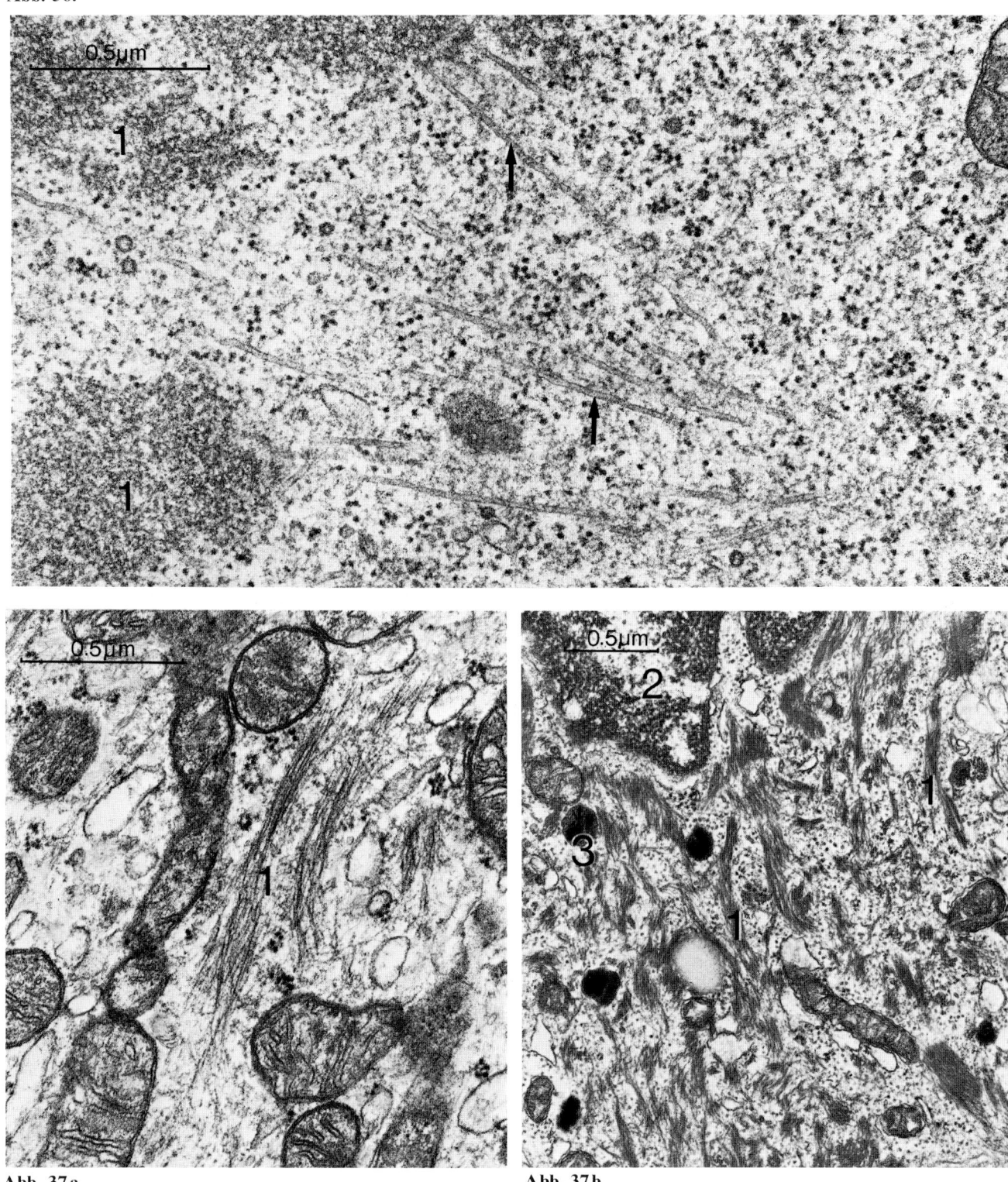

Abb. 37a.

Abb. 37b.

Reinkesche Kristalle in Leydigschen Zwischenzellen

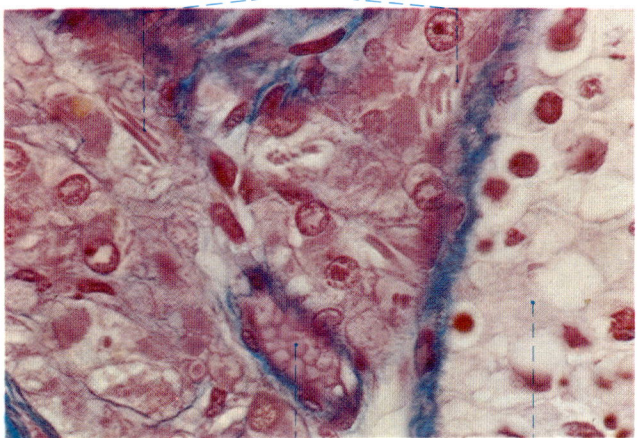

Abb. 38. *Mit Erythrozyten gefüllte Venule*   *Hodenkanälchen*

Kern einer Leberzelle

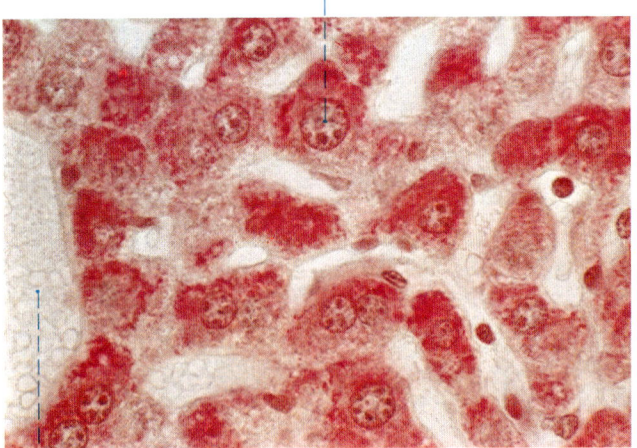

Mit Erythrozyten gefüllte V. centralis
Abb. 40.

Ansammlung von Sekretgranula

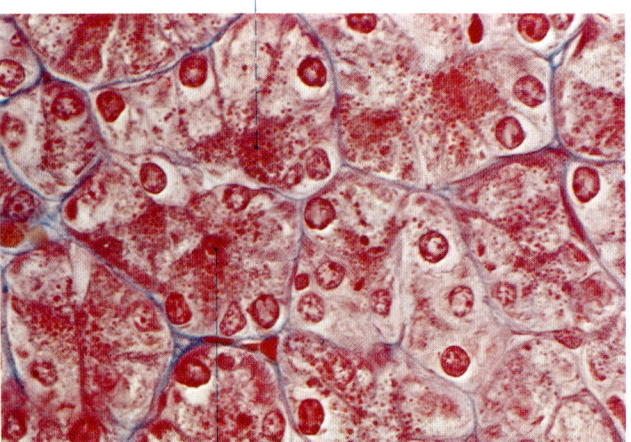

Lichtung eines azinösen Endstücks   **Abb. 41.**

Kern einer Ganglienzelle

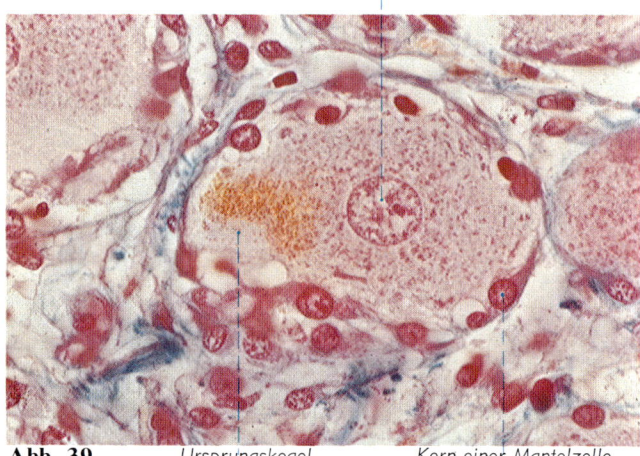

Abb. 39.   *Ursprungskegel*   *Kern einer Mantelzelle*

Abb. 38. Neben dem Anschnitt eines Hodenkanälchens liegt eine Gruppe interstitieller (= Leydigscher) Zellen, von denen einige die für diese Zellrasse charakteristischen, aus Proteinen bestehenden, nadelförmigen Einschlüsse, die sog. **Reinkeschen Kristalle,** erkennen lassen. Zur Gliederung des Paraplasmas s. Tabelle 2. Färbung: Azan; Vergr. 600fach.

Abb. 39. Spinalganglienzelle (Mensch) mit einer kappenartig dem Ursprungskegel des Neuriten (s. dazu Abb. 169) aufsitzenden, großen Ansammlung von **Lipofuszin-Granula.** Dieses endogene Pigment gehört zur Gruppe der Phago-Lysosome und wurde früher fälschlich als „Abnutzungspigment" bezeichnet. Färbung: Azan; Vergr. 600fach.

Abb. 40. Leberzellen (Ratte) mit selektiver Darstellung des intrazellulären **Glykogens** in Form hier rot gefärbter, granulärer bis kleinscholliger Partikel (Präparat: Prof. Dr. H. J. Clemens, München). Färbung: PAS-Hämalaun; Vergr. 600fach.

Abb. 41. Azinöse (beerenförmige) Drüsenendstücke der Glandula submandibularis (Mensch), deren Zellen zahlreiche unterschiedlich große, mehr oder weniger stark azidophile – hier rot gefärbte – **Sekretkörnchen** enthalten. Färbung: Azan; Vergr. 600fach.

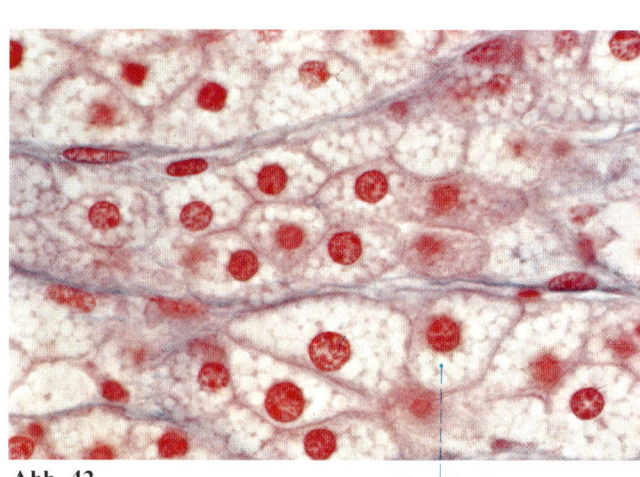

Abb. 42. Fettvakuole

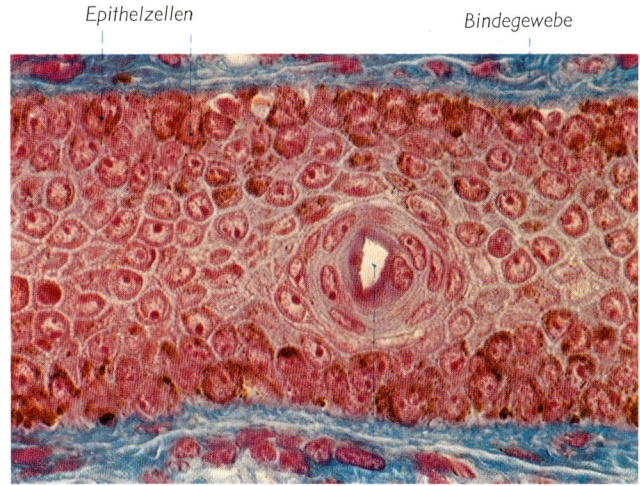

Epithelzellen　　　Bindegewebe

Abb. 43. Ausführungsgang einer Schweißdrüse

Abb. 42. Dicht mit optisch leeren Vakuolen angefüllte Zellen aus der Zona fasciculata der Nebennierenrinde (Mensch), sog. Spongiozyten. Dabei handelt es sich um **Fettvakuolen,** deren Inhalt durch die Materialbehandlung (vgl. S. 1) herausgelöst wurde. Färbung: Azan, Vergr. 600fach.

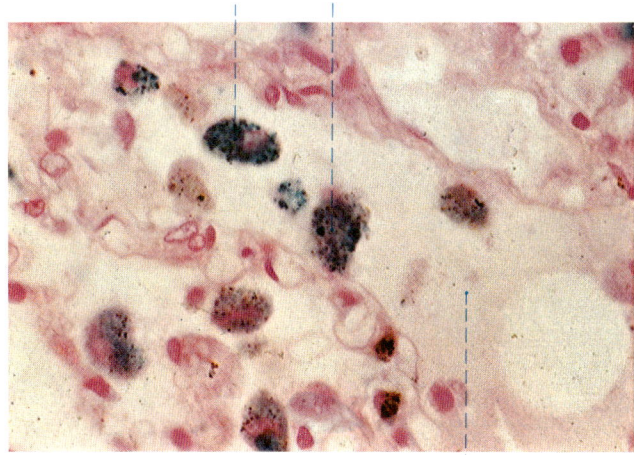

Herzfehlerzellen

Abb. 44. Alveolenlichtung

Abb. 43. Flachschnitt entlang der Epithel-Bindegewebsgrenze durch die äußere Haut (Rhesusaffe), deren basale Epithelzellen diskrete braunschwarze **Pigmentgranula** (Melanin) zeigen; vergleiche damit auch die stark pigmenthaltigen Zellen in der Haarrinde (Abb. 433). Zur Systematik der Pigmente s. Tabelle 2. Färbung: Azan; Vergr. 600fach.

Abb. 44. Mehrere in die Lichtungen der Lungenalveolen abgestoßene sog. Herzfehlerzellen, die infolge chronischer Stauung im kleinen Kreislauf mit dem eisenhaltigen, vom Blutfarbstoff abstammenden, also hämatogenen Pigment **„Hämosiderin"** beladen sind. Färbung: H.E.; Eisendarstellung durch die Turnbullblau-Reaktion (eine wichtige Färbung vor allem in der Pathologie!).Vergr. 600fach.

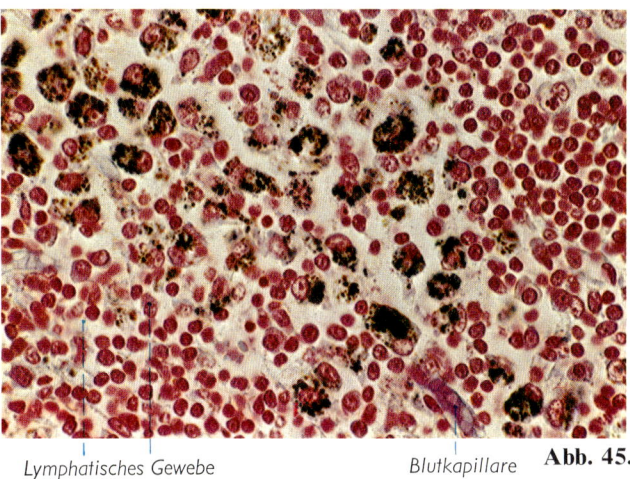

Abb. 45. Ausschnitt aus den Marksinus eines Hilus-Lymphknotens (Lunge, Mensch), die zahlreiche mit Rußpartikeln (einem **exogenen Pigment)** beladene Makrophagen enthalten. Man spricht von Anthrakose (Anthrax = Kohle). Färbung: Azan; Vergr. 380fach.

Lymphatisches Gewebe　　　Blutkapillare　　**Abb. 45.**

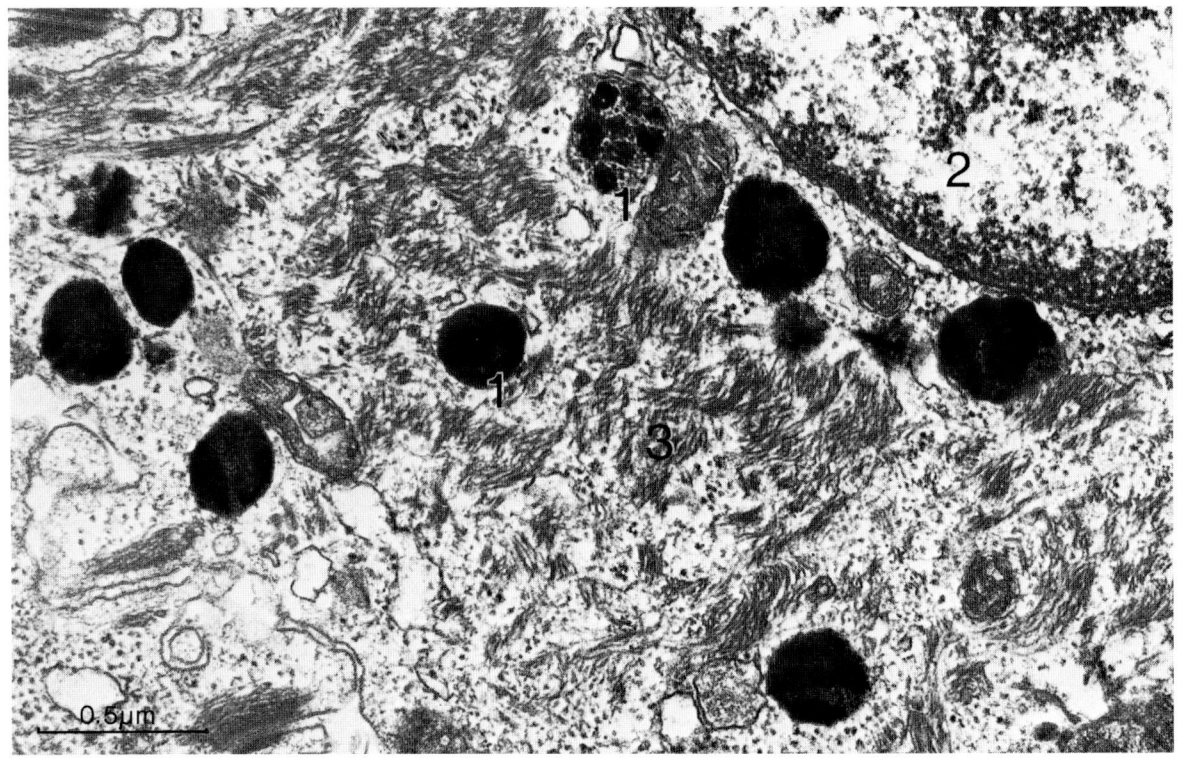

Abb. 46. Melaningranula (1) verschiedener Reifestadien in einer Epidermiszelle der menschlichen Haut. 2 = Kernanschnitt; 3 =intrazytoplasmatische Filamente. Gesamtvergr. 45 500fach.

▶

Abb. 47. Tropfige, membranbegrenzte **Sekretgranula** (1) unterschiedlicher Größe in den apikalen Polen exokriner Pankreaszellen (Ratte). 2 = Kernanschnitt; 3 = Lumen eines Drüsenendstücks; 4 = Mitochondrien. Gesamtvergr. 18 000fach.

Abb. 48. a) Verschieden große **Fetttropfen** (1) in einer Tubulusepithelzelle (Ratte), deren Hüllmembranen wegen annähernd gleicher Elektronendichte nicht vom umschlossenen Inhalt abzugrenzen sind. Gesamtvergr. 17 500fach.
b) Isolierte, nicht zu Rosetten aggregierte sog. β-Partikel des **Glykogens** (mittlerer Durchmesser: 15–30 nm) im Sarkoplasma einer menschlichen Skelettmuskelfaser. Beachte die deutlichen Granula (▶) innerhalb der Mitochondrien (= Granula intramitochondrialia). Gesamtvergr. 42 000fach.

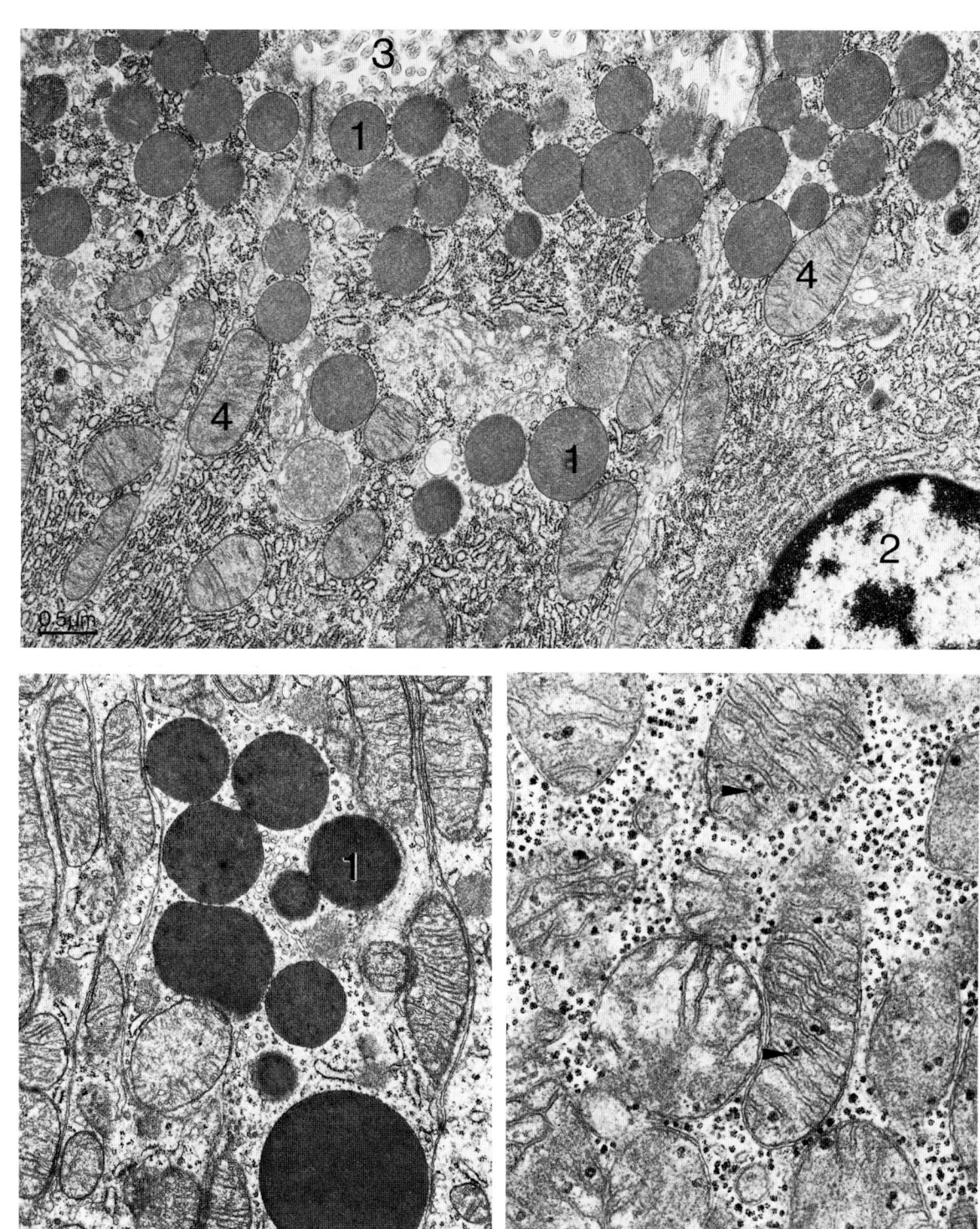

Abb. 47.

Abb. 48.

a)

b)

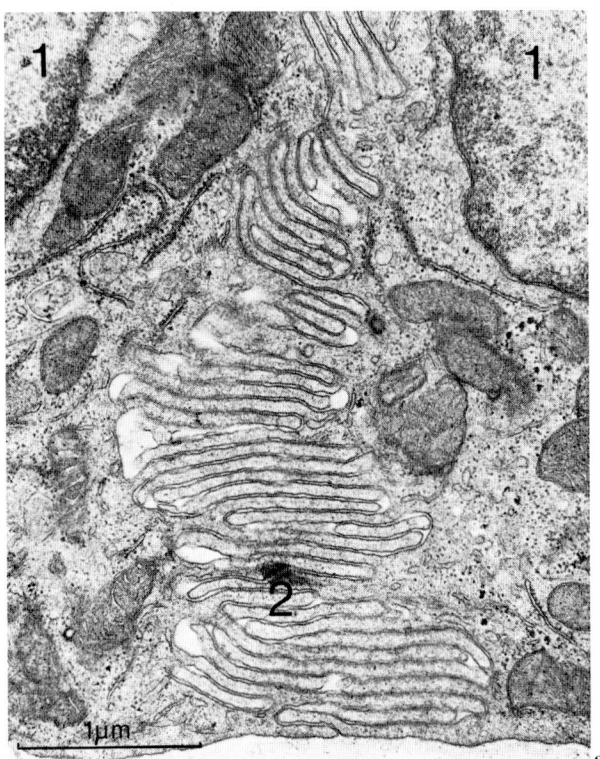

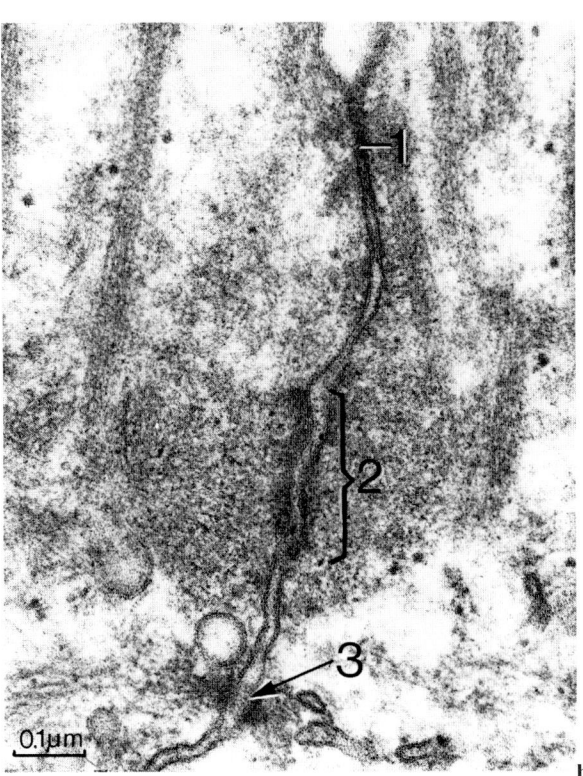

Abb. 49. a) Interzelluläre Kontaktaufnahme und Haftung benachbarter Epithelzellen (Ausführungsgang einer Gl. submandibularis, Katze) mittels zahlreicher, sehr regelmäßig miteinander verzahnter Zellfortsätze, sog. **Interdigitationen.** 1 = Kernanschnitte, 2 = Desmosom. Gesamtvergr. 25000fach.
b) Apikaler Bereich einer Zellfuge zwischen zwei Epithelzellen des Dünndarms (Katze) mit einer Abfolge verschiedener Haftstrukturen (1, 2, 3), die in ihrer Gesamtheit der **Schlußleiste** der Lichtmikroskopie (vgl. Abb. 70) entsprechen. Da der ultradünne Schnitt keine dieser Strukturen hier ideal orthograd getroffen hat, erscheinen sie alle infolge Schräganschnitts „verwaschen". 1 = Zonula occludens; 2 = Zonula adhaerens; 3 = Macula adhaerens (= Desmosom). Gesamtvergr. 95000fach.

►

Abb. 50. a) Punktförmige Verschmelzung (► ◄) der äußeren Blätter der Zellmembranen zweier Endothelzellen, sog. **Macula occludens** (Kapillare aus dem Papillarmuskel einer Katze). 1 = Kapillarlumen; 2 = Mitochondrium einer Herzmuskelzelle. Gesamtvergr. 130000fach.
b) Zellfuge aus dem Endothel der Aorta thoracica (Kaninchen) mit Verschmelzung der äußeren Blätter der Plasmalemmata über eine längere Strecke (1), sog. **Zonula occludens** (= tight junction). Gesamtvergr. 265000fach.
c) Typische **Desmosome** zwischen zwei Epithelzellen des Dünndarms (Ratte). Die Zellmembranen behalten im Bereich dieser Haftstrukturen ihren Dreischichtenbau und werden zelleinwärts von einer verdichteten Plasmarandzone (1) unterlagert, in die immer zahlreiche Tonofilamente (2) einstrahlen. Der Interzellularspalt läßt im Bereich eines Desmosoms eine zentrale Verdichtung („Kittsubsanz") erkennen. Gesamtvergr. 120000fach.
d) „Wurzelfuß" einer Basalzelle aus der menschlichen Epidermis (vgl. auch Abb. 424), dessen Plasmalemm mehrere fleckförmige Verdichtungen (1►), sog. **Halbdesmosome,** aufweist, in die ebenfalls Tonofilamente einstrahlen. 2 = Basalmembran. Gesamtvergr. 48000fach.

30

Abb. 50.

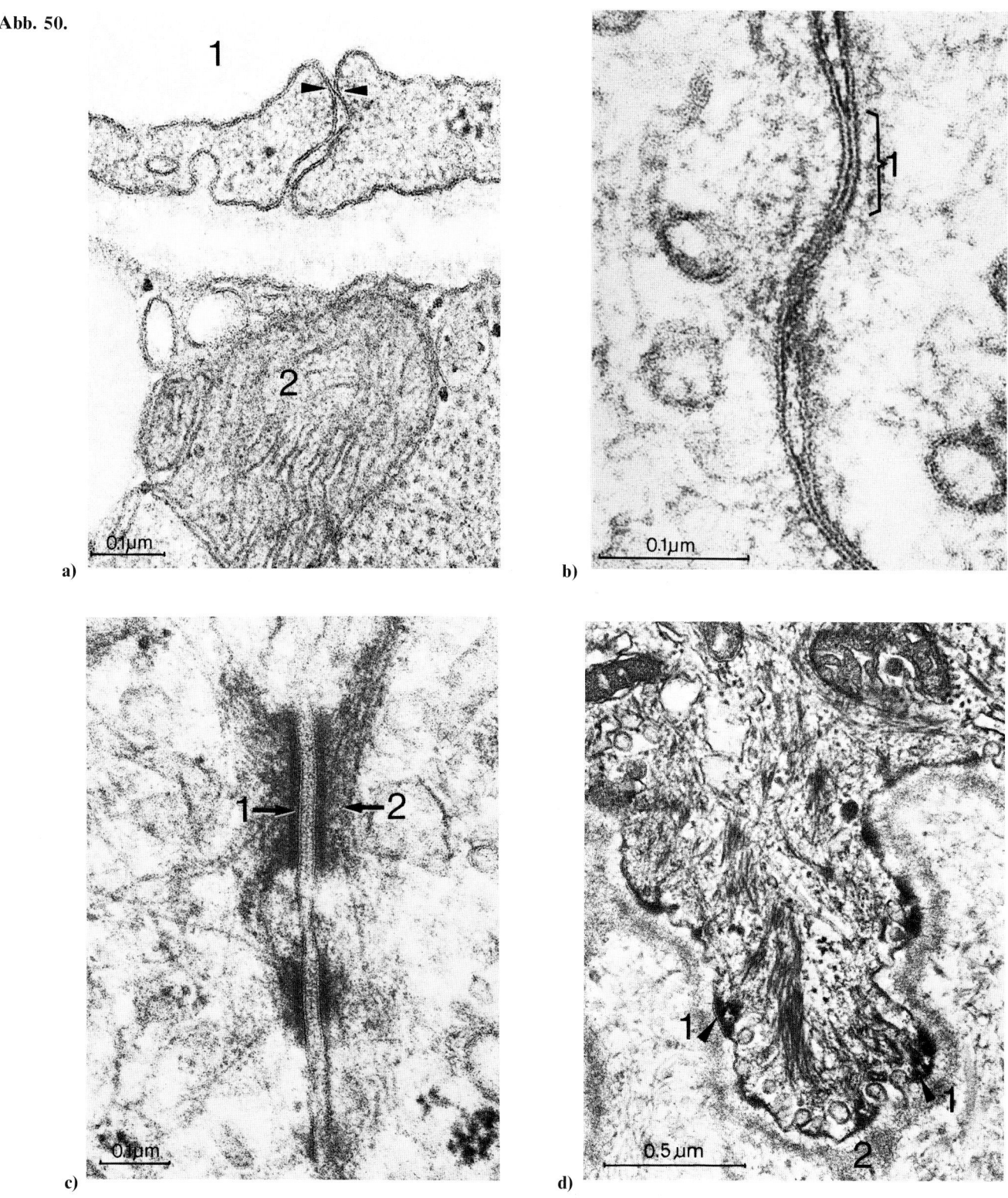

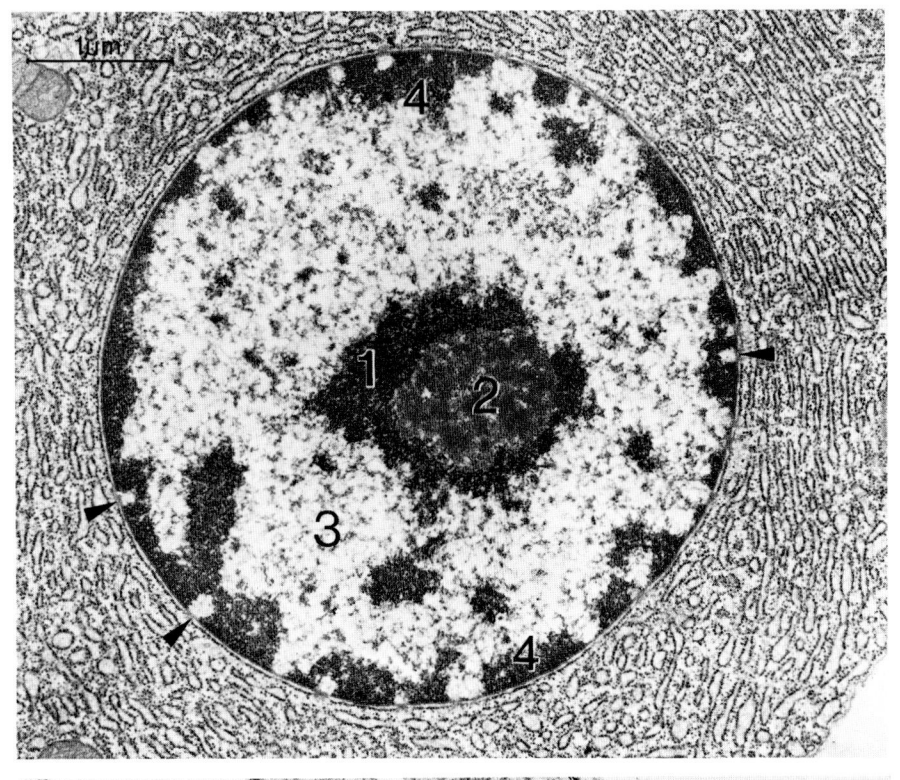

Abb. 51.

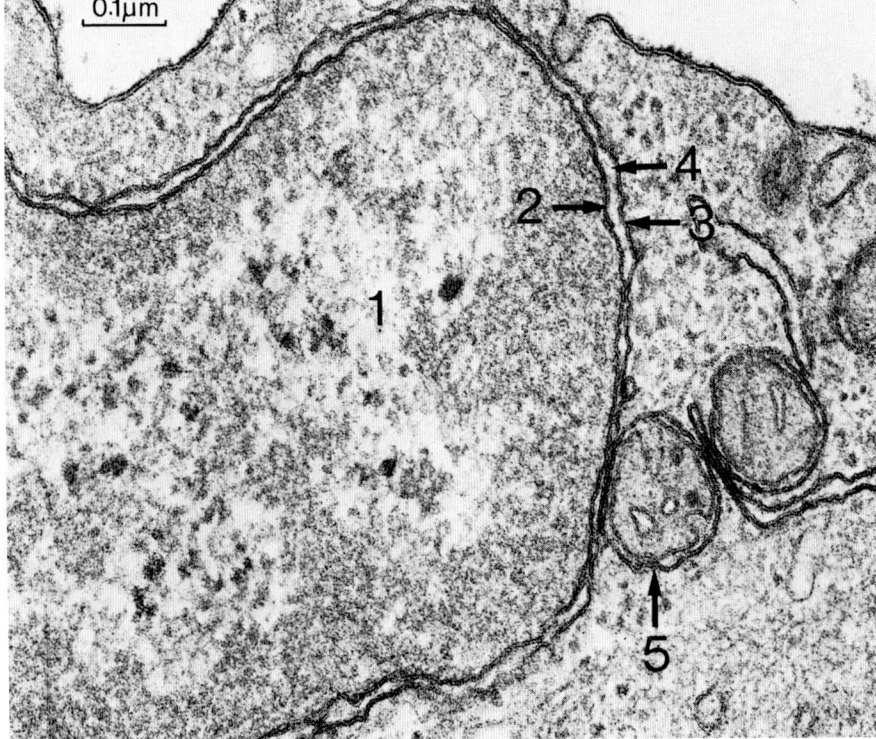

Abb. 52.

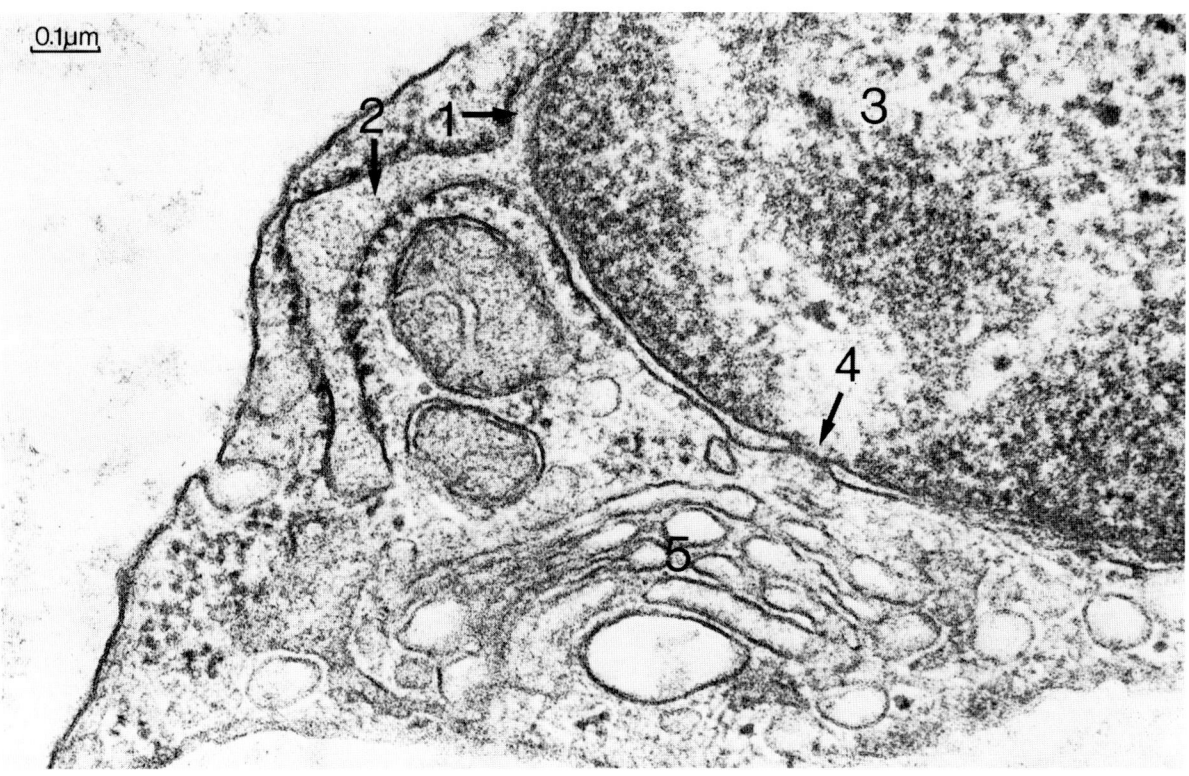

Abb. 53. Deutliche Kommunikation zwischen **perinukleärer Zisterne** (1) und dem rauhen endoplasmatischen Retikulum (2) an einem Fibroblastenkern (3). 4 = Kernpore; 5 = Golgi-Zisternen. Gesamtvergr. 90 000fach.

▶

Abb. 51. Zellkern (Nucleus) aus einer exokrinen Pankreaszelle (Ratte) mit einem von **Chromatin** (1) umgebenen **Kernkörperchen** [Nucleolus (2)], elektronenheller Matrix [Karyoplasma (3)] und randständig unter der Kernmembran konzentriertem Chromatin [Chromozentren (4)], das im Bereich der Kernporen (▶) deutliche Unterbrechungen aufweist. Während sich die äußere Schicht der aus zwei Zytomembranen bestehenden Kernhülle infolge ihres dichten Ribosomenbesatzes deutlich von der Umgebung abhebt, ist das innere „Blatt" wegen des ihm eng anlagernden Chromatins kaum als solches zu identifizieren (weitere Einzelheiten zur Kernmembran s. die nachfolgende Abb.). Gesamtvergr. 19 500fach.

Abb. 52. Anschnitt des Kerns (1) einer Endothelzelle (Herzmuskelkapillare, Katze), mit klar erkennbarer Dreischichtung jeder der beiden (inneren und äußeren) Membranen (2 und 3), die gemeinsam mit dem von ihnen begrenzten Spaltraum [perinukleäre Zisterne (4)] die **Kernhülle** bilden. Beachte die hier ebenfalls deutliche Dreischichtung der inneren und äußeren Mitochondrienmembran (5). Gesamtvergr. 110 000fach.

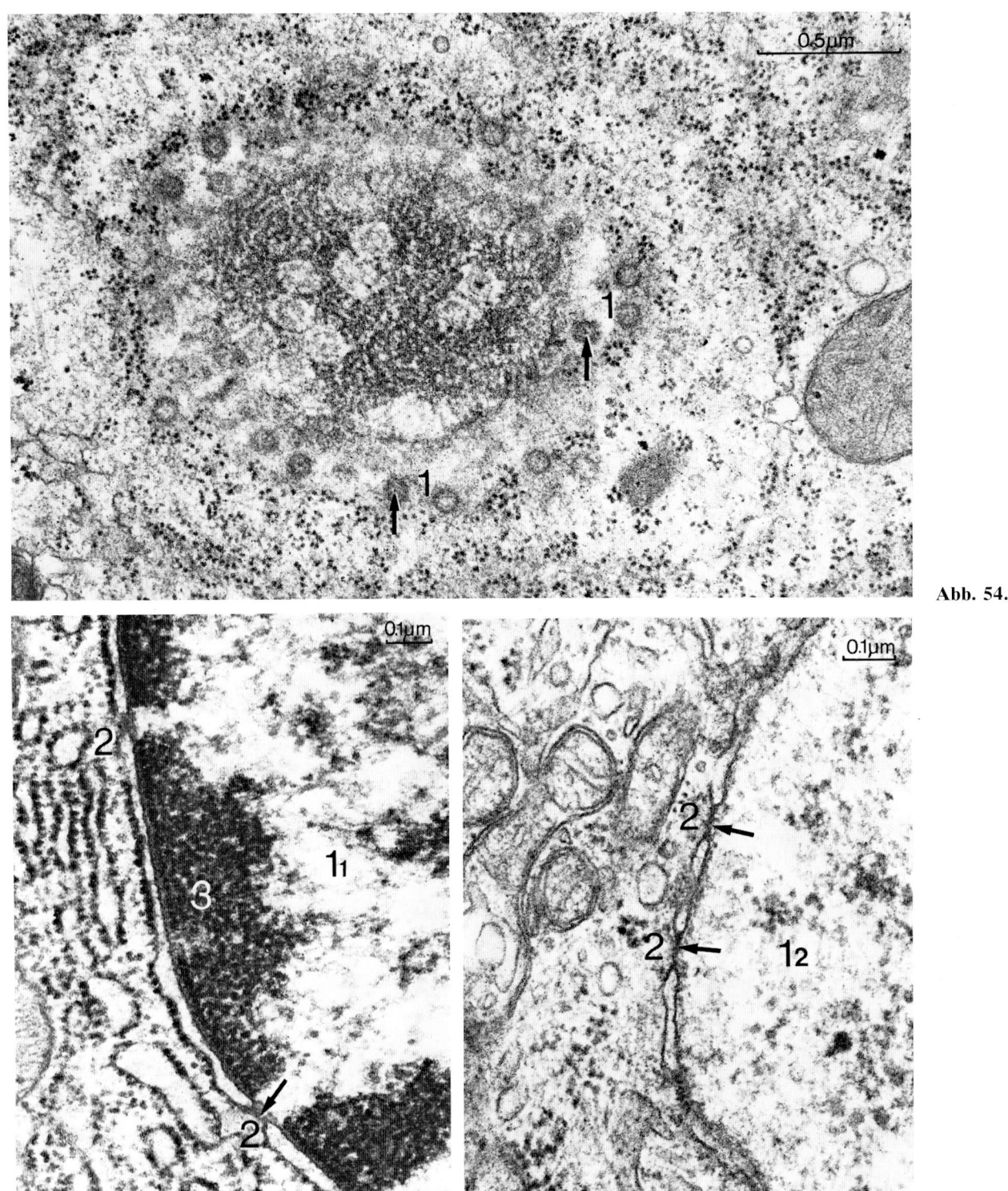

Abb. 54.

a)　　　　　　　　　　　　　　　b)　　　　　　　　　　　**Abb. 55.**

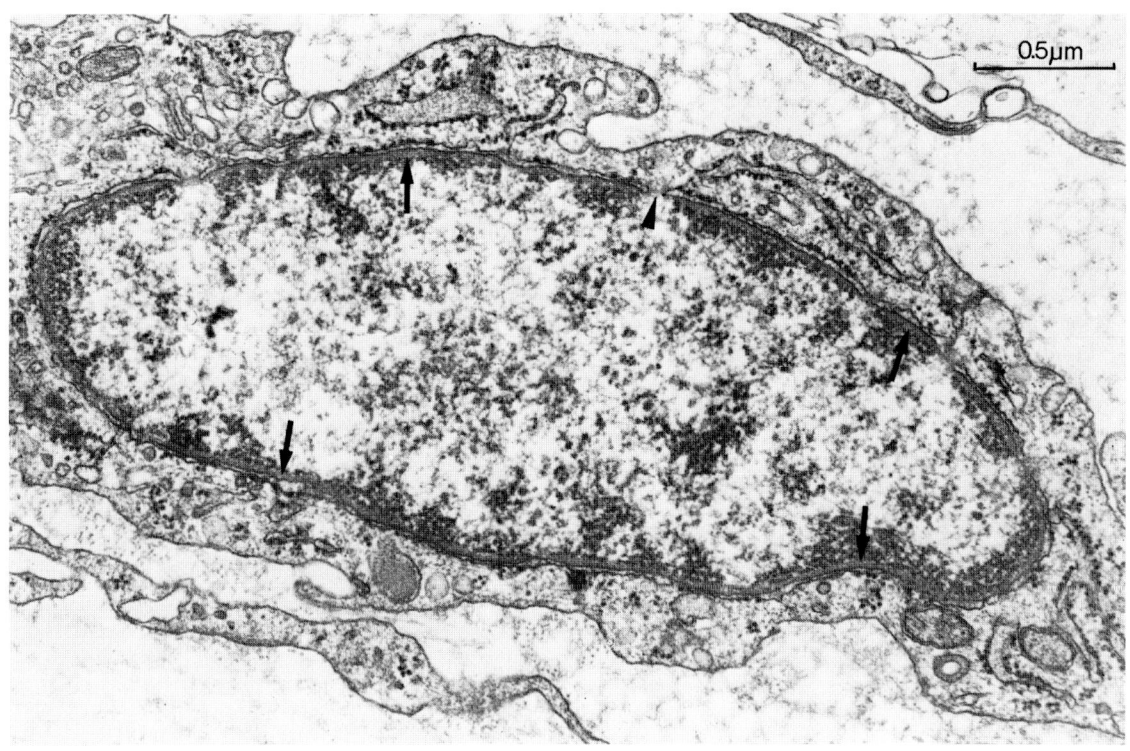

Abb. 56. Sehr deutliche **Lamina fibrosa** (→) im Kern eines Fibrozyten aus dem subkutanen Bindegewebe des Kaninchens, die als kontinuierliche Schicht mäßiger, aber homogener Elektronendichte zwischen der inneren Kernmembran und der chromatischen Substanz verläuft und nur im Bereich der Kernporen (▶) unterbrochen wird. Gesamtvergr. 38000fach.

▶

Abb. 54. Flachschnitt durch den Kern einer Leberzelle (Ratte) mit zahlreichen **Kernporen** (1). Diese sind meist kreisförmig (lichte Weite hier ca. 35 nm) und zeigen bei geeigneter Schnittführung eine zentrale punktförmige Verdichtung (→). Weitere Einzelheiten dieser wegen ihrer komplizierten Substruktur auch als Poren „komplex" bezeichneten Kommunikationsorte zwischen Karyo- und Zytoplasma sind jedoch wegen zu geringer Auflösung nicht erkennbar. Gesamtvergr. 48000fach.

Abb. 55. a) und b) Ausschnitte von Kernen einer exokrinen Pankreaszelle (1_1) und einer vegetativen Ganglienzelle (1_2) der Ratte mit deutlichen **Kernporen** (2), in deren Bereich innere und äußere Kernmembran ineinander übergehen und so die perinukleäre Zisterne verschließen. Außerdem werden diese kreisförmigen Unterbrechungen der Kernhülle oft von einer „Membran", dem Diaphragma, überspannt. Zwischen der inneren Kernmembran und dem angrenzenden Chromozentrum (3) liegt bei Bild a eine schmale filamentöse Schicht, die Lamina fibrosa. Gesamtvergr. 78000- (a) und 86000fach (b).

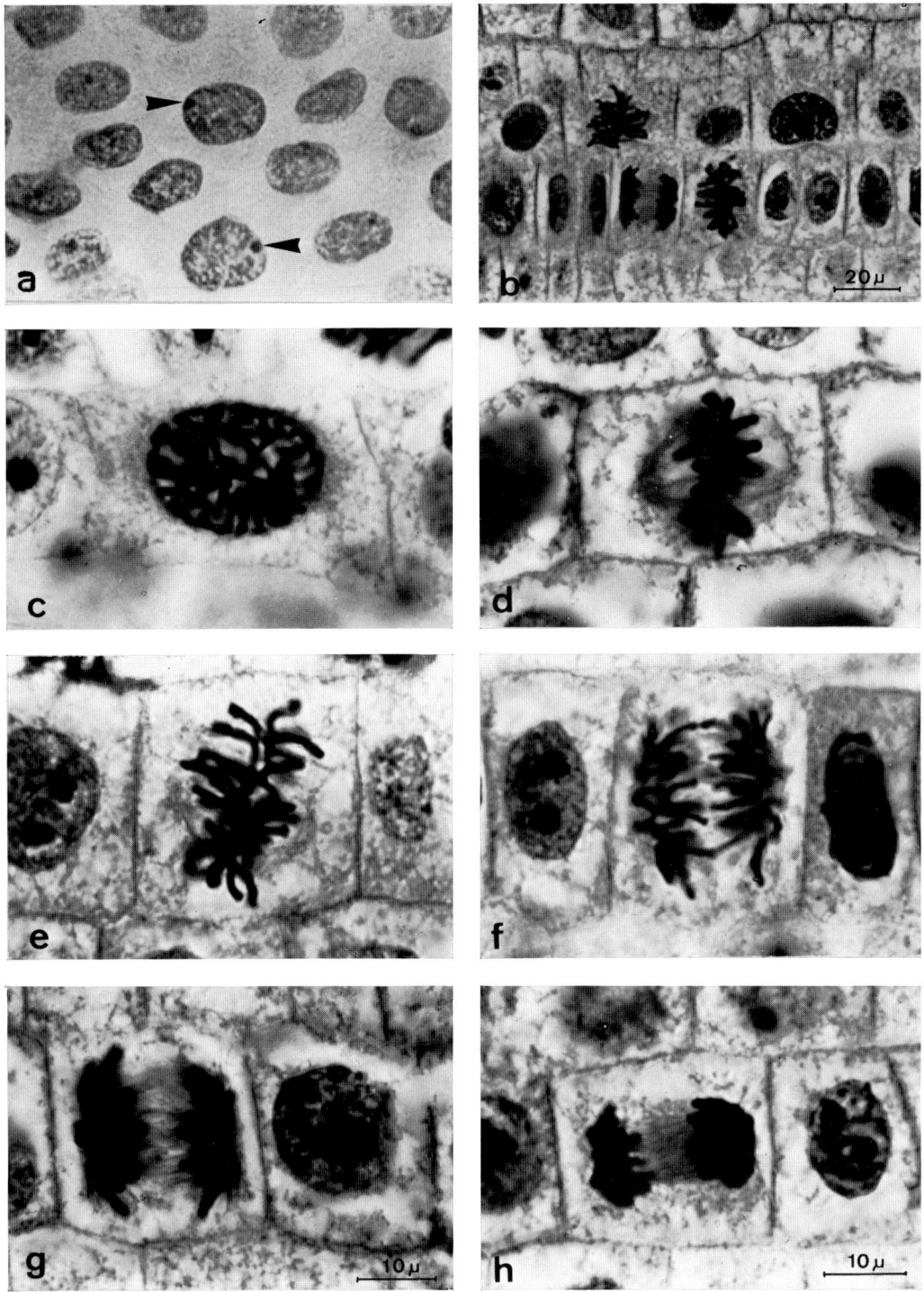

Abb. 57.

Abb. 57. a) Häutchenpräparat eines menschlichen Amnions. Die mit der Feulgen-Reaktion dargestellte Desoxyribonukleinsäure (= DNS) des Kernes ist bei diesem von einem weiblichen Probanden stammenden Untersuchungsmaterial zum **Sex-Chromatin** (▶) verdichtet, das als ein stark Feulgen-positiv reagierendes Körperchen meist dicht an der Kernmembran gefunden wird. Färbung: Feulgen; Vergr. 1250fach.

b–h) Verschiedene Stadien der **Karyokinese** (= Kernteilung) von Mitosen (= indirekte Zellteilung), deren eigentliche Zytokinesen, d. h. die Auftrennung der Mutter- in zwei Tochterzellen hier jedoch fehlen. Als histologische Präparate werden zu diesem Thema immer solche von rasch wachsenden und daher hohe Mitoseraten aufweisenden Geweben verwendet wie z. B. Zellkulturen, oder von Embryonen (z. B. Kiemenblättchen der Salamanderlarve u. ä.), oder es werden, wie im vorliegenden Fall, Pflanzenkeimlinge benutzt.

b) Übersicht über mehrere, dicht beieinander liegende Zellen aus der Wurzelspitze eines Bohnenkeimlings (Vicia faba), deren Kerne unterschiedliche Phasen der Karyokinese zeigen (vgl. mit den Bildern: c–h!). In der unteren Zellreihe liegen links neben einer beginnenden Telophase (vgl. Bild: h) sowie rechts neben einer späten Metaphase (vgl. dazu Bild: e) je zwei Zellen, die nur halb so groß wie die übrigen sind und daher als die beiden aus einer vollständig abgelaufenen Mitose hervorgegangenen Tochterzellen angesprochen werden können. Färbung: Eisenhämatoxylin; Vergr. 500fach.

c) Kernteilung im mittleren **Prophase**-Stadium, wobei die Chromosomen ein unentwirrbares Knäuel ohne Anfang und Ende, das sog. Spirem, bilden.

d) Von der Seite gesehene **Metaphase** mit Einstellung der Kernschleifen (= Chromosome) in der Äquatorialebene des Zelleibes (in der Aufsicht ergäbe sich das Bild des sog. Monasters) und deutlicher Chromosomenspindel, deren „Fasern" (= Bündel von Mikrotubuli) die Zentromere (Kinetochore) der Chromosome mit den an die Zellpole gewandten Zentriolen verbinden.

e) Späte Metaphase von schräg seitlich gesehen und daher kein ideales Bild eines Monasters bietend. An manchen Stellen (oben im Bild) scheinen sich die beiden aus einem Chromosom durch identische Reduplikation hervorgegangenen Tochterchromatiden schon zu trennen. Sie sind die definitiven Chromosome der späteren Tochterzellen.

f) Frühe **Anaphase** mit „Diaster" (Tochtersterne). Alle Chromosome sind in ihre Chromatiden gespalten und diese mit ihrem Scheitel schon eine Strecke weit polwärts gezogen.

g) Späte Anaphase mit einer deutlichen, zwischen den beiden Zentriolen verlaufenden Zentralspindel. Die Chromatiden (= Chromosome der neuen Kerne der Tochterzellen) verlieren hier bereits wieder Individualität.

h) Beginnende **Telophase** mit zunehmender Verklumpung der Chromosome zu einer homogenen stark färbbaren, basophilen Masse. Die Zentralspindel ist noch gut erkennbar. Färbung aller Bilder c–h: Eisenhämatoxylin; Vergr. aller Bilder c–h: 1250fach.

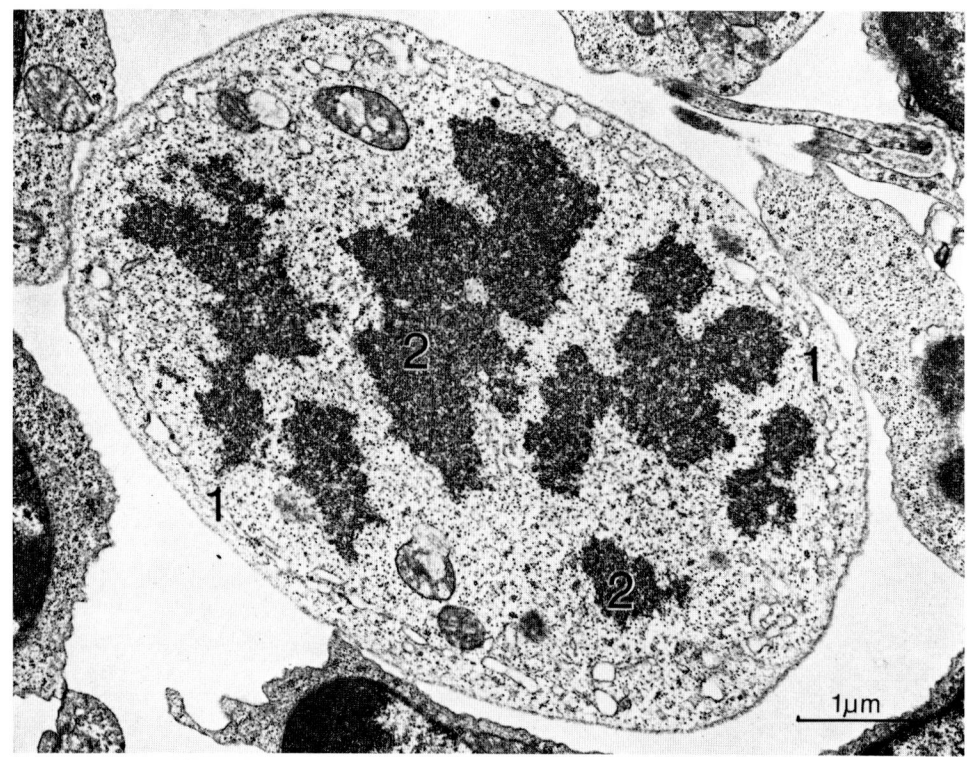

Abb. 58. Prophase eines Thymozyten (Ratte) mit noch in Resten erhaltener Kernhülle (1). 2 = Anschnitte von Chromosomen.
Gesamtvergr. 16000fach.

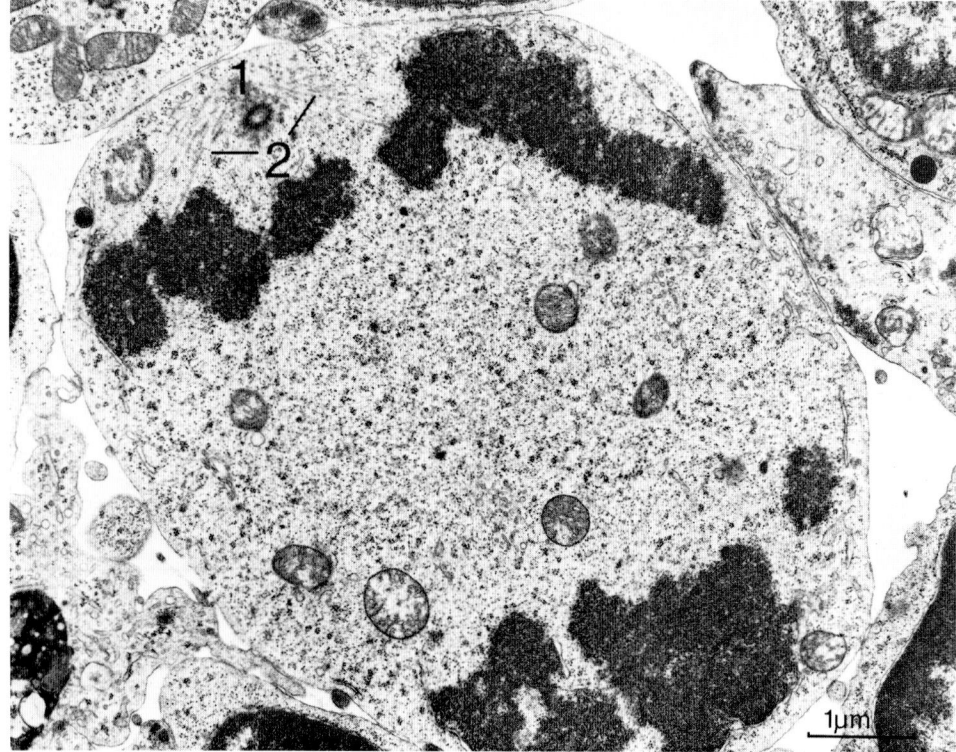

Abb. 59. Späte **Anaphase** (vgl. mit Abb. 57g) mit Anschnitt eines Zentriols (1) und der aus Mikrotubuli bestehenden Chromosomenspindel (2). Beachte, daß die Mitochondrien in der Mitose erhalten bleiben. Gesamtvergr. 14000fach.

Histologie

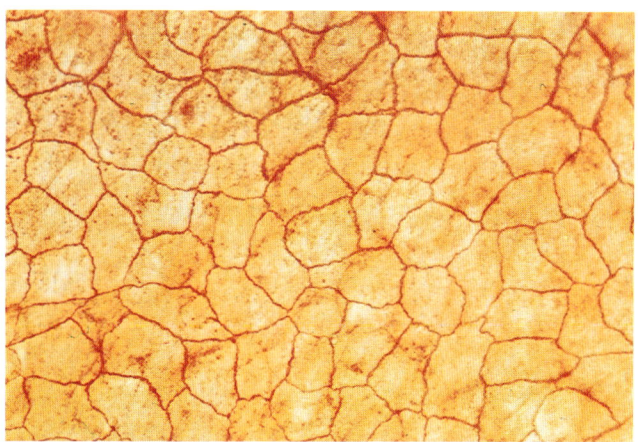

Abb. 60.

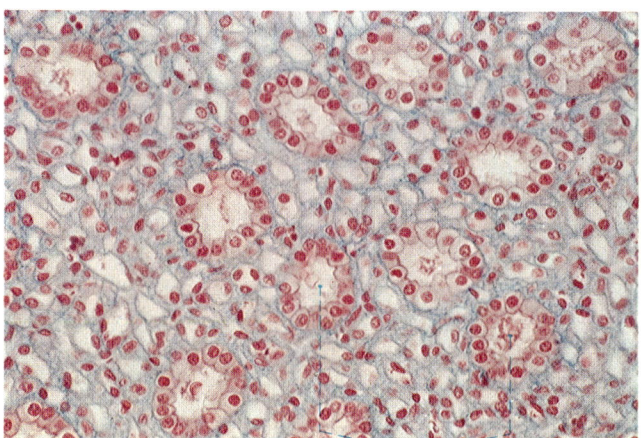

Abb. 61. *Lichtung von Sammelröhren*

Becherzelle

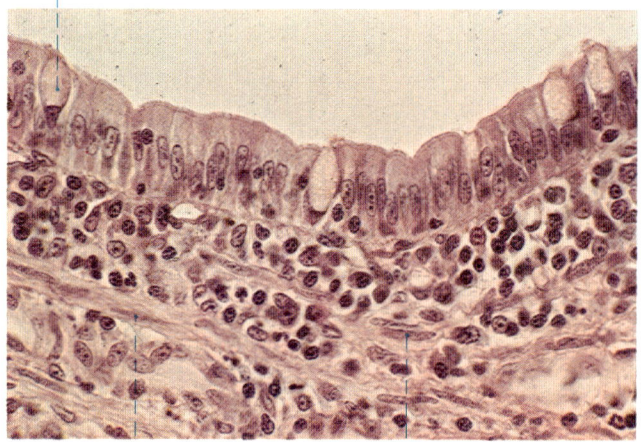

Abb. 62. *Glatte Muskelzellen in der Lamina propria*

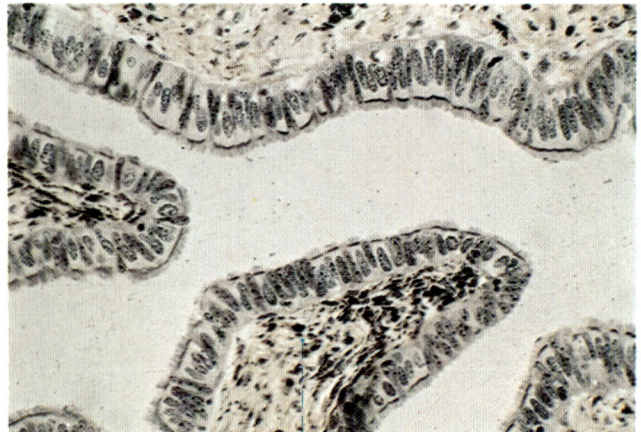

Abb. 63. *Bindegewebe einer Schleimhautfalte*

Abb. 60. Einschichtiges Plattenepithel eines isolierten Peritonaeums (Häutchenpräparat, Katze) von der Fläche her gesehen. Die Zellgrenzen treten durch eine dort bei sog. Versilberungen erfolgende Anhäufung feinster Metallgranula als ein schwarzbraunes Linienwerk hervor. Kerne nicht gefärbt. Vergr. 240fach.

Abb. 61. Einschichtiges, isoprismatisches (= kubisches) Epithel als Auskleidung der Sammelröhren der Niere (Querschnitt durch das Nierenmark, Kaninchen). Ein anderes, oft verwendetes Präparat zur Demonstration dieser Epithelform sind die Schilddrüsenfollikel (vgl. Abb. 409). Zur Gliederung von Epithelien s. Tabelle 3 und 4. Färbung: Azan; Vergr. 240fach.

Abb. 62. Einschichtiges, prismatisches Epithel der Dünndarmschleimhaut (Jejunum, Katze) mit eingestreuten Becherzellen (= einzellige Drüsen) und einem gerade eben noch erkennbaren Bürstensaum (vgl. dazu Abb. 73). Beachte die glatten Muskelzellen in der Lamina propria. Färbung: H.E.; Vergr. 380fach.

Abb. 63. Einschichtiges, prismatisches Epithel mit Flimmerhaaren (= Kinozilien) als Überzug der Schleimhautfalten des menschlichen Eileiters (= Tuba uterina). Die am Ende der Kinozilien erkennbare Kette schwarz gefärbter und bei dieser niedrigen Auflösung zu einer Linie verschmelzender feinster Pünktchen entspricht den sog. Basalkörperchen (= Kinetosomen) der Flimmerhaare (vgl. auch Abb. 74 u. 77). Färbung: Eisenhämatoxylin (= EH.) nach Heidenhain (nicht mit H.E. verwechseln!); Vergr. 240fach.

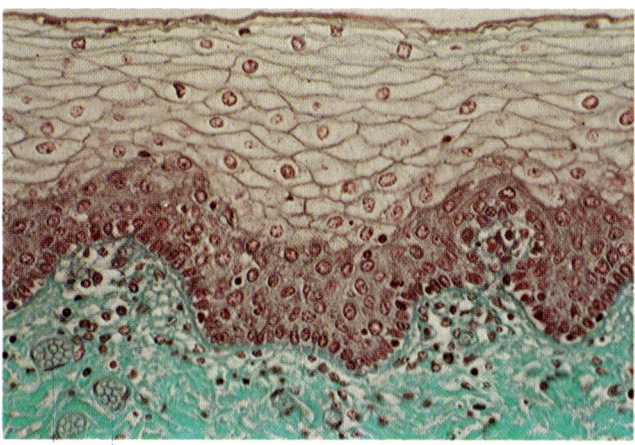

Abb. 64. Mehrschichtiges, unverhorntes Plattenepithel oder auch als „feuchte Form" dieser Epithelart bezeichnet (Vagina, Mensch). Alle Zellen, auch die der obersten Schicht, enthalten Kerne, jedoch nur die letzteren zeigen die für Plattenepithelien charakteristische Gestalt. Daher ist bei mehr (!) als einschichtigen Epithelien immer die oberste Zellage für die formale Einordnung des jeweiligen Zellverbandes ausschlaggebend! Färbung: Goldner; Vergr. 240fach.

Hornschicht

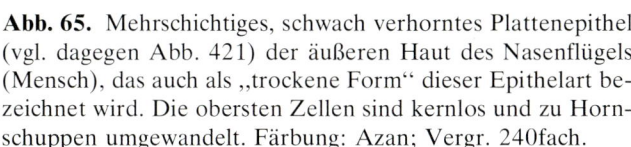

Abb. 65. Mehrschichtiges, schwach verhorntes Plattenepithel (vgl. dagegen Abb. 421) der äußeren Haut des Nasenflügels (Mensch), das auch als „trockene Form" dieser Epithelart bezeichnet wird. Die obersten Zellen sind kernlos und zu Hornschuppen umgewandelt. Färbung: Azan; Vergr. 240fach.

Abb. 65.

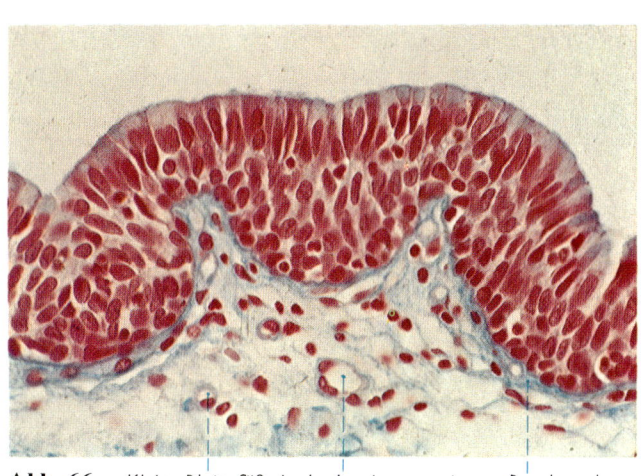

Abb. 66. Mehrschichtiges, prismatisches Epithel (selten) aus der weiblichen Harnröhre (Urethra, Mensch). Auch hier zeigen nur die obersten Zellen die für ein prismatisches Epithel typische Gestalt und sind daher für die formale Zuordnung verantwortlich. Färbung: Azan; Vergr. 380fach.

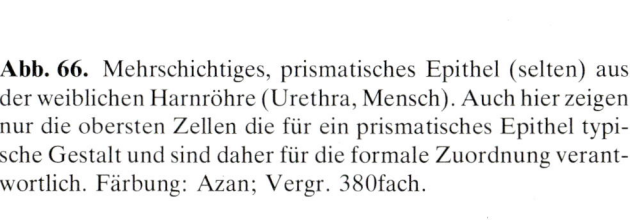

Abb. 66. *Kleine Blutgefäße in der Lamina propria* *Basalmembran*

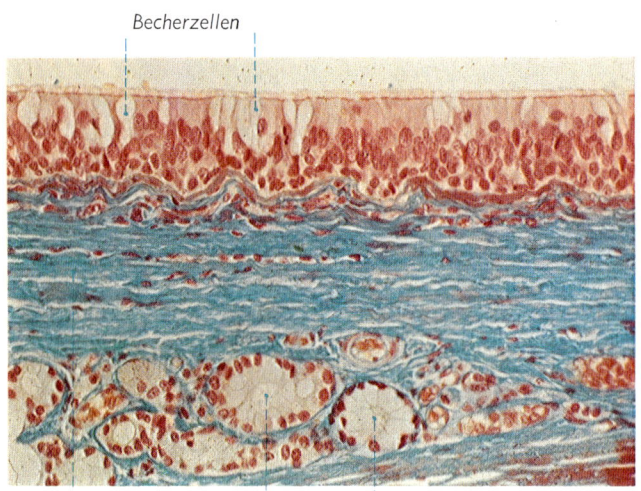

Becherzellen

Lamina propria   Drüsenendstücke   **Abb. 67.**

Abb. 67. Mehrreihiges, prismatische Epithel (achte auf die Gestalt der Zellen in der obersten Schicht!) mit Kinozilien und Becherzellen. Da es in dieser Form nur in den Atemwegen vorkommt, wird es oft auch als „respiratorisches" Epithel bezeichnet. Die Mehrreihigkeit, nämlich die Tatsache, daß jede Zelle des Verbandes die Basalmembran erreicht, jedoch nicht alle die freie Oberfläche, läßt sich bei dieser Vergrößerung und den üblichen Kurspräparaten meist nicht erkennen! Die Erfahrung lehrt jedoch, daß ein so „vielschichtiges" prismatisches Epithel mit Flimmerhaaren immer ein mehr„reihiges" ist (Trachea, Mensch). Färbung: Azan; Vergr. 240fach.

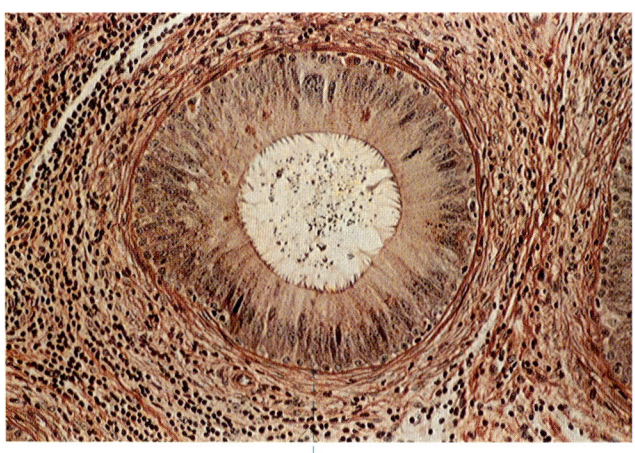

Abb. 68.   Basalmembran

Abb. 68. Zweireihiges, prismatisches Epithel mit Stereozilien aus dem Nebenhodengang (Ductus epididymidis) des Menschen. Zum Unterschied zu den beweglichen Kinozilien fehlen hier die Basalkörperchen, und die jeweils einer Zelle zugehörenden Stereozilien sind schopfartig miteinander verklebt (vgl. auch Abb. 75). Das erklärt sich u. a. damit, daß diese, elektronenmikroskopisch gesehen, ungewöhnlich lange, teilweise sogar verzweigte Mikrovilli darstellen. Färbung: EH. Benzolichtbordeaux; Vergr. 150fach.

Deckzellen mit Crusta

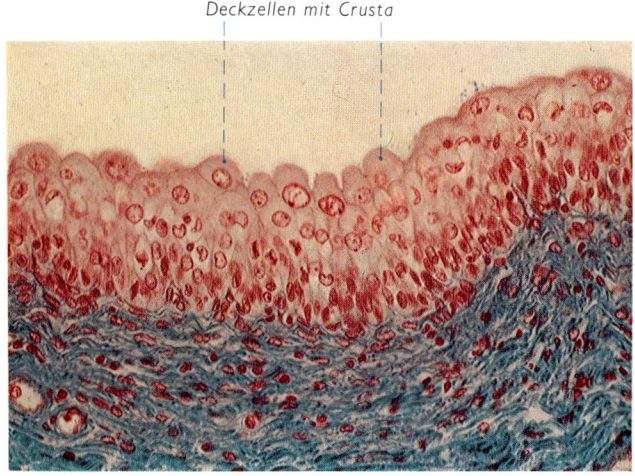

Abb. 69.

Abb. 69. Mehrreihiges, isoprismatisches (= kubisches) Epithel der Harnblase (Mensch). Dieses sog. Übergangsepithel – da je nach Dehnungszustand der Blase übergehend von einem niedrigen platten, in ein hohes kubisches Epithel – erscheint im Schnittpräparate immer als mehr„schichtig". Jedoch haben elektronenmikroskopische Untersuchungen die Mehr„reihigkeit" zweifelsfrei erwiesen, auch wenn diese lichtmikroskopisch nicht erkennbar ist. Daher muß man bei einem mehr als einschichtigen platten oder isoprismatischen Epithel stets auch das Übergangsepithel in die differentialdiagnostischen Überlegungen einbeziehen! Charakteristisch sind die oft zweikernigen Zellen der obersten Schicht sowie deren meist dunkler gefärbte Kuppen, die der sog. Crusta (vgl. Abb. 72) entsprechen. Da dieses Epithel als die charakteristische Auskleidung der ableitenden Harnwege (Nierenbecken, Ureter und Harnblase) gilt, wird es neuerdings – vor allem von den Klinikern – als „Urothel" bezeichnet. Färbung: Azan; Vergr. 240fach.

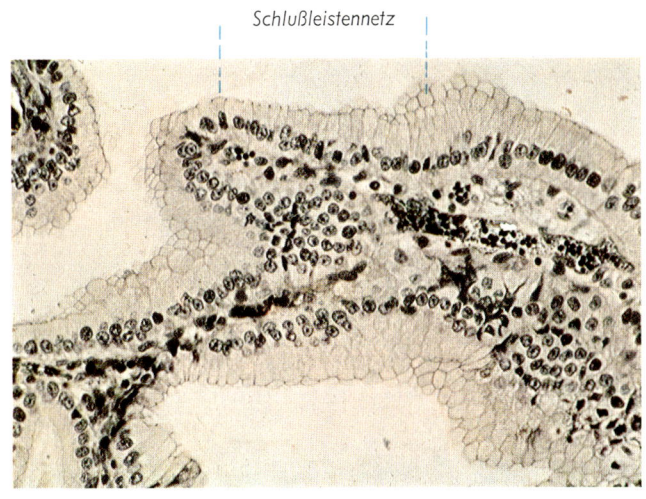

Schlußleistennetz

Abb. 70.

Abb. 70. Schleimhautfalte aus der Gallenblase (Mensch), deren hohes prismatisches Epithel in den flach (= tangential) geschnittenen apikalen Zellbereichen ein als schwärzliches, hexagonales Linienwerk hervortretendes „Schlußleistennetz" erkennen läßt. Sein elektronenmikroskopisches Äquivalent besteht aus einer regelmäßigen Abfolge verschieden strukturierter Hafteinrichtungen entlang der Interzellularspalten (vgl. dazu Abb. 49, 50). Färbung: EH.; Vergr. 240fach.

Mit Erythrozyten gefüllte Vene

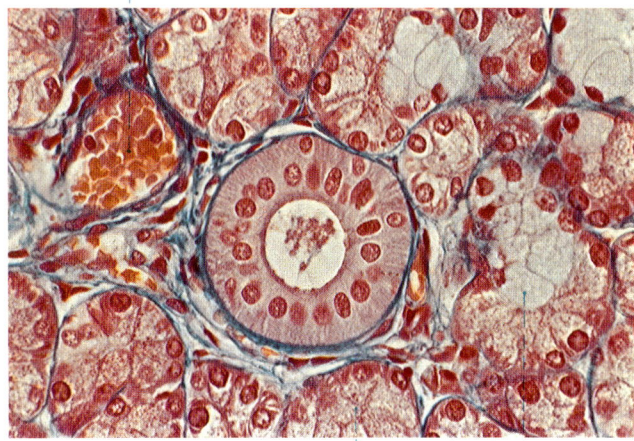

Abb. 71.

Drüsenendstücke

Abb. 71. Ein sog. „Streifenstück" aus dem Gangsystem der Glandula submandibularis des Menschen, dessen prismatische Epithelzellen in ihren basalen Bereichen eine senkrecht zum Grundhäutchen stehende, feinste radiäre Streifung erkennen lassen. Das elektronenmikroskopische Äquivalent dieser „basalen Streifung" wird als „basales Labyrinth" bezeichnet und ist in Abb. 19 dargestellt. Sehr gut gelungene und korrekt differenzierte Azan-Färbung (zu erkennen an den gelb-orange getönten Erythrozyten). Vgl. diese mit der Abb. 2. Färbung: Azan; Vergr. 380fach.

Zweikernige Deckzelle   *Crusta*

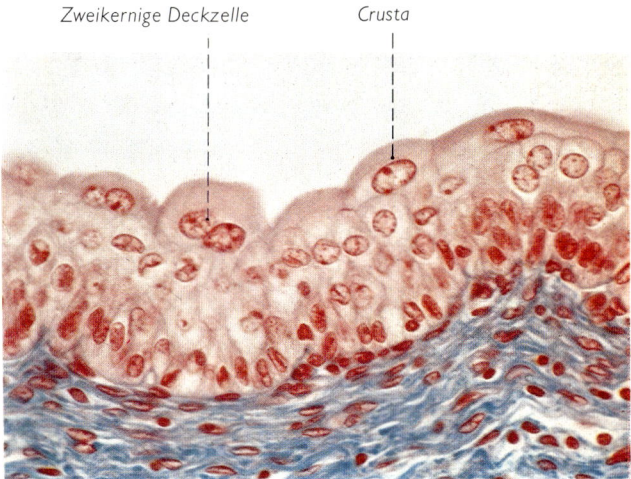

Abb. 72. Das Übergangsepithel (Harnblase, Mensch) zeigt als einziges eine intrazellulär gelegene und als „Crusta" bezeichnete Oberflächendifferenzierung, die aus einem Gemisch verschiedener Glykoproteide (= Mucopolysaccharide) besteht und sich daher in Routinefärbungen meist dunkler als das übrige Zytoplasma anfärbt. Elektronenmikroskopisch findet man in diesem Bereich auffallend zahlreiche, dicht gepackte Filamente und Vesikel. Färbung: Azan; Vergr. 380fach.

Abb. 72.

Differenzierungen epithelialer Oberflächen

Basalmembran

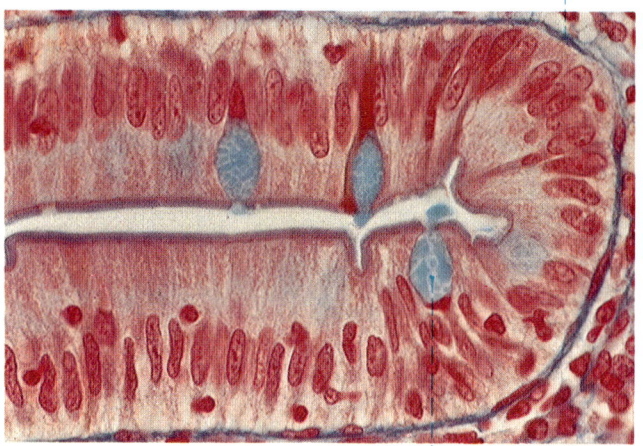

Abb. 73.

Becherzelle mit Kern

Die drei typischen, aus unterschiedlich gestalteten und strukturierten Zytoplasmafortsätzen bestehenden Oberflächendifferenzierungen von Epithelien.

Abb. 73. Diese Abbildung (Saumepithel des Dünndarms, Mensch) zeigt den vor allem an resorbierenden Epithelien stets gut ausgebildeten Bürstensaum (hier blaß grau-violett gefärbt), dessen einzelne Bauelemente, die Mikrovilli, jedoch erst elektronenmikroskopisch klar gegeneinander abzugrenzen sind (vgl. dazu Abb. 18). Färbung: Azan; Vergr. 600fach.

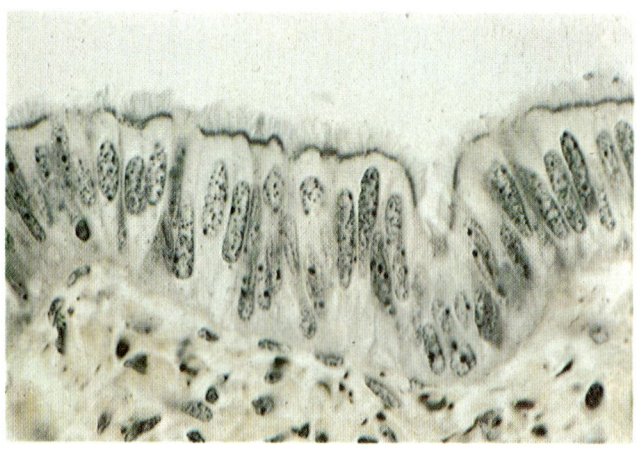

Abb. 74.

Abb. 74. Das einschichtige, prismatische Epithel des menschlichen Eileiters ist dagegen an seiner freien Oberfläche mit beweglichen Flimmerhaaren (= Kinozilien) ausgestattet, die vor allem durch die hier allerdings optisch zu einer durchlaufenden, blauschwarz gefärbten Linie verschmolzenen Basalkörperchen (= Kinetosome) charakterisiert und dadurch sowohl von einem Bürstensaum, als auch von den unbeweglichen Stereozilien zu unterscheiden sind (vgl. auch Abb. 77). Kinozilien sind wegen ihrer schlechten Färbbarkeit oft schwer am Präparat zu erkennen. Man kann sich dann dadurch helfen, daß man die Kondensorblende am Mikroskop zuzieht, wodurch Beugungssäume entstehen, die dann die Zilien klar hervortreten lassen. Färbung: EH.; Vergr. 600fach.

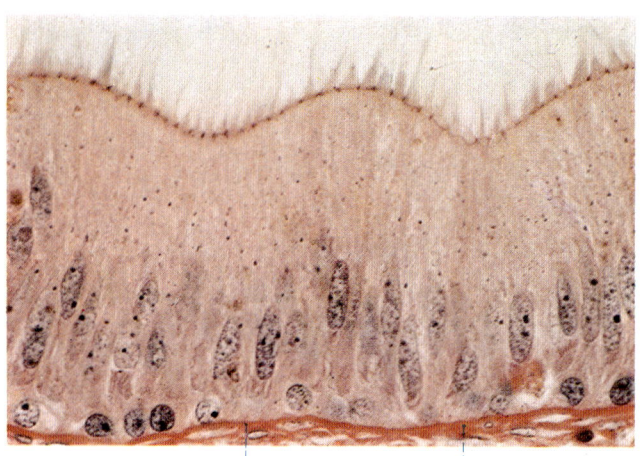

Abb. 75.

Basalmembran

Abb. 75. Die unbeweglichen Stereozilien zeigen wie der Bürstensaum keine Basalkörperchen und sind zum Unterschied zu letzterem meist schopfartig miteinander verklebt (Ductus epididymidis, Mensch). Elektronenmikroskopisch handelt es sich hier um ungewöhnlich lange, oft auch verzweigte Mikrovilli. Die äußerst feinen, dunklen Punkte zwischen den apikalen Enden der Epithelzellen entsprechen den Querschnitten durch das Schlußleistennetz (vgl. dazu auch Abb. 70). Färbung: Häm.-Benzolichtbordeaux; Vergr. 600fach.

44

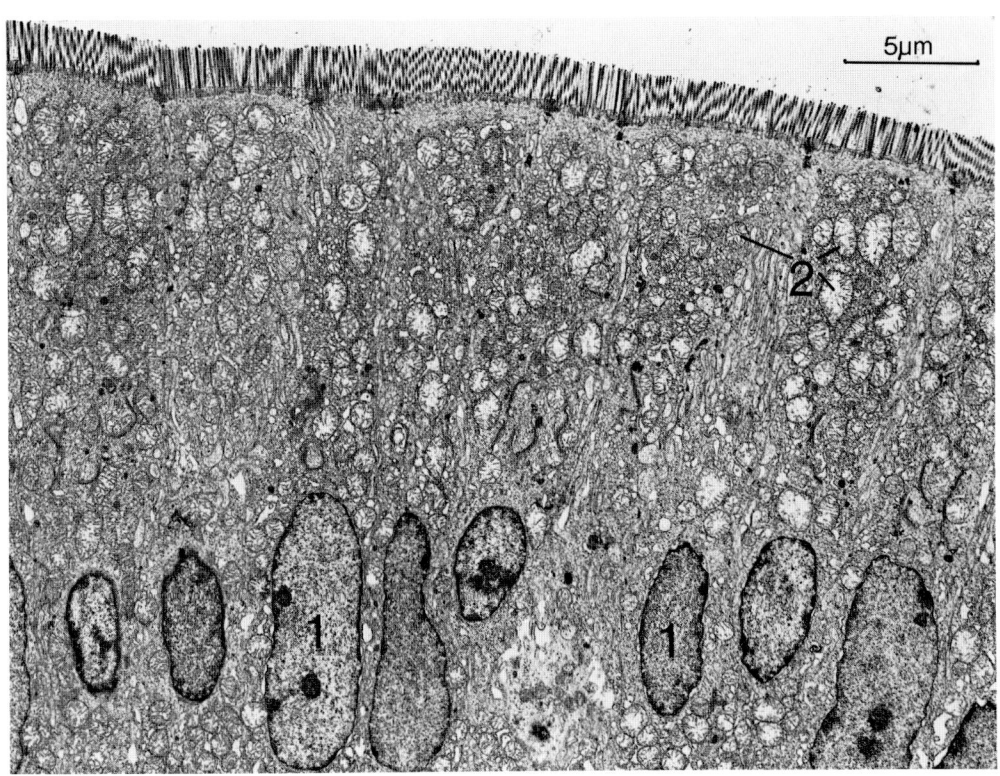

Abb. 76. Einschichtiges, prismatisches Epithel (Dünndarm, Ratte) mit dichtstehenden, sehr regelmäßig gestalteten Mikrovilli (vgl. auch mit der lichtmikroskopischen Abb. 73). Oberhalb ihrer basal liegenden Kerne (1) sind die Zellen prall mit Mitochondrien (2) und Anschnitten eines überwiegend agranulären endoplasmatischen Retikulums gefüllt (weitere Einzelheiten sind wegen zu geringer Auflösung nicht erkennbar). Gesamtvergr. 3500fach.

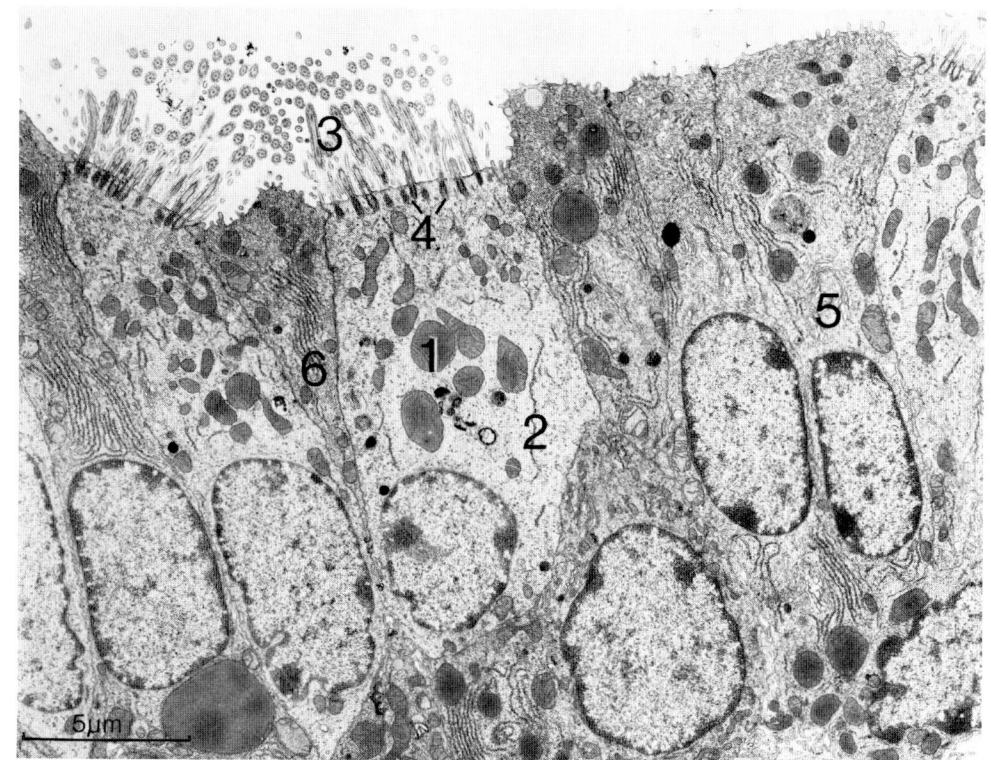

Abb. 77.

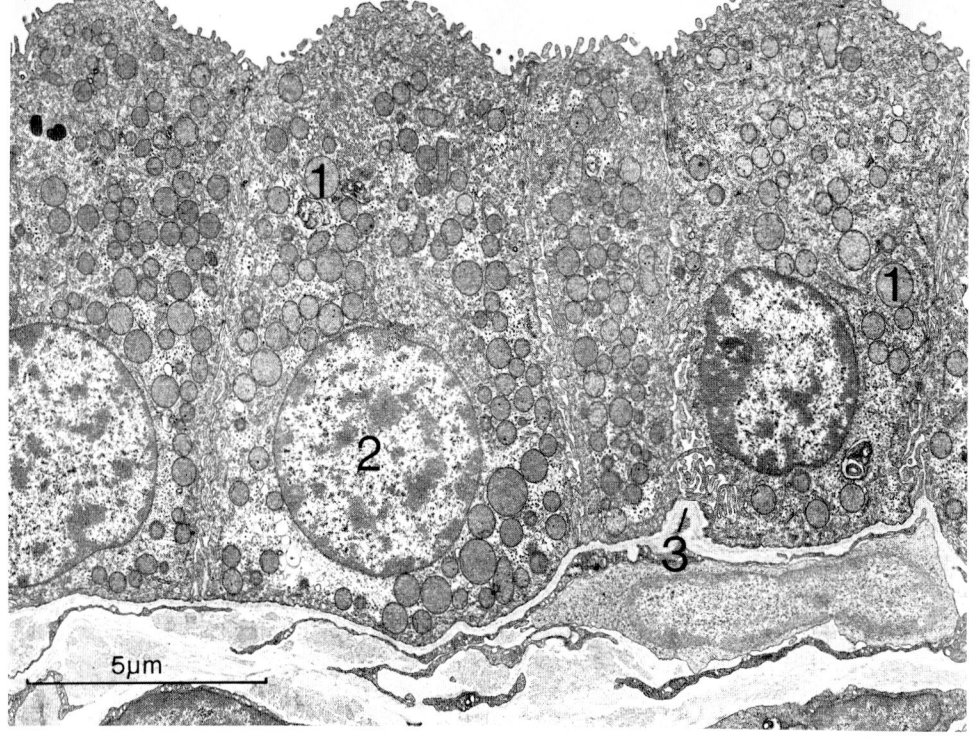

Abb. 78.

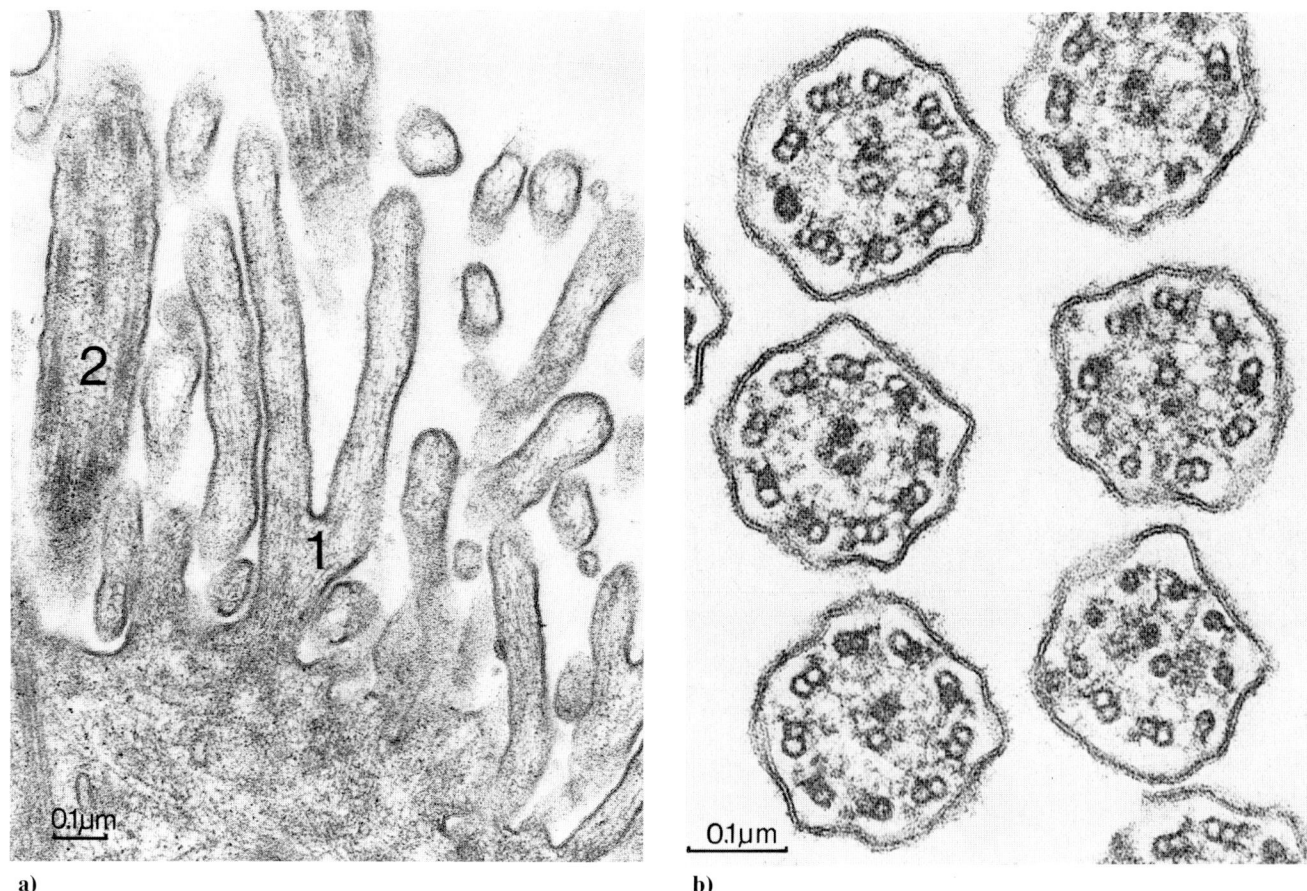

a)   b)

Abb. 79. a) Verzweigte (1) und sehr unregelmäßig gestaltete Mikrovilli an der Oberfläche einer gleichzeitig mit Kinozilien (2) aus-gerüsteten Epithelzelle (Bronchus, Katze). Gesamtvergr. 90 000fach.
b) Quergeschnittene Kinozilien (Flimmerepithel, Maus), die bei hoher Auflösung nicht nur die Dreischichtigkeit des sie umhüllen-den Plasmalemms, sondern auch ihre aus neun randständigen und einem zentralen Mikrotubuluspaar bestehende Binnen- sog. „9 + 2"-struktur erkennen lassen. Gesamtvergr. 130 000fach.

◄

Abb. 77. Zweireihiges, prismatisches Epithel mit mehreren kinozilientragenden Zellen (Trachea, Maus). Dieser elektronenoptisch hier heller erscheinende Zelltyp enthält neben sehr unterschiedlich großen Mitochondrien (1) einzelne Schläuche des rauhen ER (2). Die quer, schräg und längsgeschnittenen Flimmerhaare (3) lassen ihre Substruktur nur erahnen, während sich ihr Basalkörperchen (4), das Kinetosom, durch seine Elektronendichte deutlich vom umgebenden Zytoplasma abhebt. In einem zweiten, dunkler er-scheinenden Zelltyp, den sog. Clara-Zellen, fallen neben gut entwickelten Golgi-Feldern (5) sehr regelmäßig geordnete Zisternen-stapel des rauhen ER (6) auf. Der apikale Zellbereich ist angefüllt mit Schläuchen des glatten ER, die jedoch erst bei höherer Auflö-sung identifizierbar sind (vgl. dazu Abb. 25). Gesamtvergr. 4500fach.

Abb. 78. Eischichtig, niedrig prismatisches bis kubisches Epithel aus einem Bronchiolus alveolaris (respiratorius) der Katze mit kurzen, plumpen und unregelmäßig gestalteten Mikrovilli an seiner Oberfläche. Die Zellen sind prall gefüllt mit tropfigen Sekret-granula (1), lassen aber sonst wegen der zu geringen Auflösung keine weiteren Einzelheiten wie z.B. ihr gut entwickeltes agranuläres ER erkennen. 2 = Kern; 3 = Basalmembran; Gesamtvergr. 6500fach.

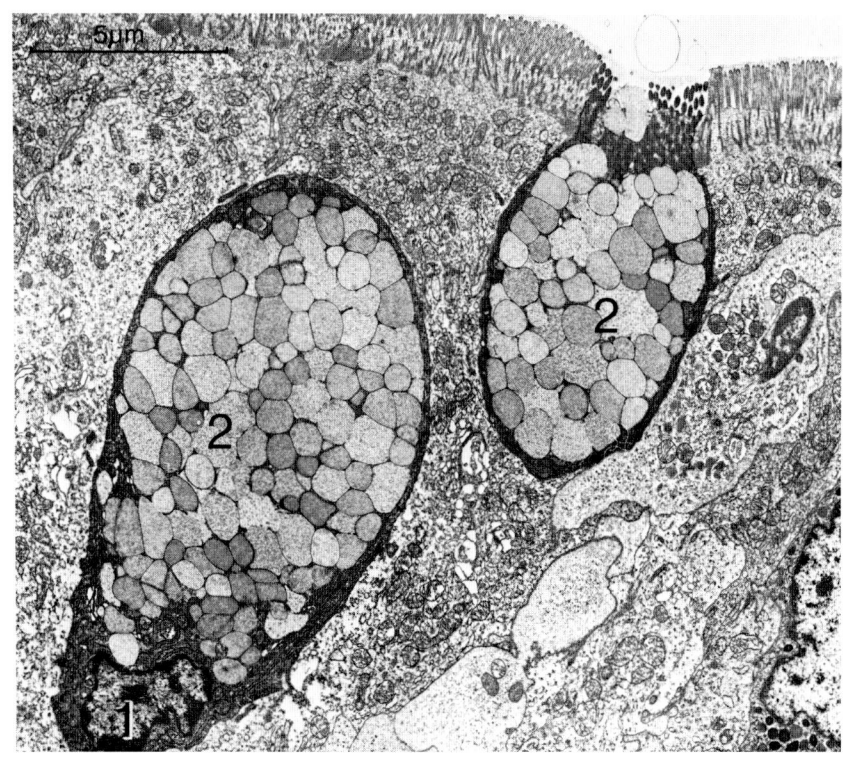

Abb. 80. Anschnitt zweier Becherzellen aus dem Dünndarm der Ratte (vgl. auch mit den lichtmikroskopischen Abb. 73 und 83). Während in der linken der beiden Drüsenzellen der etwas zytoplasmareichere und kernhaltige Bechergrund vom Schnitt getroffen wurde, zeigt die andere die von Mikrovilli umsäumte Öffnung an der epithelialen Oberfläche. 1 = Zellkern; 2 = Schleimgranula; Gesamtvergr. 4000fach.

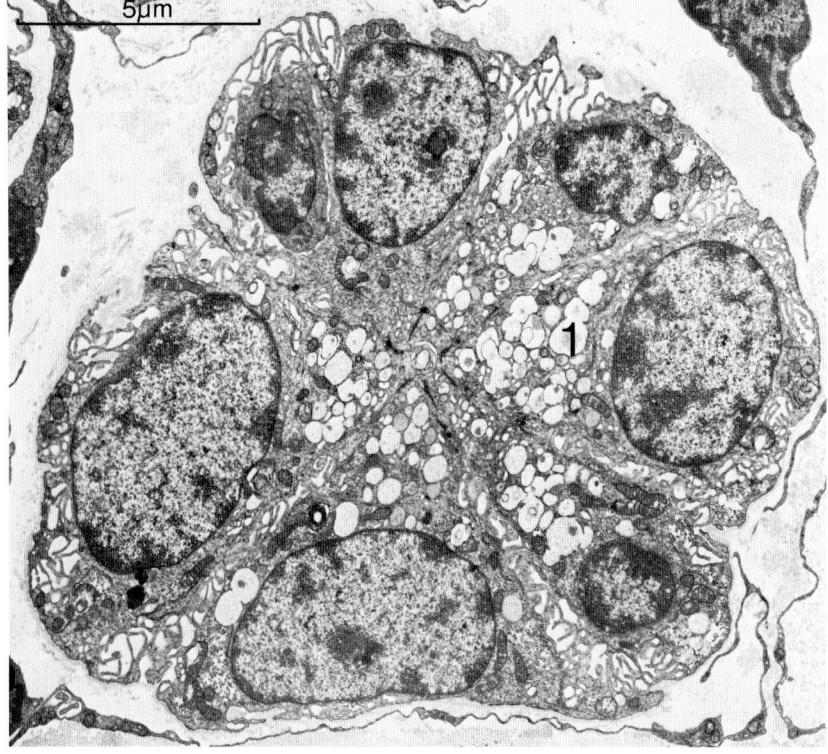

Abb. 81. Quergetroffenes azinöses Endstück in der Submukosa eines kleineren Bronchus (Lunge, Katze) mit der typischen keilförmigen Gestalt seiner sekretorischen Zellen, deren rundovalen, basal liegenden Kernen und dem spaltförmigen Lumen. 1 = Sekretgranula. Gesamtvergr. 6500fach.

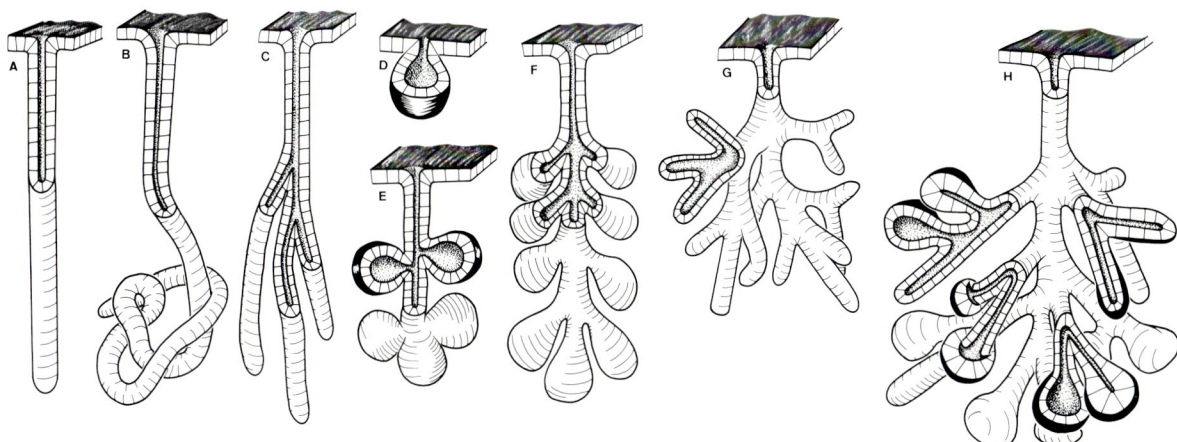

Abb. 82. Schematische Darstellung verschiedener Arten von Drüsenendstücken und deren Wuchsformen. A) Einfache, tubulöse Drüse, d. h. jedes Endstück mündet gesondert für sich auf der freien epithelialen Oberfläche (Beispiel: Krypten des Kolon). B) Einfache, geknäuelte, tubulöse Drüse (Beispiel: Schweißdrüsen der Haut). C) Verzweigte, tubulöse Drüse, d. h. mehrere Endstücke münden in einen gemeinsamen unverzweigten (!) Ausführungsgang (Beispiel: Drüsen in der Schleimhaut der Pars pylorica des Magens). G) Zusammengesetzte, tubulöse Drüse, d. h. die einzelnen tubulösen Endstücke münden in ein unter Umständen reich verzweigtes Gangsystem. Diese Varianten wären jetzt, mit Einschränkung der geknäuelten Form, auch bei den sog. azinösen und alveolären Drüsen möglich (D, E, F), und schließlich können sich tubulöse und azinöse Endstücke in ein- und derselben Drüse miteinander kombinieren, wobei diese Endstücke entweder hintereinander geschaltet sind (H), man spricht dann häufig von „gemischt tubulo-azinösen oder -alveolären" Drüsen (Beispiele: die Glandula submandibularis und Glandula sublingualis), oder die Endstücke kommen, jedes für sich getrennt, innerhalb der Drüse vor (H), so daß man nur von „tubulo-azinösen oder -alveolären" Drüsen spricht. In den beiden letztgenannten Fällen handelt es sich in der Regel immer um zusammengesetzte Drüsen, d. h. solche mit einem reichverzweigten Gangsystem. Zur Gliederung exokriner Drüsen s. Tabelle 5.

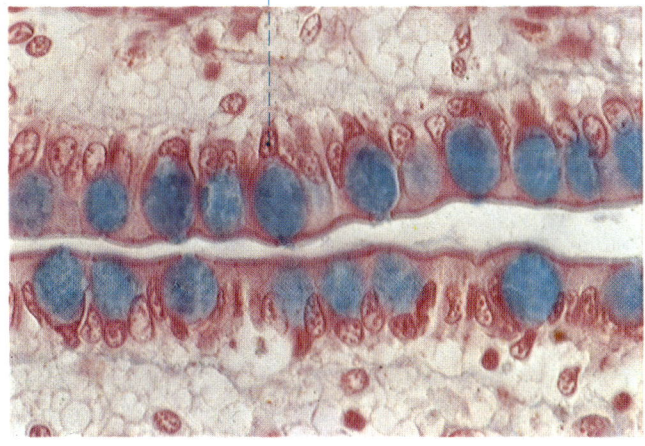

Abb. 83. Becherzellen im Epithel des Ileums als Beispiel einzelliger, intraepithelial gelegener Drüsen. Bei der Azanfärbung färben sich alle schleimhaltigen Sekrete, so auch dieses, leuchtend blau. Beachte die etwa keilförmigen Kerne im Becher-„stiel" sowie den deutlichen Bürstensaum des Epithels. Färbung: Azan; Vergr. 600fach.

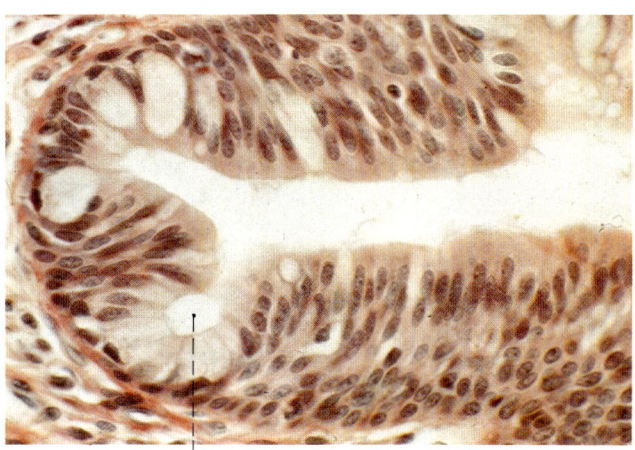

Abb. 84. Mehrzellige intraepitheliale Drüse im Schleimhautepithel des Septum nasi (Mensch). Färbung: EH. – Benzopurpurin; Vergr. 380fach.

49

Lichtung einer Krypte

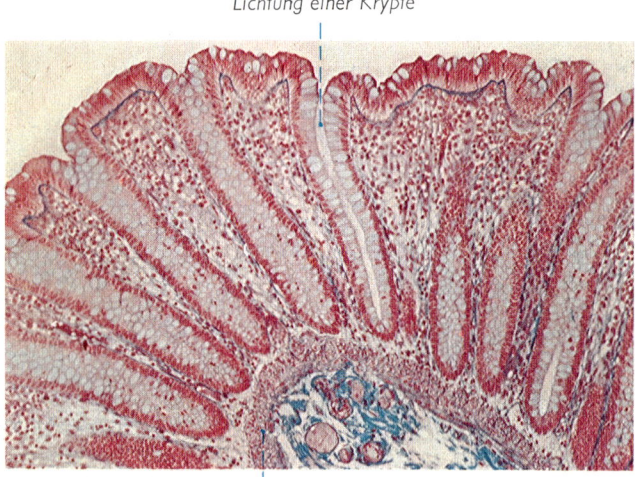

Abb. 85.

Muscularis mucosae

Abb. 85. Die annähernd parallel zueinander stehenden, schlauchförmigen Einsenkungen des Kolonepithels (= Krypten) sind das fast schon klassisch zu nennende Beispiel für „einfache, tubulöse Drüsen", da die Wand dieser reagenzglasähnlichen Tubuli überwiegend aus sezernierenden Zellen (Becherzellen) besteht. Infolge einer nie exakt rechtwinkligen Orientierung aller Krypten zur Oberfläche werden sie oft tangential oder nur bruchstückhaft vom Schnitt erfaßt. Beachte die entlang des Kryptengrundes quer geschnittenen glatten Muskelzellen der Lamina muscularis mucosae! Färbung: Azan; Vergr. 95fach.

Lichtung zweier azinöser Endstücke

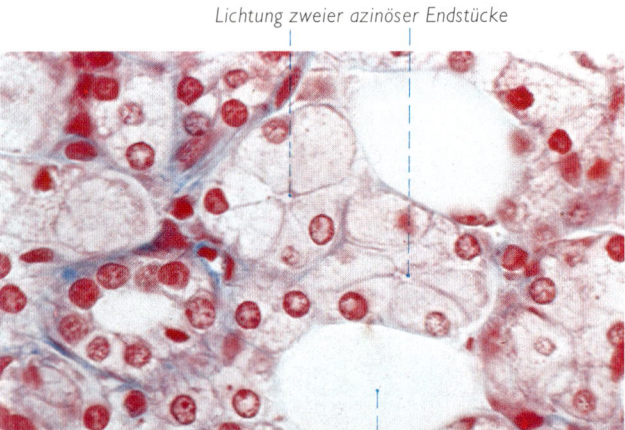

Abb. 86.

Fettzelle

Abb. 86. In der Bildmitte ein idealer Querschnitt eines azinösen Endstückes (Glandula parotis, Mensch). Beachte die keilförmige Gestalt der Zellen, ihre stets runden Kerne sowie die hier besonders deutliche Lichtung (vgl. auch mit Abb. 81). Färbung: Azan; Vergr. 600fach.

Myoepithelzellen

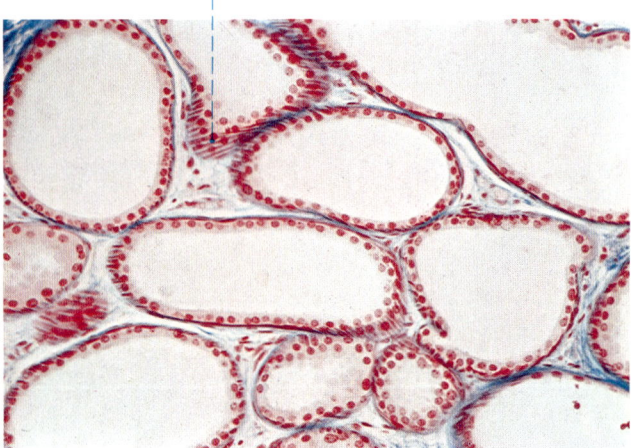

Abb. 87.

Abb. 87. Besonders weitlumige, alveoläre Endstücke der sog. Stoff- und Duftdrüsen der Haut (Glandulae ceruminosae des äußeren Gehörganges, Mensch), die wegen ihres Sekretionsmechanismus etwas irreführend auch als apokrine „Schweißdrüsen" bezeichnet werden. Färbung: Azan; Vergr. 150fach.

Foveola gastrica mit einmündender verzweigter, tubulöser Drüse

Ausführungsgang der Talgdrüse

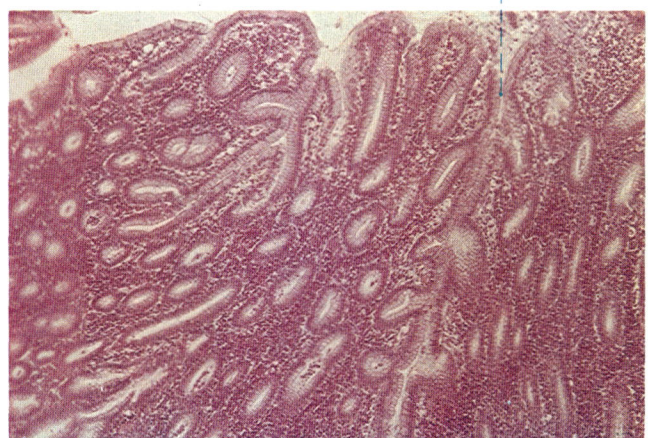

Abb. 88.

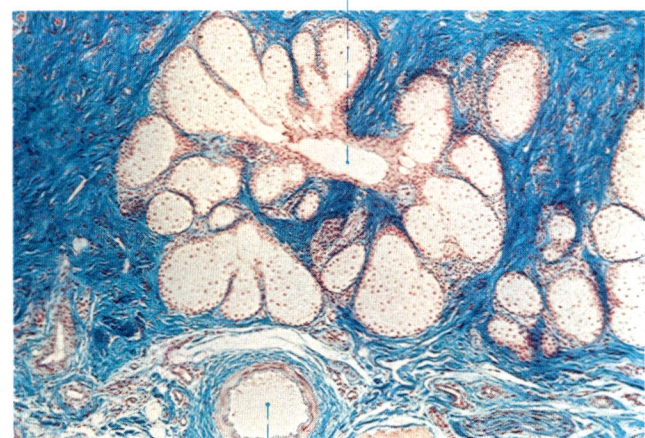

Abb. 89.   *Kleine Arterie*

Abb. 88. Verzweigte, tubulöse Drüsen aus der Magen-schleimhaut (Pars pylorica, Mensch), deren schlauchförmige Gestalt und Verästelungsstellen jedoch im Präparat gesucht werden müssen, da diese immer nur stellenweise vom Schnitt getroffen werden. Färbung: H.E.; Vergr. 60fach.

Abb. 89. Verzweigte, alveoläre Drüsen (Talgdrüsen aus dem oberen Augenlid, Mensch), deren Lichtungen jedoch nicht er-kennbar sind, da teils Flachschnitte vorliegen, teils die Lumina von den sich allmählich in Sekret umwandelnden Zellen ausge-füllt werden, sog. holokriner Sekretionsmechanismus. Fär-bung: Azan; Vergr. 60fach.

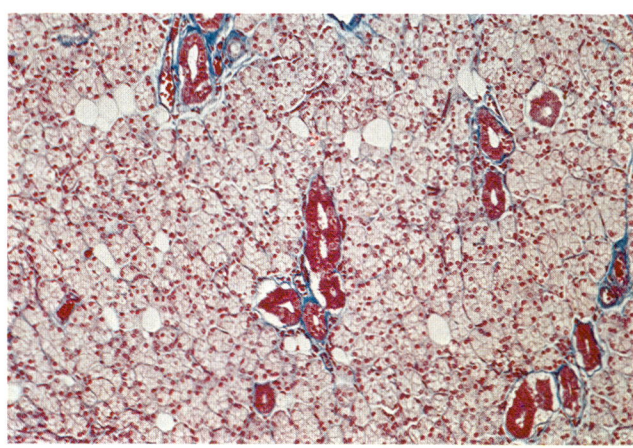

Abb. 90.

Abb. 90. Rein seröse, nach der Gestalt der Endstücke als „azi-nös" einzuordnende Drüse (Gl. parotis, Mensch), deren reich verzweigtes ausführendes Gangsystem (das sind die größeren epithel-ausgekleideten Lichtungen) sie außerdem noch als „zu-sammengesetzt" klassifizieren läßt. Färbung: Azan; Vergr. 96fach.

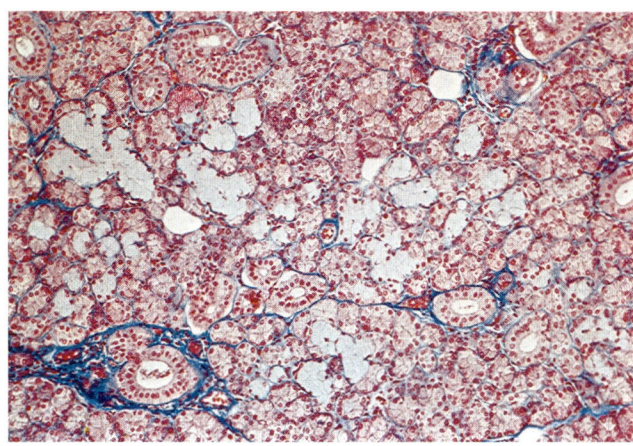

Abb. 91. Nach der Art des Sekrets als gemischte seromuköse, nach Form der sezernierenden Endstücke als tubulo-azinöse und nach dem Gangsystem als „zusammengesetzt" einzuord-nende Speicheldrüse (Gl. submandibularis, Mensch), deren schleim-produzierende Endstücke den tubulösen Anteil der Drüse bilden und hier durch ihre blau-graue Färbung deutlich hervortreten. Färbung: Azan; Vergr. 96fach.

Abb. 91.

späte Anaphase

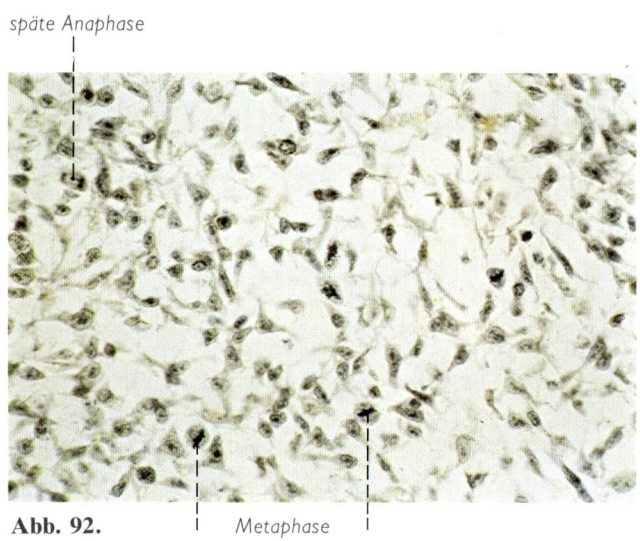

Abb. 92.

Metaphase

Abb. 92. Mesenchym aus dem Kopfbereich eines Hühnerembryos. Zwischen den sternförmig verzweigten und in lockerem Verband liegenden Zellen verbleiben weite, mit sehr flüssigkeitsreicher Grundsubstanz (= amorpher Anteil der Interzellularsubstanzen) angefüllte Hohlräume, die noch keine geformten Elemente (Fasern) enthalten. Zur Gliederung der Binde- und Stützgewebe s. Tabelle 6. Färbung: EH.; Vergr. 380fach.

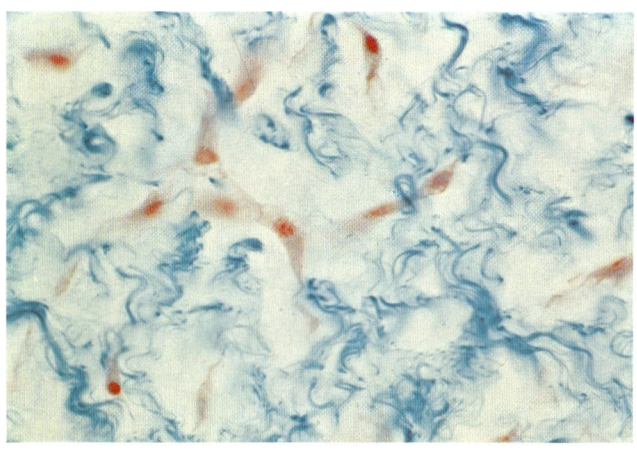

Abb. 93.

Abb. 93. Embryonales Bindegewebe mit Fasern (Whartonsche Sulze der Nabelschnur, Mensch). Die Zellen (Fibroblasten und -zyten) treten hier eindeutig zugunsten der Interzellularsubstanzen in den Hintergrund. Letztere bestehen außer der immer vorhandenen amorphen Grundsubstanz schon zu einem großen Teil aus geformten Elementen, nämlich zarten kollagenen Fasern. Färbung: Azan; Vergr. 380fach.

Lymphozyten

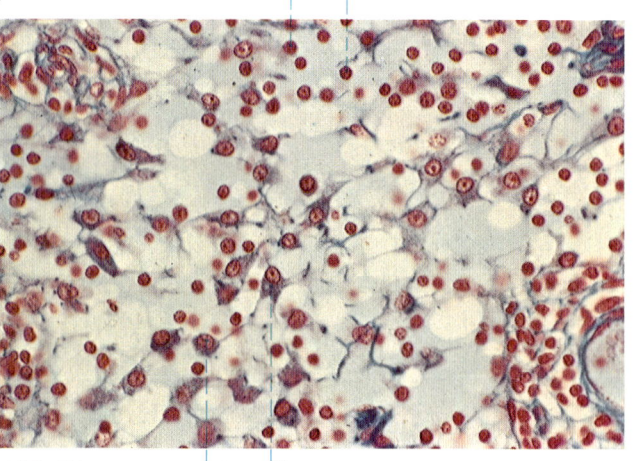

Abb. 94.

Retikulumzellen

Abb. 94. Retikuläres Bindegewebe aus den Marksinus eines Lymphknotens (Katze). Vor allem in der Bildmitte erkennt man deutlich die sternförmig verzweigten und darin an Mesenchymzellen erinnernden Retikulumzellen (nicht verwechseln mit Retikulozyten!), an deren Oberfläche sich zarte, hier intensiv blau gefärbte sog. Retikulin- oder Gitterfasern anschmiegen. Die runden, scheinbar „nackten" Kerne gehören zu Lymphozyten. Färbung: Azan; Vergr. 380fach.

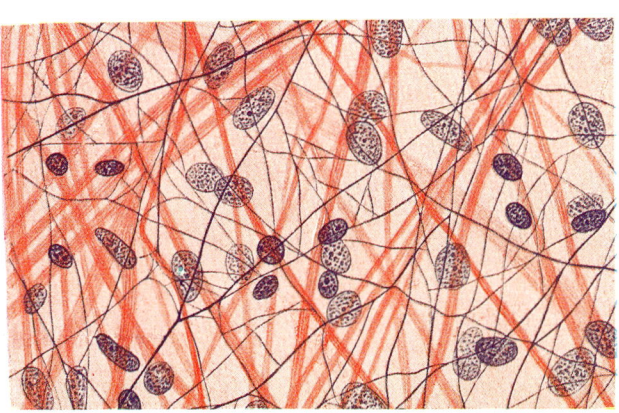

Abb. 95.

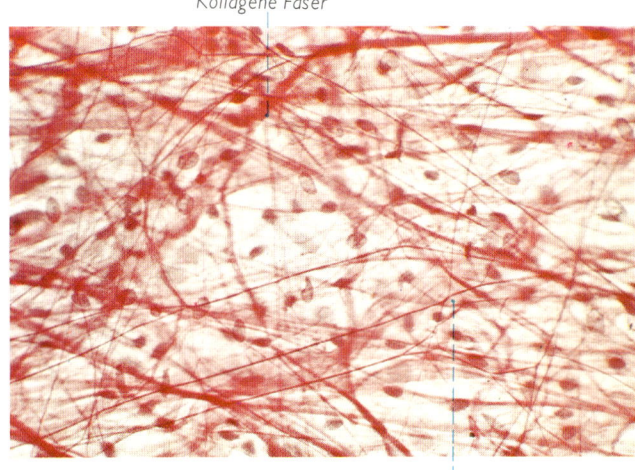

Kollagene Faser

Abb. 96.

Verzweigungspunkt einer elastischen Faser

Elastische Faser mit Verzweigungen

Abb. 95, 96. Zeichnung (95) und Originalpräparat (96) kollagener und elastischer Fasern aus dem Bindegewebe des großen Netzes (Omentum majus, Ratte, totales Häutchenpräparat). Während sich die wesentlich breiteren und in diesem Falle gestreckt verlaufenden Kollagenfasern (infolge der unter starker Spannung des Präparates erfolgten Fixierung) in allen Richtungen durchflechten, zeigen die strichfeinen, elastischen Fasern echte Verzweigungen (vgl. auch Tabelle 7). Die meist „nackt" erscheinenden Kerne gehören den verschiedenen Arten von Bindegewebszellen an. Färbung: Hornowsky (eine Kombination von Elastikafärbung mit van Gieson). Diese Färbung blaßt aber leicht ab wie auch in diesem Fall. Daher sind elastische und kollagene Fasern praktisch gleich gefärbt. Vergr. 240fach.

Abb. 97. Kollagene und elastische Fasern aus dem subkutanen Bindegewebe des Menschen. Die blaßbraun gefärbten, breiten Kollagenfasern werden in allen Richtungen des Raumes von den sehr viel zarteren elastischen Fasernetzen durchquert. Da keine Kerngegenfärbung durchgeführt wurde, sind die zellulären Elemente des Bindegewebes nicht zu erkennen (zum Begriff „Faser" s. Tabelle 8). Färbung: Elastika (Resorcin-Fuchsin); Vergr. 240fach.

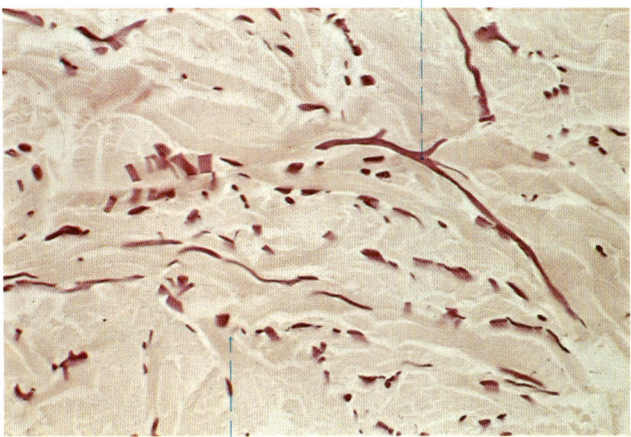

Abb. 97. *Bündel kollagener Fasern*

Abb. 98. Gitterfasern der Leber durch Versilberung dargestellt (daher auch ihr Name „argyrophile" Fasern). Diese sehr zarten Gebilde stehen hinsichtlich ihrer optischen und physikochemischen Eigenschaften zwischen den kollagenen und elastischen Fasern (vgl. Tabelle 7) und bilden entlang der Grenzfläche zwischen dem interstitiellen Bindegewebe eines Organs (= Stroma) und dessen spezifischen Zellen (= Parenchym) ein filigranartiges Netzwerk. Sie stellen also eine Art Negativ- oder Hohlform des umschlossenen Inhalts, hier der Leberzellbalken, dar. Färbung: Versilberung nach Bielschowsky; Vergr. 240fach.

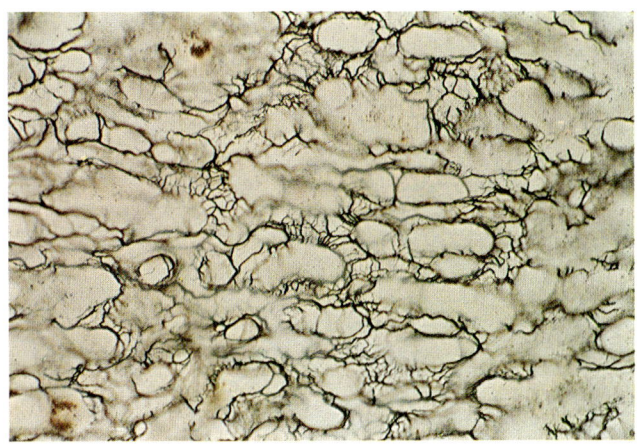

Abb. 98.

Mastzelle

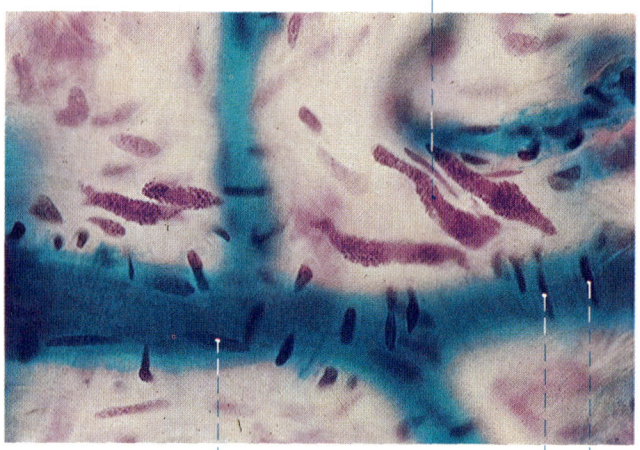

Abb. 99.   Endothelkern   Kerne von Mediazellen

Drüsenendstück

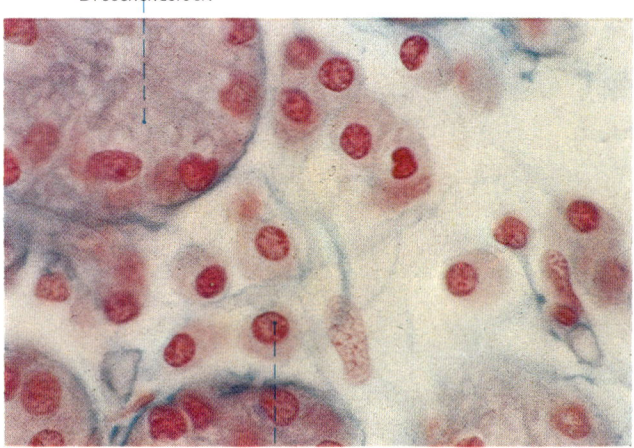

Abb. 101.   Kern einer Plasmazelle

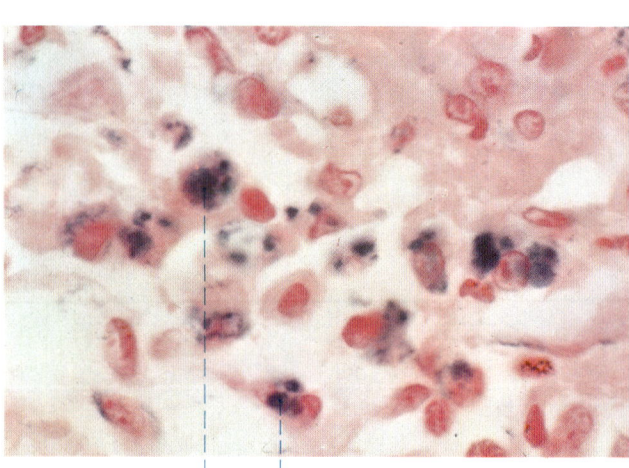

Abb. 102.
Histiozyten

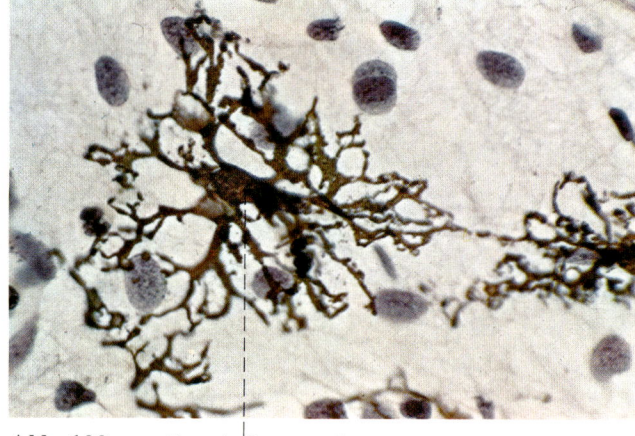

Abb. 100.   Kern der Pigmentzelle

Abb. 99. Mehrere, entlang einer kleinen Arterie aufgereihte Mastzellen (Häutchenpräparat des isolierten Periostes, Hund), die durch die Metachromasie ihrer Granula infolge ihres hohen Gehaltes an Heparin, einem Mukopolysaccharid, klar hervortreten. Die Gefäße sind mit Berlinerblau-Gelatine injiziert. Färbung: Toluidinblau; Vergr. 600fach.

Abb. 100. Stark verzweigte Pigmentzelle (Chromatophore) im Bindegewebe einer Salamanderlarve. Bei dem in granulärer Form vorliegenden Pigment handelt es sich um Melanin. Färbung: Hämalaun: Vergr. 380fach.

Abb. 101. Plasmazellen aus dem interstitiellen Bindegewebe der Tränendrüse (Mensch). Typisch für diese Zellen sind die stets runden, immer exzentrisch gelegenen Kerne, die jedoch nur selten die oft als charakteristisch angegebene „Radspeichenstruktur" ihres Chromatingerüstes erkennen lassen. Die Basophilie des Protoplasmas (daher bei Azan-Färbung graublau getönt) beruht auf dem großen Reichtum an Ribonukleinsäuren in Form gebundener Ribosome am (rauhen) endoplasmatischen Retikulum (vgl. dazu auch Abb. 112). Färbung: Azan; Vergr. 960fach.

Abb. 102. Histiozyten im Unterhautbindegewebe einer Maus. Diese amöboid beweglichen und zum retikulohistiozytären System gehörenden Zellen lassen sich durch Nutzung ihrer hohen Phagozytosefähigkeit elektiv darstellen. Färbung: Kernechtrot nach Vital„färbung" mit Trypanblau; Vergr. 960fach.

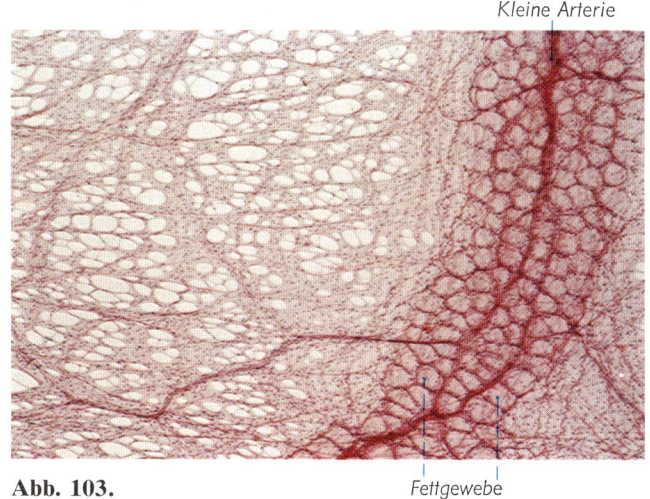

Kleine Arterie

Abb. 103.

Fettgewebe

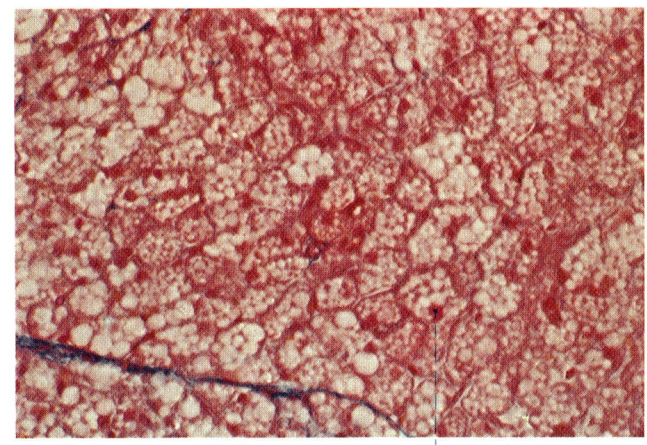

Abb. 104.

Kern einer plurivakuolären Fettzelle

Fettzelle

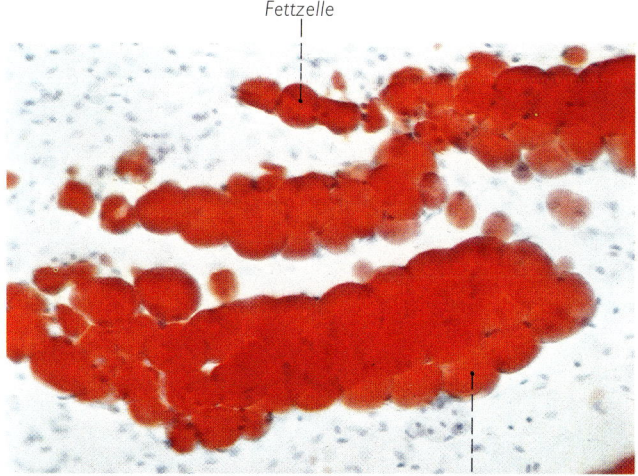

Abb. 105.

Fettzelle

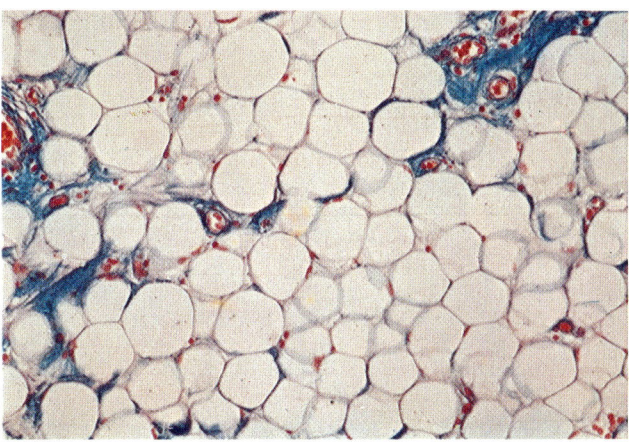

Abb. 106.

Abb. 103. Areoläres Bindegewebe aus dem Omentum majus, (Katze), das nur in dieser Körperregion vorkommt. Die optisch leeren Hohlräume sind keine (!) Fettzellen, sondern von zarten Bindegewebsbälkchen umgrenzte echte Lücken. Die kleine Arterie ist von Fettgewebe umgeben und ihre Äste lassen sich in das faserige Balkenwerk gut verfolgen. Färbung: Häm.-Benzolichtbordeaux; Vergr. 38fach.

Abb. 104. Im plurivakuolären Fettgewebe (Katzenfoet) besitzen die einzelnen Zellen immer mehrere Fettvakuolen unterschiedlicher Größe (daher der Name), die mit fortschreitender Differenzierung des Gewebes zunehmend konfluieren, bis daraus schließlich ein einziger großer, den gesamten Zelleib ausfüllender Fetttropfen entstanden ist. Auch hier liegen schon viele Kerne der Fettzellen randständig, zeigen jedoch noch überwiegend eine runde Gestalt. Färbung: Azan; Vergr. 240fach.

Abb. 105. Kleinere Fettträubchen aus dem Mesenterium der Ratte, deren Einzelzellen wegen ihrer dichten Zusammen- und Überlagerung oft schlecht gegeneinander abgrenzbar sind. Der fast den ganzen Zelleib einnehmende Fetttropfen ist hier erhalten geblieben und mit einer speziellen Färbung dargestellt worden. Färbung: Fettrot-Hämalaun; Vergr. 150fach.

Abb. 106. Fettzellen nach Herauslösen ihres Inhaltes, was bei allen Routineeinbettungen unvermeidbar ist, da das Material durch fettlösende Medien wie Alkohol u. ä. entwässert werden muß (s. S. 1). Infolgedessen erscheinen die Zellen als optisch leere, sich gegeneinander abplattende Schnittprofile, deren äußere Begrenzung nicht (!) der Zellmembran, sondern dem durch den zentralen Fetttropfen zu einem ungewöhnlich schmalen Randsaum zusammengepreßten Zytoplasma einschließlich des Plasmalemms entspricht. Die gelegentlich im Schnitt getroffenen Zellkerne sind ebenfalls platt und an den Rand verdrängt (interstitielles Fettgewebe, Mensch). Färbung: Azan; Vergr. 150fach.

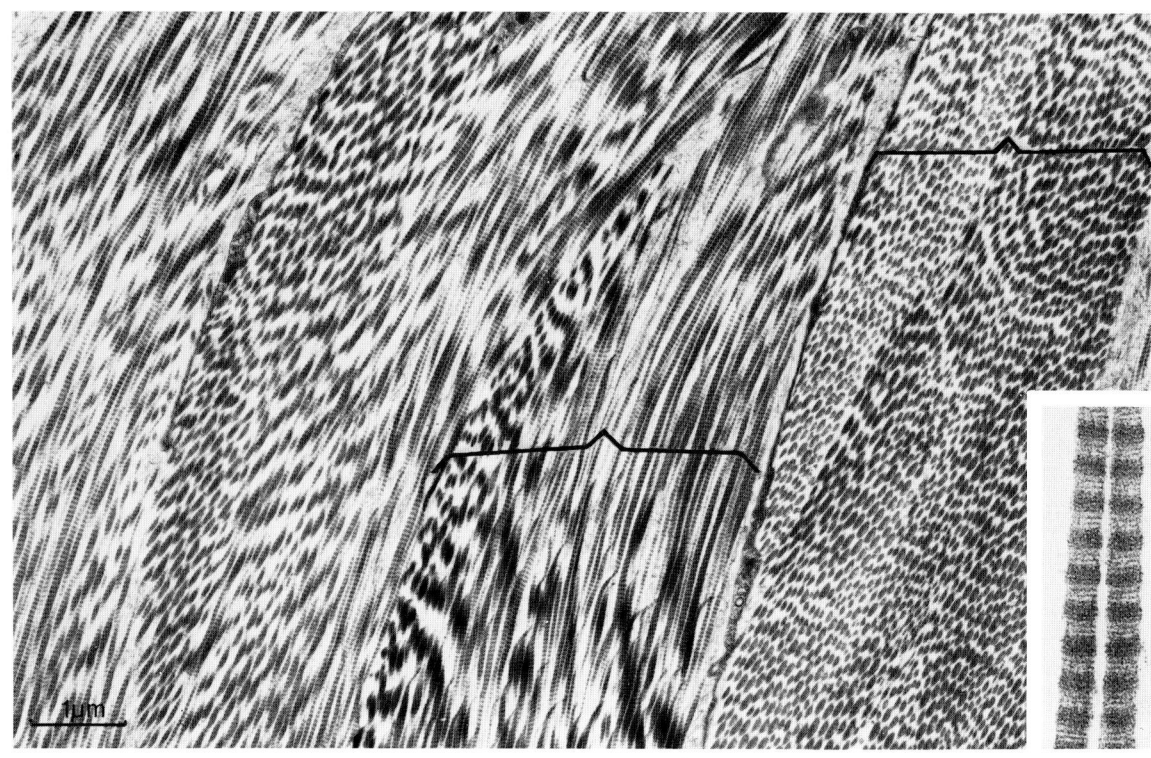

Abb. 107.

Abb. 107. Da sich die kollagenen Fasern in der Regel in allen Richtungen des Raums durchflechten, werden sie von einem Routine-schnitt auch zwangsläufig in sehr verschiedenen Ebenen getroffen. So finden sich neben über längere Strecken längs getroffenen Fi-lamenten vor allem Schrägschnitte unterschiedlichster Grade. Trotz geringer Auflösung kann man am Längsschnitt zumindest eine grobe, aus hellen und dunklen Banden bestehende Periodik der kollagenen Filamente erkennen, die bei hoher Auflösung (vgl. Bild-einsatz) noch weitere dünnere Banden unterscheiden läßt. Die Klammern markieren jeweils eine Kollagenfaser (subkutanes Binde-gewebe, Ratte). Gesamtvergr. 12 000- und 56 000fach.

▶

Abb. 108. Lockeres, gefäßreiches, interstitielles Bindegewebe aus der Gl. submandibularis der Katze mit zahlreichen, im Schnitt peitschenschnurähnlich erscheinenden Fortsätzen (1) von Fibrozyten. Ihre Verbindung zum kernhaltigen Zelleib (2_1; 2_2) ist meist nur bruchstückhaft erhalten. 3_1 und 3_2 = Lichtungen postkapillarer Venulen; 4 = Bündel quergeschnittener kollagener Filamente; Gesamtvergr. 8000fach.

Abb. 109. a und b) Anschnitte der organellenreichen, kernhaltigen Perikarien eines Fibrozyten (a) und eines Fibroblasten (b) aus dem interstitiellen Bindegewebe der Gl. submandibularis der Katze. Der Fibroblast gibt sich vor allem durch sein gut entwickeltes und offenbar hoch aktives rauhes ER (1), aber auch durch seinen aus mehreren Feldern bestehenden Golgi-Apparat (2) als solcher zu erkennen. 3 = markloser Nerv. Gesamtvergr. 14 500- (a) und 10 500fach (b).

56

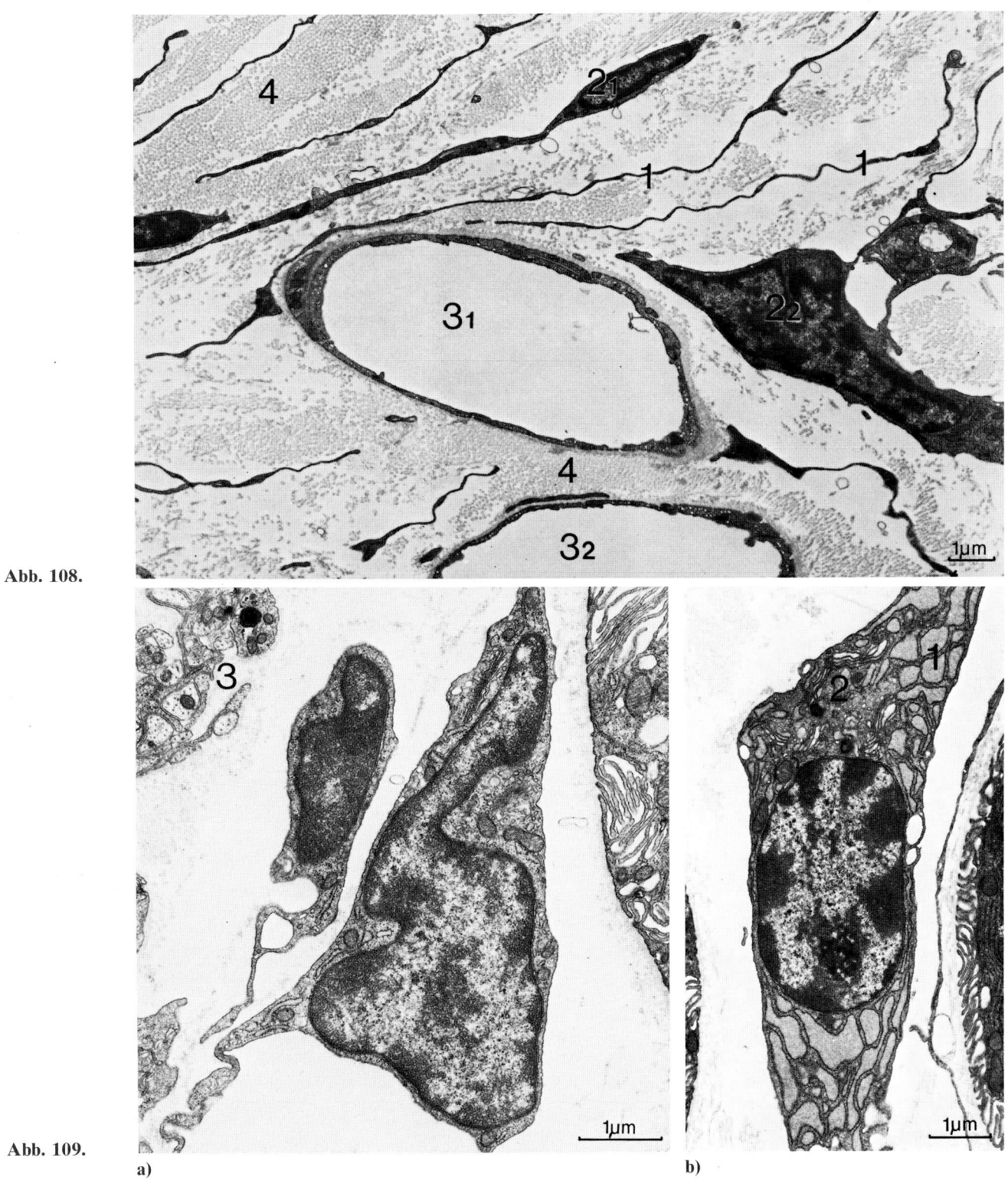

Abb. 108.

Abb. 109.

a)

b)

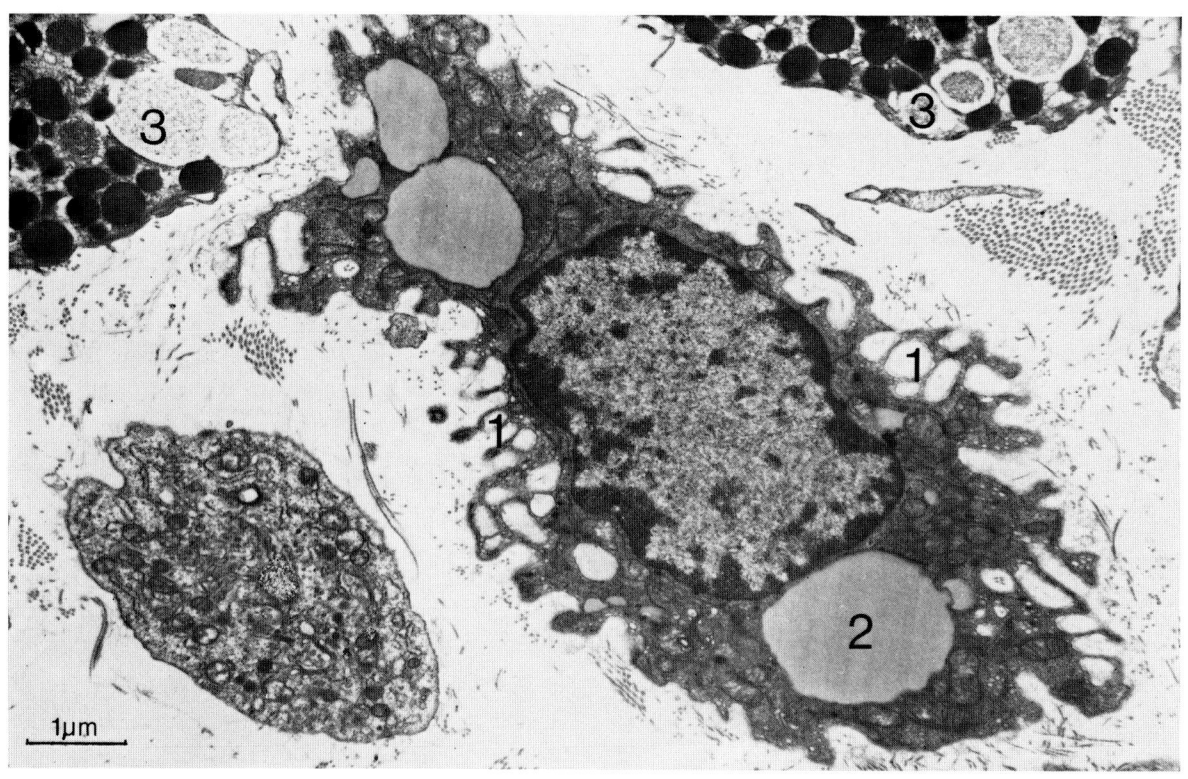

Abb. 110. Histiozyt aus dem subkutanen Bindegewebe der Ratte. Diese amöboid bewegliche und stark phagozytosefähige Zellrasse des Bindegewebes ist elektronenmikroskopisch u. a. durch einen Randsaum stark gekammerter, unterschiedlich gestalteter Pseudopodien (1) charakterisiert. Die sonst für diese Zellen typischen Phagolysosome fehlen in diesem Fall. 2 = Fetttropfen; 3 = Anschnitte von Mastzellen. Gesamtvergr. 13 000fach.

▶

Abb. 111. Mastzelle aus dem peribronchialen Bindegewebe einer Katzenlunge. Typisch für diese Zellrasse sind die rund-ovalen, membranbegrenzten Granula, deren unterschiedliche Elektronendichte (1, 2, 3) einen allmählichen Reifungsprozeß dieser histamin- und heparinhaltigen Zellprodukte widerspiegelt. Gesamtvergr. 18 000fach.

Abb. 112. Plasmazelle aus der Submukosa des Duodenums der Ratte. Charakteristisch für diese nur fakultativ im faserigen Bindegewebe vorkommenden, rund-ovalen Zellen ist ein gut entwickeltes Ergastoplasma, das der Synthese von γ-Globulinen dient. So enthalten denn auch hier die deutlich geblähten Zisternen (*) des rauhen ER einen mäßig elektronendichten Inhalt (Protein). Gesamtvergr. 19 500fach.

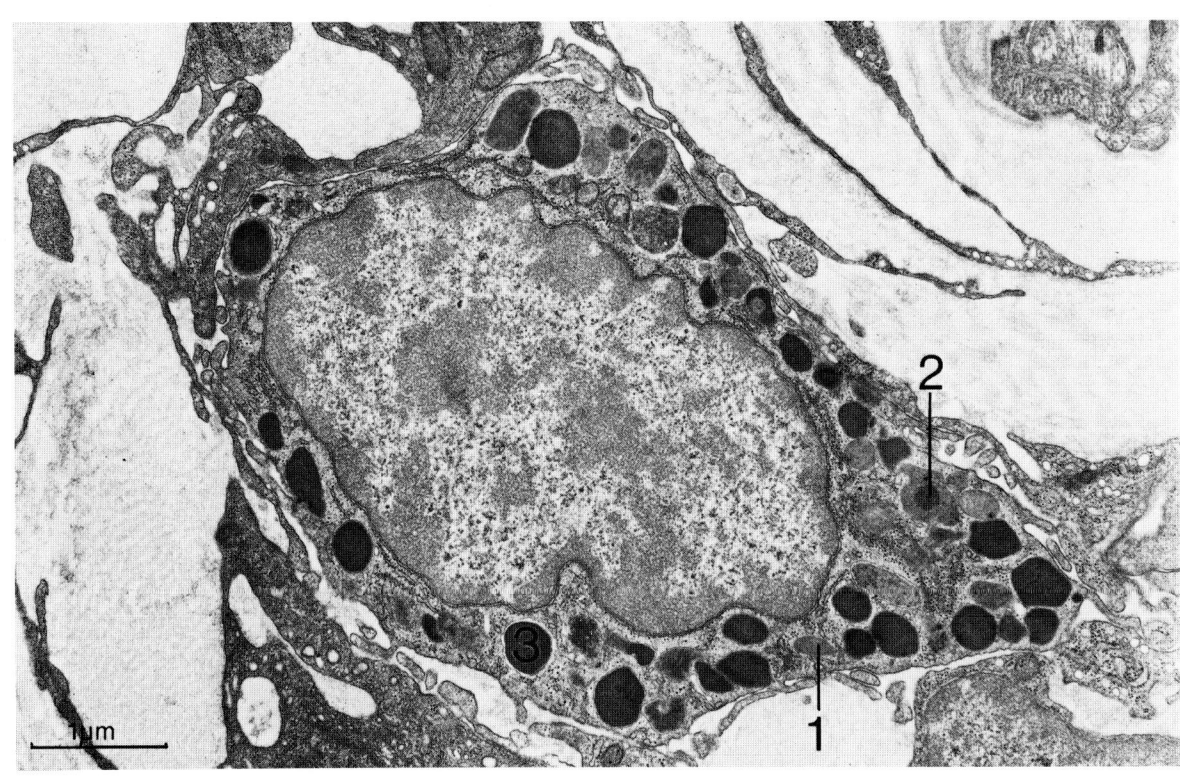

Abb. 111.

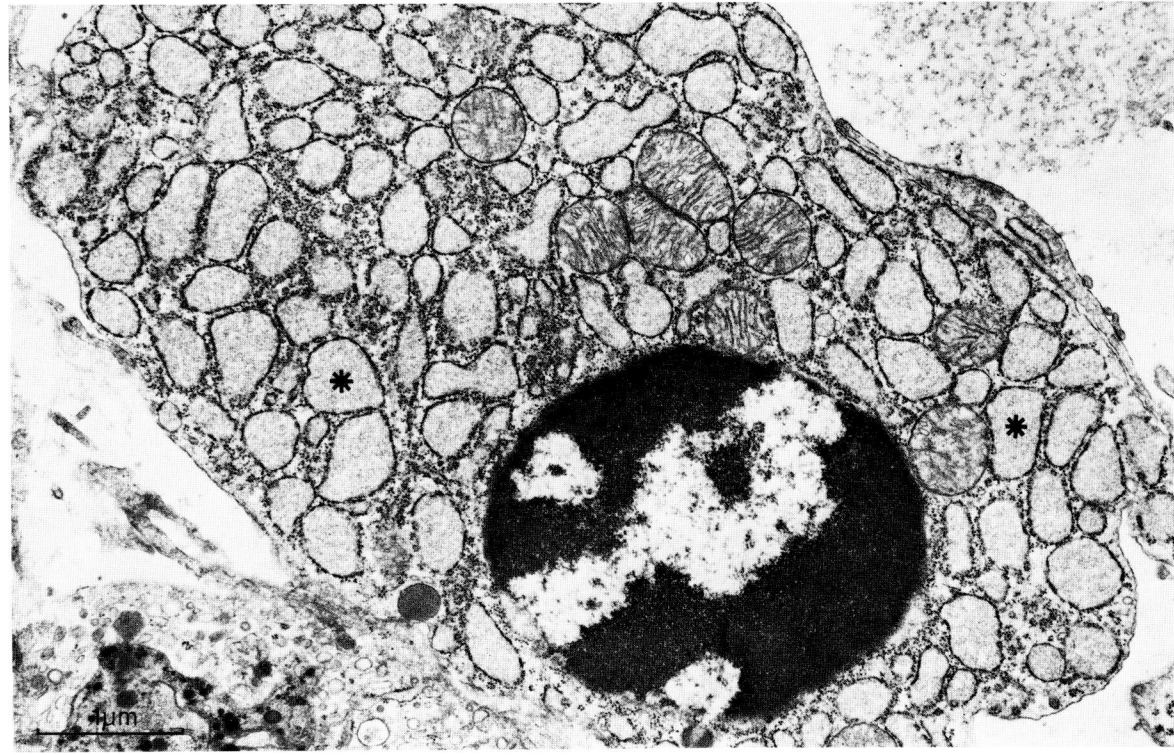

Abb. 112.

Lockeres, interstitielles Bindegewebe

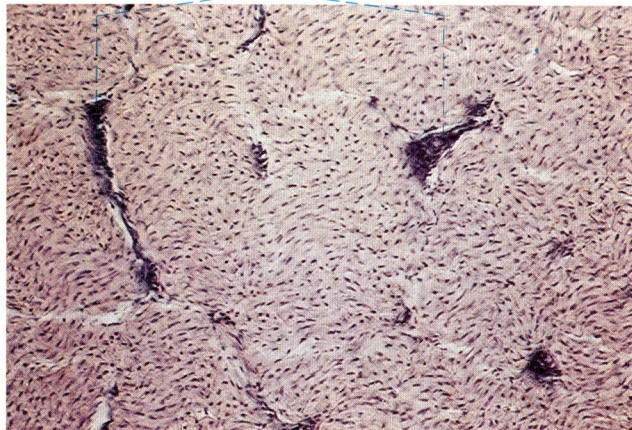

Abb. 113.

Lockeres, interstitielles Bindegewebe

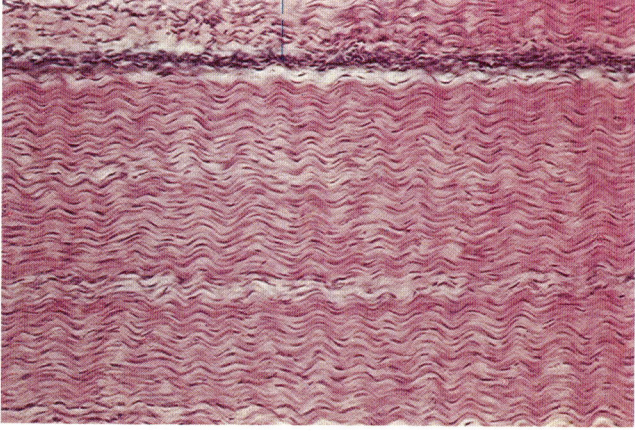

Abb. 114.

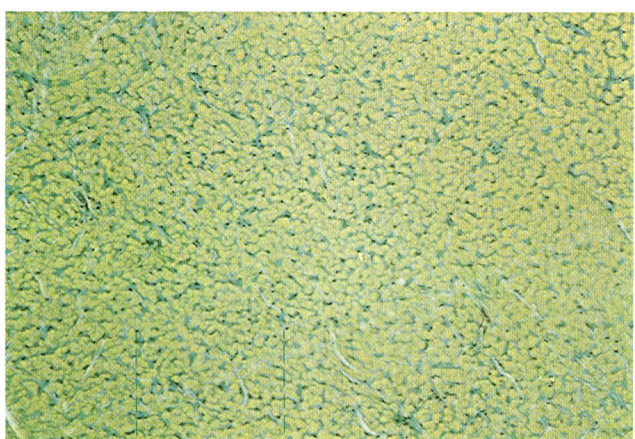

Abb. 115. Fibrozytenkerne

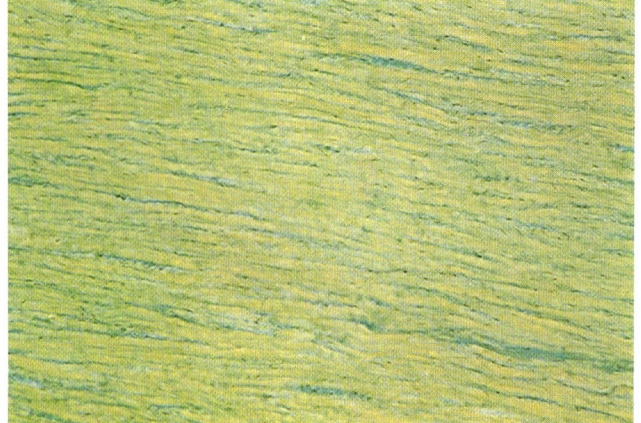

Abb. 116.

Abb. 113. Quergeschnittene Sehne (Hund). Beachte die Ansammlungen von interstitiellem Bindegewebe (die Sehne ist durch Bindegewebssepten in unterschiedlich große Sehnenfaserbündel gegliedert = Enkapsis) sowie die Vielzahl angeschnittener Kerne der Sehnen- oder Flügelzellen, die praktisch in jedem der Zwickel zwischen den Fasern angetroffen werden. Die häufigen Kernabschnitte werden verständlich, wenn man damit den Längsschnitt (Abb. 114) vergleicht, an dem deutlich wird, daß die Zellen dicht aufeinanderfolgend in parallelen Reihen geordnet sind, so daß ein Querschnitt in der Mehrzahl der Fälle einen Kern treffen muß! Färbung: H.E.; Vergr. 95fach.

Abb. 114. Längsschnitt derselben Sehne mit deutlich in parallelen Reihen geordneten Sehnenzellen, von denen jedoch nur ihre Kerne erkennbar sind. Oben im Bild Anschnitt eines zellreichen Bindegewebsseptums. Der gewellte Verlauf der Fasern ist sehr charakteristisch, findet sich jedoch auch an Längsschnitten markhaltiger Nerven (ist also kein differentialdiagnostisches Kriterium!). Färbung: H.E.; Vergr. 95fach.

Abb. 115. Querschnitt eines elastischen Bandes (Septum nuchae, Rind), dessen elastische Fasern grün (bei Azanfärbung wären sie leuchtend rot tingiert), dessen spärliches kollagenes Fasermaterial blau bis blaugrün gefärbt ist. Letzteres ist gleichmäßig über den Querschnitt verteilt und enthält die wenigen (vgl. mit Abb. 113) Kerne der dort vorhandenen Bindegewebszellen (überwiegend Fibrozyten). Färbung: EH.-Pikroindigokarmin; Vergr. 95fach.

Abb. 116. Längsschnitt desselben Präparates wie in Abb. 115. Beachte die Kernarmut sowie die relativ breiten, streckenweise parallel zueinander verlaufenden, teilweise sich spitzwinklig überschneidenden elastischen Fasern, da diese Netze mit extrem längsverzogenen Maschen bilden (vgl. mit Abb. 114). Färbung: EH.-Pikroindigokarmin; Vergr. 95fach.

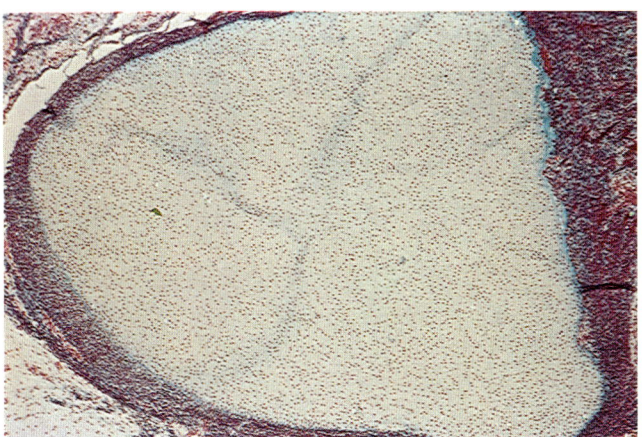

Abb. 117.

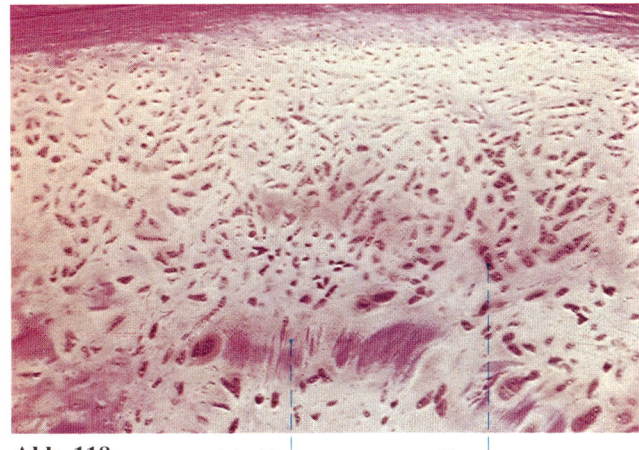

Abb. 118.   *Asbestfaserung*   *Chondrone*

Abb. 117. Zellreicher, embryonaler Hyalinknorpel (knorpelige Anlage des Calcaneus, Mensch), dessen Chondrozyten, ähnlich wie auch die Interzellularsubstanz, gleichmäßig über die Schnittfläche verteilt und noch nicht zu Chondronen gruppiert bzw. in Territorien und Interterritorien gegliedert sind (vgl. mit Abb. 118). Färbung: Azan; Vergr. 38fach.

Abb. 118. Reifer hyaliner Knorpel (Rippenknorpel, Mensch), der schon in der Übersicht die Zusammenordnung der Zellen zu Gruppen = Chondronen sowie die Inhomogenität der zwischenzelligen Substanz durch die unterschiedliche Anfärbbarkeit erkennen läßt. Am unteren Bildrand eine als „Asbestfaserung" bezeichnete typische Alterserscheinung des Knorpels, beruhend auf der „Demaskierung" der kollagenen Fibrillen, die durch Entquellung einen anderen Brechungsindex als die umgebende Interzellularsubstanz erhalten und damit sichtbar werden. Färbung: H.E.; Vergr. 38fach.

Abb. 119. Elastischer Knorpel (Schweineohr), dessen meist zweizellige Chondrone sehr viel gleichmäßiger in einer an Masse geringeren Interzellularsubstanz verteilt sind. Ihr dunkelvioletter Farbton beruht auf der Darstellung der zahlreichen elastischen Fasernetze mit Resorcin-Fuchsin, auch wenn letztere bei der vorliegenden schwachen Vergrößerung noch nicht zu erkennen sind (vgl. dazu Abb. 123). Färbung: Resorcin-Fuchsin, Kernechtrot; Vergr. 38fach.

Abb. 120. Faserknorpel der Zwischenwirbelscheibe (Mensch) mit der charakteristischen fischgrätmusterähnlichen Anordnung der hier nie maskierten und daher immer deutlich erkennbaren, kollagenen Fasern (daher der Name des Knorpels). Typisch ist ferner die große Zellarmut, so daß man bei Übersichtsvergrößerungen die ohnehin kleinen und einzelligen Chondrone nur mit Mühe zwischen den Fasern finden kann. Färbung: H.E.; Vergr. 38fach.

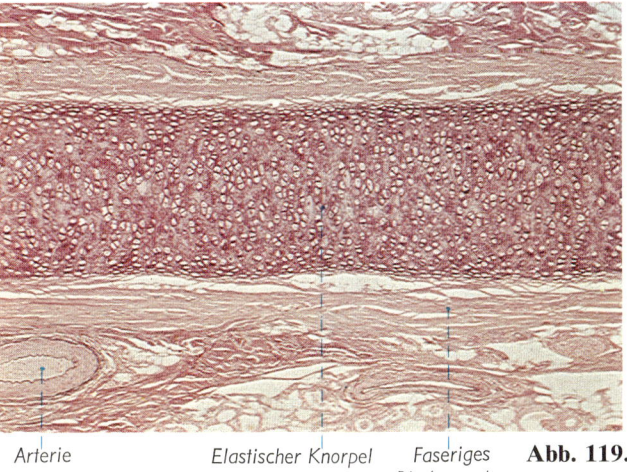

Arterie   *Elastischer Knorpel*   *Faseriges Bindegewebe*   **Abb. 119.**

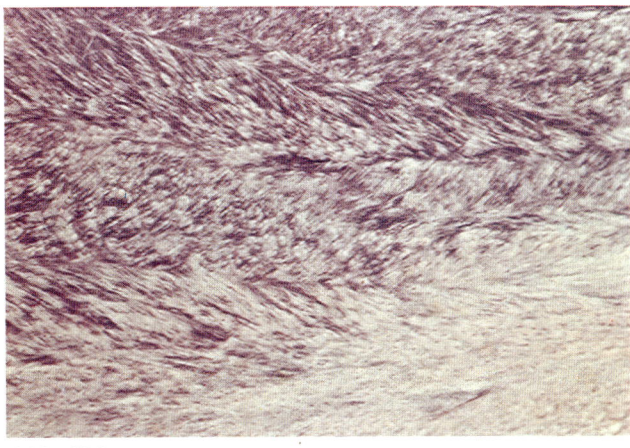

Abb. 120.

Bronchialepithel

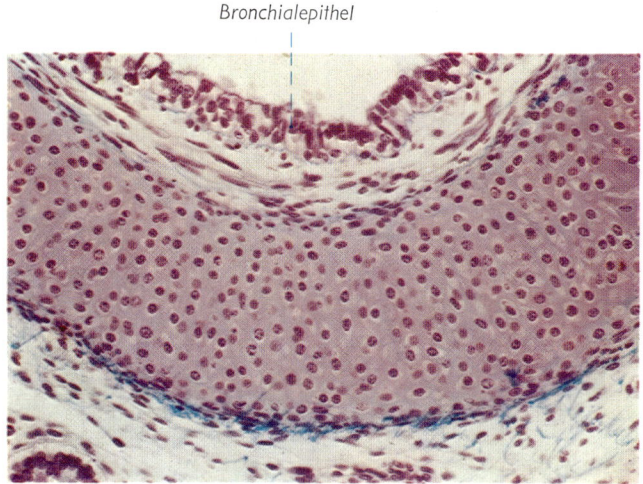

Abb. 121.

Knorpelhof   Asbestfasern

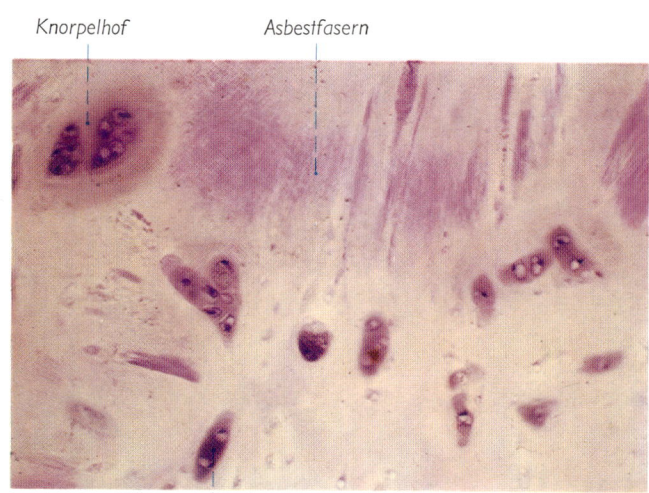

Abb. 122. *Zweizelliges Chondron*

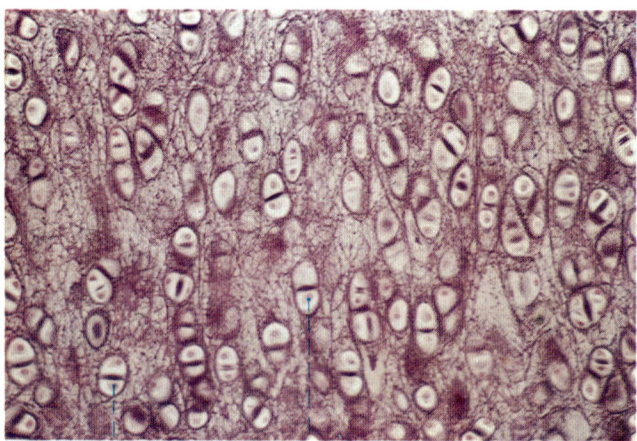

Abb. 123. *Zweizellige Chondrone*

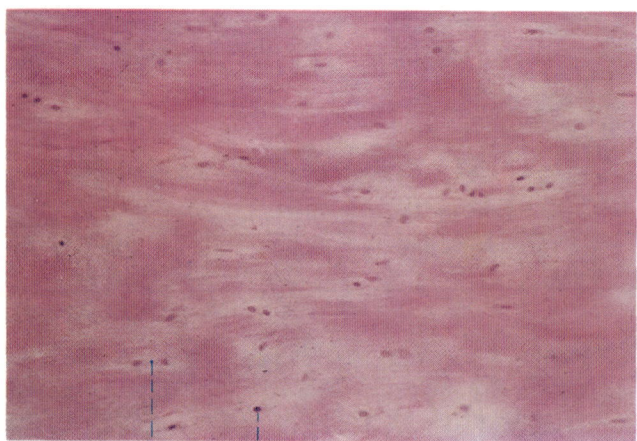

Abb. 124. *Chondrone*

Abb. 121. Embryonaler hyaliner Knorpel (Bronchus, fetale Lunge, Mensch) mit überwiegend noch runden (beachte die Kerngestalt!), vereinzelt liegenden Chondrozyten und einer homogen erscheinenden Interzellularsubstanz. Färbung: Azan; Vergr. 240fach.

Abb. 122. Reifer hyaliner Knorpel mit Asbestfaserung und mehreren, aus relativ kleinen Zellen bestehenden Chondronen (Rippenknorpel, Mensch). Die optisch leeren, oft blasig erscheinenden Hohlräume entsprechen den sog. Knorpelhöhlchen (= Aussparungen in der Interzellularsubstanz, in denen die Chondrozyten liegen), die Zellen selbst sind infolge starker Schrumpfung bei der Herstellung des Präparates ganz an den Rand verdrängt und teilweise zerstört, so daß nur ihre Kerne als gut färbbare, ebenfalls plattgedrückte und stark artifiziell veränderte Körperchen erhalten geblieben sind. Die dunkler rotviolett gefärbten, basophilen Bereiche um die Knorpelzellgruppen entsprechen den besonders fibrillen- und hyaluronsäurereichen Knorpel„höfen". Färbung: H.E.; Vergr. 150fach.

Abb. 123. Elastischer Knorpel aus dem Schweineohr (s. Abb. 119), dessen Knorpelzellen längst nicht so stark geschrumpft sind wie die in Abb. 122 und daher sehr deutlich ihren runden Kern (blaßrosa gefärbt) sowie ihren schwach grau getönten Zelleib erkennen lassen. Letzterer ist aber auch durch einen Schrumpfspalt von der Wand des jeweiligen Knorpelhöhlchens getrennt. Beachte die Zweizelligkeit der Chondrone sowie das zartfaserige aber dichte, elastische Fasernetz. Färbung: Resorcin-Fuchsin, Kernechtrot; Vergr. 150fach.

Abb. 124. Ausschnitt aus einem Faserknorpel (Discus intervertebralis, Mensch), dessen ein- bis zweizellige kleine Chondrone – deutlich zu erkennen ist nur der Kern der Knorpelzellen – unregelmäßig zwischen den kollagenen Faserbündeln verstreut liegen. Färbung: H.E.; Vergr. 150fach.

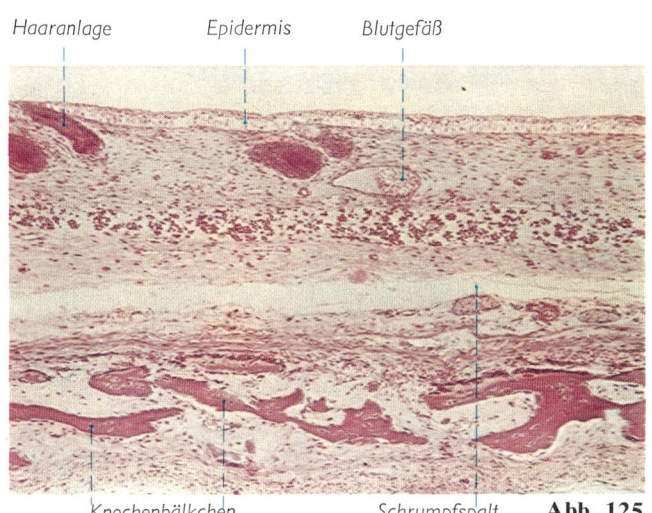

Haaranlage   Epidermis   Blutgefäß

Knochenbälkchen   Schrumpfspalt   **Abb. 125.**

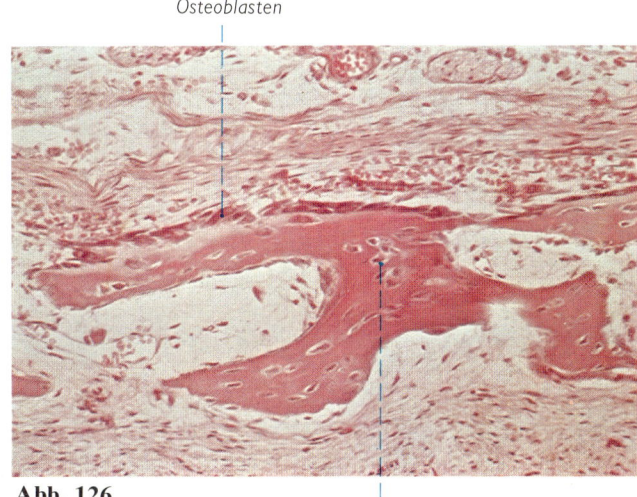

Osteoblasten

Abb. 126.

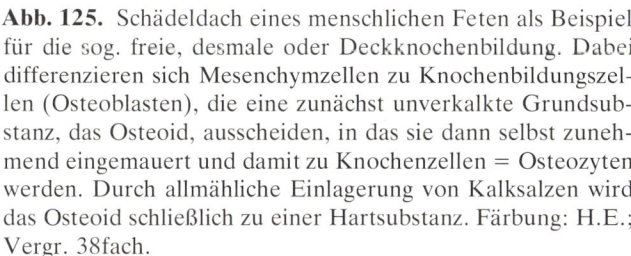

Abb. 125. Schädeldach eines menschlichen Feten als Beispiel für die sog. freie, desmale oder Deckknochenbildung. Dabei differenzieren sich Mesenchymzellen zu Knochenbildungszellen (Osteoblasten), die eine zunächst unverkalkte Grundsubstanz, das Osteoid, ausscheiden, in das sie dann selbst zunehmend eingemauert und damit zu Knochenzellen = Osteozyten werden. Durch allmähliche Einlagerung von Kalksalzen wird das Osteoid schließlich zu einer Hartsubstanz. Färbung: H.E.; Vergr. 38fach.

Abb. 126. Eine stärkere Vergrößerung aus der vorangegangenen Abbildung (deren rechte untere Ecke) zeigt deutlich die dem Knochenbälkchen an seiner Oberfläche angelagerten Osteoblasten sowie die Osteozyten in seinem Inneren. Färbung: H.E.; Vergr. 150fach.

Osteozyten

Osteoblasten

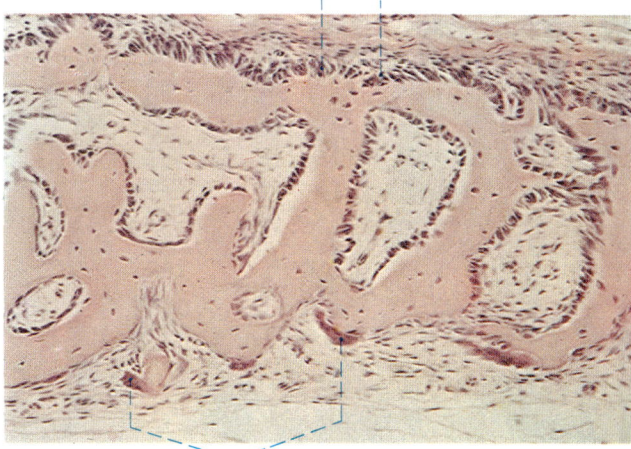

Abb. 127. Osteoklasten

Abb. 127. Knochenbälkchen aus dem Unterkiefer eines Hundefeten, deren Oberflächen – vor allem die nach außen, hautwärts gerichteten – von dicht gelagerten Osteoblasten bedeckt werden (verantwortlich für das appositionelle Knochenwachstum), während an den mundhöhlenwärts gelegenen Flächen Osteoklasten (= vielkernige Riesenzellen) den enzymatischen Abbau des Knochens besorgen. Färbung: H.E.; Vergr. 95fach.

Abb. 128. Knochenbälkchen (blaugefärbt) aus dem Schädeldach (Schweinefet), umhüllt von zahllosen, für das appositionelle Wachstum des Knochens verantwortlichen Osteoblasten. Die gleichzeitige Einschmelzung der Hartsubstanzen (um sich dem Wachstum, hier des Gehirns, anpassen zu können), erfolgt entlang der inneren, dem Schädelinhalt zugewandten Fläche (in der Abbildung unten), durch die großen, vielkernigen Osteoklasten, die durch enzymatischen Abbau des Knochens nischenartige Defekte an seiner Oberfläche, die sog. Howshipschen Lakunen, bilden. Färbung: Azan; Vergr. 240fach.

Osteoblasten

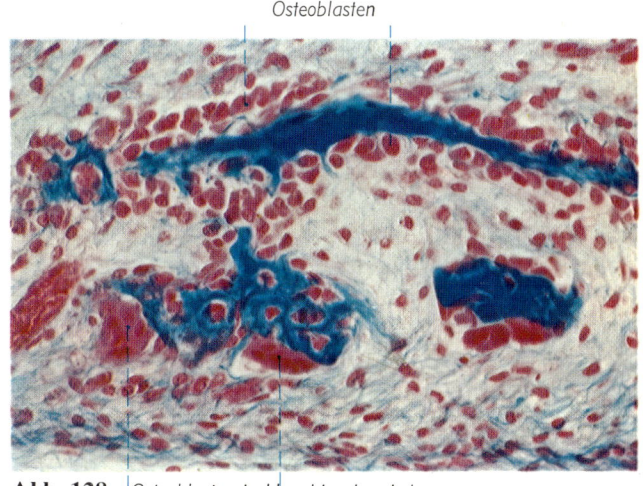

Abb. 128. Osteoklasten in Howshipschen Lakunen

Abb. 129. Frühes Stadium der sog. Ersatzknochenbildung (Fingerphalanx, Fet Mens III, Mensch). Zum Unterschied zur Deckknochenbildung ist hier das Skelettstück knorpelig vorgebildet und diese „Matrize" muß mit fortschreitender Entwicklung allmählich abgebaut und in gleichem Umfang durch Knochengewebe „ersetzt" werden (daher der Name!). Das beginnt mit der präparativen Verkalkung der Knorpelgrundsubstanz im Inneren der Diaphyse (sog. primärer Verknöcherungspunkt), einem gleichzeitigen Anschwellen der Knorpelzellen (= Blasenknorpel) als Zeichen ihrer zunehmenden Degeneration sowie dem Auftreten einer dünnen Knochenlamelle im Schaftbereich. Da letztere von den sich aus Mesenchymzellen des Perichondrium differenzierenden Osteoblasten gebildet wird, spricht man von „perichondraler" Ossifikation. Die Entstehung des Knochengewebes selbst beruht jedoch auch hier auf *denselben Vorgängen* wie sie für die freie Knochenbildung bereits geschildert wurden! Färbung: H.E.; Vergr. 80fach.

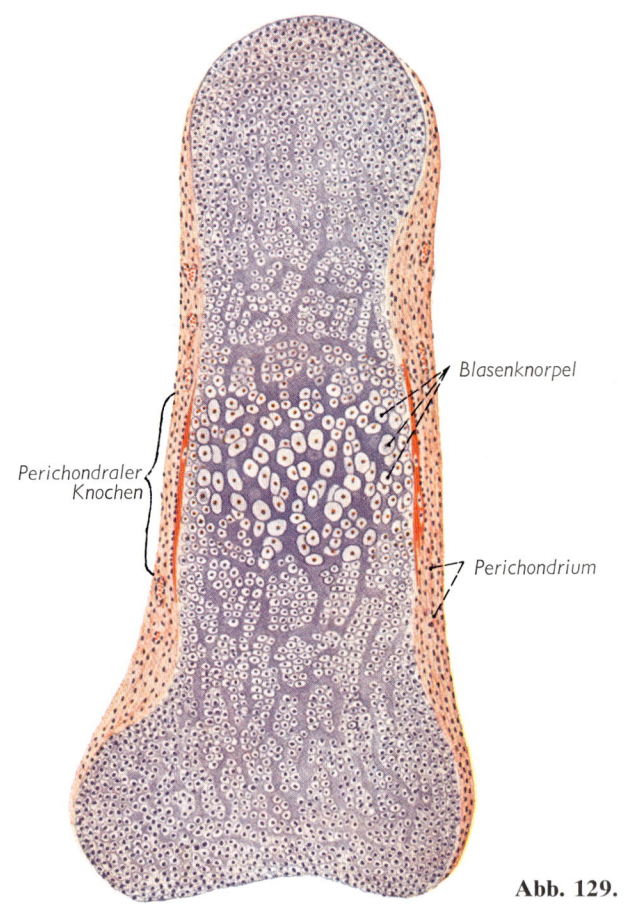

Blasenknorpel

Perichondraler Knochen

Perichondrium

Abb. 129.

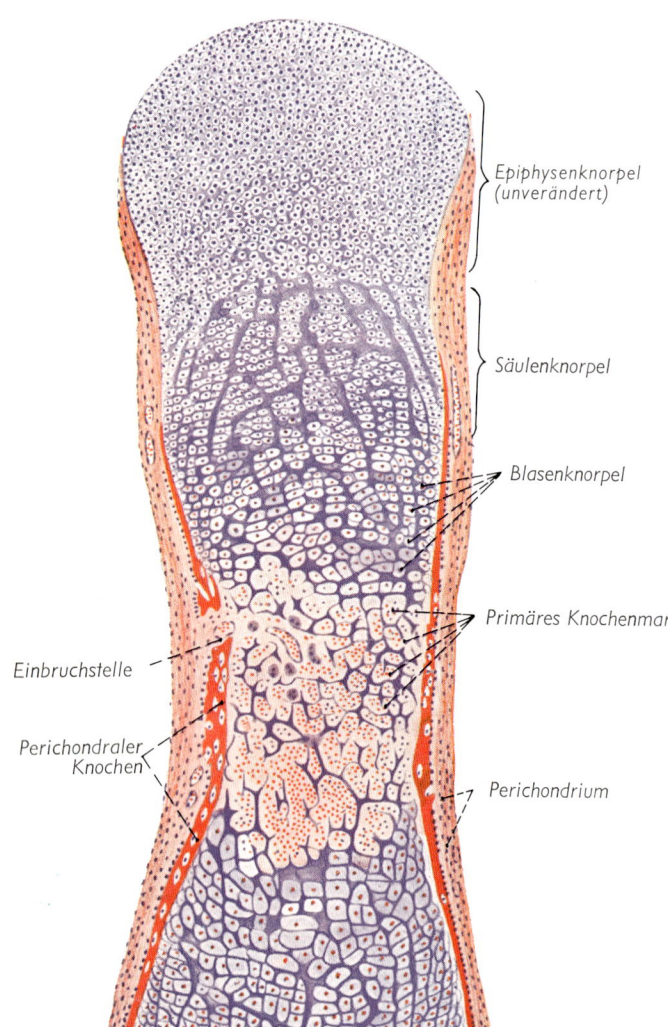

Epiphysenknorpel (unverändert)

Säulenknorpel

Blasenknorpel

Primäres Knochenmark

Einbruchstelle

Perichondraler Knochen

Perichondrium

Abb. 130.

Abb. 130. In einer zweiten Phase dringt durch die perichondrale Knochenmanschette gefäßführendes Mesenchym in den primären Verknöcherungspunkt vor, in dem Chondroklasten die verkalkte Knorpelgrundsubstanz fermentativ bis auf wenige Reste einschmelzen und auch die Knorpelzellen auflösen und damit ein wabenähnliches Hohlraumsystem, die primäre Markhöhle, schaffen. Letztere ist von einem stark profilierenden Mesenchym, dem primären Knochenmark, erfüllt, aus dem u. a. Osteoblasten hervorgehen, die sich an die stehengebliebenen Reste der verkalkten ehemaligen Knorpelgrundsubstanz anlegen und hier mit der Produktion von Osteoid beginnen. Färbung: H.E.; Vergr. 100fach.

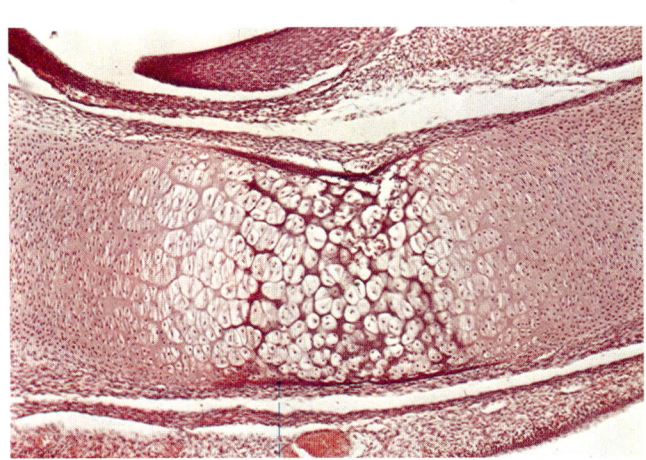

Abb. 131.   *Perichondraler Knochen*

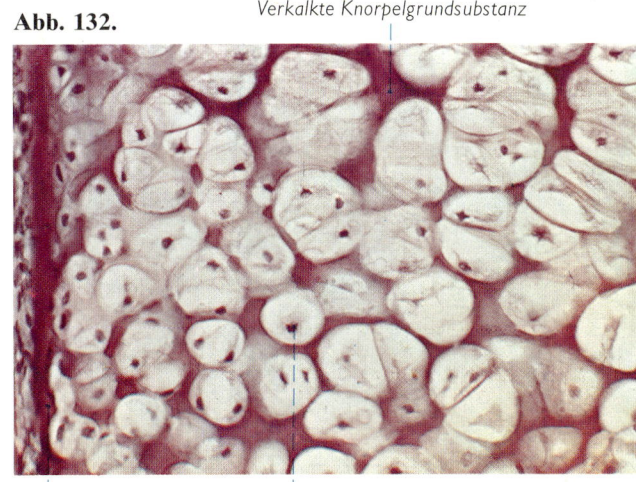

Verkalkte Knorpelgrundsubstanz

Abb. 132.

Perichondraler Knochen   *Kern eines geschrumpften Chondrozyten*

Epiphyse   *Primäre Markhöhle*

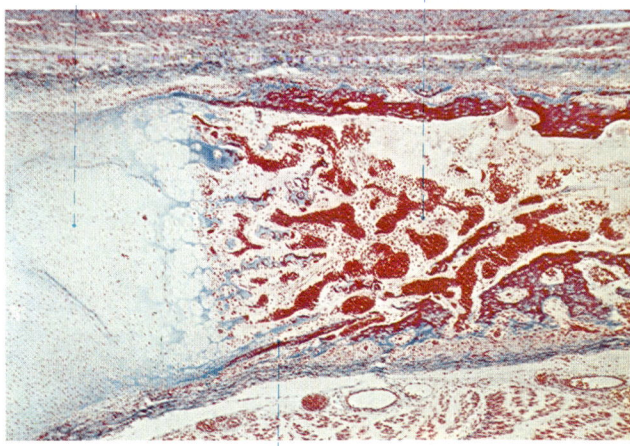

Abb. 133.   *Perichondraler Knochen*

Mit Erythrozyten gefüllte Gefäße

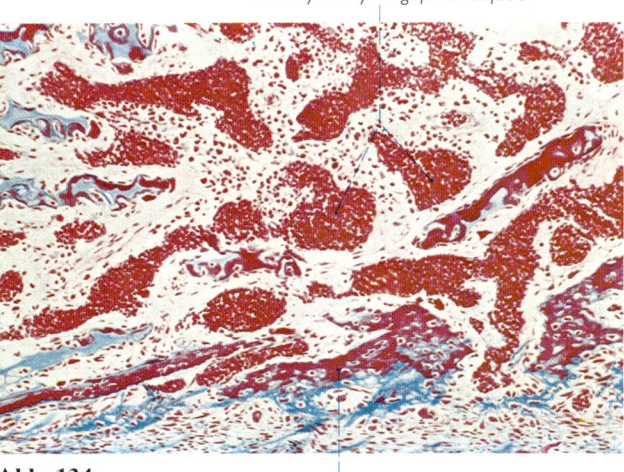

Abb. 134.   *Perichondraler Knochen*

Abb. 131. Längsschnitt durch die knorpelige Anlage eines Metakarpalknochens (Fet, Mensch) mit Einlagerung von Kalksalzen in die Knorpelgrundsubstanz, die dadurch stärker basophil wird, sog. präparative Verkalkung. Färbung: H.E.; Vergr. 60fach.

Abb. 132. Ein Ausschnitt aus dem primären Verknöcherungspunkt der vorhergehenden Abbildung läßt auch die stark aufgeblähten Knorpelhöhlchen erkennen, die Ausdruck einer degenerativen Zellschwellung sind. Diese ist jedoch infolge Schrumpfung bei der Materialbehandlung verlorengegangen. Färbung: H.E.; Vergr. 240fach.

Abb. 133. Längsschnitt eines Metatarsalknochens (Fet, 18 cm SSL, Mensch) etwa entsprechend der Zeichnung der Abb. 130. Färbung: Azan; Vergr. 38fach.

Abb. 134. Ein Ausschnitt aus dem mittleren unteren Drittel der vorhergehenden Abbildung zeigt die zahlreichen Durchbrüche in der perichondralen Knochenmanschette, mit deren Hilfe gefäßführendes Mesenchym in die primäre Markhöhle gelangt. Färbung: Azan; Vergr. 96fach.

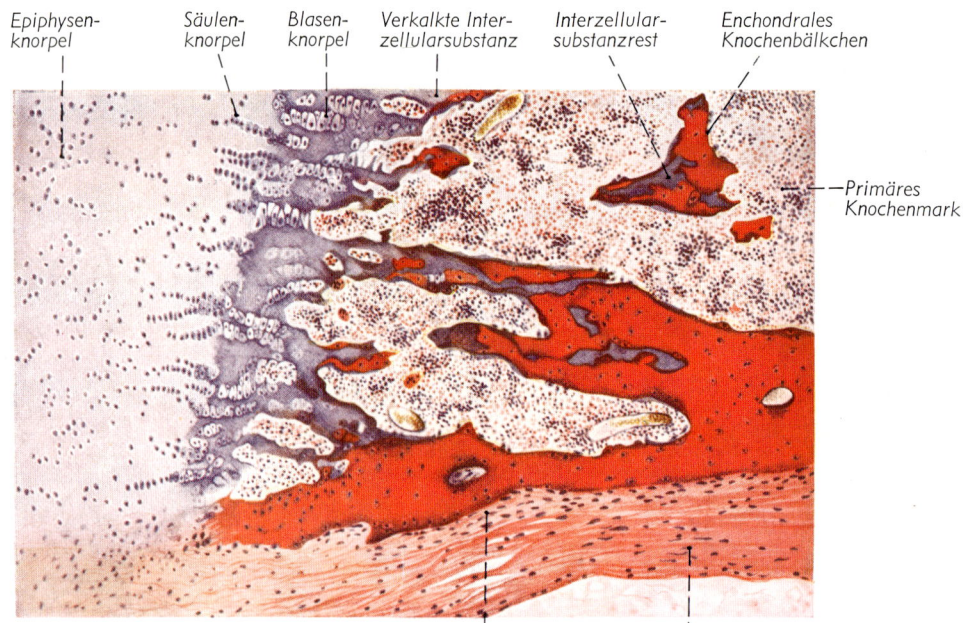

Epiphysen- | Säulen- | Blasen- | Verkalkte Inter- | Interzellular- | Enchondrales
knorpel | knorpel | knorpel | zellularsubstanz | substanzrest | Knochenbälkchen

—Primäres Knochenmark

Kambium und Faserschicht des Periostes

Abb. 135. Ausschnitt aus einer dritten, noch späteren Phase der Ersatzknochenbildung. Die diaphysäre Markhöhle hat sich in Richtung der beiden Epiphysen stark ausgedehnt und stößt hier an deren Hyalinknorpel, der entlang dieser Grenzlinie eine präparative Verkalkung seiner Grundsubstanz (stärkere Basophilie) sowie blasig aufgetriebene Zellen erkennen läßt. Es laufen also auch hier, als Vorbereitung für den nachfolgenden Knorpelabbau, dieselben degenerativen Prozesse ab, wie sie schon für das Zustandekommen des primären Verknöcherungspunktes beschrieben wurden (vgl. Abb. 129). Reste verkalkter Knorpelgrundsubstanz dienen den Osteoblasten zu ihrer ersten Verankerung und fungieren damit als „Richtungssparren der Verknöcherung", die auch noch eine Zeitlang in den Knochenbälkchen erhalten bleiben. Färbung: H.E.; Vergr. 80fach.

Blasenknorpel

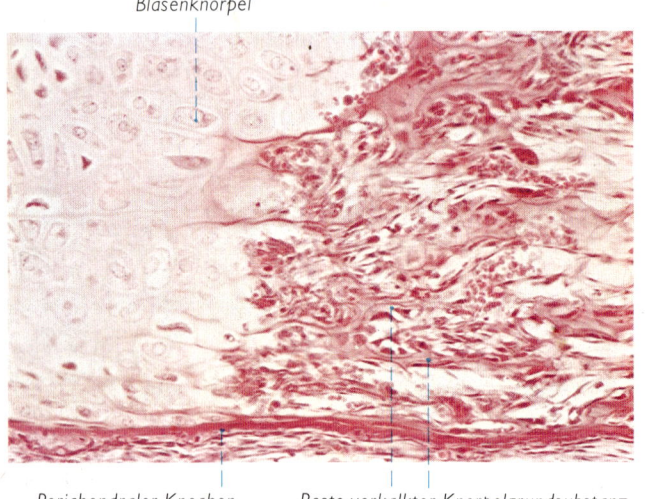

Perichondraler Knochen | Reste verkalkter Knorpelgrundsubstanz

Abb. 136. Grenzbereich zwischen Markhöhle und Epiphysenknorpel im proximalen Drittel des Humerus (Fet, Mensch). Von der Zone des Blasenknorpels ragen Reste verkalkter Knorpelgrundsubstanz sparrenförmig in die sehr zell- und gefäßreiche Markhöhle. Färbung: H.E.; Vergr. 150fach.

Gelenkknorpel

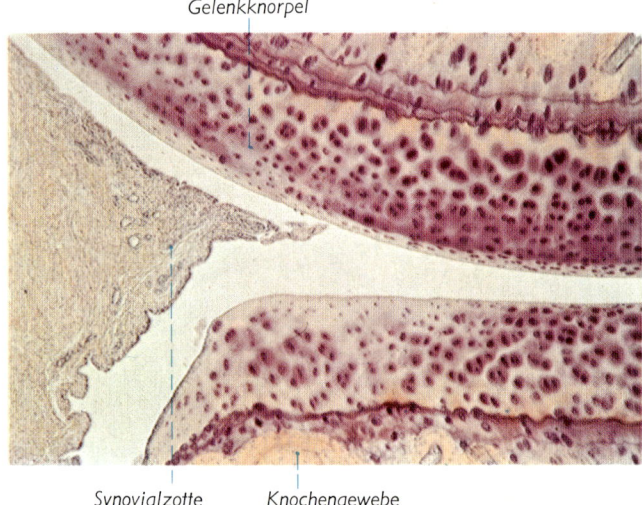

Synovialzotte | Knochengewebe

Abb. 137. Ausschnitt aus einem fetalen Gelenk (Kniegelenk, Mensch), dessen Knorpelbelag als persistierender Rest aus dem ehemaligen Epiphysenknorpel hervorgeht und hier schon deutlich in Territorien mit Knorpelhöfen gegliedert ist. Links im Bilde eine in den Gelenkspalt vorspringende, gefäßreiche Synovialzotte. Färbung: Häm.-Rosanilin; Vergr. 38fach.

66

Ein Haverssches System (=Osteon)

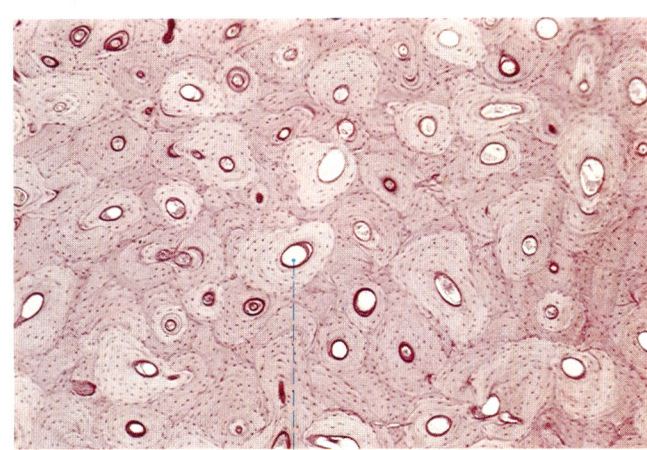

Abb. 138.   Haversscher Kanal

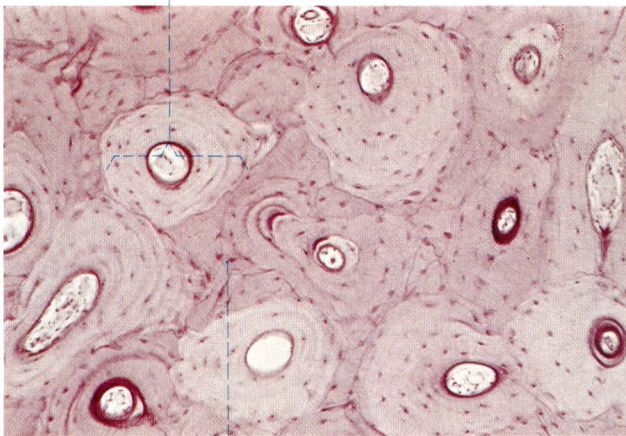

Abb. 139.   Schaltlamellen

Abb. 138 und **139.** Querschnitte durch die Kompakta eines Röhrenknochens (Fibula, Mensch) mit zahlreichen quergetroffenen, konzentrisch um eine Lichtung (= Haversscher Kanal) geschichteten Lamellensystemen (= Haverssche Systeme = Osteone). Die höhere Auflösung (Abb. 139) läßt die zwischen den Knochenlamellen gelegenen Zelleiber der Osteozyten als dunklere, auf konzentrischen Kreislinien angeordnete „Flekken" erkennen. Reste ehemaliger Haversscher Systeme liegen als sog. Schaltlamellen zwischen den Osteonen. Färbung: Fuchsin; Vergr. 38- und 96fach.

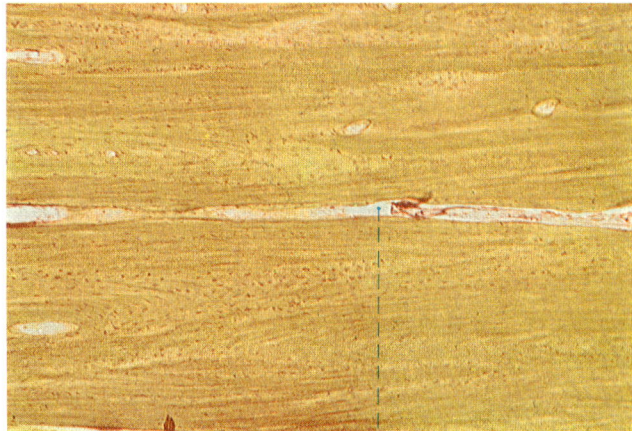

Abb. 140.   Haversscher Kanal

Abb. 140. Längsschnitt durch die Knochenkompakta des Humerus (Hund) mit einem in Bildmitte in ganzer Länge getroffenen Haversschen Kanal. Zum Unterschied zu den Knochenschliffen (vgl. Abb. 141) sind bei den Schnitten immer das Periost oder Reste von ihm erhalten sowie Anteile des gefäßführenden lockeren Bindegewebes in den Haversschen Kanälen. Färbung: Karbol-Thionin; Vergr. 38fach.

Knochenhöhlchen   Knochenkanälchen

Abb. 141. Knochenschliff der Kompakta der Femurdiaphyse (Hund). Durch Einbringen des bis zur Papierdünne mittels Schmirgelpapier o. ä. heruntergeschliffenen Knochenscheibchens in eine Farblösung (in diesem Fall Fuchsin) gelingt es, auch die mikroskopisch feinen Hohlräume darzustellen, in denen die Zelleiber und -fortsätze der Osteozyten ursprünglich lagen. Dabei sind die Knochenhöhlchen (zur Aufnahme der Zelleiber) stets parallel zu den Lamellen orientiert und zwischen den letzteren gelegen, während die Knochenkanälchen (zur Aufnahme der Fortsätze der Osteozyten) immer senkrecht dazu verlaufen. Färbung: Fuchsin; Vergr. 240fach.

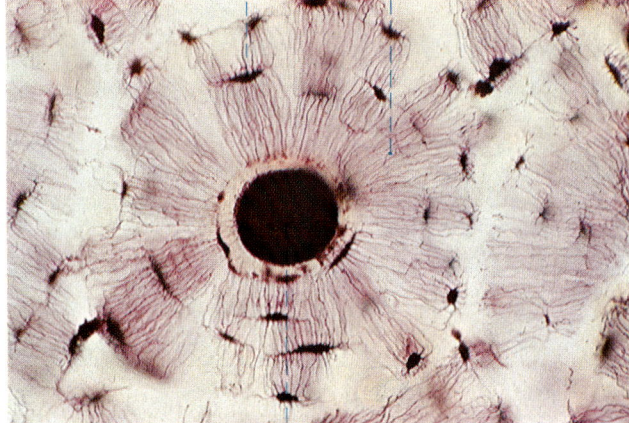

Abb. 141.   Haversscher Kanal

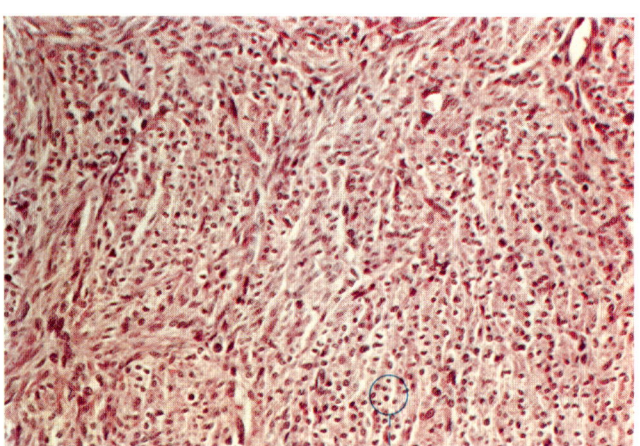

Abb. 142.

Scheinbar „nackte" Kerne d. glatten Muskelzellen

Myofibrillenfreier Hof

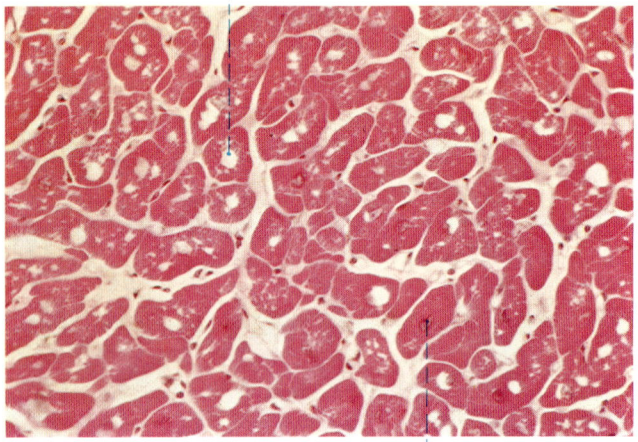

Abb. 143.

Kern einer Herzmuskelzelle

Kern einer Skelettmuskelfaser

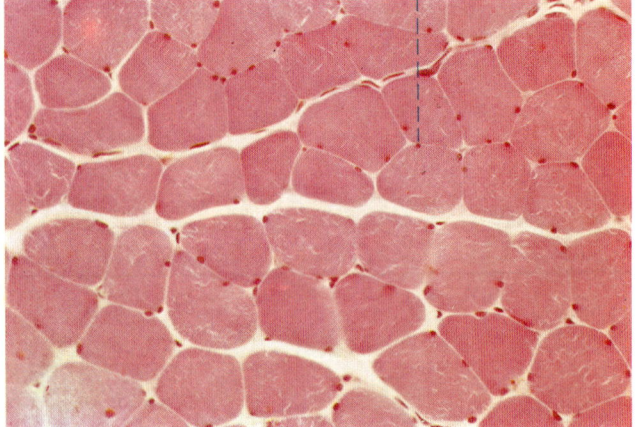

Abb. 144.

„Rote" Muskelfaser

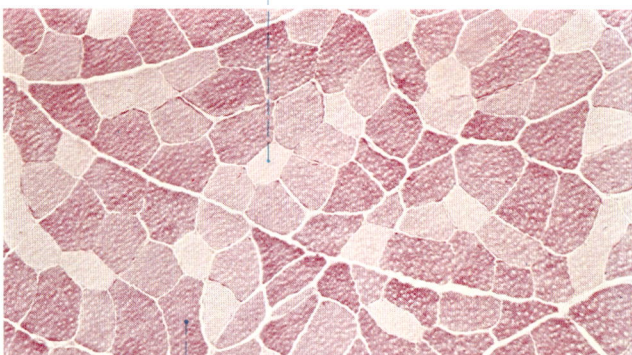

Abb. 145. *„Weiße" Muskelfaser*

Abb. 145. Darstellung der verschiedenen Typen von Skelett-muskelfasern aufgrund ihres unterschiedlichen Glykogenge-halts (M. tibialis ant., Ratte). Die sehr glykogenarmen „roten" Fasern erscheinen hier fast ungefärbt, die glykogenreichen „weißen" Fasern rot-violett. Färbung: PAS; Vergr. 96fach (Präparat: Dr. U. Osterkamp; Anatomisches Institut der TU-München).

Abb. 142–144. Vergleichende Gegenüberstellung der drei verschiedenen Arten von Muskelgeweben anhand von Quer-schnittpräparaten bei gleicher Färbung (H. E.) **und Vergröße-rung** (240fach). Auch wenn die Lage der Kerne bei dieser Auf-lösung nicht in allen Fällen klar erkennbar ist (vgl. dazu die Abb. 150–152), so sind doch die beträchtlichen Größenunter-schiede der Querschnittflächen von Muskelzellen (Abb. 142: glatte Muskulatur des Myometriums, Mensch; Abb. 143: Herzmuskulatur, Hund) und Muskelfasern (Abb. 144: M. ster-nohyoideus, Mensch) ein wichtiges differentialdiagnostisches Hilfsmittel. Vergleiche mit den dazugehörigen Längsschnitten der Abb. 147–149. Die optisch leeren Räume in den Herzmus-kelzellen entsprechen den myofibrillenfreien Höfen an den Kernpolen (vgl. mit Abb. 154). Färbung: H.E.;Vergr. 240fach.

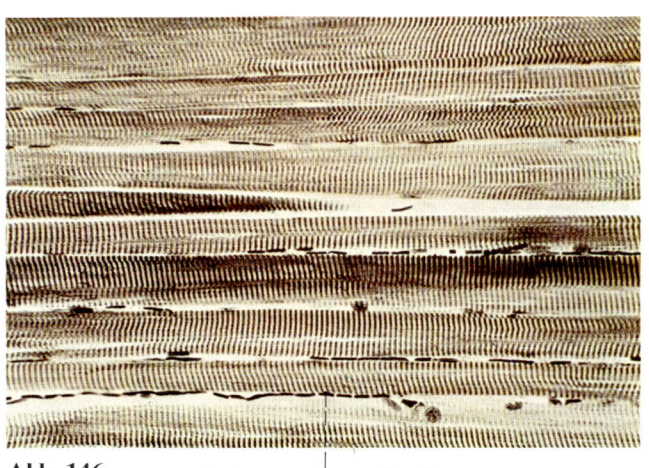

Abb. 146.

Erythrozyten in einer Kapillare

Abb. 146. Um die Querstreifung besonders deutlich hervortreten zu lassen, wird häufig eine Eisenhämatoxylinfärbung verwendet, die schon bei dieser niedrigen Auflösung A- und I-Banden klar unterscheiden läßt (Zungenbeinmuskel, Hund). Die parallel zu den Muskelfasern und an deren Kanten aufgereihten tief blauschwarzen Körperchen sind nicht die Kerne der Muskelfasern, sondern die in den engen Kapillaren sich stark verformenden Erythrozyten. Färbung: Eisenhämatoxylin; Vergr. 240fach.

Schmales Bündel glatter Muskelzellen

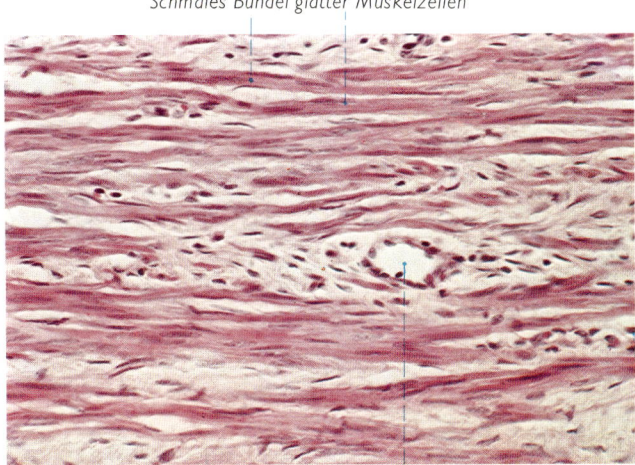

Abb. 147.

Kleine Vene

Querstreifung   Glanzstreifen

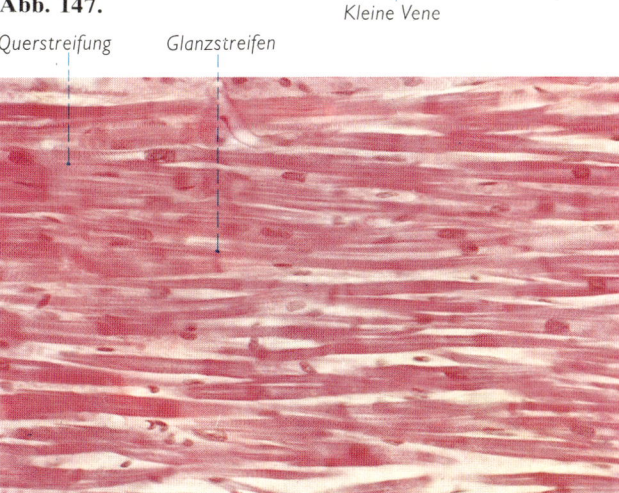

Abb. 148.

Kerne der Skelettmuskelfasern

Abb. 147–149. Vergleichende Gegenüberstellung der drei verschiedenen Arten von Muskelgeweben anhand von Längsschnittpräparaten bei gleicher Färbung (H.E.) und Vergrößerung (240fach). Beachte die zentrale Lage des Kerns in den glatten (Abb. 147: Myometrium, Mensch) und Herzmuskelzellen (Abb. 148: Myokard, Hund) und die extrem randständigen und immer in Vielzahl vorhandenen Kerne in den Skelettmuskelfasern (Abb. 149: Zungenbeinmuskel, Hund). Die Querstreifung und die Glanzstreifen sind hier nur schlecht oder gar nicht erkennbar. Färbung: H.E.; Vergr. 240fach.

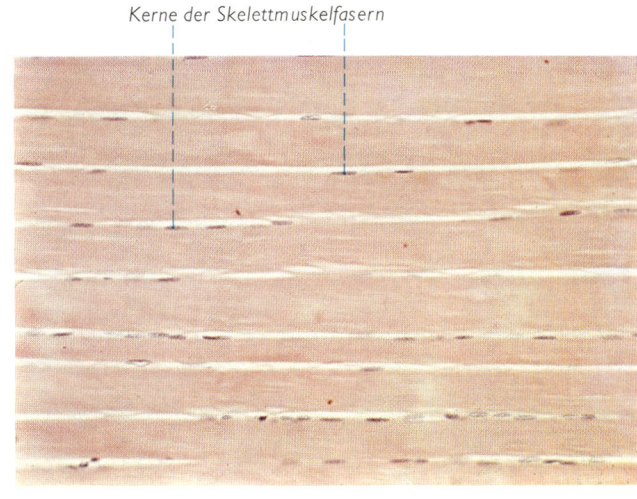

Abb. 149.

Muskelgewebe

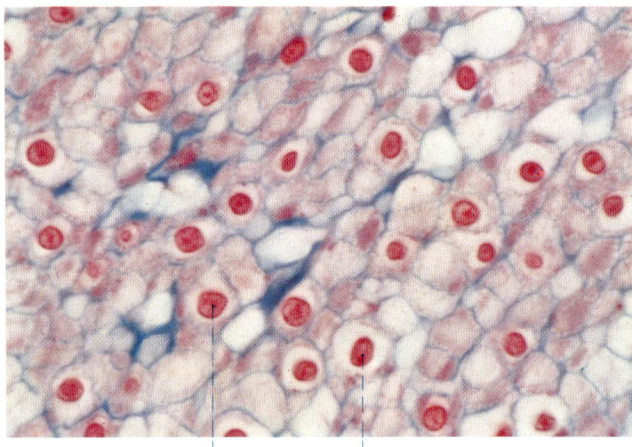

Abb. 150.

Kerne glatter Muskelzellen

Abb. 150. Glatte Muskelzellen aus der Tunica muscularis der Appendix vermiformis (Mensch) mit charakteristischer zentraler Lage ihres Kerns, der nur noch von einem schmalen Zytoplasmasaum umgeben wird. Vergr. 960fach.

Eine Herzmuskelzelle

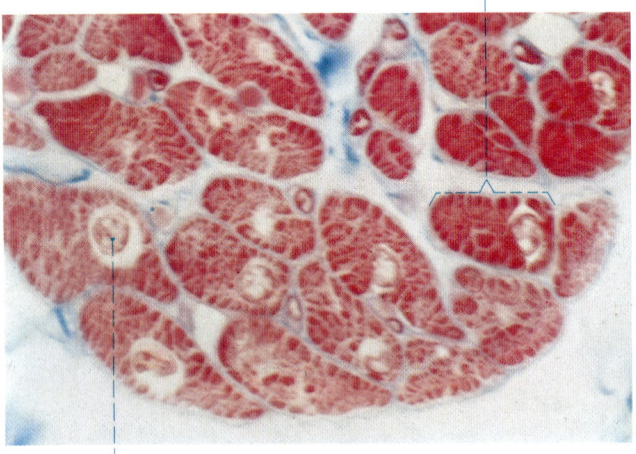

Abb. 151. Kern mit myofibrillenfreiem Hof

Abb. 151. Die Herzmuskelzellen haben demgegenüber eine sehr viel größere, aber unregelmäßiger geformte Querschnittsfläche, innerhalb derer die Myofibrillen zu kleinen, durch Sarkoplasmastraßen getrennte Grüppchen zusammengefaßt sind. Es entsteht das Bild der Cohnheimschen Felderung. Vergr. 960fach.

Erythrozyt in einer Kapillare

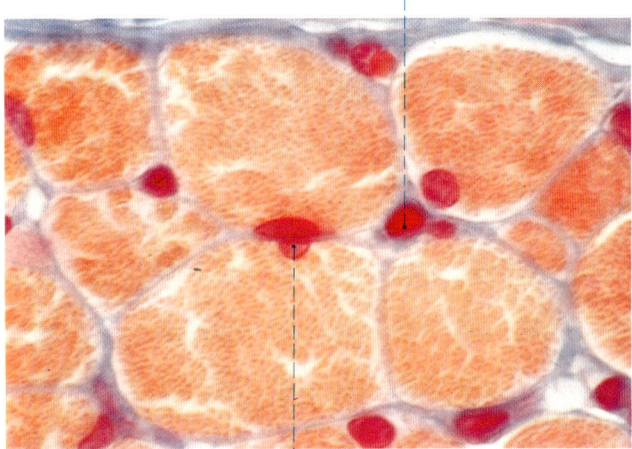

Abb. 152. Kern der Skelettmuskelfaser

Abb. 152. Klar erkennbare Myofibrillen in den Skelettmuskelfasern des M. orbicularis oculi (Mensch). Vergr. 960fach.

70

Kern einer glatten Muskelzelle

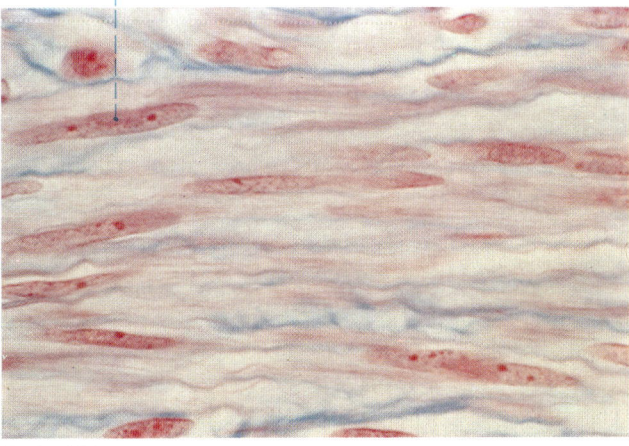

Abb. 153.

Abb. 153. Glatte Muskelzellen aus der Tunica muscularis der Appendix vermiformis (Mensch). Während die länglich stabförmigen Kerne mit ihren Nucleoli deutlich hervortreten, bleibt die Begrenzung der Zellen selbst verwaschen. Das ist bei Längsschnitten wegen der Zartheit dieser Zellen fast immer zu beobachten. Vergr. 960fach.

Glanzstreifen

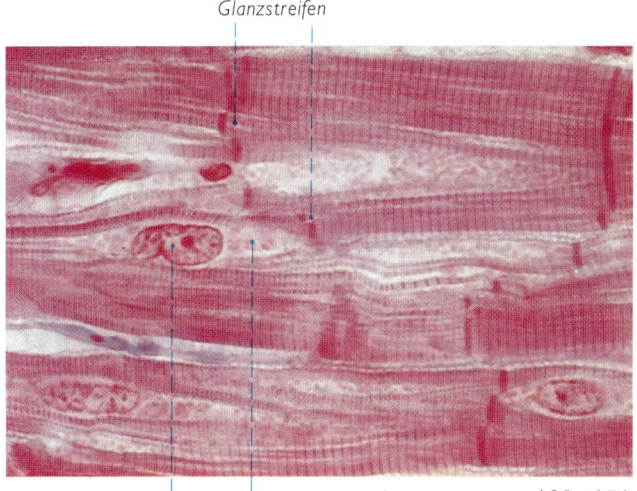

Kern mit Nucleolus *Lipofuszingranula* **Abb. 154.**

Abb. 154. Herzmuskelzellen (Myokard, Hund) mit deutlichen, myofibrillenfreien Sarkoplasma „höfen" an den Kernpolen, die Lipofuszingranula enthalten. Beachte die an die Myofibrillen gebundene Quer- und Längsstreifung der Zellen, die durch die sog. Glanzstreifen (stärker rot gefärbt) miteinander verbunden werden. Vergr. 960fach.

A-Band *Z-Streifen*

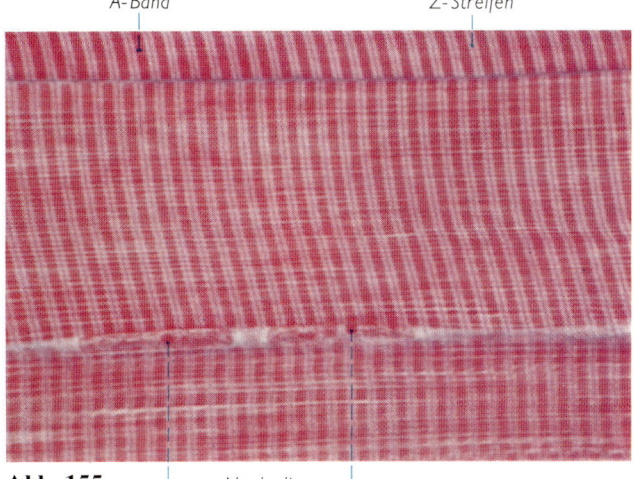

Abb. 155. Skelettmuskelfasern mit deutlicher Querstreifung (M. pectoralis major, Mensch). Die hier etwa gleichbreiten hellen I-(= isotropen) und A- (= anisotropen) Banden sprechen für eine weitgehende Erschlaffung der Faser. Beachte die deutliche Z-Linie innerhalb jeder I-Bande. Direkt unter dem Sarkolemm sind schemenhaft zwei Kerne, besonders gut ihr punktförmiger Nucleolus, erkennbar. Vergr. 960fach.

Abb. 155. _ _ _ _ *Nucleoli* _ _ _ _

Bündel glatter Muskelzellen

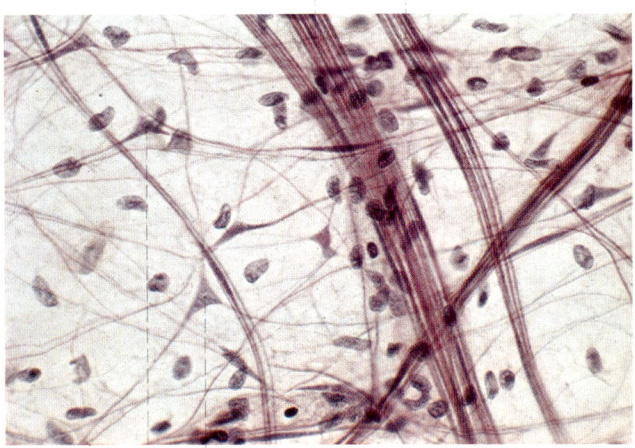

Abb. 156. *Kerne verzweigter glatter Muskelzellen*

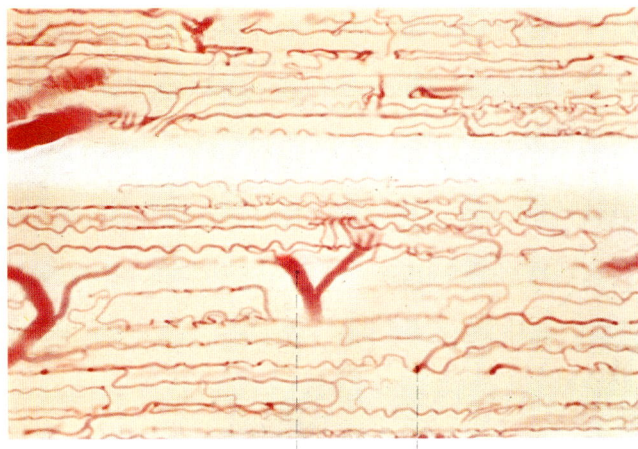

Abb. 158.   *Venule*   *Arteriole*

Abb. 158. Darstellung des Kapillarmusters eines Skelettmuskels durch die künstliche Füllung seines Gefäßsystems mit einer gefärbten Gelatinelösung. Die Schlängelungen der Kapillaren sind keine „Reservefalten" oder durch den Kontraktionszustand bedingt, sondern eine für „rote" Muskelfasern charakteristische Verlaufsform. Technik: Gefäßinjektion mit Karmin-Gelatine, sonst keine Färbung. Vergr. 96fach.

Fettzelle

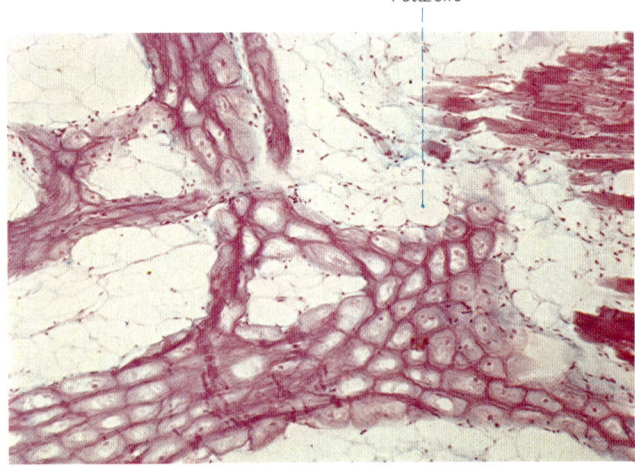

Abb. 157a.

Abb. 156. Verzweigte glatte Muskelzellen in der Harnblasenwand vom Frosch. Die übrigen, meist zu Bündeln geordneten Muskelzellen sind ungewöhnlich lang und dünn und ihr noch schmälerer Kern daher oft schwer zu erkennen. Färbung: H.E.; Vergr. 240fach.

– – – – Arbeitsmuskulatur – – – –

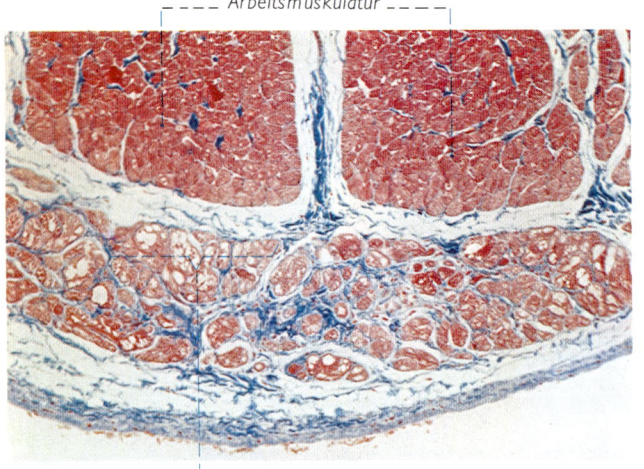

Kleines Bündel von Purkinjefasern   **Abb. 157b.**

Abb. 157a u. b. Purkinjefasern des Herzens im Längs- und Querschnitt bei gleicher Vergrößerung (96fach) und Färbung (Azan). Diese feinsten Verzweigungen des Erregungsleistungssystems im Herzen bestehen ebenfalls, allerdings aus hochspezialisierten Herzmuskelzellen. Von der Arbeitsmuskulatur unterscheiden sie sich durch ihre Größe (s. Abb. 143), ihren hohen Glykogengehalt (daher meist blasser gefärbt) und ihre randständigen, an Menge stark zurücktretenden Myofibrillen. Auffallend sind ferner die relativ kleinen, rundlichen Kerne, die infolgedessen und auch wegen der Größe des Zelleibes, seltener vom Schnitt getroffen werden. Färbung: Azan; Vergr. 96fach.

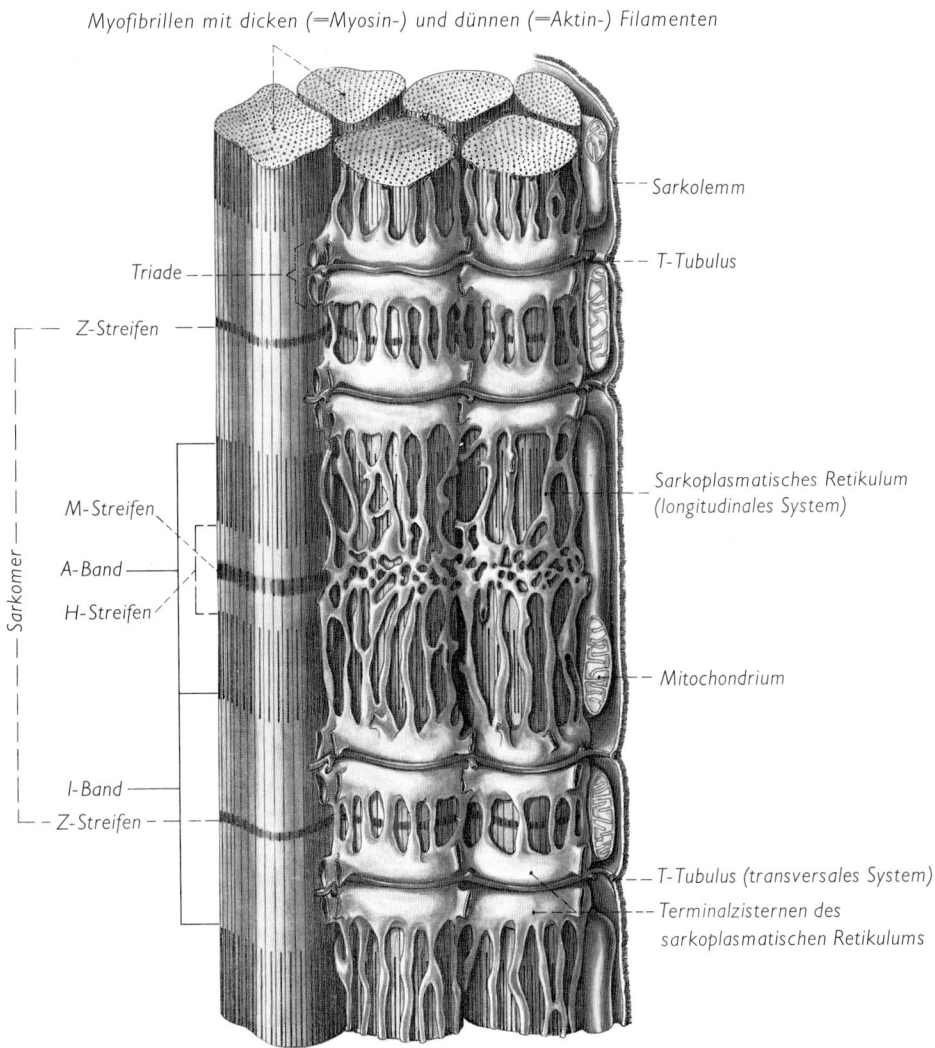

Myofibrillen mit dicken (=Myosin-) und dünnen (=Aktin-) Filamenten

Sarkolemm

T-Tubulus

Triade

Z-Streifen

Sarkoplasmatisches Retikulum
(longitudinales System)

Sarkomer

M-Streifen

A-Band

H-Streifen

Mitochondrium

I-Band

Z-Streifen

T-Tubulus (transversales System)

Terminalzisternen des
sarkoplasmatischen Retikulums

Abb. 159. Räumliches Schema von der Anordnung des sarkoplasmatischen Retikulums (= longitudinales System) und der T-Tubuli (= transversales System) zu den Myofibrillen im Skelettmuskel eines Säugetieres. Die Triaden, bestehend aus einem zentral gelegenen T-Tubulus flankiert von zwei bläschenförmigen Anschnitten der Terminalzisternen des sarkoplasmatischen Retikulums, liegen beim Säugermuskel auf der Grenze von A- und I-Bande, so daß immer zwei Triaden auf ein Sarkomer entfallen [stark modifiziert und neu gezeichnet nach Peachey: J. Cell Biol. 25, 29 (1965)].

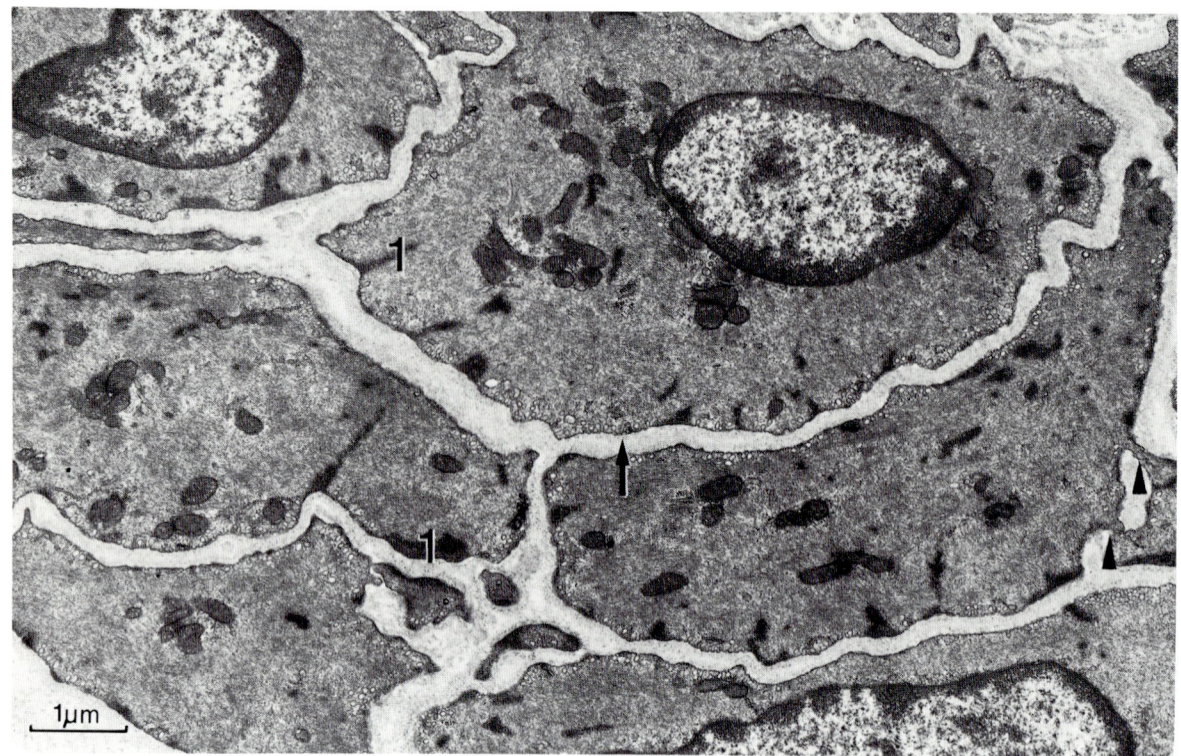

Abb. 160.

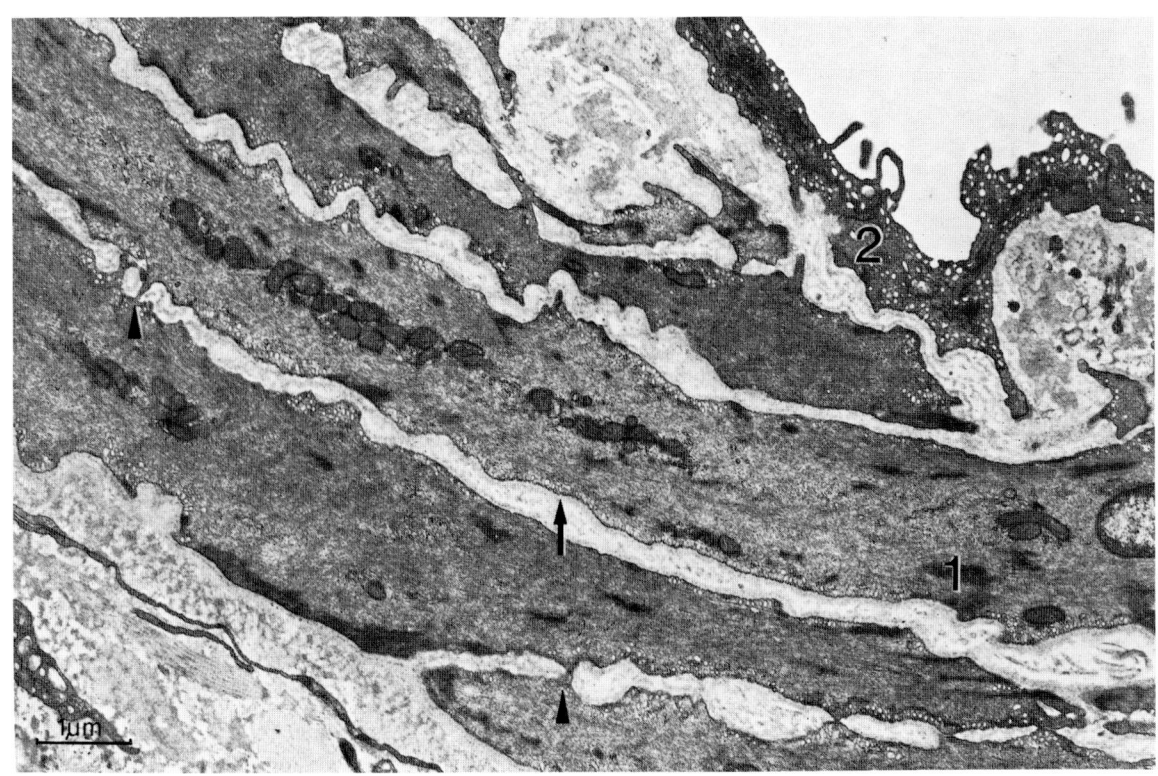

Abb. 161.

Abb. 160, 161. Quer- und längsgeschnittene glatte Muskelzellen aus der Wand einer kleinen Arterie (Katze). Je nach Schnitthöhe sowie nach Zahl und Gestalt der meist plumpen Vortreibungen ihrer freien Oberfläche ergeben sich Schnittprofile von sehr unterschiedlicher Kontur und Größe. Der Zelleib wird homogen von einer feinfibrillären Substanz gleichmäßiger Elektronendichte, den Myofilamenten, ausgefüllt, in der besonders in Kernnähe Mitochondrien und der Rest der Organellen zu finden sind. Die fleck- und streifenförmigen, vor allem entlang der Zellmembran lokalisierten Verdichtungen – sog. „dense spots" (1) – stellen die Fixpunkte der kontraktilen Substanz dar. Mit Hilfe wechselnd gestalteter, kleinerer Fortsätze (▶) gewinnen die Muskelzellen sehr enge Kontakte zueinander, sog. Nexus-Bildung, die in ihrem Feinbau „gap junctions" entsprechen und als Orte geringen elektrischen Widerstands der intramuralen Erregungsfortleitung dienen. Die in Gruppen oder Reihen geordneten Membranvesikel (→) dienen als Calciumspeicher; sie werden deshalb und wegen ihres engen räumlichen Kontakts zum spärlichen sarkoplasmatischen Retikulum mit den T-Tubuli (vgl. S. 73) verglichen. 2 = Endothel. Gesamtvergr. 13000fach.

75

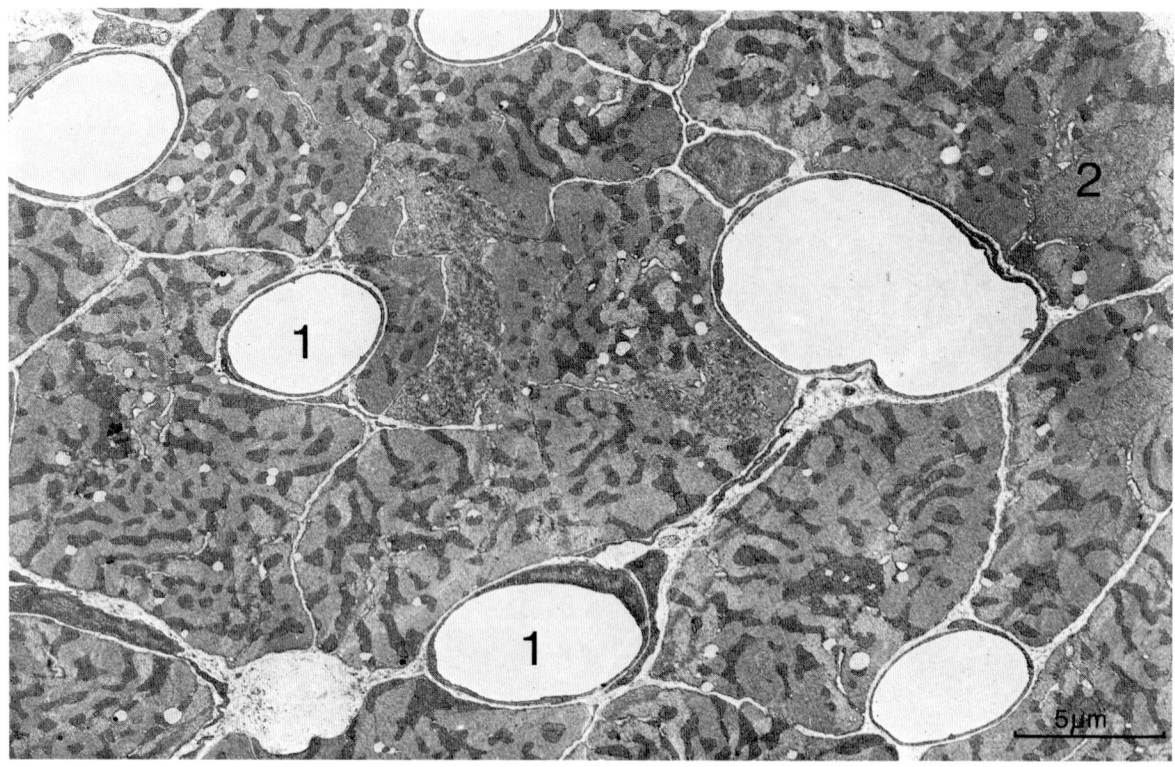

Abb. 162. Quergeschnittene Herzmuskelzellen (Papillarmuskel, Katze) mit den für diese Zellen typischen Unterschieden in Gestalt und Größe der einzelnen, oft schwer gegeneinander abgrenzbaren Schnittflächen. Beachte den Mitochondrienreichtum und die dichte Kapillarisierung sowie die engen räumlichen Beziehungen zwischen Kapillarendothelien und Muskelzellen. 1 = Kapillarlichtungen; 2 = Kern einer Muskelzelle. Gesamtvergr. 4000fach.

▶

Abb. 163. Herzmuskelzellen im Schrägschnitt bei gleicher Vergrößerung (4000fach) aus dem Papillarmuskel eines Minischweines mit erkennbarer Querstreifung, vor allem deutlichen I-Banden und Z-Linien. Auch hier sind die Zellen wegen ihrer dichten Zusammenlagerung oft schwer gegeneinander abzugrenzen, jedoch können die Kapillaren (1) das Auffinden der sehr schmalen interzellulären Räume erleichtern. 2 = Kern einer Herzmuskelzelle. Gesamtvergr. 4000fach.

Abb. 164. Ausschnitt zweier Herzmuskelzellen, von denen die untere einige längsgetroffene Myofibrillen mit deutlicher Querstreifung zeigt, die prinzipiell der Querstreifung der Skelettmuskelfaser (s. diese) entspricht (Papillarmuskel, Minischwein). 1 = Kern einer Endothelzelle; 2 = Kapillarlichtung. Gesamtvergr. 25 000fach.

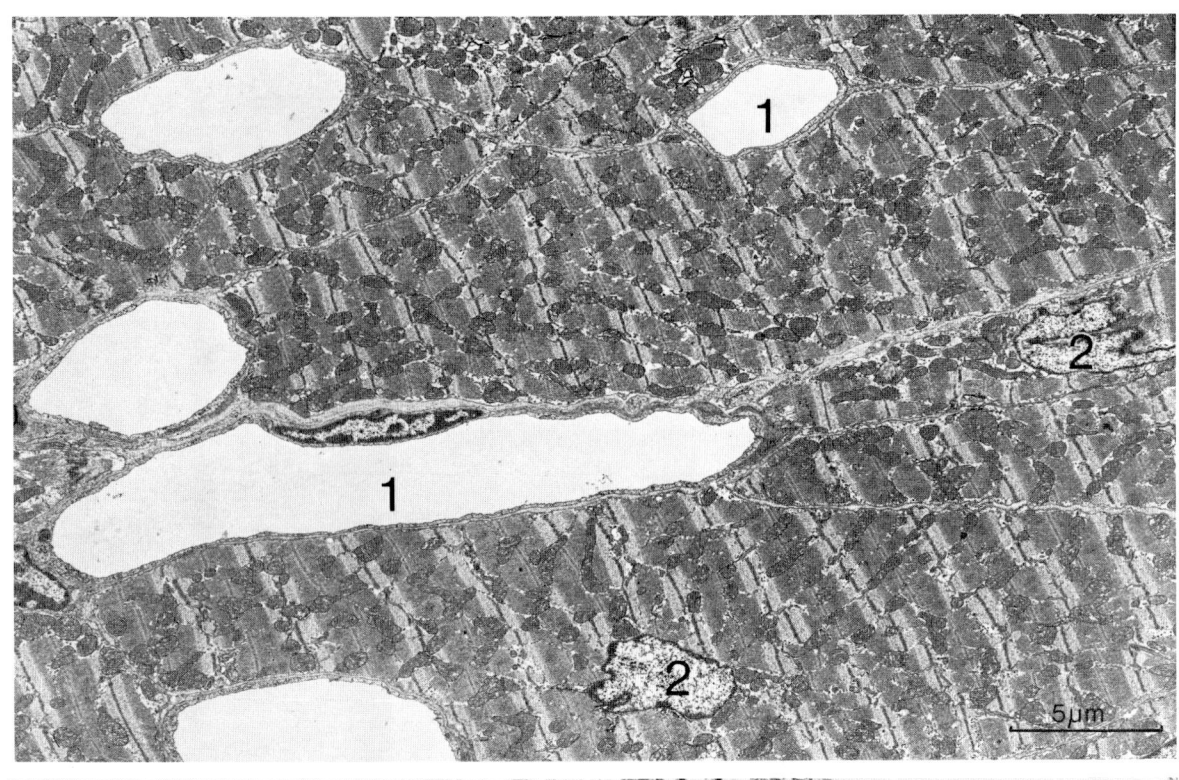

Abb. 163.

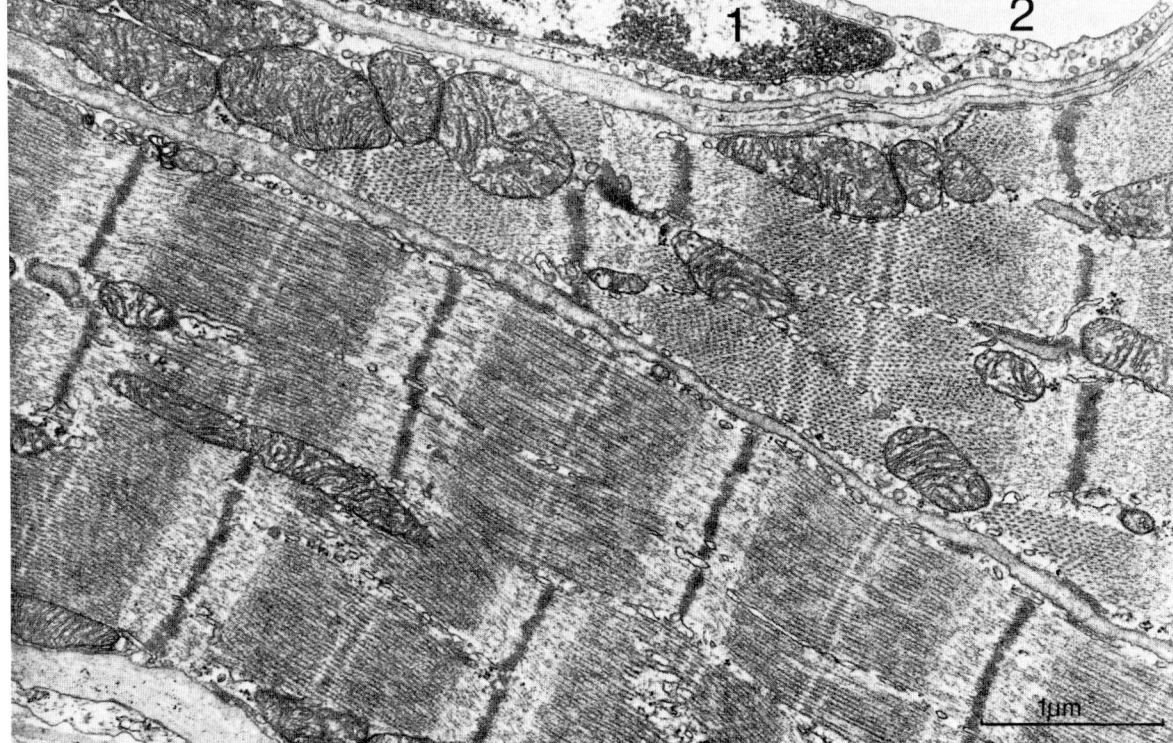

Abb. 164.

Skelettmuskulatur – Elektronenmikroskopie

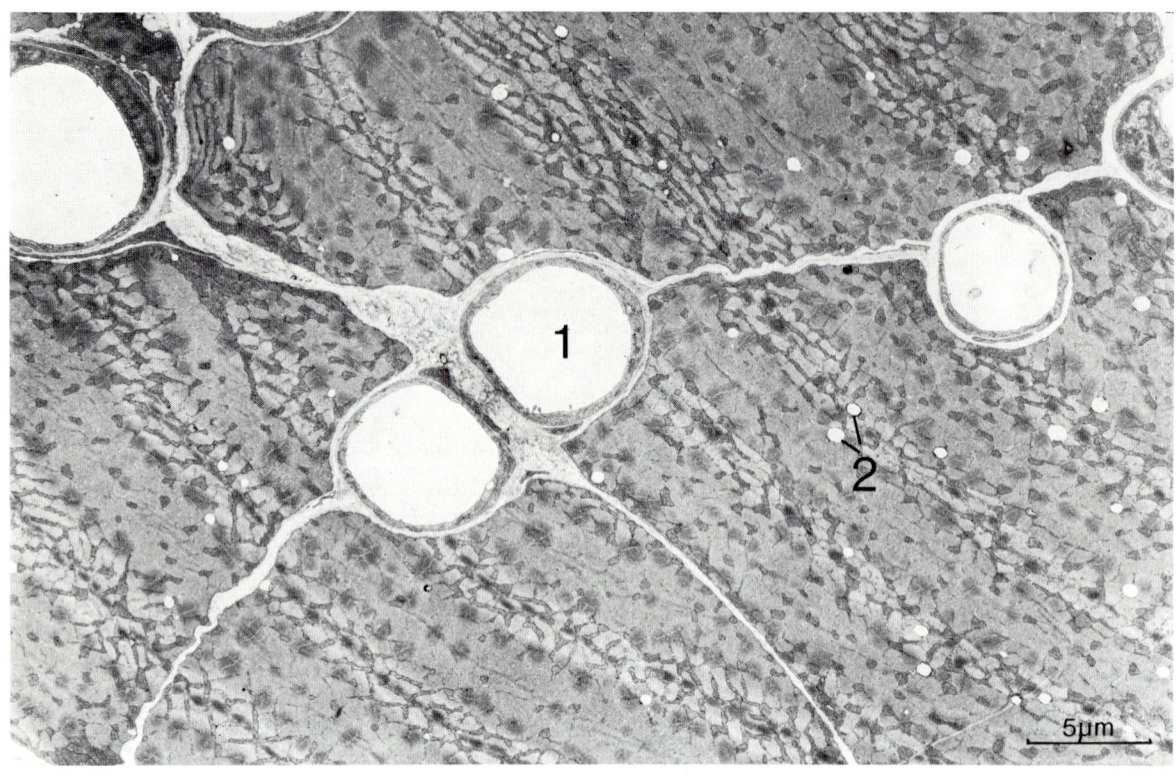

Abb. 165. Quergeschnittene Skelettmuskelfasern aus der Katzenzunge. Beachte, daß im gleichen Bildformat und bei sogar geringerer Vergrößerung von den sehr viel dickeren Muskelfasern nur unterschiedlich große Anschnitte, vom Myokard jedoch mindestens sieben Zellen vollständig erfaßt werden. 1 = Kapillarlichtungen; 2 = Lipidvakuolen. Gesamtvergr. 3500fach.

►

Abb. 166. Längsgeschnittene Skelettmuskelfasern bei gleicher Vergrößerung (3500fach) und aus demselben Präparat wie in der vorhergegangenen Abbildung. Von der Querstreifung erkennt man die Z-Linien, die von sehr schmalen I-Banden flankiert werden, was für eine erhebliche Kontraktion der Fasern spricht. Beachte die zwischen den Myofibrillen gelegenen streifenförmigen Ansammlungen von Mitochondrien (→). 1 = Kapillarlichtung; 2 = Lipidvakuole; 3 = Arteriolenlichtung; 4 = Kern einer Skelettmuskelfaser. Gesamtvergr. 3500fach.

Abb. 167. Etwa in Höhe der Grenze von A- und I-Bande quergeschnittene Myofibrillen, die hier von den T-Tubuli (→) gürtelförmig umschlungen werden (vgl. auch mit der Abb. 159). Beachte die hexagonale Anordnung der dicken Myosin-Filamente, zwischen denen jedoch die dünnen Aktin-Filamente nicht klar identifizierbar sind. 1 = Kernanschnitt; 2 = Mitochondrium. Gesamtvergr. 78 000fach.

Abb. 168. Zwei längsgeschnittene Myofibrillen in mäßig kontrahiertem Zustand (M. cremaster, Ratte), an denen alle Bestandteile ihrer Querstreifung deutlich erkennbar sind. Beachte vor allem den dunkleren M-Streifen (1) innerhalb des helleren und in der Mitte der A-Bande gelegenen H-Streifens. Dieser entspricht jenem Bereich der A-Bande, in den die Aktin-Filamente nicht mehr hineinragen, während der M-Streifen durch die filamentösen Querbrücken zwischen den Myosinfilamenten gebildet wird. Auf der Grenze von A- und I-Bande erkennt man die teils längs (2), teils quer (3) getroffenen „Triaden", die aus insgesamt drei dicht aneinander geschmiegten Hohlräumen bestehen. Der zentrale und engste ist der T-Tubulus, die beiden anderen, im Querschnitt blasenförmig erscheinenden Lumina entsprechen den Terminalzisternen des sarkoplasmatischen Retikulums (vgl. dazu auch das räumliche Schema auf S. 73). 4 = Z-Streifen. Gesamtvergr. 26 000fach.

Abb. 166.

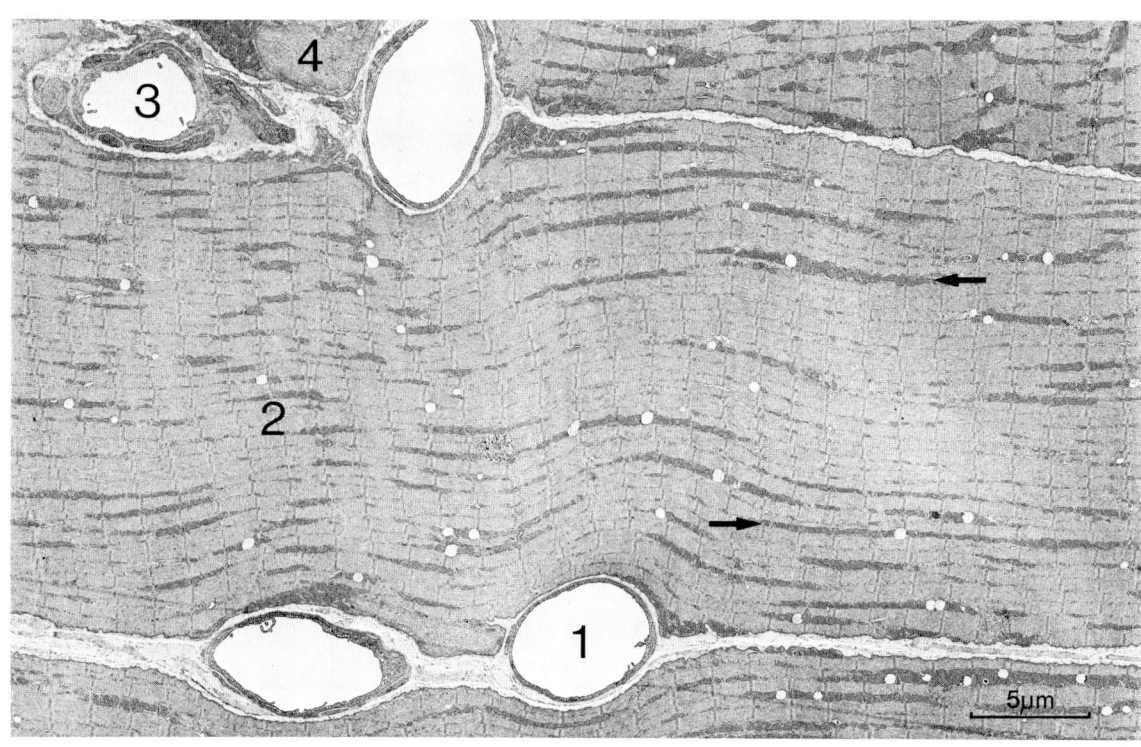

Abb. 167.

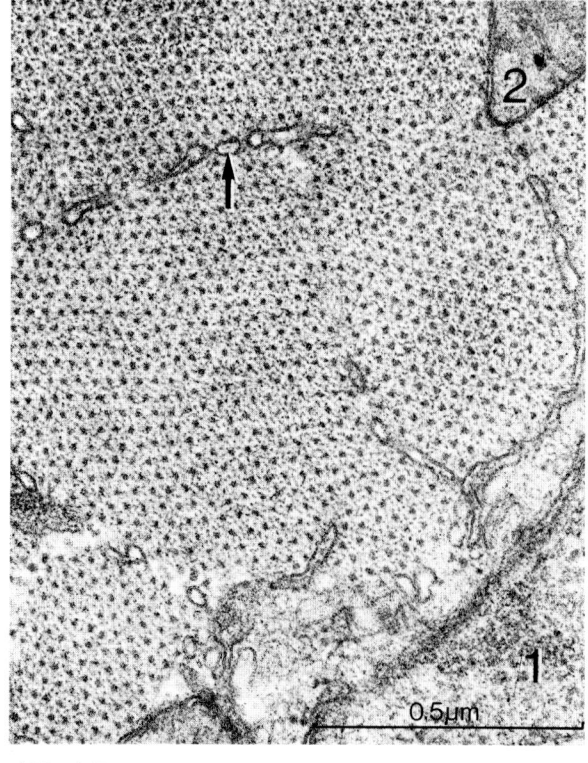
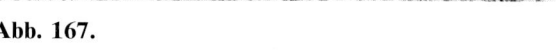

Abb. 168.

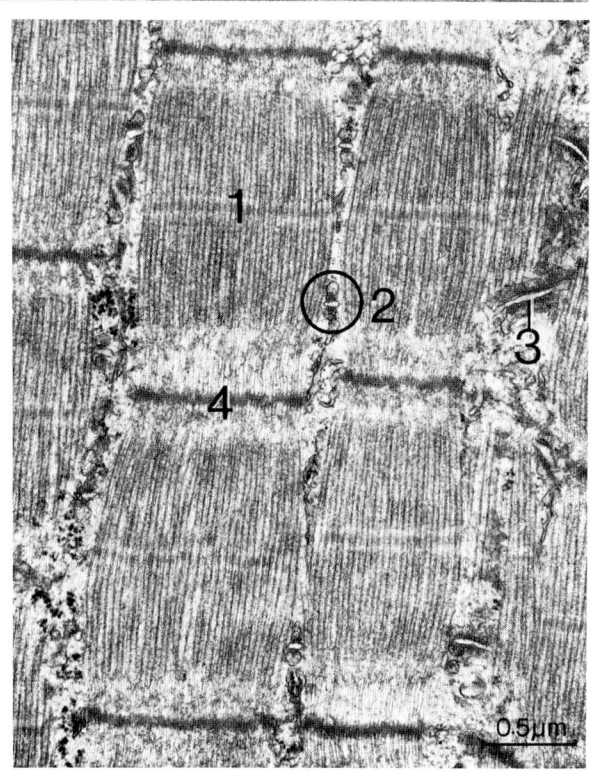

Kerne von Gliazellen

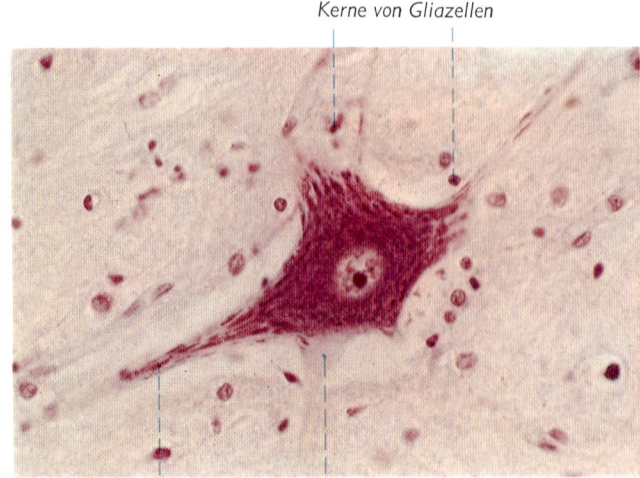

Abb. 169.   *Dendrit*   *Ursprungskegel*

Dendriten der Purkinjezellen

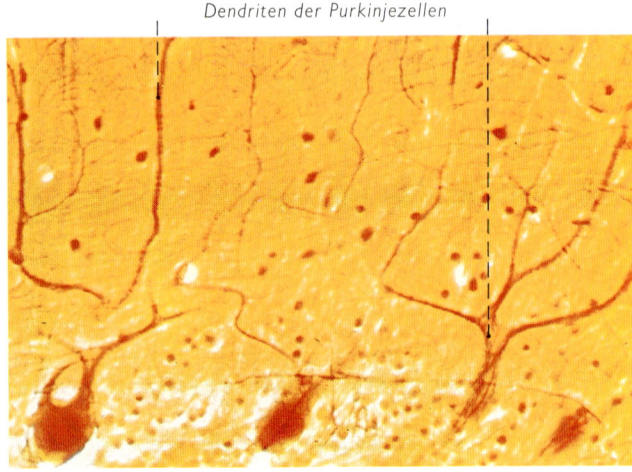

Abb. 171.

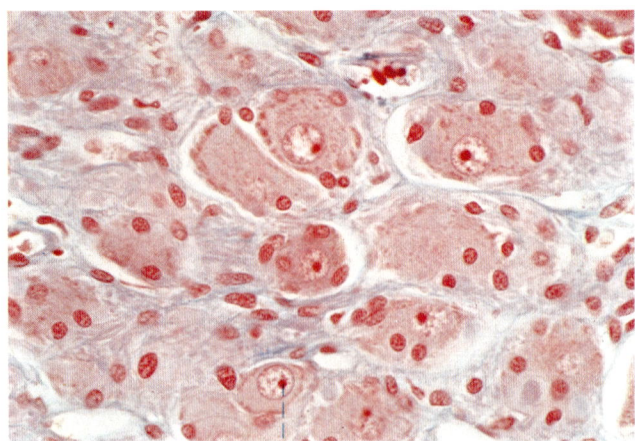

Abb. 172.   *Kern mit Nucleolus*

Pyramidenzellen

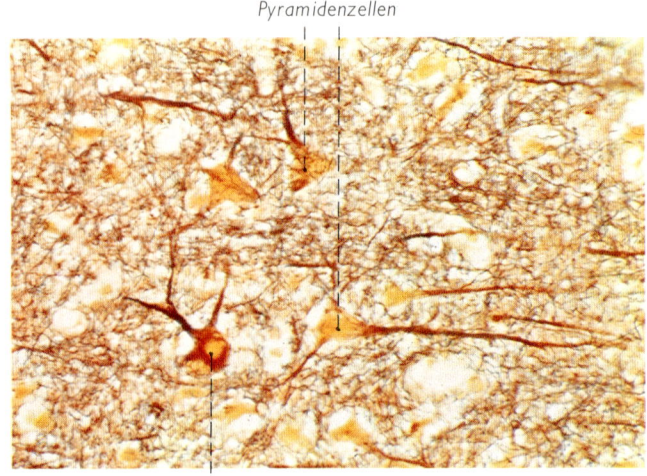

Abb. 170.   *Multipolare Nervenzelle*

Abb. 169. Multipolare Nervenzelle aus dem Vorderhorn des Rückenmarkes (Hund) mit mehreren Dendriten (erkennbar an der in ihnen stets vorhandenen Nissl-Substanz) und dem Neurit samt des an seinem Abgang immer Nisslschollenfreien Neuroplasmabezirks, dem sog. Ursprungskegel. Beachte den großen, rundlichen Kern mit dem punktförmigen Nucleolus. Die nach ihrem Entdecker als Nissl-Substanz bezeichneten, stark basophil färbbaren, scholligen Massen sind das lichtmikroskopische Äquivalent eines sehr gut entwickelten Ergastoplasmas. Färbung: Nissl; Vergr. 380fach.

Abb. 170. Mehrere pyramidenförmige und eine multipolare Nervenzelle aus der Großhirnrinde des Menschen. Von den Pyramidenzellen sind stellenweise nur die Zelleiber (= Perikarien) vom Schnitt erfaßt worden. Beachte die erheblichen Größenunterschiede der verschiedenen Arten von Ganglienzellen der Abb. 169, 170 u. 172 (alle in gleicher Vergr.!). Färbung: Versilberung nach Schultze-Stöhr; Vergr. 380fach.

Abb. 171. Kandelaber- oder spalierobstartige Verzweigungen der rindenwärts ziehenden Dendriten der Purkinje-Zellen des Kleinhirns, deren Neurit an der unteren Zirkumferenz des flaschenkürbisförmigen Zelleibes entspringt. Färbung: Versilberung nach Schultze-Stöhr; Vergr. 240fach.

Abb. 172. Multipolare Nervenzellen in einem vegetativen Ganglion des Nebennierenmarks (Mensch). Die in diesem Fall meist rundlichen Zellelemente (vgl. mit Abb. 169) geben sich durch ihre großen, kugeligen Kerne mit dem immer deutlichen Nucleolus als Nervenzellen zu erkennen. Färbung: Azan; Vergr. 380fach.

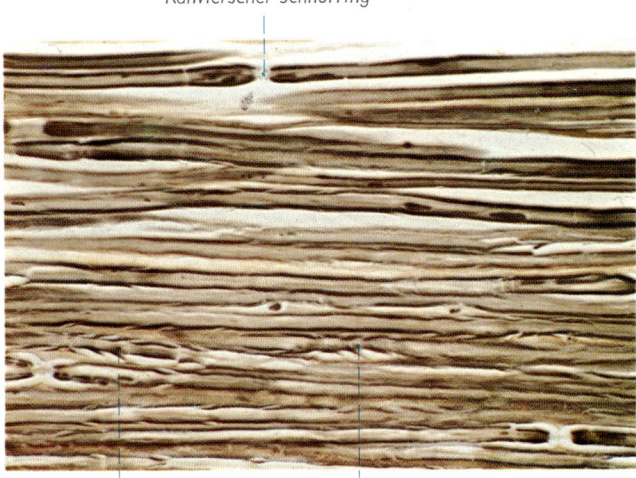

Ranvierscher Schnürring

Abb. 173. Längsschnitt eines Nerven (N. ischiadicus, Kaninchen), dessen Markscheiden durch die Behandlung mit Osmiumsäure fixiert und gleichzeitig geschwärzt wurden. An der oberen und unteren Bildkante erkennt man je einen deutlichen Ranvierschen Schnürring (= Unterbrechung der Myelinscheide des Neuriten); im unteren Bilddrittel zeigen einige Neuriten die schräg zu deren Längsachse ziehenden, pfeilspitzenähnlichen sog. Schmidt-Lantermanschen Einkerbungen der Markscheide, die Auflockerungen im System der konzentrisch geschichteten Protein-Lipoidlamellen entsprechen, jedoch die Kontinuität der Schwannschen Zellen nicht unterbrechen. Färbung: Keine, nur Fixierung mit OsO₄; Vergr. 240fach.

Abb. 173. *Schmidt-Lantermansche Einkerbungen*

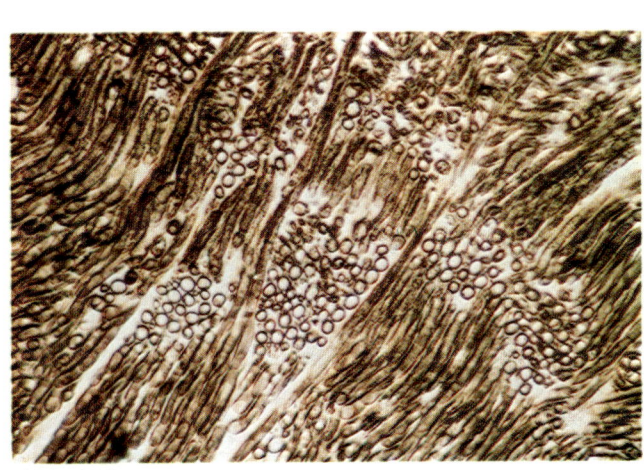

Abb. 174. Nervenfasern längs und quer (N. spinalis, Katze) nach Osmiumfixierung. Die Markscheiden erscheinen im Querschnitt als schwarzbraune Ringe, die eine scheinbar strukturlose, da ungefärbte „Seele", den Achsenzylinder, umschließen. Färbung: Keine, nur Fixierung durch OsO₄; Vergr. 150fach.

Abb. 174.

Abb. 175. Querschnitt eines markhaltigen Nerven (N. ischiadicus, Mensch), dessen geschrumpfte Achsenzylinder als schwarzviolette Punkte erscheinen, die von einer blaß gelblichen Hülle, der Markscheide, umgeben sind (vgl. auch mit Abb. 177). Zwischen den dicken, sehr markreichen Nervenfasern liegen Gruppen kleinerer markarmer und markloser Fasern (vgl. mit Abb. 187). Die Kerne der Schwannschen Zelle sind nicht zu erkennen, da keine Kerngegenfärbung durchgeführt wurde. Färbung: Pikroindigokarmin; Vergr. 240fach.

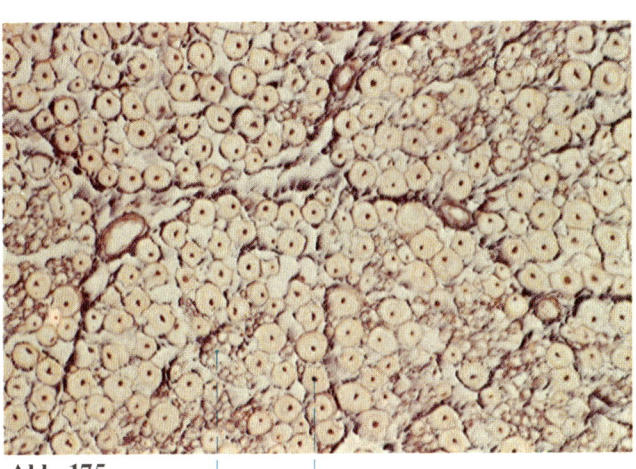

Abb. 175. *Markarme Axone   Achsenzylinder*

81

Kerne von Schwannschen Zellen

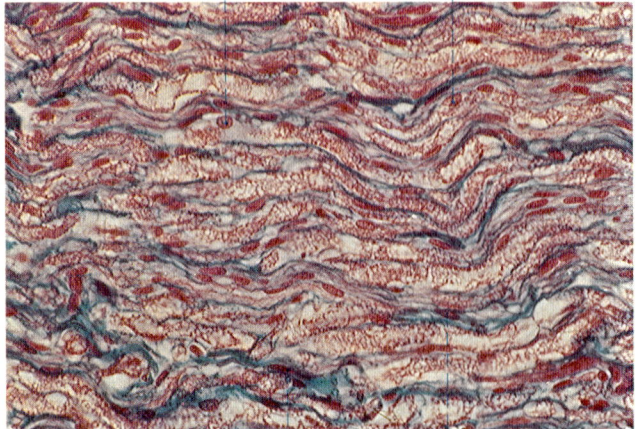

Abb. 176.

Fibrozytenkerne des Endoneuriums

Abb. 176. Längsschnitt eines peripheren Nerven (hintere Wurzel des Rückenmarkes, Mensch), dessen Neuriten infolge der meist üblichen Behandlung der Präparate mit fettlösenden Mitteln wie Alkohol u. ä. eine Entmischung der Markscheiden durch Herauslösen der Lipide erkennen lassen. Übrig bleibt von der Myelinhülle eine Art Eiweißgerinnsel, das sog. Neurokeratingerüst. Die größeren rund-ovalen Kerne gehören zu den Schwannschen Zellen, die schmalen, plattgedrückten zu Fibrozyten der bindegewebigen Hüllen des Endoneuriums. Färbung: Azan; Vergr. 240fach.

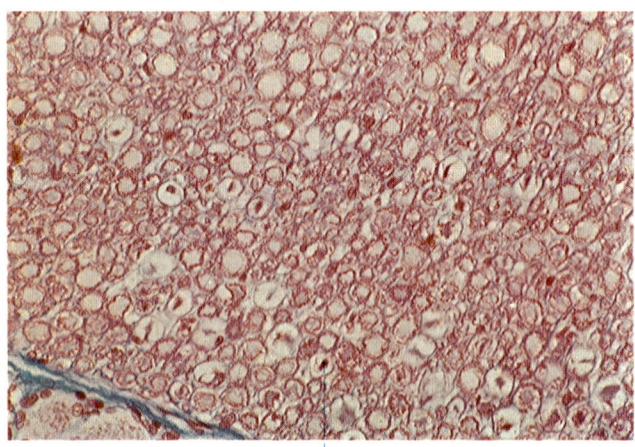

Abb. 177.

Achsenzylinder

Abb. 177. Querschnitt eines peripheren Nerven (N. spinalis, Katze), dessen unterschiedlich dicken Neuriten eine durch Herauslösen der Lipide feinkörnig bis krümelig zerfallende Markscheide zeigen (Neurokeratingerüst, vgl. mit Abb. 176). Die Achsenzylinder sind stellenweise zu einem zentral gelegenen und dann intensiv rotgefärbten Strang zusammengesintert. Färbung: Azan; Vergr. 240fach.

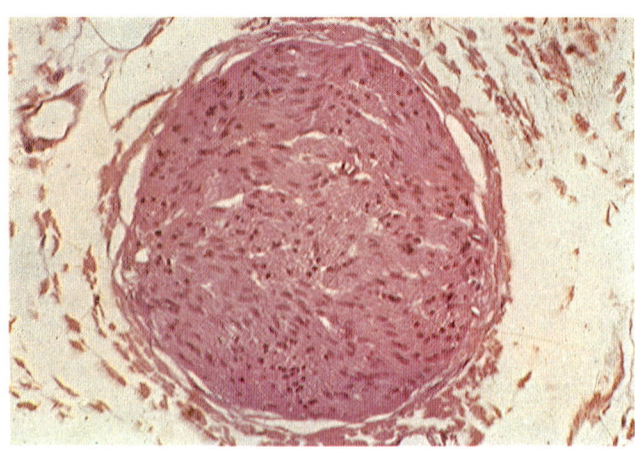

Abb. 178.

Abb. 178. Querschnitt durch einen kleinen, marklosen Nerven aus dem Gefäßstiel der Milz (Mensch). Eine Enkapsis fehlt, und die Neuriten sind infolge ihres schraubigen Verlaufs in allen Richtungen des Raumes angeschnitten. Auffallend und charakteristisch ist der große Kern- bzw. Zellreichtum der marklosen Nerven. Färbung: H.E.; Vergr. 240fach.

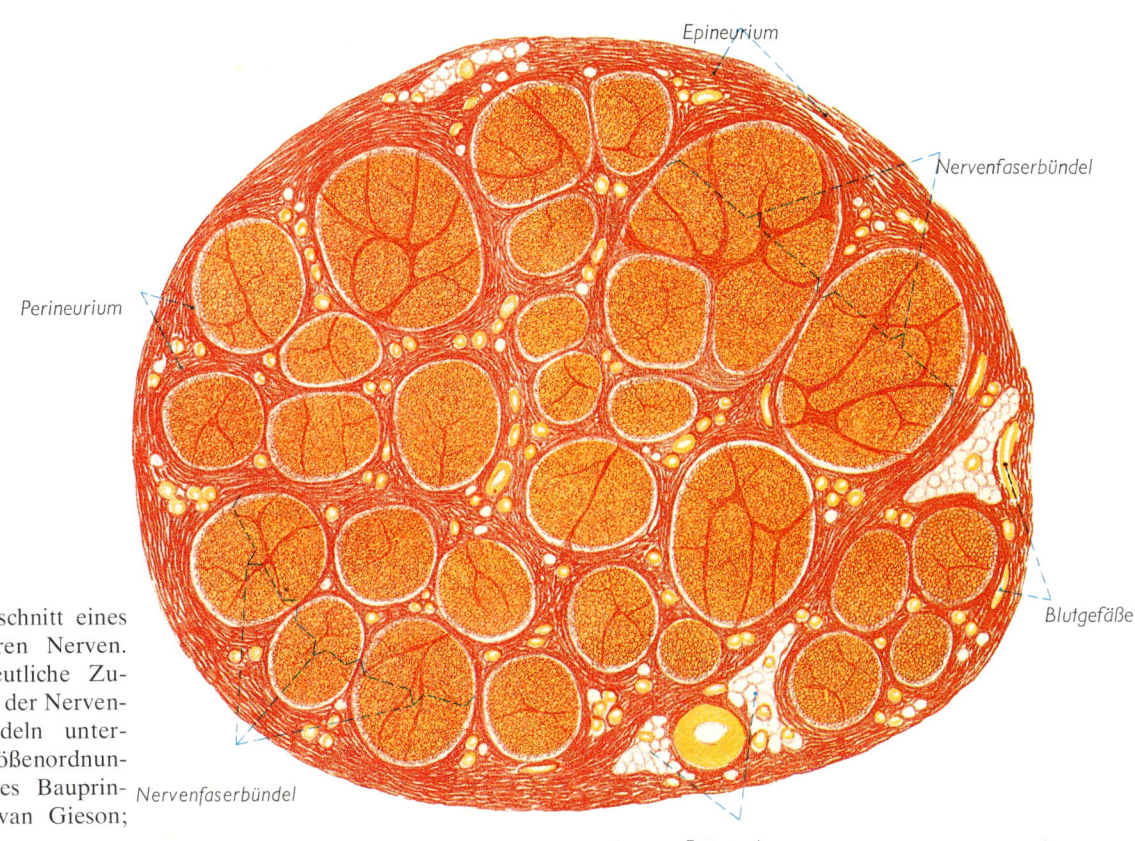

Epineurium

Nervenfaserbündel

Perineurium

Blutgefäße

Nervenfaserbündel

Fettgewebe

Abb. 179. Querschnitt eines großen peripheren Nerven. Beachte die deutliche Zusammenordnung der Nervenfasern zu Bündeln unterschiedlicher Größenordnungen (enkaptisches Bauprinzip). Färbung: van Gieson; Vergr. 15fach.

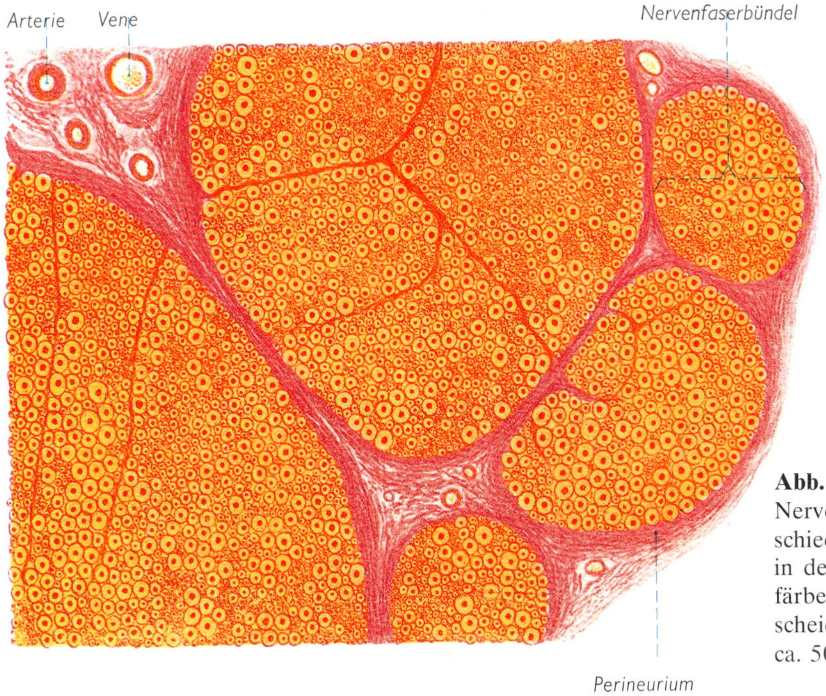

Arterie   Vene

Nervenfaserbündel

Abb. 180. Eine stärkere Vergrößerung einzelner Nervenfaserbündel läßt die Axone deutlich als unterschiedlich dicke, rundliche Schnittprofile erkennen, in denen sich der zentral gelegene Achsenzylinder färberisch deutlich gegen die ihn umgebene Markscheide abhebt. Färbung: van Gieson; Vergr. ca. 50fach.

Perineurium

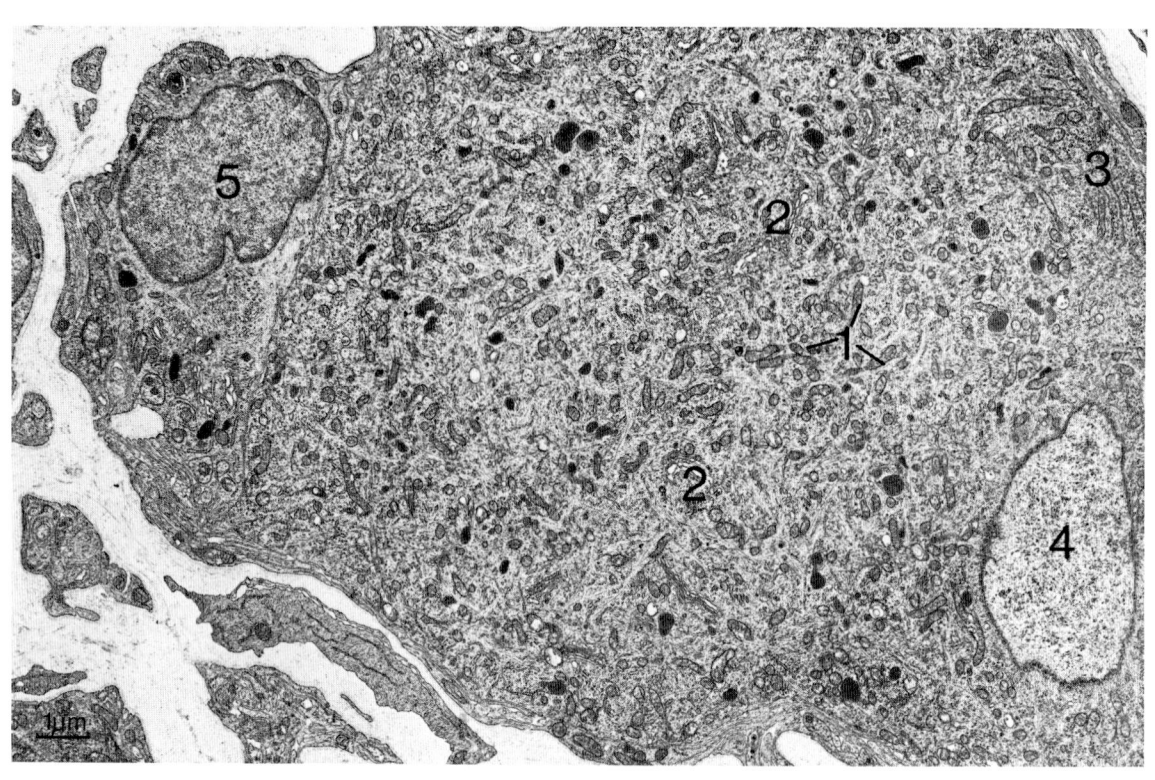

Abb. 181.

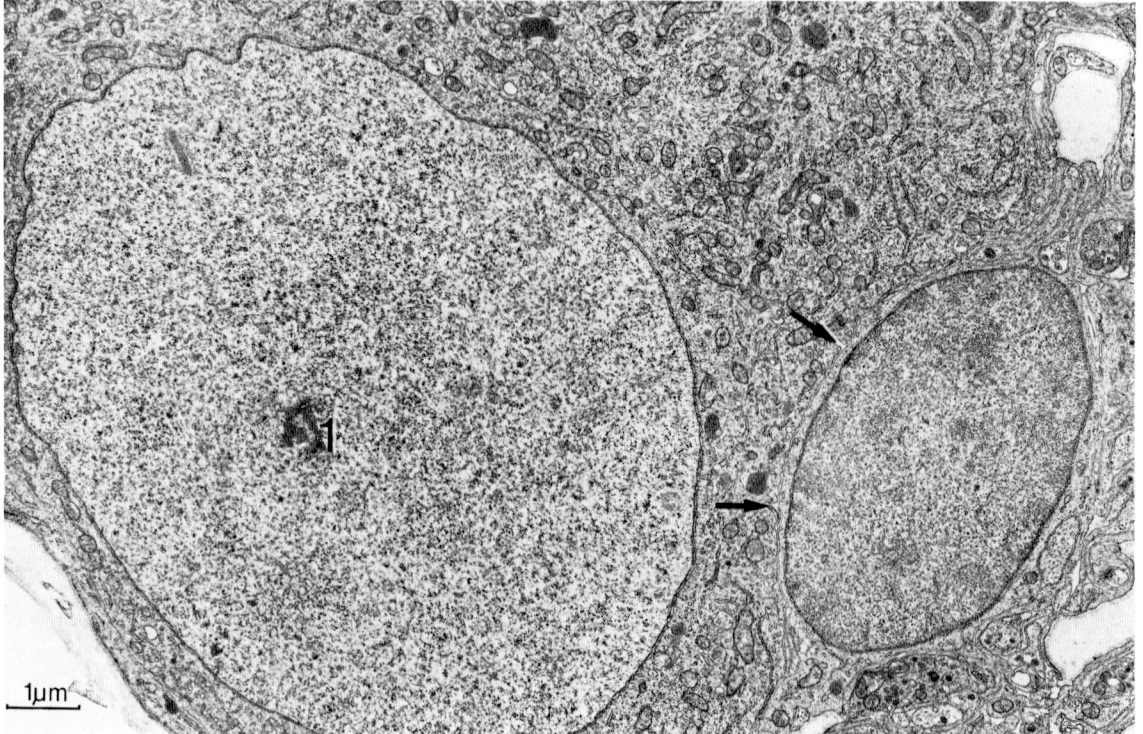

Abb. 182.

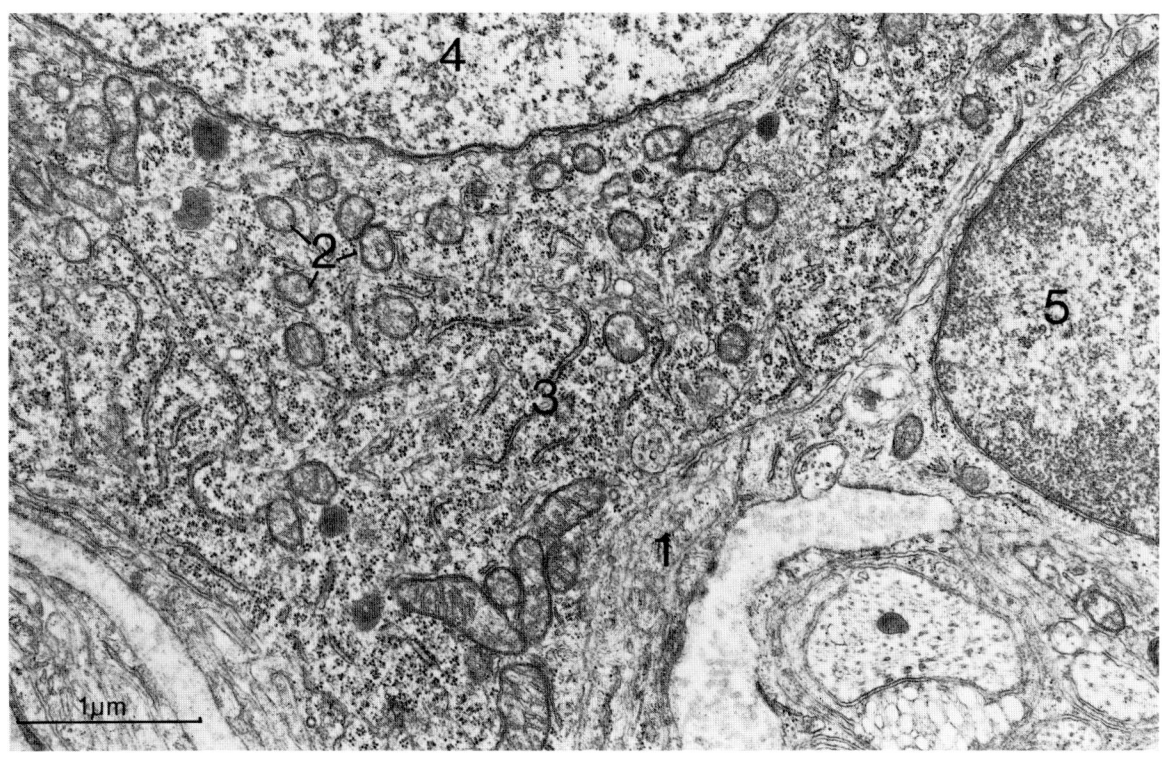

Abb. 183. Randbezirk einer multipolaren, vegetativen Nervenzelle (Ganglion, Pankreas, Katze) mit Abgang eines Dendriten, dem sich außen zytoplasmatische Fortsätze (1) der Mantelzellen dicht anschmiegen. Im Zytoplasma der Nervenzelle erkennt man neben zahlreichen Mitochondrien (2) die Zisternen eines gut entwickelten rauhen ER (3) sowie freie Ribosome in großen Mengen. 4 = Kern der Ganglienzelle; 5 = Kern einer Mantelzelle. Gesamtvergr. 24 500fach.

Abb. 181. Übersichtsbild einer multipolaren Nervenzelle aus einem vegetativen Ganglion (Pankreas, Katze). Der Zelleib enthält zahlreiche, kleine Mitochondrien (1), mehrere Golgi-Felder (2) und ein gut entwickeltes rauhes ER, das stellenweise geordnete Membranstapel (3) bildet. Vom randständig gelegenen Kern (4) ist hier nur ein kleiner Sektor getroffen worden. 5 = Kern einer Mantelzelle. Gesamtvergr. 7000fach.

Abb. 182. Eine andere Nervenzelle aus demselben Ganglion wie zuvor zeigt den großen, blasenförmigen Kern mit Nucleolus (1) sowie den außerordentlich schmalen Interzellularspalt (→) zwischen Nerven- und Mantelzelle. Gesamtvergr. 10 000fach.

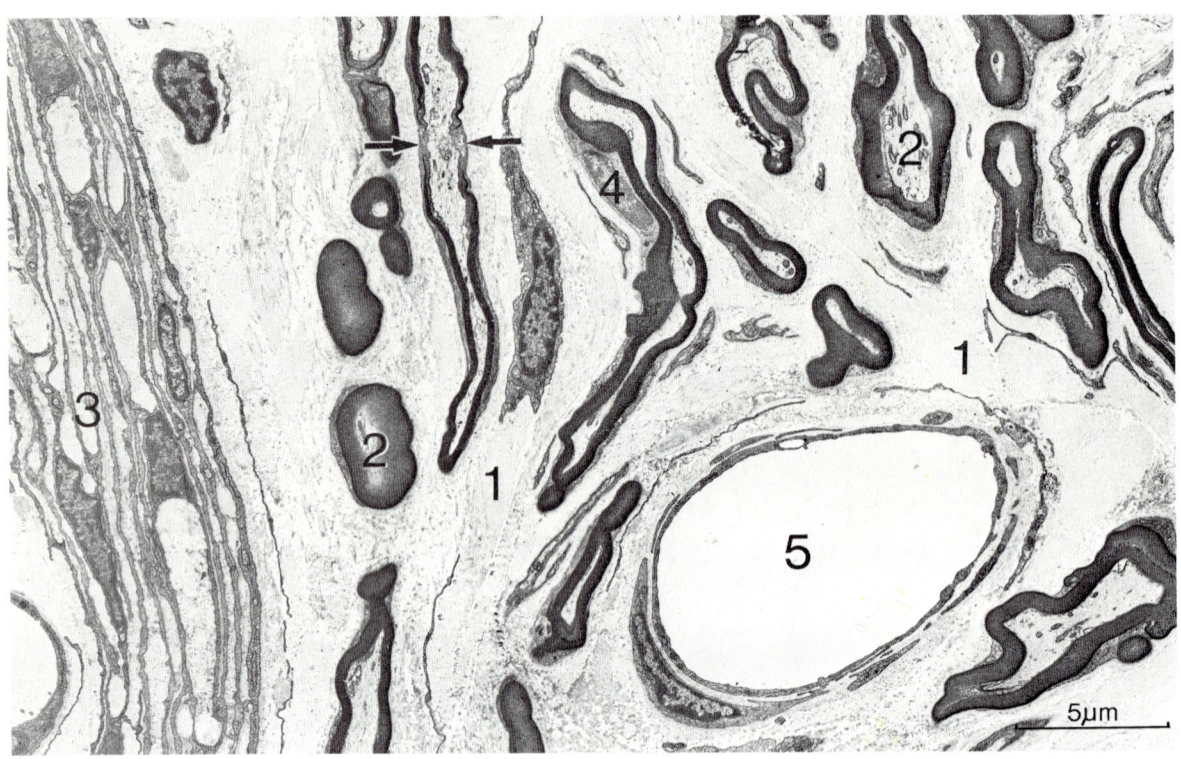

Abb. 184. Randbezirk eines markhaltigen Nerven (Kaninchen), dessen hier sehr locker in reichlich Bindegewebe (1 = kollagene Fasern) verteilten Axone (2) in allen Richtungen des Raums angeschnitten wurden. Nach außen wird der Nerv durch eine vielschichtige, aus Fibrozytenausläufern aufgebaute Zellscheide (3) begrenzt. Bei → ein Ranvierscher Schnürring; 4 = Kern einer Schwannschen Zelle; 5 = postkapillare Venule. Gesamtvergr. 4500fach.

Abb. 185. Längsschnitt eines markhaltigen Axons (Kaninchen) mit Myelin (1) – und Schwannscher Scheide (2). Beachte das intrazytoplasmatische Filamentbündel (3) in dem benachbarten Fibrozyten. 4 = Mitochondrium. Gesamtvergr. 30000fach.

Abb. 186. a) Ein Ausschnitt aus der vorhergehenden Abbildung bei hoher Auflösung zeigt den typischen Schichtenbau der Markscheide mit einer Periodik von 12 nm. Nach innen wird die Myelinscheide durch das Axolemm (1) vom Zytoplasma des Neuriten (2) getrennt und außen wird sie bedeckt vom Zytoplasma der Schwannschen Zelle (3). Gesamtvergr. 80000fach.
b) Längsschnitt durch eine marklose Nervenfaser (vegetativer Nerv aus der Gl. submandibularis der Katze) mit deutlichen Neurofilamenten (1) und Neurotubuli (2). Vergleiche mit Abb. 189. Gesamtvergr. 54000fach.

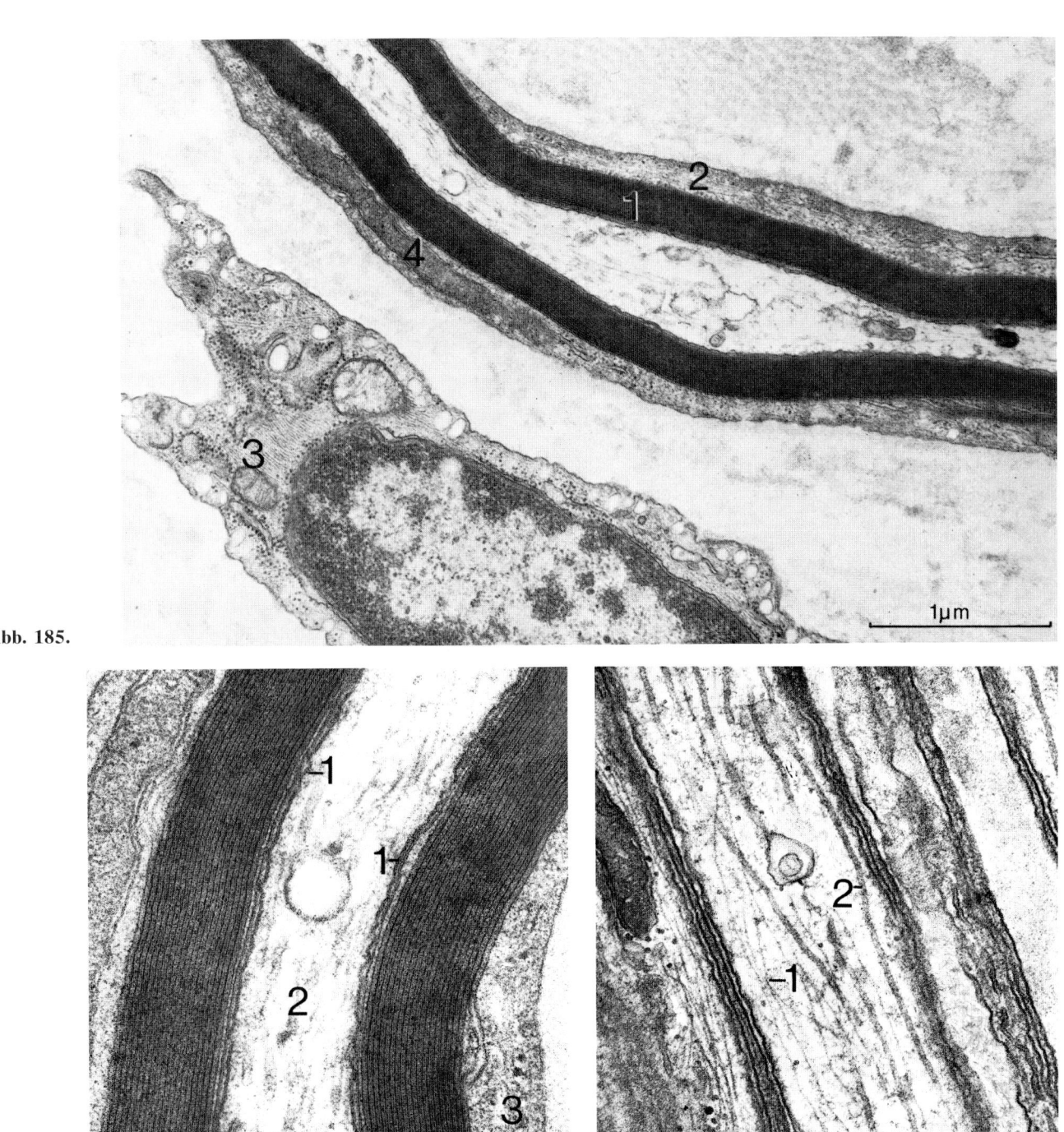

Abb. 185.

Abb. 186.
a)
b)

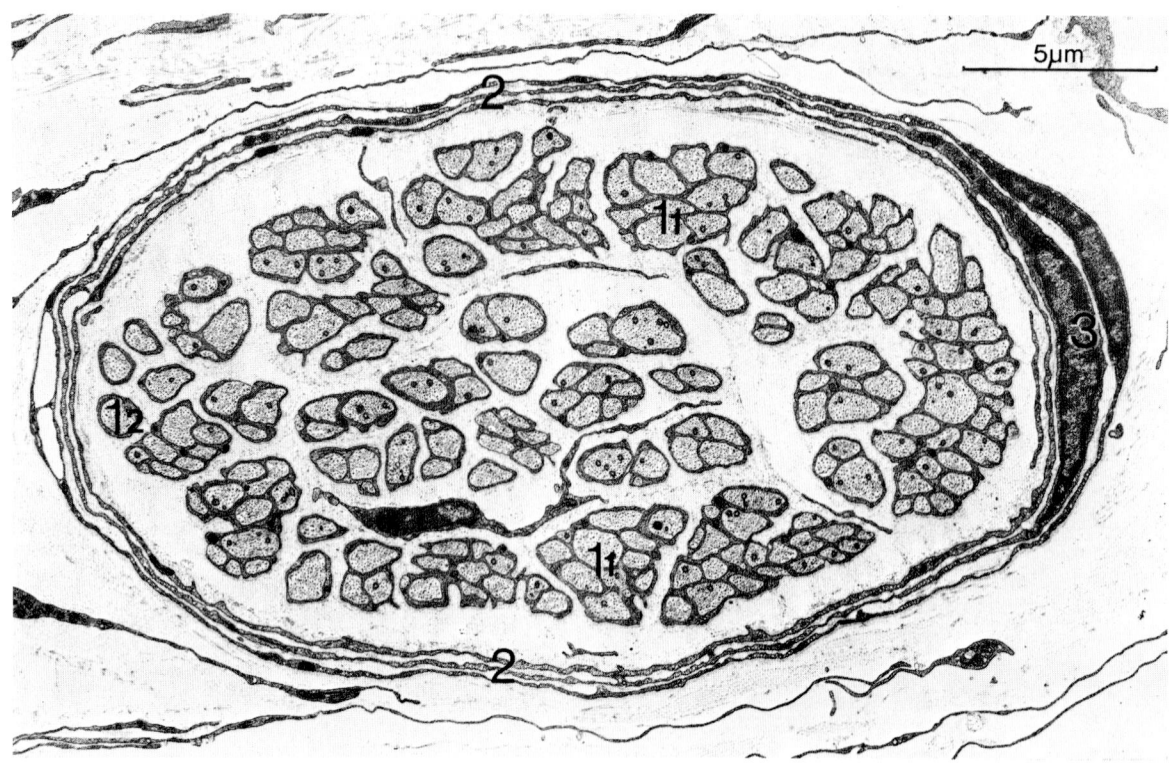

Abb. 187. Querschnitt eines marklosen, vegetativen Nerven (Ratte), dessen Axonbündel (1_1) durch eine mehrschichtige Lage aus schlanken Fibrozytenausläufern (2) vollständig vom restlichen interstitiellen Raum getrennt werden. Diese Hülle bildet eine in sich geschlossene, häufig als „Perineuralepithel" oder „Perithel" bezeichnete Zellscheide. Die elektronenoptisch heller erscheinenden Neuriten werden zu mehreren (1_1) oder auch einzeln (1_2) vom elektronendichteren Zytoplasma der Schwannschen Zellen umhüllt und lassen schon bei dieser schwachen Vergrößerung eine feine Tüpfelung ihres Axoplasmas erkennen. 3 = Kern eines Fibrozyten. Gesamtvergr. 5000fach.

▶

Abb. 188. Vegetative, marklose Axone aus dem mittleren oberen Abschnitt der vorhergehenden Abbildung, die entweder allein (1_2) oder zu mehreren (1_1) von dem zu schmalen Lamellen ausgewalzten Zytoplasma der Schwannschen Zellen in oft komplizierter Weise ($\rightarrow$) umhüllt werden. 2 = Mitochondrien. Gesamtvergr. 24 000fach.

Abb. 189. Bei hoher Auflösung zweier Neuriten aus der vorhergehenden Abbildung sind in deren Axoplasma die quer geschnittenen und oft zu Bündeln locker aggregierten Filamente (1) sowie die meist vereinzelt liegenden und sehr viel dickeren Mikrotubuli (2) deutlich zu erkennen. Beachte, daß sich die freien Enden (*) der Zytoplasmalamellen der Schwannschen Zellen oft breitflächig überlappen (vgl. auch mit der Abb. 188). Gesamtvergr. 53 000fach.

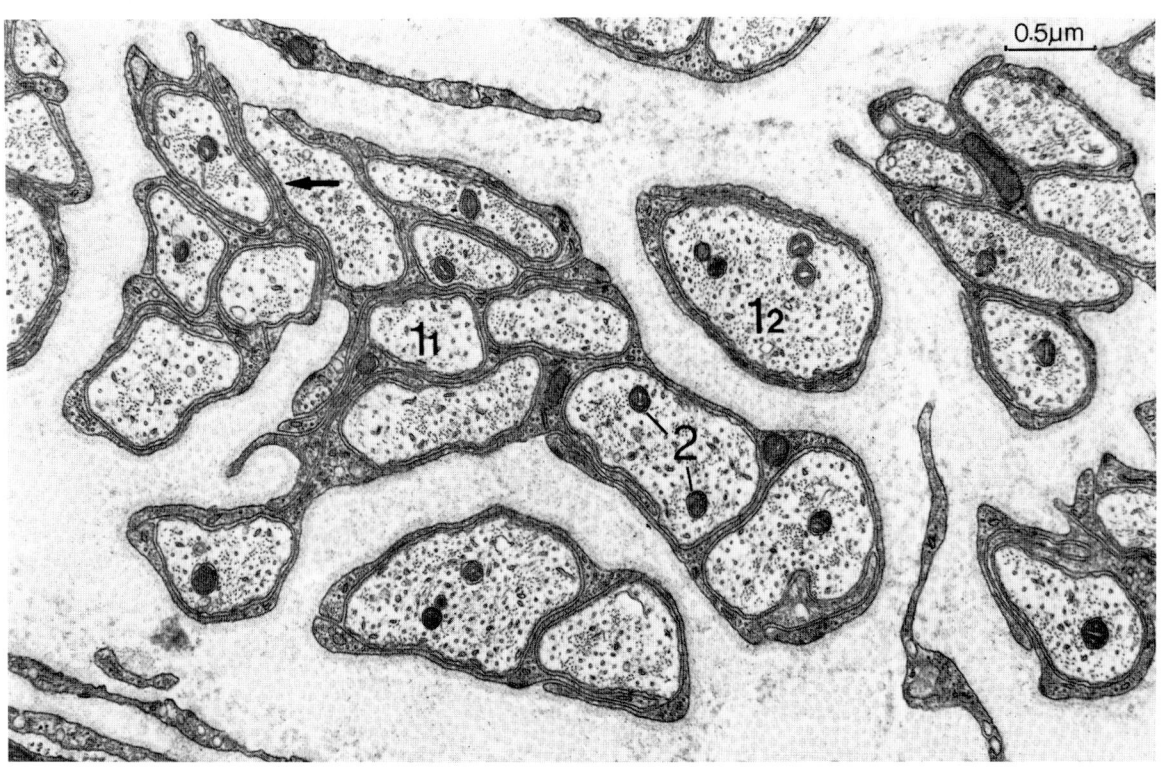

Abb. 188.

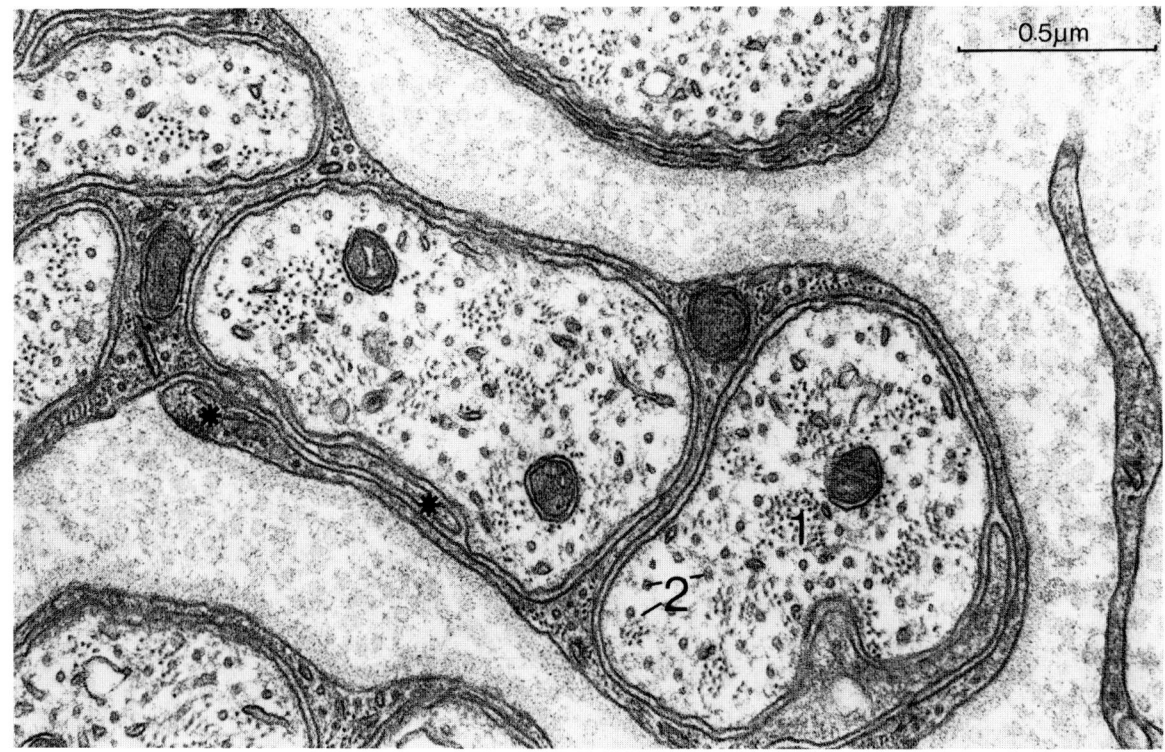

Abb. 189.

Gliagewebe

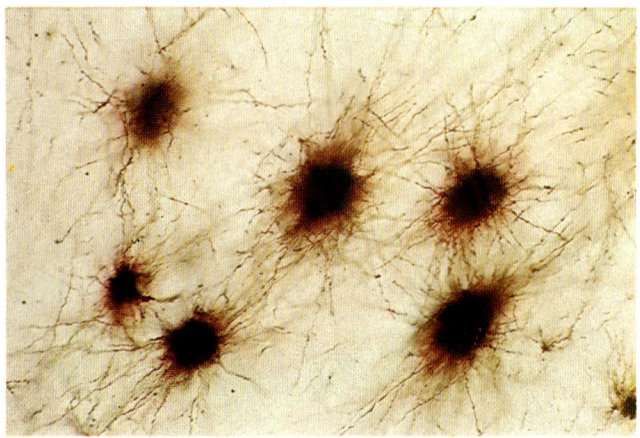

Abb. 190.

Oligodendrozyt

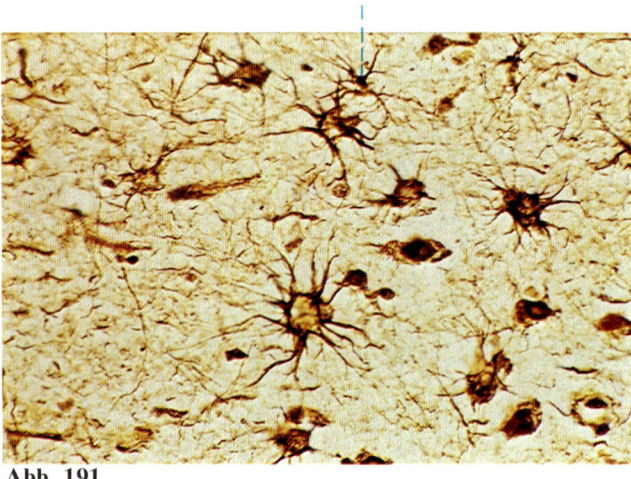

Abb. 191.

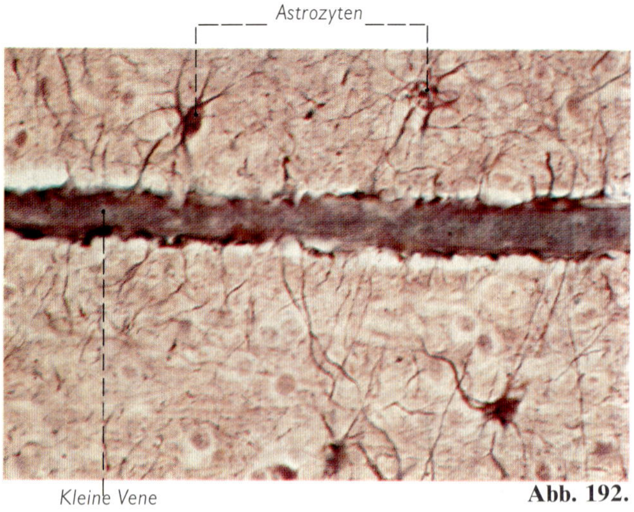

Astrozyten

Kleine Vene   **Abb. 192.**

Die Darstellung der verschiedenen Zellrassen des zentralen Gliagewebes gelingt nur mit Hilfe verschiedener und teilweise sehr „launischer" Spezialverfahren. Infolgedessen können in vielen histologischen Praktika entsprechende Präparate oft nur in einer Auswahl und in begrenztem Umfang ausgegeben werden. (Die den Bildern 190, 191, 194 u. 195 zugrundeliegenden Präparate wurden von Herrn Prof. Dr. med. G. Kersting, Direktor des Instituts für Neuropathologie der Universität Bonn, zur Verfügung gestellt.)

Abb. 190. Astrozyten (Langstrahler) aus dem Marklager der Großhirnrinde (Mensch), dargestellt mit der Golgi-Methode. Der Zelleib erscheint durch eine zu starke Ablagerung von kolloidalen Silbersalzen an seiner Oberfläche wesentlich größer, als es der Wirklichkeit entspricht und auch sein Kern ist infolgedessen vollkommen verdeckt. Erfaßt werden durch diese Methode vor allem die zahlreichen schlanken und in alle Richtungen ziehenden Ausläufer dieser Zellen, die wegen der großen Zahl und Länge sowie der „draht"ähnlichen Gestalt ihrer Fortsätze als „faserige" Astrozyten oder auch als „Langstrahler" bezeichnet werden. Färbung: Imprägnierung nach Golgi; Vergr. 240fach.

Abb. 191. Mehrere Astrozyten aus der Großhirnrinde (Mensch), die wegen ihres großen Zelleibes und ihrer kurzen, aber reichverzweigten Fortsätze als „protoplasmatische Kurzstrahler" bezeichnet werden. Am oberen Bildrand erkennt man einen der sehr viel kleineren und auch weniger verzweigten Oligodendrozyten. Färbung: Imprägnierung nach Bielschowsky; Vergr. 380fach.

Abb. 192. Astrozyten aus dem Großhirn des Menschen, die mit den fußartig verbreiterten Enden ihrer Fortsätze die Wände der intrazerebralen, kleineren Gefäße dicht umschließen und so eine perivaskuläre Gliascheide bilden. Färbung: n. Held; Vergr. 380fach.

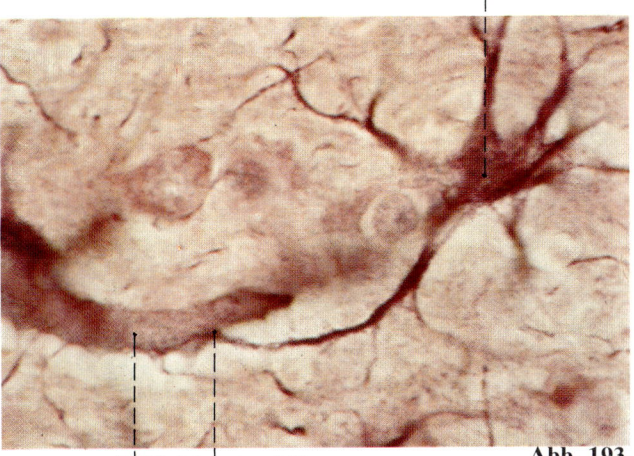

Zelleib eines Astrozyten

Gefäß   Astrozyten„fuß"

Abb. 193.

Abb. 193. Bei höherer Auflösung erkennt man deutlich den sich einer Kapillare eng anschmiegenden Fortsatz eines protoplasmatischen Astrozyten (Großhirn, Mensch). Färbung: n. Held; Vergr. 960fach.

Oligodendrozyt

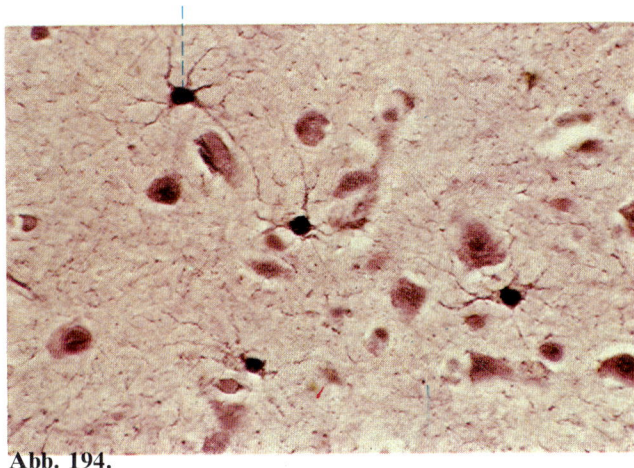

Abb. 194.

Abb. 194. An den sehr viel kleineren Oligodendrozyten (Großhirnrinde, Mensch) imponiert vor allem ihr rundlicher Kern, der ähnlich wie bei den Lymphozyten den Zelleib fast vollständig ausfüllt. Infolgedessen ist auch nur dieser bei Routinefärbungen zu erkennen und daher diese Zellen schwer als solche zu identifizieren. Die Oligodendrozyten liegen häufig, wie auch in dieser Abbildung, als sog. Ammen- oder Trabantenzellen in unmittelbarer Nachbarschaft von Nervenzellen. Färbung: n. Cajal; Vergr. 380fach.

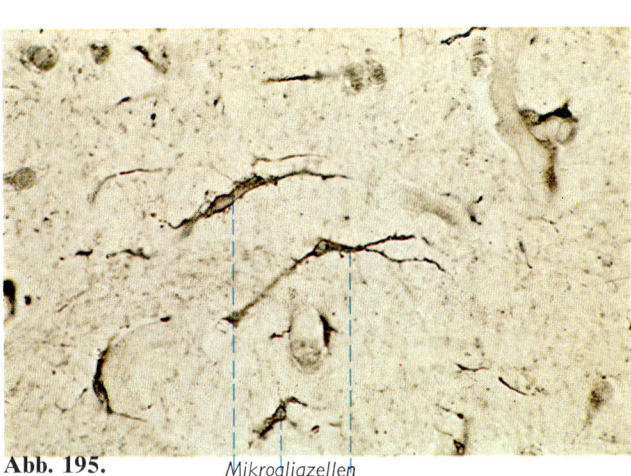

Abb. 195.   *Mikrogliazellen*

Abb. 195. Die Mikrogliazellen (Großhirnrinde, Mensch) sind kleine, amöboid bewegliche und reich verzweigte Zellen, die nach ihrem Entdecker auch als Hortega-Zellen bezeichnet werden. Sie dienen wegen ihrer Phagozytose- und Speicherfähigkeit der Aufnahme und dem Abtransport von Zellzerfallsprodukten, wie sie z. B. bei krankhaften Hirnprozessen (Erweichungsherde nach einem Schlaganfall) entstehen können. Färbung: n. Hortega; Vergr. 380fach.

Mikroskopische Anatomie

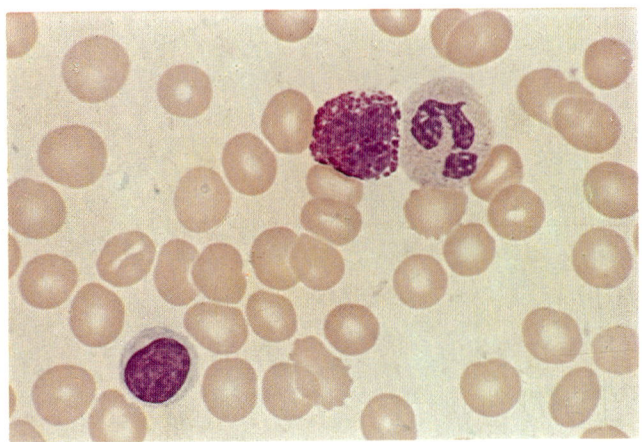

Abb. 196.

Das Erstellen des sog. Differentialblutbildes, d. h. die Bestimmung des mengenmäßigen Verhältnisses der verschiedenen weißen Blutkörperchen (Leukozyten) untereinander (nicht deren Absolutzahlen!), gehört wohl zu den häufigsten histologischen Routineuntersuchungen in der Klinik. Wenn diese auch heute überwiegend technischen Assistentinnen überlassen werden, so sollte doch jeder angehende Arzt in der Lage sein, auf diesem Gebiet wenigstens das Normale vom Krankhaften zu unterscheiden!
Mit Hilfe spezieller Färbungen, deren exaktes Gelingen meist nur dem Erfahrenen vorbehalten ist – man wird es also häufig mit wenig ideal gefärbten Blutausstrichen zutun haben – lassen sich die Leukozyten in eine Reihe morphologisch, strukturell und färberisch differenter Rassen auftrennen. Die Färbung aller nachfolgenden Bilder ist einheitlich May-Grünwald, die Vergrößerung 960fach.

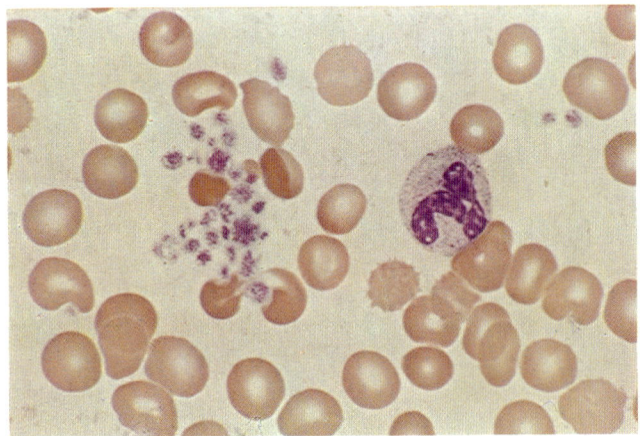

Abb. 197.

Abb. 196. Drei jedoch verschiedenen Zellrassen zugehörende Leukozyten. Oben im Bild ein mit großen basophilen Granula angefüllter, daher „basophiler Granulozyt", neben dem ein neutrophiler Granulozyt gelegen ist. Unten links ein Lymphozyt, der vor allem durch seine stark zugunsten des Kernes verschobene Kern-Plasma-Relation (d. h. großer Kern bei schmalem Zytoplasmasaum) charakterisiert ist. Beachte die u. a. für die Diagnose wichtigen Größenverhältnisse der Leukozyten sowohl untereinander als auch zu den Erythrozyten.

Abb. 197. Zwischen den Erythrozyten eine Wolke von Blutplättchen (= Thrombozyten), die jedoch bei dieser Vergrößerung kaum etwas von ihrer feineren Struktur erkennen lassen. Der neutrophile Granulozyt (= Segmentkerniger) zeigt einen nur mäßig segmentierten, stabförmig gebogenen Kern. Die staubfeinen Granula entsprechen elektronenmikroskopisch unterschiedlich strukturierten, allerdings stets sehr kleinen Lysosomen (vgl. Abb. 204b).

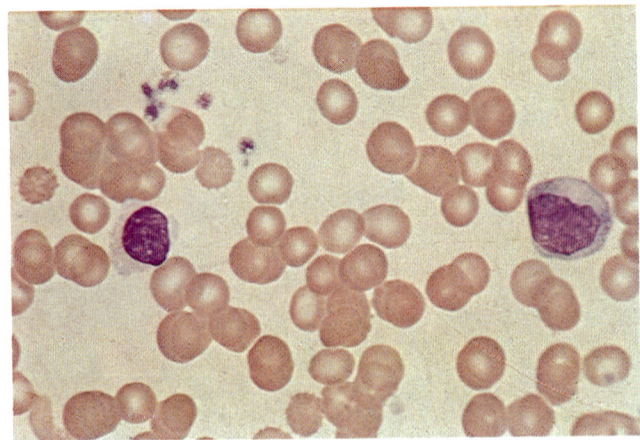

Abb. 198.

Abb. 198. Links im Bild ein sog. großer Lymphozyt, rechts ein Monozyt, der durch seinen großen, stets etwas eingedellten, oft bohnenförmigen Kern charakterisiert ist. Oben links einige Thrombozyten. Vergr. 750fach.

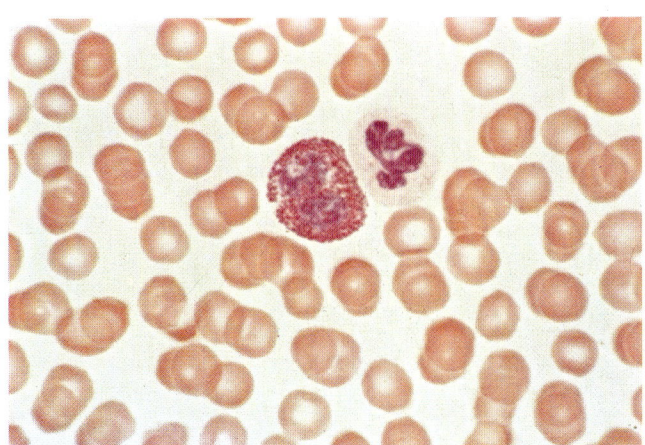

Abb. 199.

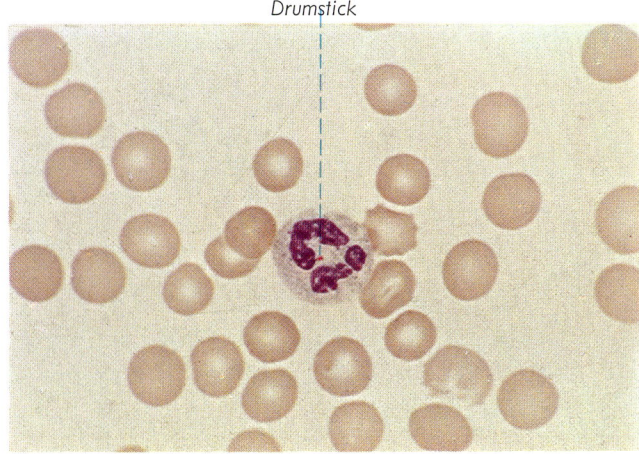

Drumstick

Abb. 200.

Abb. 199. Eosinophiler Granulozyt, dessen Kern wie üblich nur zwei Segmente aufweist. Die hier sehr deutlichen Granula sind auch bei blasser Färbung, wie sie oft in Routineausstrichen vorkommt, durch ihre Zahl und Größe leicht von den sehr viel kleineren neutrophilen Granula (vgl. Abb. 197) zu unterscheiden. Elektronenmikroskopisch handelt es sich auch hier um Lysosome, allerdings mit einem sehr typischen kristallähnlichen Aufbau (vgl. Abb. 204 a).

Abb. 200. Neutrophiler Granulozyt, dessen stark segmentierter Kern an seinem oberen Pol ein kleines, tennisschlägerförmiges Anhängsel (= Drumstick) erkennen läßt. Es entspricht dem Sex-Chromatin und befindet sich bei weiblichen Individuen in einem Häufigkeitsgrad von 1 in 36 Neutrophilen. Da dieser Wert jedoch stark schwankt, wird für eine Geschlechtsdiagnose die Differenzierung von 2000 Zellen gefordert, da bei normalen Männern sich dieses Körperchen höchstens in einem Verhältnis von 1 : 1000 nachweisen läßt (sog. Leukozytentest für die chromosomale Geschlechtsbestimmung).

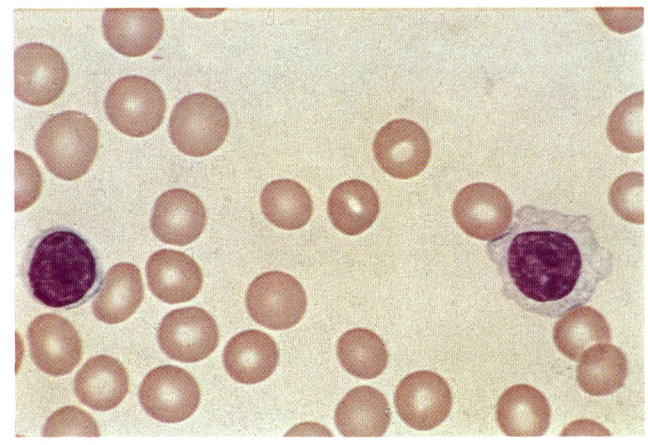

Abb. 201.

Abb. 201. Ein sog. kleiner (links im Bild) und ein großer Lymphozyt, die sich deutlich in ihrer Kern-Plasma-Relation unterscheiden. Während die kleinen Lymphozyten nur einen sehr schmalen, oft kaum erkennbaren Zytoplasmasaum besitzen, finden sich im stets sehr blaß gefärbten Zelleib der jüngeren, aber großen Lymphozyten feinste sog. Azurgranula.

Abb. 202. Monozyt mit großem, immer eingedelltem Kern, der nie rund wie bei den großen Lymphozyten ist (Unterscheidungsmerkmal!), jedoch auch nicht in allen Fällen eine bohnenförmige Gestalt aufweist. Im ebenfalls meist blaß basophilen Zytoplasma lassen sich feinste Granula darstellen.

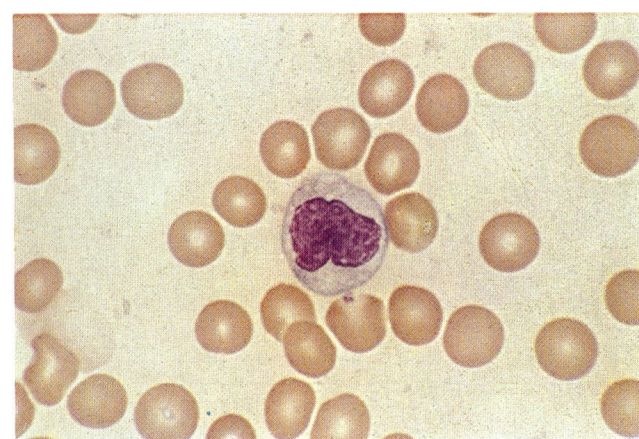

Abb. 202.

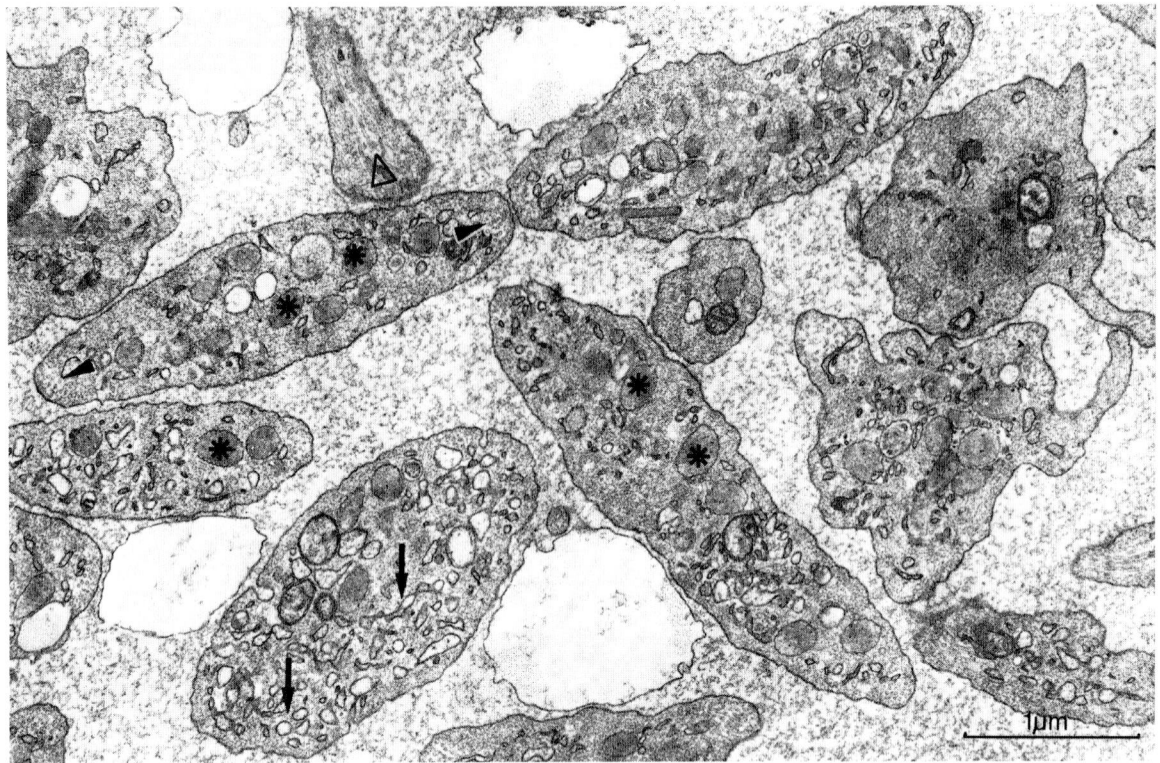

Abb. 203. Mehrere menschliche Thrombozyten aus einem künstlich mit Blutplättchen angereicherten Plasma. Neben membranbegrenzten Granula mäßiger Elektronendichte, sog. α-Granulomer (*), erkennt man schmale, unterschiedlich gestaltete vesikuläre und schlauchförmige Hohlräume ($\rightarrow$), die als γ-Granulomer bezeichnet werden. Das randständig die Äquatorialebene der Thrombozyten umkreisende Bündel von Mikrotubuli ist bei: ▶ im Quer- und bei: ▷ im Längsschnitt zu sehen. Gesamtvergr. 28000fach.

Abb. 204. Verschiedene Typen von Leukozyten im elektronenmikroskopischen Bild.   ▶
a) Die eosinophilen Granulozyten (aus der Lamina propria des Dünndarms der Ratte) sind durch die Größe und Gestalt sowie durch einen kristallinen Binnenkörper ihrer spezifischen Granula charakterisiert, die funktionell als Lysosome einzustufen sind. Gesamtvergr. 14000fach.
b) Neutrophiler Granulozyt (Maus) mit mehreren Anschnitten (1) seiner Kernsegmente, die infolge der Schnittebene scheinbar isoliert nebeneinander liegen. Die neutrophilen Granula (2) entsprechen primären Lysosomen und wechseln in Größe und Elektronendichte. 3 = Golgifeld; Gesamtvergr. 14000fach.
c) Basophiler Granulozyt aus der Lunge (Katze) mit auffallend großen, aus weitgehend homogenem Inhalt bestehenden Granula (*). Die Membranbegrenzung dieser Histamin und Heparin enthaltenden Gebilde ist nur stellenweise ($\rightarrow$) deutlich erkennbar. Der Kern ist in diesem Schnitt nicht getroffen. Gesamtvergr. 22500fach.
d) Lymphozyt (Mensch) aus dem strömenden Blut mit zahlreichen unregelmäßig gestalteten Fortsätzen an seiner freien Oberfläche. Beachte den rundlichen Kern und die zu seinen Gunsten verschobene Kern-Plasmarelation. Gesamtvergr. 14000fach.

Abb. 204.

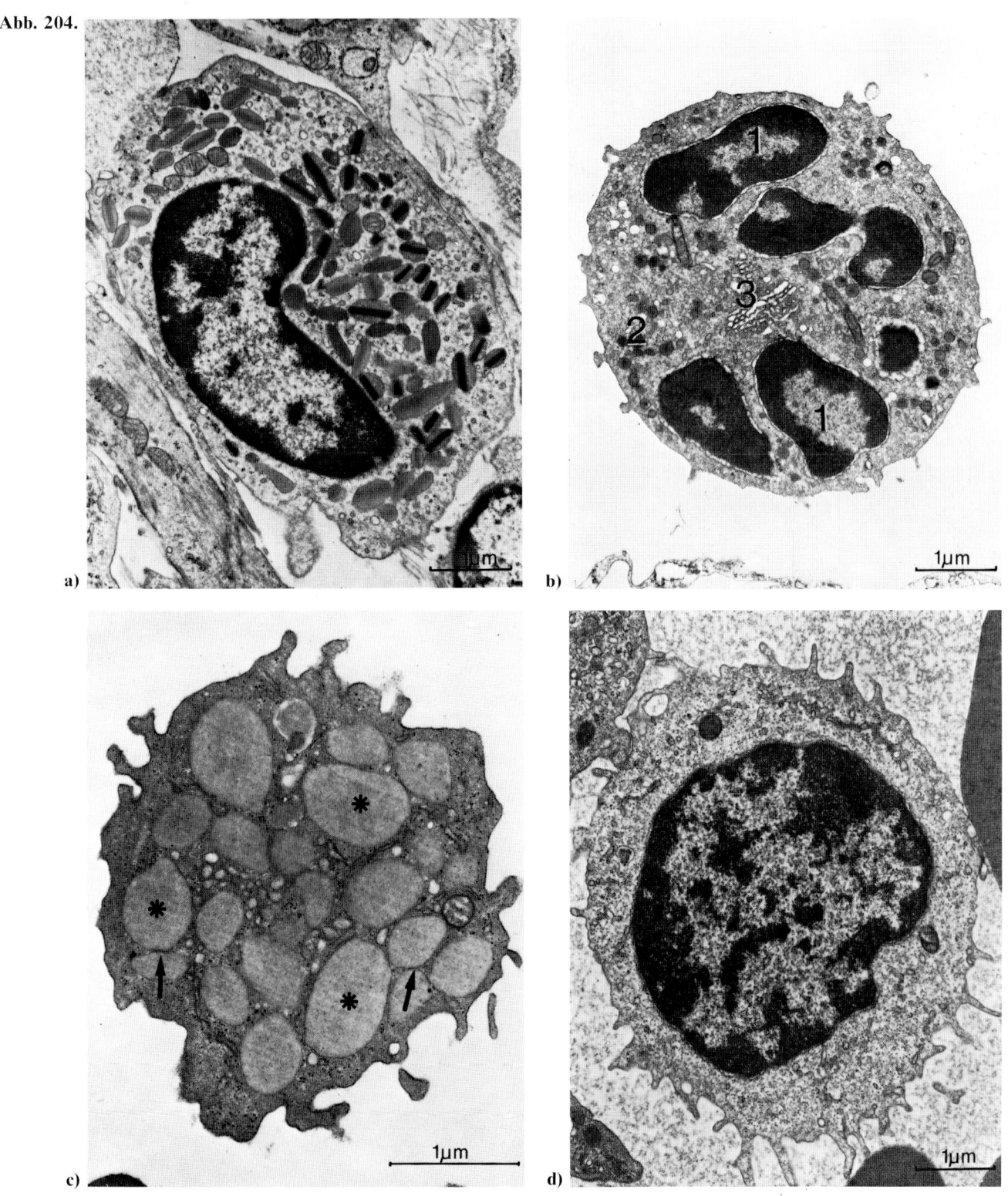

a)

b)

c)

d)

Rotes Knochenmark und Retikulozyten

Fettzelle

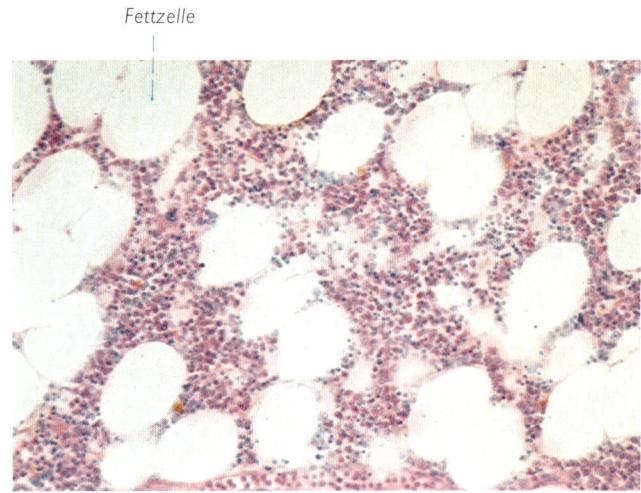

Abb. 205.

Normoblasten

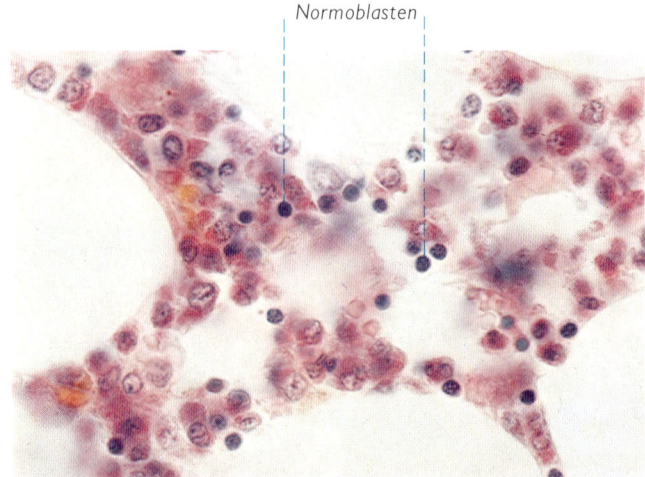

Abb. 206.

Megakaryozyten

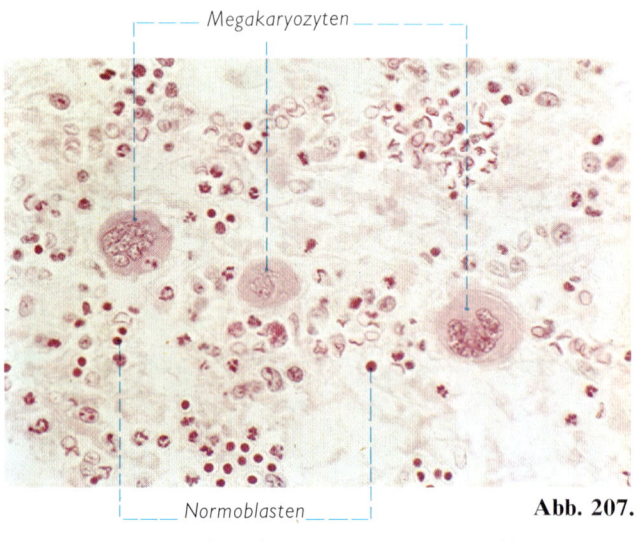

Normoblasten

Abb. 207.

Retikulozyt   Normozyt

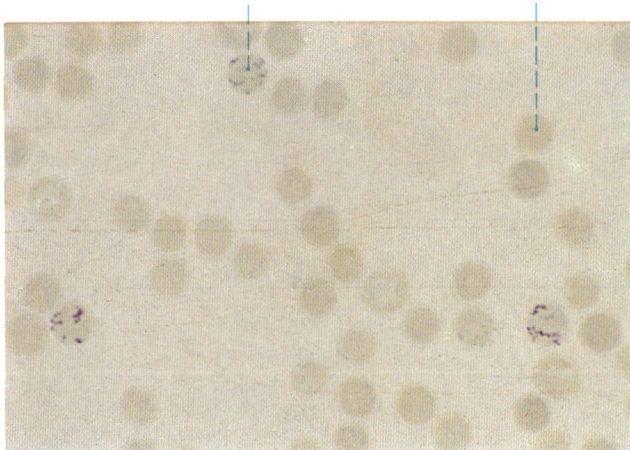

Abb. 208.

Abb. 205. Rotes, blutbildendes Knochenmark in situ (Schnitt durch die Spongiosa der Femurepiphyse eines Jugendlichen). Zwischen seinen mit den verschiedensten Entwicklungsstadien von Erythro- und Granulozyten vollgestopften Zellsträngen aus retikulärem Bindegewebe sind immer auch zahlreiche Fettzellen anzutreffen. Am unteren Bildrand ein Blutgefäß. Färbung: H.E.; Vergr. 150fach.

Abb. 206. Die stärkere Vergrößerung aus demselben Präparat wie in Abb. 205 zeigt verschiedene Stadien der Granulo- und Erythropoese, von denen vor allem die Normoblasten durch ihre rundlichen und dichten Kerne mit Sicherheit zu identifizieren sind. Färbung: H.E.; Vergr. 600fach.

Abb. 207. Mehrere Megakaryozyten aus dem menschlichen Knochenmark. Außer durch ihre Größe sind diese Zellen noch durch ihre scheinbare Vielkernigkeit charakterisiert, die jedoch durch die ring- oder rosenkranzförmige Anordnung kugeliger Kernsegmente nur vorgetäuscht wird. Es sind die Stammzellen der Thrombozyten, die durch Zytoplasmaabschnürungen aus ihnen hervorgehen. Die dichten runden Kerne im Präparat gehören zu verschiedenen Reifestadien von Normoblasten. Färbung: H.E.; Vergr. 380fach.

Abb. 208. Retikulozyten (nicht verwechseln mit Retikulumzellen!) aus dem peripheren Blut. Durch eine Supravitalfärbung mit Brillantkresylblau (d. h. Vermischen des frisch entnommenen Blutes mit dem Farbstoff und erst dann erfolgt der Ausstrich auf dem Objektträger) läßt sich in diesen noch nicht vollends ausgereiften Erythrozyten ein feinfädig bis körniges Netzwerk (= Substantia granulo-filamentosa) darstellen, das auf einer durch den Farbstoff hervorgerufenen Verklumpung von Ribosomen beruht. Ein Anstieg der Retikulozyten im strömenden Blut (Normalwert 12 pro 1000, nicht pro 100!) ist Zeichen einer gesteigerten Erythropoese im Knochenmark, wie sie z. B. nach größeren Blutverlusten stattfindet. Färbung: Supravital mit Brillantkresylblau; Vergr. 960fach.

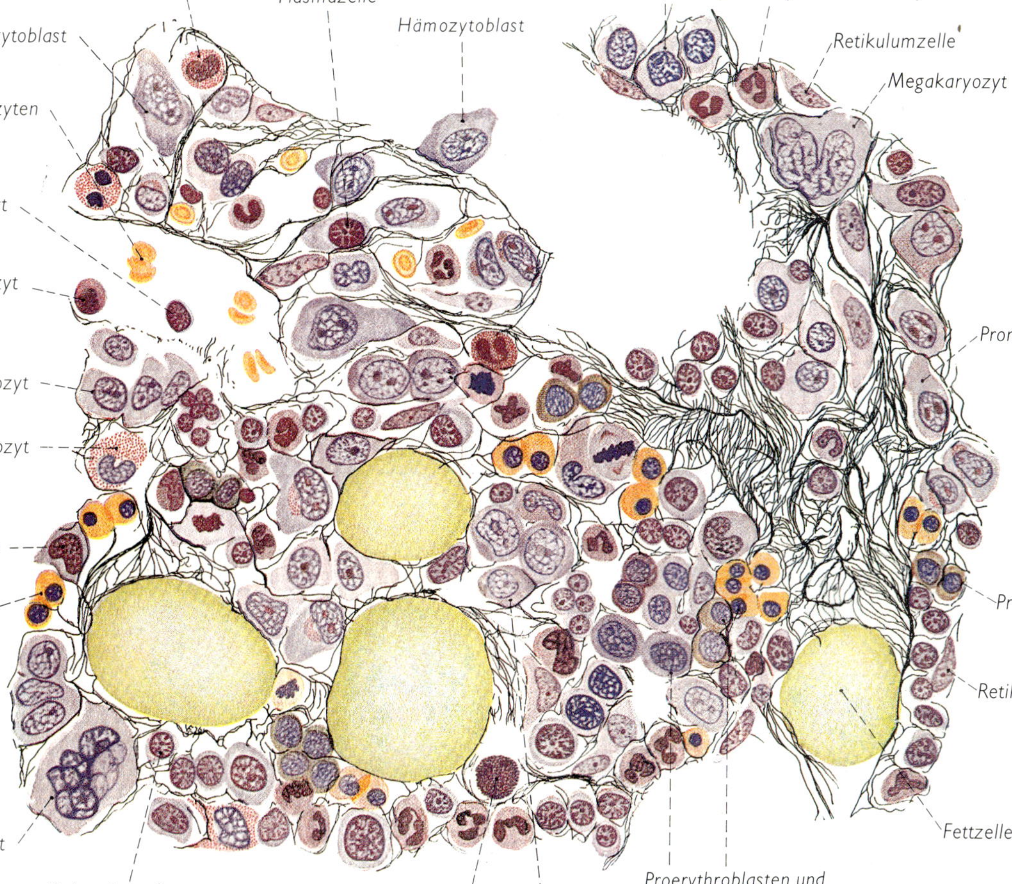

Eosinophiler Granulozyt

Plasmazelle

Hämozytoblast

Neutrophiler Myelozyt

Neutrophiler Granulozyt

Hämozytoblast

Retikulumzelle

Erythrozyten

Megakaryozyt

Lymphozyt

Eosinophiler Granulozyt

Promyelozyt

Promyelozyt

Eosinophiler Myelozyt

Monozyt

Proerythroblasten

Erythroblast

Retikulumzelle

Megakaryozyt

Fettzelle

Kleiner Lymphozyt

Basophiler Granulozyt

Großer Lymphozyt

Proerythroblasten und
Entwicklungsstadien von Erythroblasten

Abb. 209. Schematisierende Zeichnung des menschlichen Knochenmarks mit Gitterfasergerüst (aus Patzelt: Histologie; 3. Aufl. 1948). Färbung: HE komb. mit Versilberung. Vergr. ca. 1200fach.

Eosinophiler Myelozyt

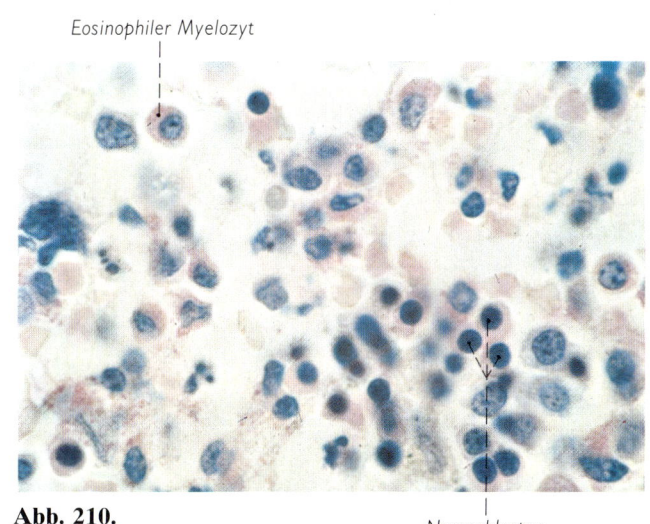

Abb. 210. Ein mit der vorhergehenden Abbildung zumindest vergleichbares Originalpräparat, in dem vor allem die Normoblasten durch ihre dunklen und runden Kerne sowie einzelne Myelozyten durch ihre Granulationen auffallen, während die übrigen Zellen zumindest nicht mit Sicherheit genauer zu differenzieren sind. Färbung: Giemsa; Vergr. 960fach.

Abb. 210.

Normoblasten

Lymphatische Organe – Tonsillen

Die lymphatischen Organe gliedern sich in lymphoretikuläre und lymphoepitheliale, von denen die letzteren im wesentlichen durch die drei Tonsillen (= Mandeln) repräsentiert werden, bei denen stets eine epitheliale Oberfläche mit lymphatischem Gewebe kombiniert ist. Die Differentialdiagnose der Organe beruht 1. auf dem unterschiedlichen Epithel (nur die Tonsilla pharyngea besitzt ein respiratorisches Epithel!), 2. auf der Größe der Organe, die meist als Totalschnitt vorliegen (die Tonsilla palatina ist wesentlich größer als die beiden übrigen) und 3. auf der geweblichen Zusammensetzung der Umgebung (nur die Tonsilla lingualis ist von reichlich Drüsengewebe unterlagert).

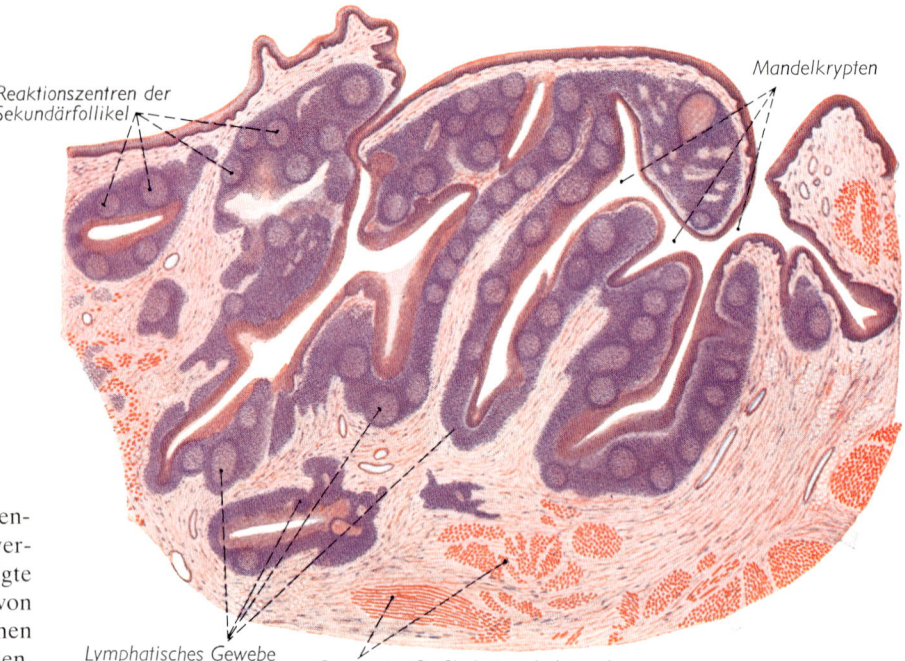

Reaktionszentren der Sekundärfollikel

Mandelkrypten

Lymphatisches Gewebe

Quergestreifte Skelettmuskulatur der Tonsillarbucht

Abb. 211. Tonsilla palatina (= Gaumenmandel), deren mehrschichtiges, unverhorntes Plattenepithel tiefe, verzweigte Einsenkungen (= Krypten) bildet, die von lymphatischem Gewebe mit zahlreichen sog. Sekundärfollikeln unterlagert werden. Färbung: H.E.; Vergr. 8fach.

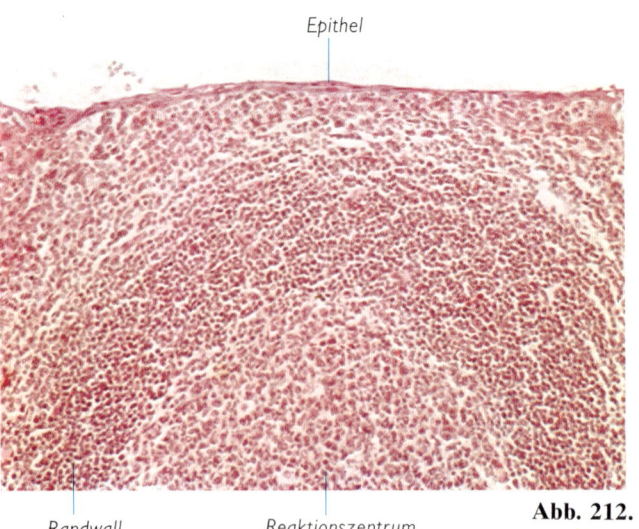

Epithel

Randwall

Reaktionszentrum

Abb. 212.

Abb. 212. Ausschnitt aus der Kryptenwand einer menschlichen Tonsilla palatina. Das mehrschichtige, unverhornte Plattenepithel ist auf zwei bis drei dünne Zellagen reduziert, im übrigen infolge Durchsetzung mit Lymphozyten zu einem lockeren, netzförmigen Zellverband, einem epithelialen Retikulum, transformiert worden. Unter diesem erkennt man den Anschnitt eines Sekundärfollikels mit Randwall und Reaktionszentrum. Färbung: H.E.; Vergr. 150fach.

100

Krypte

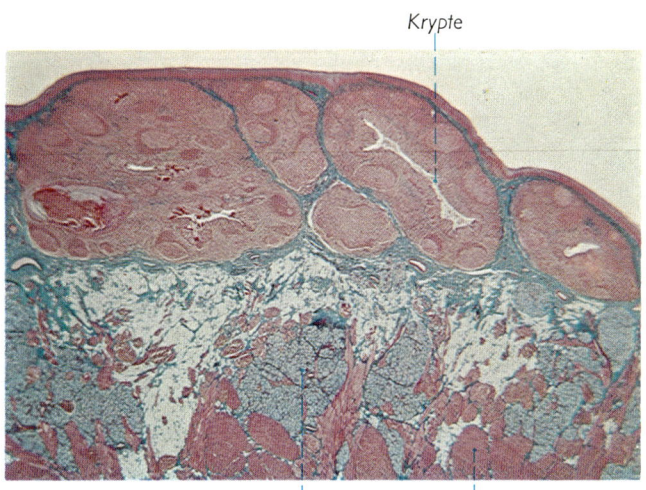

Abb. 213.

Muköse Drüsen   Skelettmuskulatur

Reaktionszentrum   Reste des Epithels

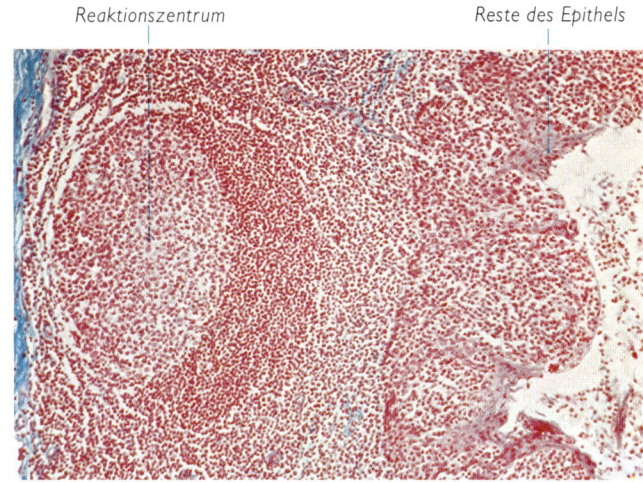

Abb. 214.

Abb. 213. Die Tonsilla lingualis (sog. Zungenbälge) hat weniger verzweigte und kürzere Krypten als die Gaumenmandel und ist, außer von der Zungenmuskulatur (das Vorkommen von Skelettmuskulatur an einer Tonsille, vgl. die Abb. 211, ist also allein noch kein differentialdiagnostisches Kriterium!), von zahlreichen (!) überwiegend mukösen Drüsen unterlagert (wichtiges Unterscheidungsmerkmal). Färbung: Azan; Vergr. 12fach.

Abb. 214. Detailvergrößerung der rechten unteren Ecke der in der vorhergehenden Abbildung mit einer Hinweislinie markierten Krypte. Das Epithel der Kryptenwand ist hier fast völlig zu einem netzförmigen, lymphoepithelialen Zellverband aufgelöst worden und selbst nur noch fleckförmig als ein solches in Resten vorhanden. Dicht oberhalb des Bindegewebes erkennt man einen Sekundärfollikel mit deutlichem Reaktionszentrum und Randwall. Färbung: Azan; Vergr. 96fach.

Abb. 215. Die Tonsilla pharyngea (= Rachenmandel) ist die kleinste aller Mandeln und von den beiden vorhergenannten schon durch ihr Epithel (mehrreihiges Flimmerepithel) eindeutig zu unterscheiden. Relativ seltenes Kurspräparat, da in guter Ausprägung nur bei Jugendlichen vorhanden. Färbung: Azan; Vergr. 13fach.

Abb. 216. Detailvergrößerung der rechten Flanke des in der vorhergehenden Abbildung kuppenförmig vorspringenden Areals der Tonsilla pharyngea. Erst jetzt ist das respiratorische Epithel klar als solches identifizierbar, das jedoch im Bereich seiner buchtenförmigen Einsenkungen stark aufgelockert erscheint. Färbung: Azan; Vergr. 96fach.

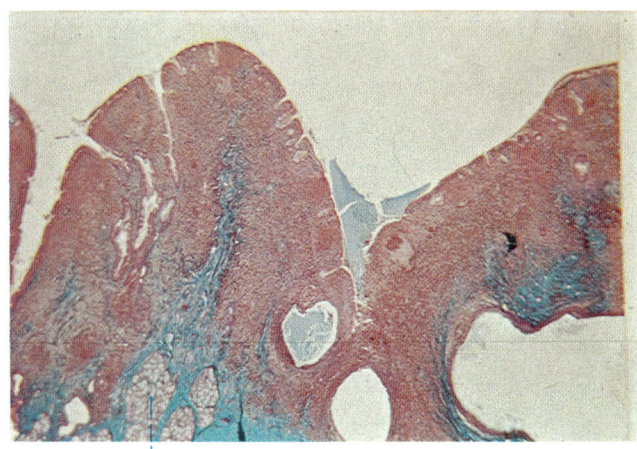

Gemischte Drüsen   **Abb. 215.**

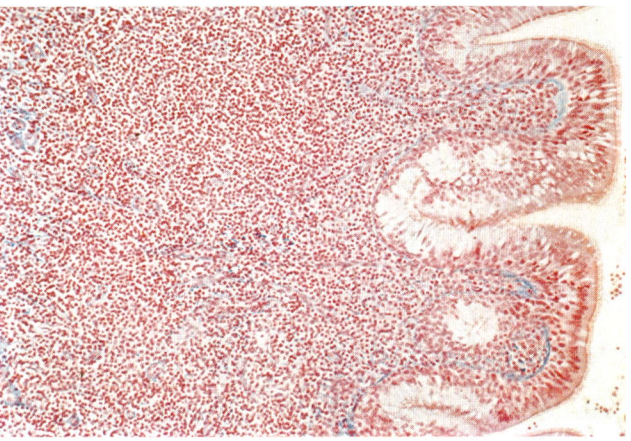

Abb. 216.

101

Lymphatische Organe – Milz

Die Differentialdiagnose der lymphoretikulären Organe, zu denen die Lymphknoten, die Milz und der Thymus gehören, richtet sich u. a. nach der schon mit unbewaffnetem Auge (evtl. eine Handlupe zur Hilfe nehmen) erkennbaren Gliederung des Organs in Mark und Rinde (diese zeigen Lymphknoten und Thymus) und nach dem Vorkommen eines subkapsulär gelegenen Lymphraumes, des sog. Randsinus, der nur dem Lymphknoten eigen ist. Die Milz ist dabei, außer durch ihre fehlende (!) Mark-Rinden-Gliederung und dem ebenfalls nicht vorhandenen Randsinus, durch das Vorkommen sog. Malpighischer Körperchen, d. h., Lymphfollikeln mit darin enthaltenen Anschnitten kleinster Arterien, der Thymus noch zusätzlich durch die in seinem Mark vorkommenden Hassallschen Körperchen charakterisiert (s. auch Tabelle 10).

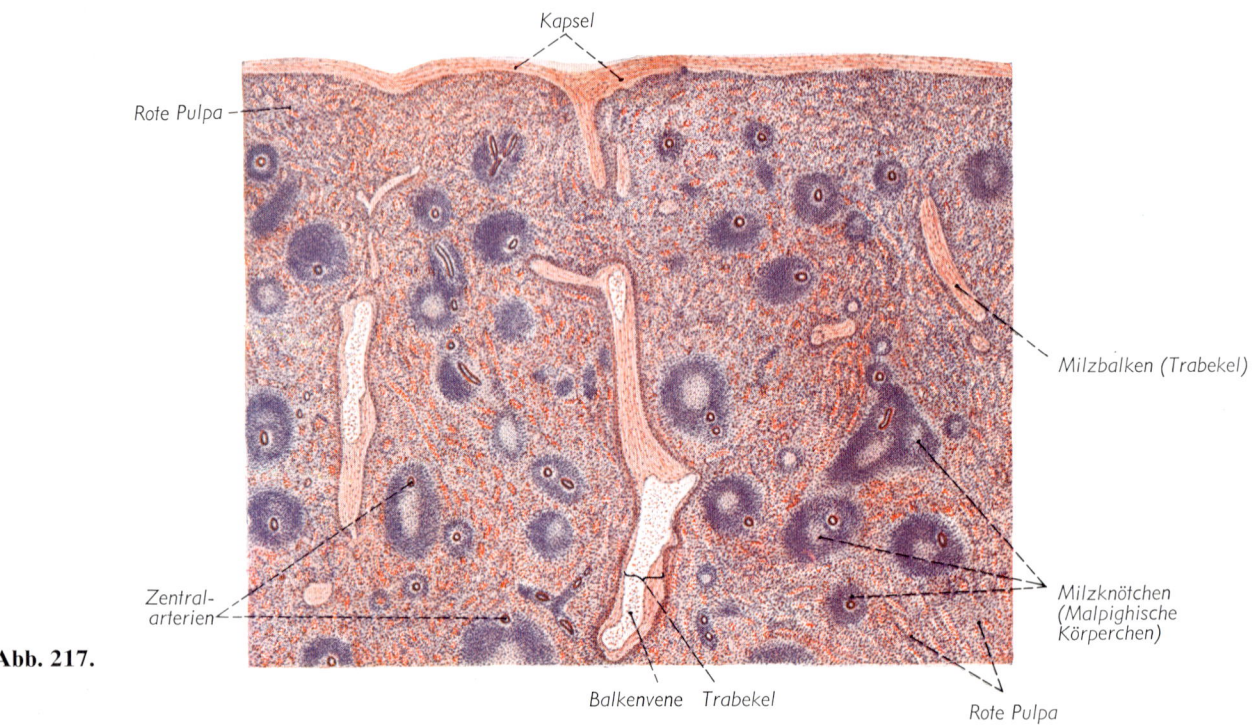

Kapsel

Rote Pulpa

Milzbalken (Trabekel)

Zentral-arterien

Milzknötchen (Malpighische Körperchen)

Balkenvene   Trabekel

Rote Pulpa

Abb. 217.

Trabekel mit Trabekelvene

Malpighisches Körperchen

Abb. 218.

Abb. 217. Übersicht über einen kapselnahen Bereich der Milz (Mensch) mit zahlreichen sog. Malpighischen Körperchen. Diese im Querschnitt meist rund-ovalen, häufig mit einem Reaktionszentrum versehenen Aggregate von Lymphozyten stellen mehr oder weniger langgestreckte, zylindrische Lymphozytenscheiden um die sog. Zentralarterien dar (meist liegen diese jedoch exzentrisch!) und bilden in ihrer Gesamtheit die „weiße Pulpa" der Milz. Die überwiegend bindegewebige Kapsel (bei bestimmten Tieren, z. B. Katzen, enthält sie reichlich glatte Muskulatur) setzt sich in Form der gefäßführenden Trabekel allseits in das Organinnere fort und liefert dessen grobes „Skelett". Färbung: H.E.; Vergr. 22fach.

Abb. 218. Blutleer „gespülte" Milz zur Darstellung des sonst von den Erythrozyten vollkommen verdeckten retikulären Bindegewebes und der feineren Verzweigungen der Blutgefäße. Die Milzknötchen bleiben bei diesem Verfahren unverändert erhalten (Milz, gespült, Katze). Färbung: Häm.-Chromotrop; Vergr. 24fach.

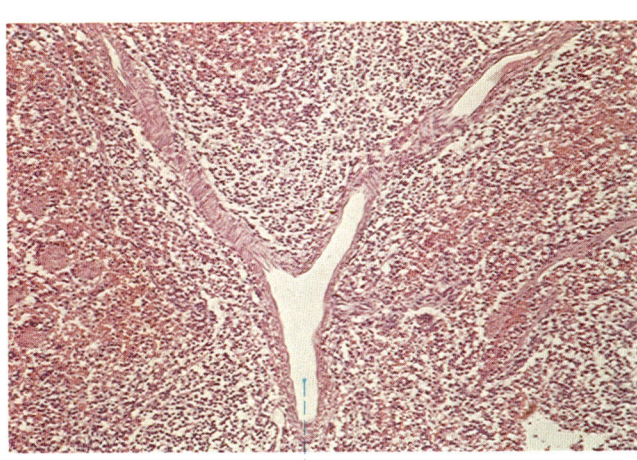

Abb. 219. Eine sich verzweigende Pulpaarterie mit Übertritt ihrer beiden Äste in die Lymphozytenscheiden der weißen Pulpa, die damit zu den Follikelarterien (= Zentralarterien) der Malpighischen Körperchen werden (Milz, Affe). Färbung: H.E.; Vergr. 95fach.

Abb. 219. *Pulpaarterie*

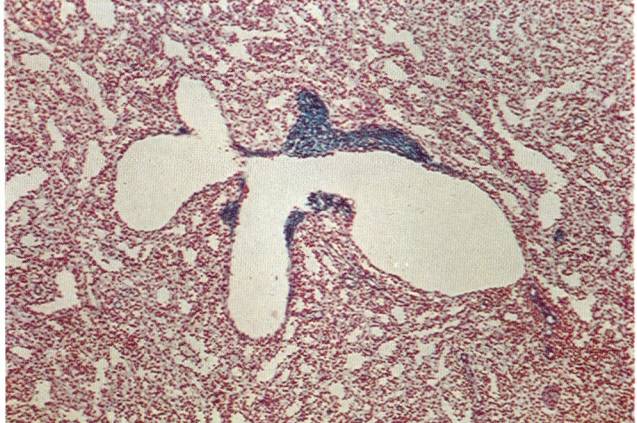

Abb. 220. Übersichtsaufnahme der roten Milzpulpa mit zahlreichen Ausschnitten von postkapillären Blutsinus sowie in Bildmitte von einer Trabekelvene mit einigen ihrer größeren Zuflüsse. Färbung: Azan; Vergr. 60fach.

Abb. 220.

Lichtung eines Sinus   *Ringfasern*

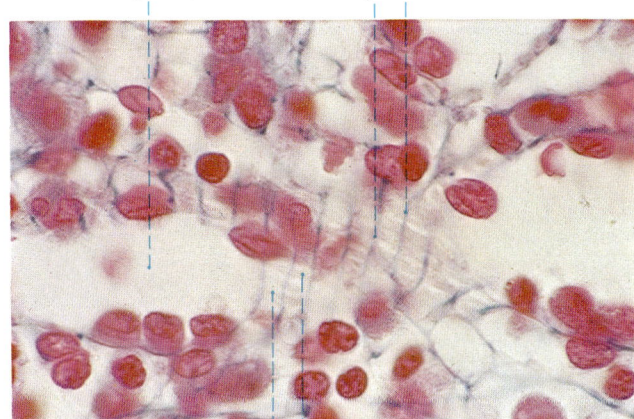

Abb. 221. Bei höheren Auflösungen lassen die Blutsinus, vor allem in den tangential getroffenen Bereichen (Bildmitte), Einzelheiten ihres Wandbaus erkennen. Sie bestehen aus den hier blaß gefärbten, längs verlaufenden Endothelzellen (= Sinusendothelien) und zirkulär, faßdaubenähnlich darumgelegten Gitterfasern (= Ringfasern). Auf dem Querschnitt springen die kernhaltigen Abschnitte der Endothelien weit in die Lichtung vor (Milz, Mensch). Färbung: Azan; Vergr. 960fach.

Abb. 221. *Sinusendothelzellen*

103

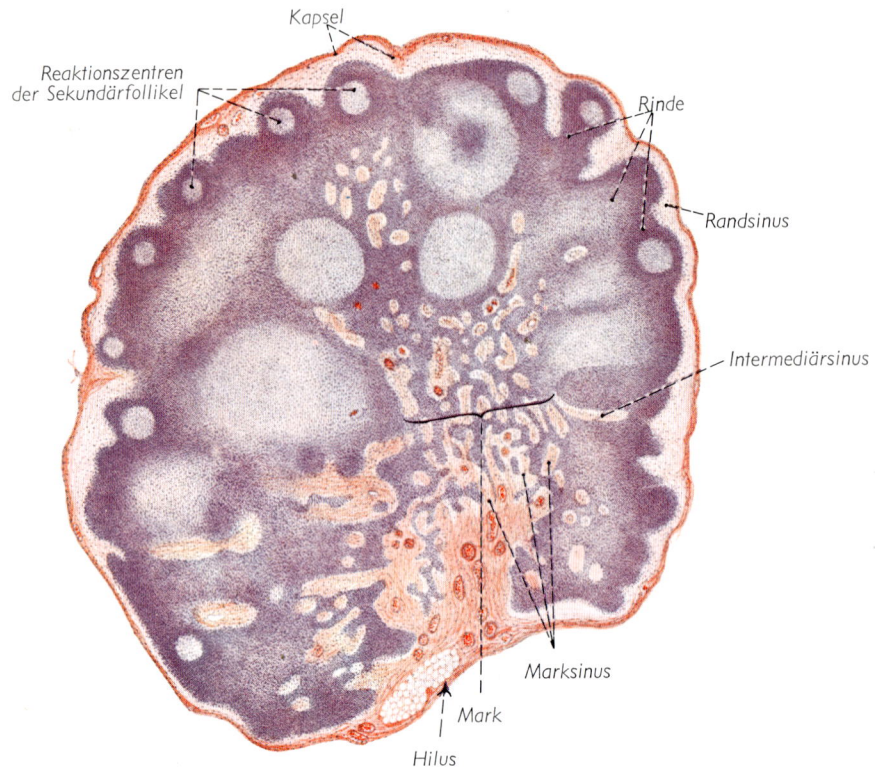

Kapsel

Reaktionszentren
der Sekundärfollikel

Rinde

Randsinus

Intermediärsinus

Marksinus

Mark

Hilus

Abb. 222. Totalschnitt eines Lymphknotens (Nodus lymphaticus, Mensch) mit besonders breitem, subkapsulär gelegenem Randsinus, jedoch etwas verwaschener Mark- und Rindengliederung. Die Sekundärfollikel (das sind Lymphknötchen mit einer zentralen Aufhellung, dem sog. Reaktionszentrum) kommen praktisch nur in der ohnehin sehr viel zellreicheren und daher stärker gefärbten Rinde vor und werden daher auch als Rindenfollikel oder -knötchen bezeichnet. Färbung: H.E.; Vergr. 18fach.

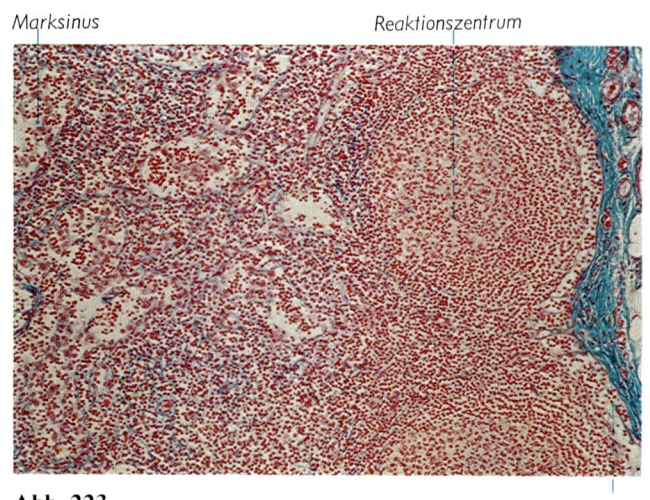

Marksinus

Reaktionszentrum

Abb. 223. Ausschnittsvergrößerung der Randzone eines menschlichen Lymphknotens. An die meist zahlreiche kleinere Blut- und größere Lymphgefäße enthaltende Kapsel (rechts im Bild) grenzt der schmale, hier mit Lymphozyten angefüllte Randsinus. Dieser kann in den Fällen schwer zu erkennen sein, in denen die in ihm enthaltenen Zellen keine Lichtung mehr freilassen (wie z. B. bei Entzündungen), und er wird gelegentlich durch einen subkapsulären Schrumpfspalt in der Milz vorgetäuscht (Cave!). In der anschließenden Rinde ein deutlicher Sekundärfollikel mit Reaktionszentrum. Das Mark ist durch das Auftreten großer Lymphräume (= Marksinus) sowie die weniger dicht gelagerten Zellen charakterisiert. Färbung: Azan; Vergr. 95fach.

Abb. 223.

Randsinus

Der Thymus ist erkennbar an seiner Gliederung in Läppchen (!) sowie in Mark und Rinde, dem Fehlen von Randsinus und Sekundärfollikeln und dem Vorkommen sog. Has-
sallscher Körperchen im Mark.

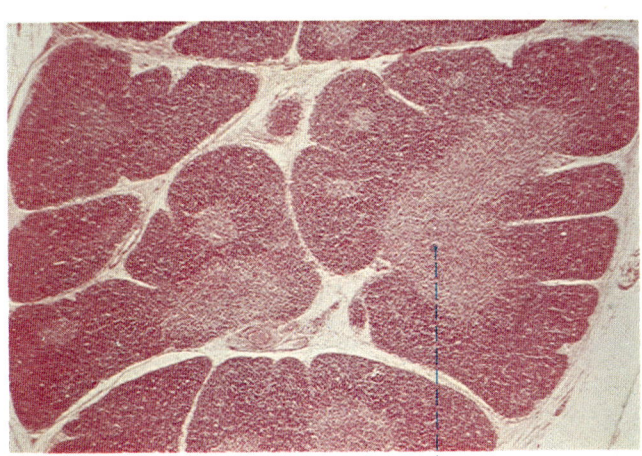

Abb. 224. Gut entwickelter Thymus (Fet, Mensch) mit deutlicher Gliederung in Läppchen sowie in Mark und Rinde (dunkler gefärbt wegen ihres Zellreichtums). Färbung: Häm.-Chro-
motrop; Vergr. 12fach.

Abb. 224.

Hassallsches Körperchen im Mark

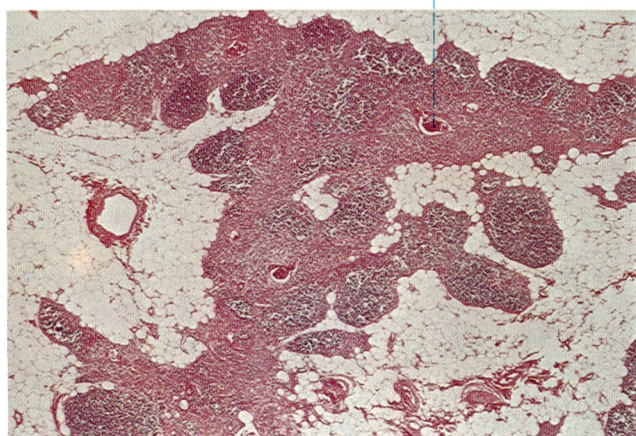

Abb. 225. Beim Thymus des Erwachsenen geht die Läppchengliederung infolge des völligen Schwundes der Rinde
durch „fettige Involution" verloren. In den verbleibenden
Marksträngen liegen auffallend große, zystenähnliche Hassallsche Körperchen mit schollig zerfallendem Inhalt. Färbung:
Häm.-Chromotrop; Vergr. 24fach.

Abb. 225.

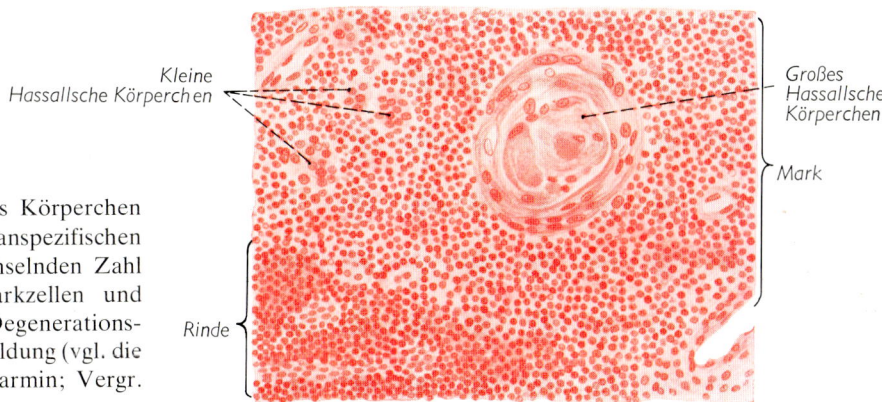

*Kleine
Hassallsche Körperchen*

*Großes
Hassallsches
Körperchen*

Mark

Abb. 226. Gut entwickeltes Hassallsches Körperchen
im Thymusmark eines Kindes. Diese organspezifischen
(!) Korpuskeln bestehen aus einer wechselnden Zahl
zwiebelschalenähnlich geschichteter Markzellen und
zeigen mit zunehmendem Alter zentrale Degenerations-
erscheinungen ihrer Zelle bis zur Zystenbildung (vgl. die
vorhergehende Abb.). Färbung: Alaunkarmin; Vergr.
230fach.

Rinde

Abb. 226.

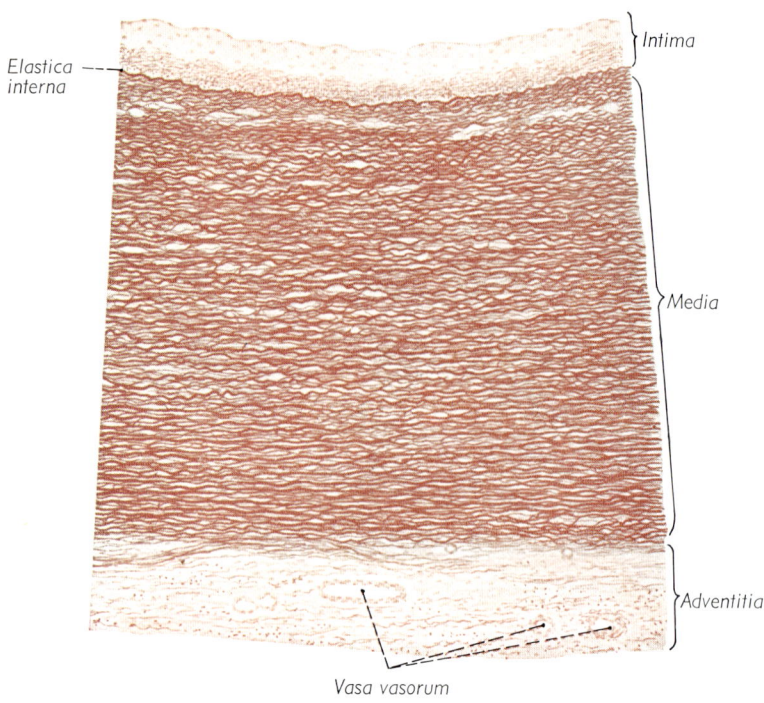

Intima

Elastica
interna

Media

Adventitia

Vasa vasorum

Abb. 227. Sektor eines totalen Aortenquerschnitts (Aorta thoracica, Mensch) in Elastikafärbung (Orcein). Zur Demonstration der typischen Wandschichtung einer Arterie in: 1. Intima, 2. Media und 3. die äußere bindegewebige Adventitia. Die Ausbildung der Lamina elastica interna und externa ist bei Arterien des elastischen Typs (dazu gehören außer der Aorta alle großen, herznahen Schlagaderabschnitte) weniger deutlich als bei denen muskulären Typs (vgl. Abb. 233). Die glatten Muskelzellen innerhalb der Media sind hier nicht gefärbt und daher auch nicht als solche erkennbar. Färbung: Orcein; Vergr. 60fach.

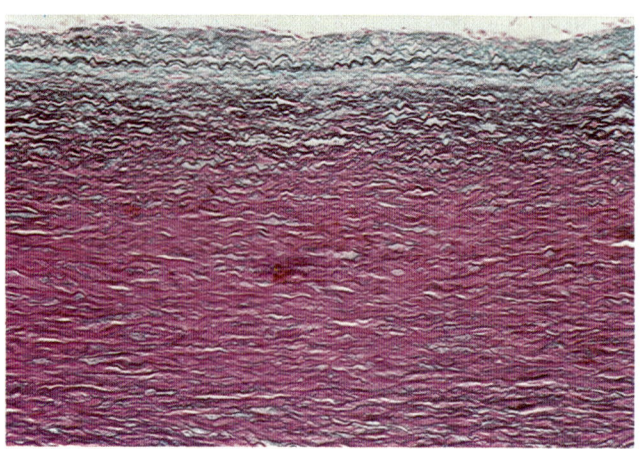

Abb. 228. Ausschnitt der Aortenwand (Aorta abdominalis, Mensch) mit Intima (oben im Bild) und Media, wobei in letzterer neben den elastischen Fasernetzen auch die Muskelzellen färberisch (burgunderrot) dargestellt sind. Färbung: Elastika (Resorcin-Fuchsin) und Goldner; Vergr. 95fach.

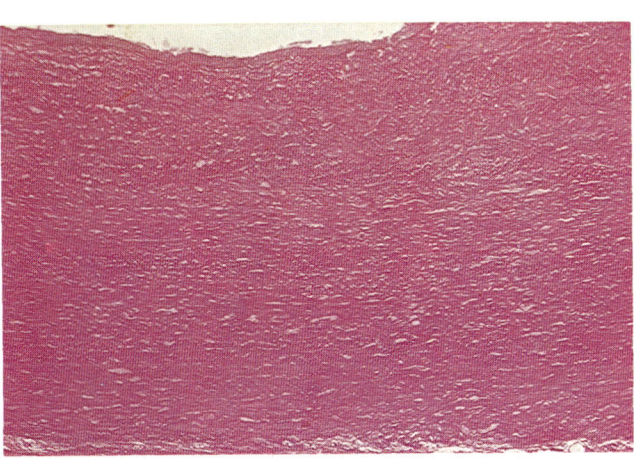

Abb. 229. Übersicht einer quergeschnittenen Aortenwand (Aorta thoracica, Mensch) in H.E.-Färbung, bei der eine Organdiagnose wegen der nur geringen Schichtengliederung, dem oft fehlenden Endothel (durch postmortale Mazeration) und den nur bei höherer Auflösung erkennbaren Bauelementen der Media (glatte Muskelzellen und elastische Fasern) schwierig sein kann (oft fehldiagnostiziert als: „elastisches Band", „glatte Muskulatur" u. ä.). Färbung: H.E.; Vergr. 38fach.

Abb. 229.

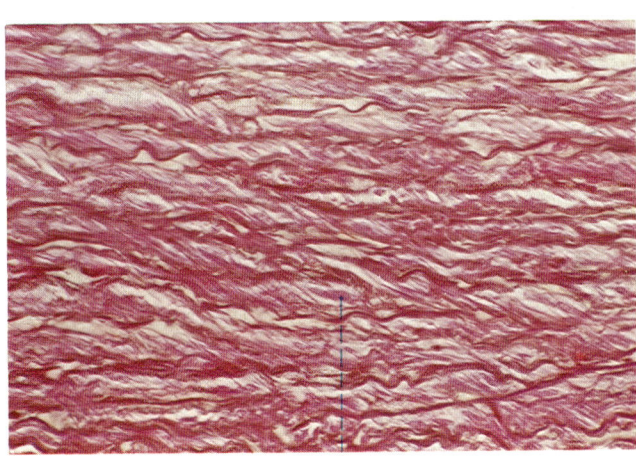

Abb. 230. Media der Aorta bei höherer Auflösung mit kombinierter Zell- und Elastikafärbung zur Demonstration der sog. elastisch-muskulösen Systeme. Diese entstehen durch Verankerung der glatten Muskelzellen an den zwischen ihnen gelegenen elastischen Membranen der Media, deren Spannungszustand sie durch ihre Kontraktion regulieren können. Färbung: Resorcin-Fuchsin/Azokarmin-Naphtholgrün; Vergr. 240fach.

Abb. 230.

Glatte Muskelzelle

Subintimales Bindegewebe   *Subendotheliale Muskulatur*

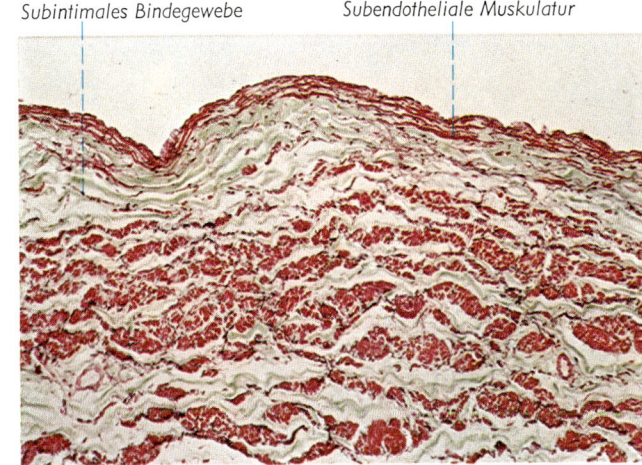

Abb. 231. Übersicht eines vollständigen Wandausschnittes der unteren Hohlvene (V. cava inferior; Mensch). Im Vergleich zur Aorta fällt die wesentlich lockerere Struktur besonders der Media auf, die durch ein breites Bindegewebslager (subintimales Bindegewebe, hier grün gefärbt) von der Intima getrennt ist. Letztere besitzt dicht unter ihrem Endothel verlaufende, zarte Züge glatter Muskelzellen (tief rot gefärbt). Färbung: Resorcin-Fuchsin/Azokarmin-Naphtholgrün; Vergr. 95fach.

Abb. 231.

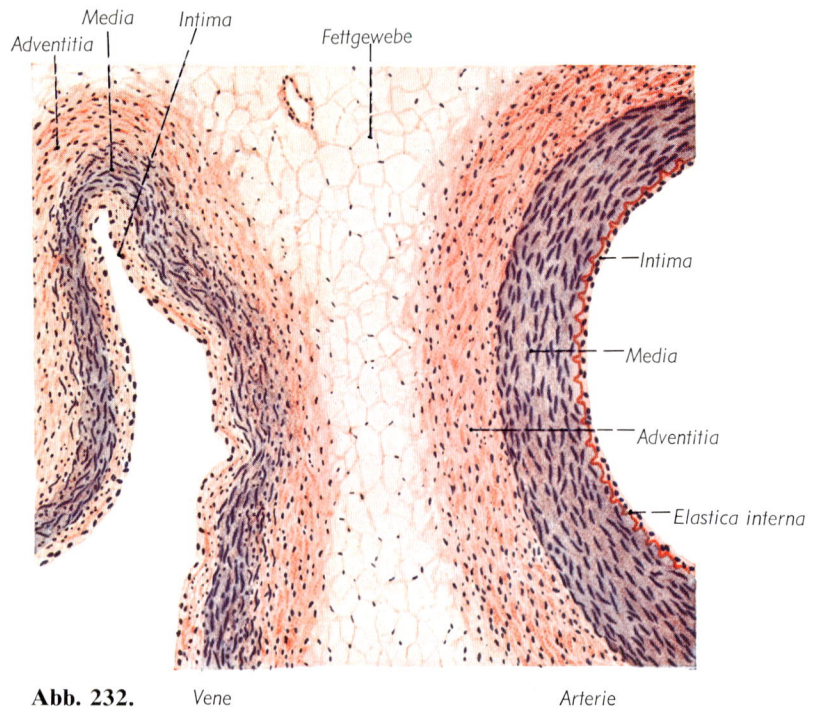

Adventitia *Media* *Intima*   *Fettgewebe*

— *Intima*

— *Media*

— *Adventitia*

— *Elastica interna*

Abb. 232.   *Vene*   *Arterie*

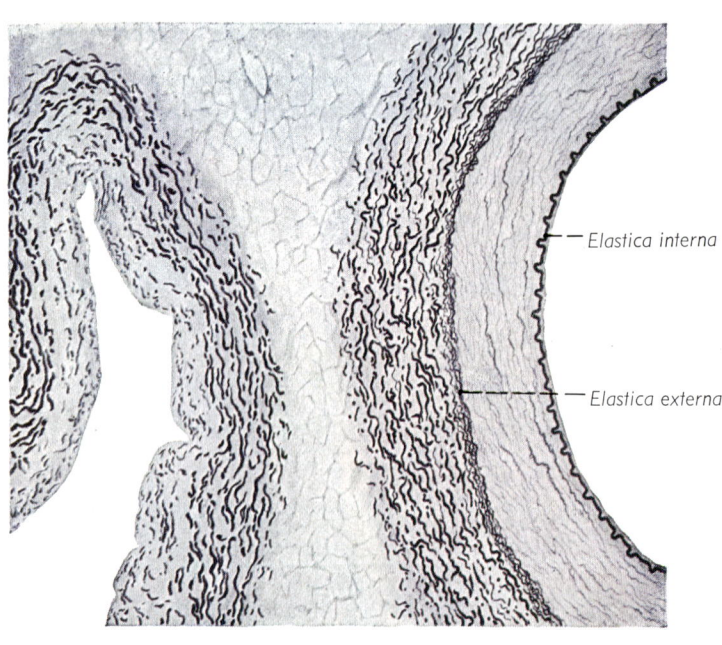

— *Elastica interna*

— *Elastica externa*

Abb. 233.   *Vene*   *Arterie*

Abb. 232 u. 233. Gegenüberstellung Elastika- und H.E.-gefärbter Querschnitte derselben kleinen Arterie vom muskulären Typ mit ihrer Begleitvene zur Demonstration ihres unterschiedlichen Wandbaues. Charakteristisch und damit als differentialdiagnostisches Kriterium verwertbar ist vor allem die Struktur der Media, die in den Arterien aus dicht gepackten Lagen glatter Muskelzellen besteht, bei den Venen dagegen sehr viel lockerer gefügt ist und daher auch sehr viel mehr bindegewebige Elemente (kollagene und elastische Fasern) enthält. Die Lamina elastica interna ist bei typischen Arterien zwar sehr viel deutlicher ausgeprägt als in den korrespondierenden Venen (besonders klar bei Elastika-Färbungen hervortretend), kann aber auch bei letzteren vorhanden sein. Färbung: H.E. (Abb. 232) und Resorcin-Fuchsin (Abb. 233); Vergr. 65fach.

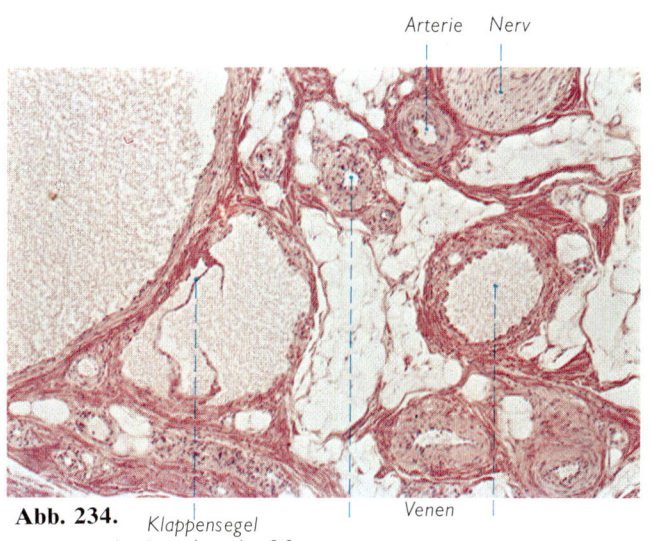

Arterie   Nerv

Abb. 234.   *Klappensegel*
in einem Lymphgefäß   Venen

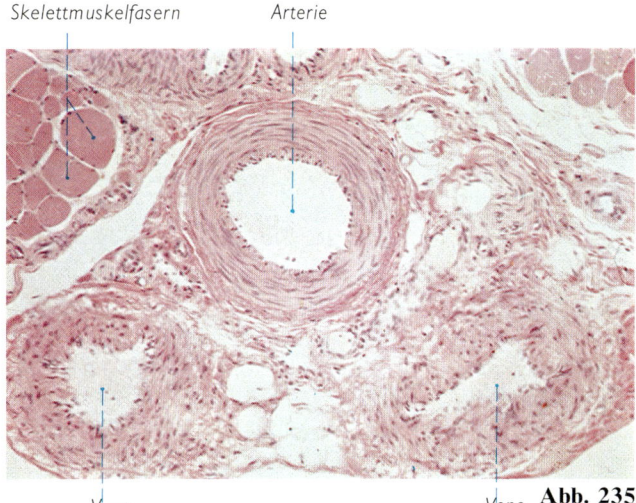

Skelettmuskelfasern   Arterie

Vene   Vene   **Abb. 235.**

Abb. 234. Übersicht kleinerer Blut- und Lymphgefäße im Funiculus spermaticus des Menschen. Die in diesem speziellen Fall sehr wandstarken und darin den Arterien ähnlichen Venen sind jedoch stets von den ersteren durch die geringere Zahl und unregelmäßigere Anordnung der Kerne ihrer Mediazellen zu unterscheiden (vgl. auch die folgende Abbildung). In der linken oberen Bildecke Anschnitt eines größeren Lymphstammes, dem sich ein kleineres Lymphgefäß anschmiegt, in dessen Lichtung die Schnittprofile von Klappen erkennbar sind. Färbung: H.E.; Vergr. 60fach.

Abb. 235. Sehr muskelstarke kleine Arterie mit ihren Begleitvenen von fast gleicher Wanddicke aus dem Funiculus spermaticus des Menschen. Beachte jedoch die Unterschiede in Zahl und Regelmäßigkeit der Anordnung bei den Kernen der Mediazellen. In der linken und rechten oberen Bildecke erkennt man Querschnitte von Skelettmuskelfasern (M. cremaster). Färbung: H.E.; Vergr. 96fach.

Abb. 236. Darstellung der Kapillaren eines Skelettmuskels (M. gastrocnemius, Ratte) als rundovale, optisch leere Schnittprofile durch Perfusion mit einer Fixierungslösung (Glutaraldehyd). Semidünnschnitt (ca. 0,5 μ m dick) mit histochemischem Nachweis der Mitochondrien und ihrer subsarkolemmalen Ansammlungen als bräunliche Punkte oder sichelförmige Zonen, so daß auch eine gewisse Fasertypisierung möglich ist (vgl. dazu mit Abb. 145). Die hohe Kapillarisierung dieses Muskelareals beruht z. T. auf dem Überwiegen der „roten" Fasern in diesem Bereich. Färbung: p-Phenylendiamin; Vergr. 240fach.

Abb. 237. Querschnitt eines kleinen, muskelfreien Lymphgefäßes (Funiculus spermaticus, Mensch), in dessen Lichtung die Anschnitte zweier Klappensegel erkennbar sind. Färbung: Azan; Vergr. 240fach.

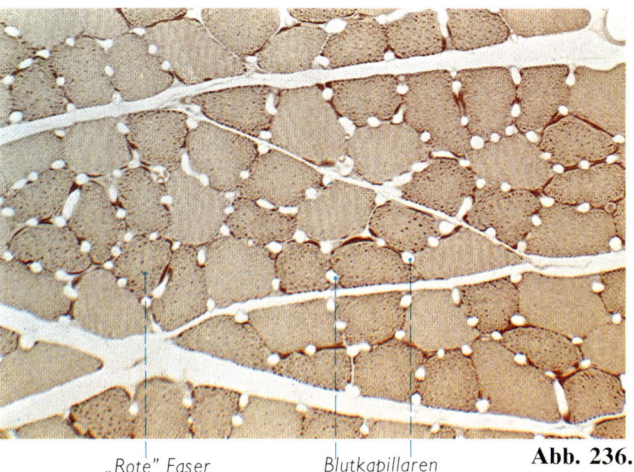

„Rote" Faser   Blutkapillaren   **Abb. 236.**

Klappensegel in einem Lymphgefäß

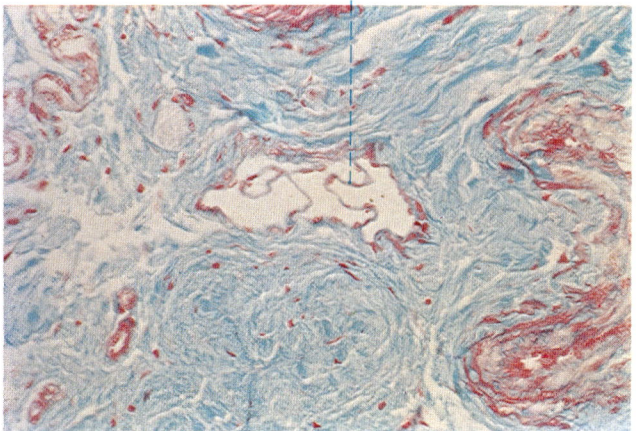

Abb. 237.

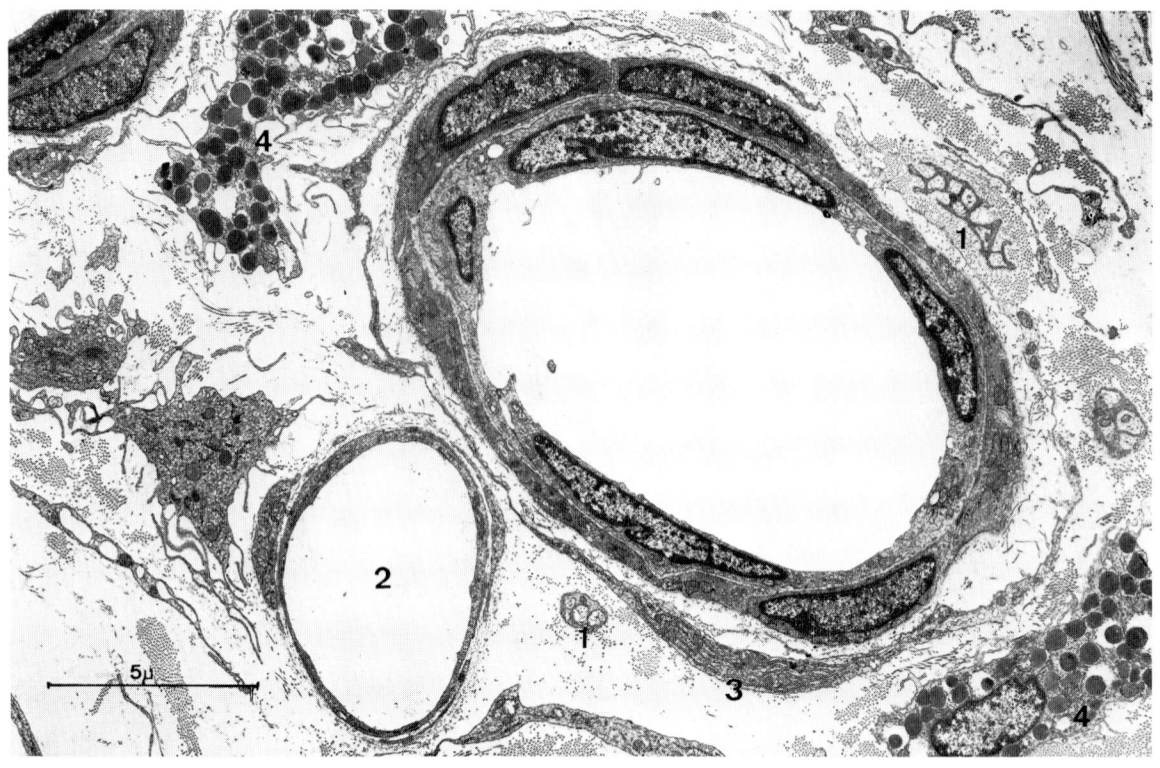

Abb. 238.

Abb. 238. Querschnitt einer Arteriole in mäßig dilatiertem Zustand aus dem subkutanen Bindegewebe (Fußrücken, Ratte), deren lückenloses Endothel von einer einzelligen Schicht ebenso lückenlos aneinandergrenzender glatter Muskelzellen unterlagert wird. Darüber hinaus bilden zarte Ausläufer von Fibrozyten (3) eine allerdings unvollständige perivasale Scheide um das Gefäß. 1 = Bündel markloser Axone; 2 = Querschnitt einer Kapillare; 4 = Mastzellen. Gesamtvergr. 6000fach.

▶

Abb. 239. Querschnitt einer aus zwei Endothelzellen bestehenden Kapillare vom sog. kontinuierlichen Typ aus der Subcutis des Kaninchenohres, die fast vollständig von dem schlanken Ausläufer eines Perizyten (3) umgriffen wird. Im Kapillarendothel stellenweise gruppierte Vesikel und Vakuolen sowie Anschnitte einzelner Mitochondrien. Im Zytoplasma des Perizyten erkennt man neben dem großen Kern und den Mitochondrien vor allem ein gut entwickeltes rauhes endoplasmatisches Retikulum sowie zahllose freie Ribosome. 1 = interendotheliale Fugen; 2 = endotheliale Basalmembran (▶). Gesamtvergr. 13 500fach.

Abb. 240. Querschnitt einer Kapillare vom sog. „fenestrierten" Typ (Gl. thyreoidea, Ratte), deren über große Strecken stark abgeflachtes Endothel in regelmäßigen Abständen von rundlichen und von einer zarten Membran (= Diaphragma) überspannten Öffnungen (= Fenestrationen) eines mittleren Durchmessers von 50 nm durchsetzt wird. Bei (▶) Flachschnitt derartiger Fenestrationen, die zentral eine punktförmige Verdichtung erkennen lassen. 1 = stark geblähte Zisternen des Ergastoplasmas der Follikelepithelzellen; 2 = endotheliale Basalmembran; 3 = Endothelkern. Gesamtvergr. 22 500fach.

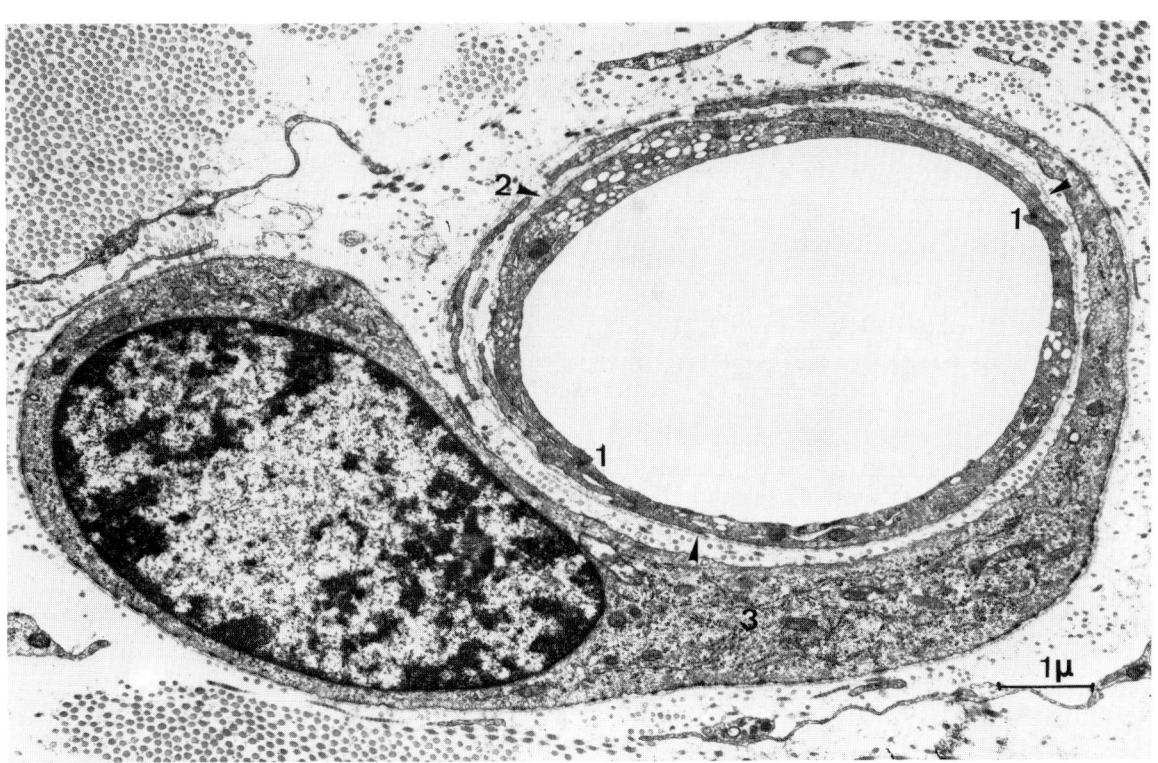

Abb. 239.

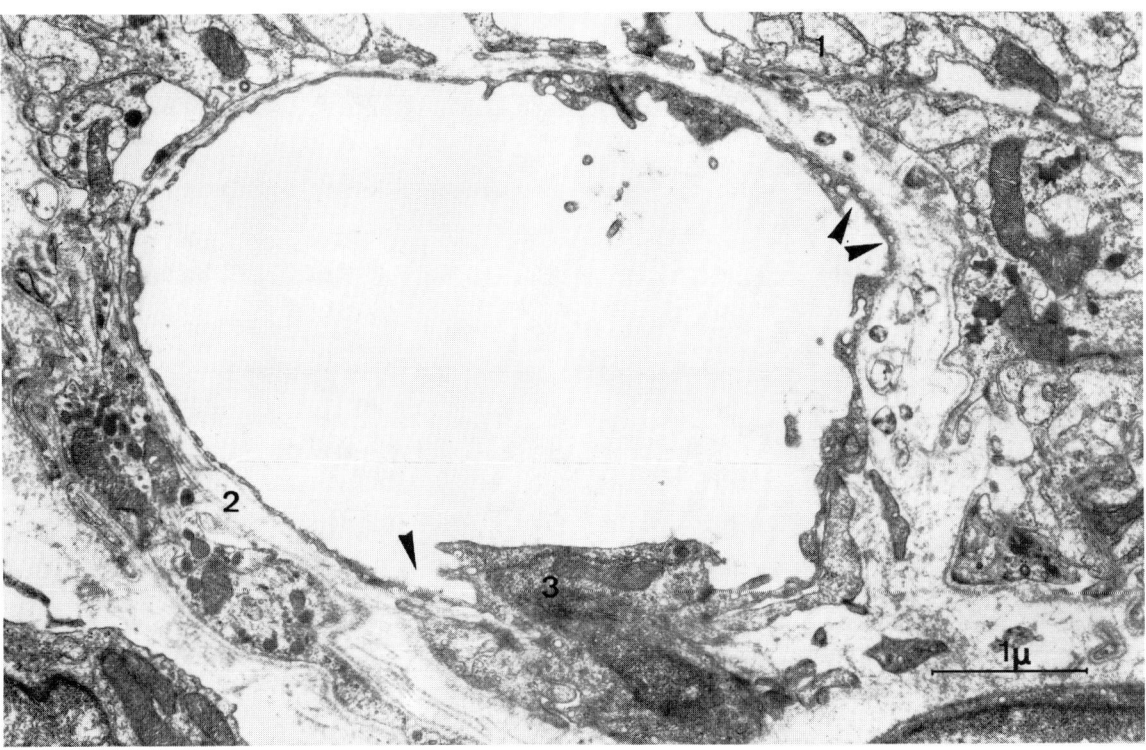

Abb. 240.

Terminale Blutgefäße – Elektronenmikroskopie

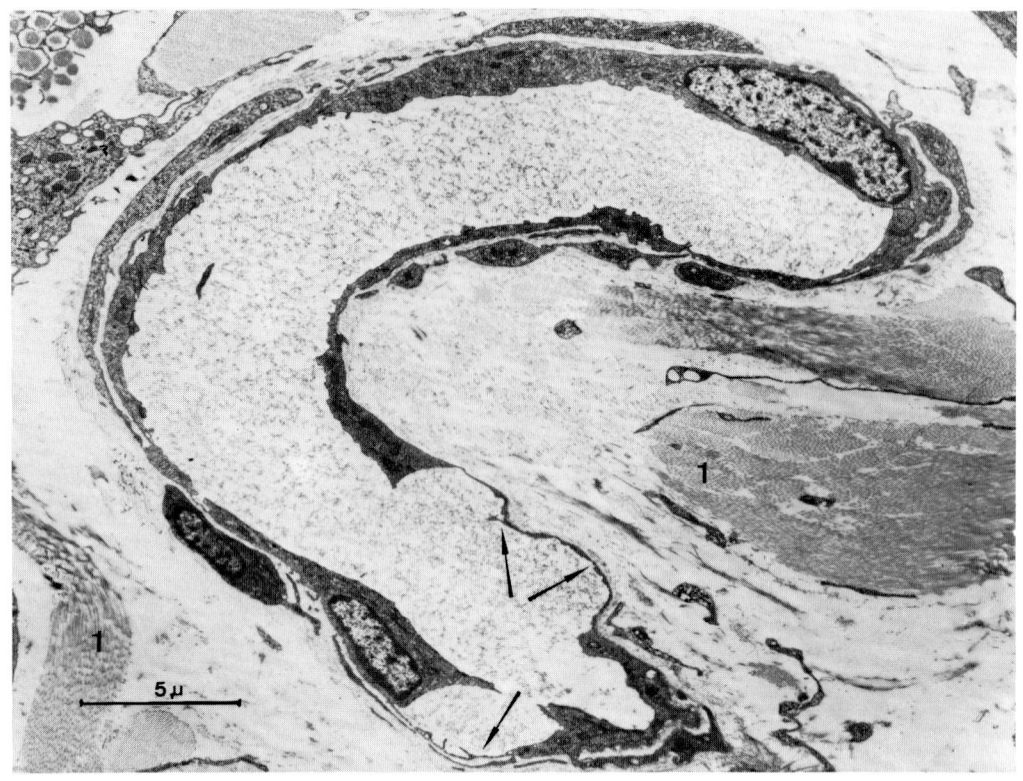

Abb. 241.

Abb. 241. Querschnitt einer postkapillaren Venule mit der Einmündung des venösen Kapillarschenkels (subkutanes Bindegewebe, Ratte), der an seinem sehr dünnen und streckenweise noch mit Fenestrationen (→) versehenen Endothel (letztere hier wegen der sehr niedrigen Vergrößerung nicht erkennbar) zu identifizieren ist. Die subendothelialen Zellanschnitte entsprechen im wesentlichen noch Perizyten. 1 = kollagene Fibrillen. Gesamtvergr. 4600fach.

▶

Abb. 242. Größere, noch nicht muskularisierte Venule aus dem subkutanen Bindegewebe des Scrotum (Ratte), in deren Lichtung neben mehreren Erythrozyten auch die Anschnitte zweier Thrombozyten (▷) erkennbar sind. Die wenigen subendothelialen Zellen enthalten noch keine Filamente und sind daher noch als Perizyten, allenfalls als undifferenzierte Muskelzellen anzusprechen. Gesamtvergr. 4400fach.

Abb. 243. Größeres Lymphgefäß aus der Subkutis des Pfotenrückens (Ratte), dessen dünnes Endothel bei (→) eine offene Fuge erkennen läßt. Diese stellen vor allem bei den terminalen Lymphgefäßen ein regelmäßiges Vorkommnis dar und dienen dem Einstrom interstitieller Flüssigkeit und der in ihr kolloidal gelösten Makromoleküle. Zum Unterschied zu den Venen gleichen Kalibers besitzen die Lymphgefäße 1. ein in seinen Konturen meist wesentlich unruhiger erscheinendes Endothel, 2. haben sie keine oder nur eine bruchstückhaft vorhandene Basalmembran und 3. besitzen sie keine unmittelbar subendothelial gelegenen Zellen. Die Kapillare (es handelt sich um einen arteriellen Kapillarschenkel) ist vollgestopft mit Erythro- und Thrombozyten. Im Zytoplasma des Perizyten (2) erkennt man Anschnitte phagozytierter roter Blutkörperchen. 1 = Fibrozyt. Gesamtvergr. 5600fach.

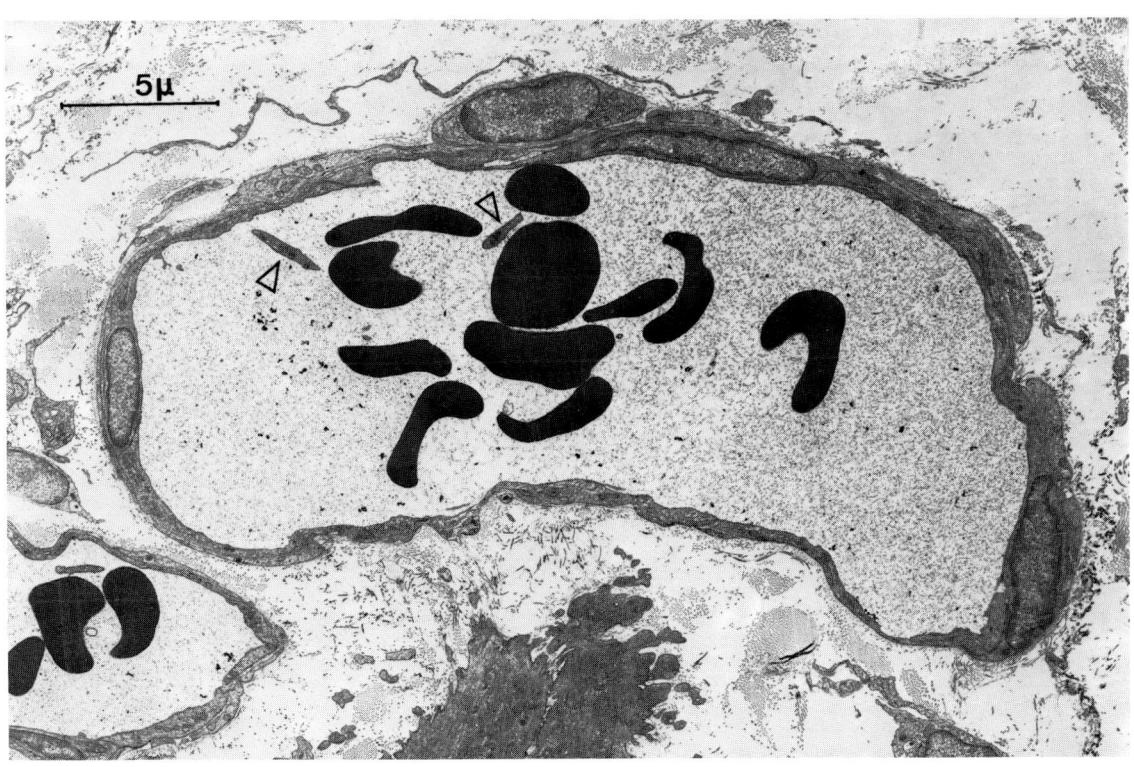

Abb. 242.

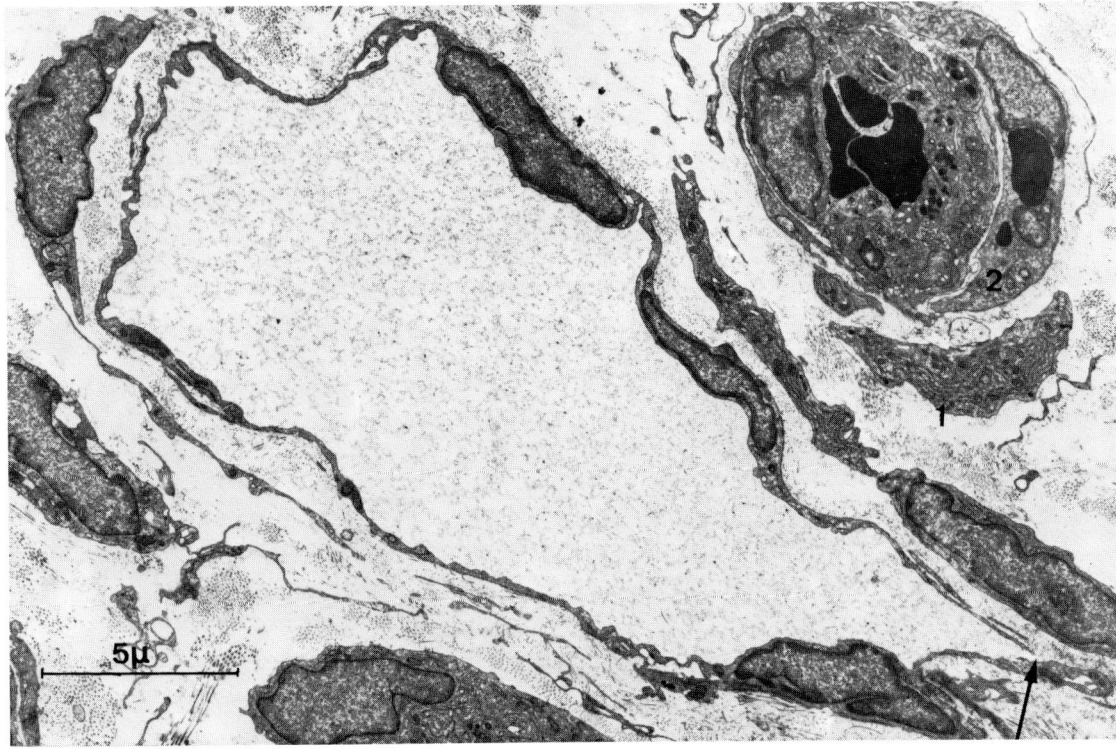

Abb. 243.

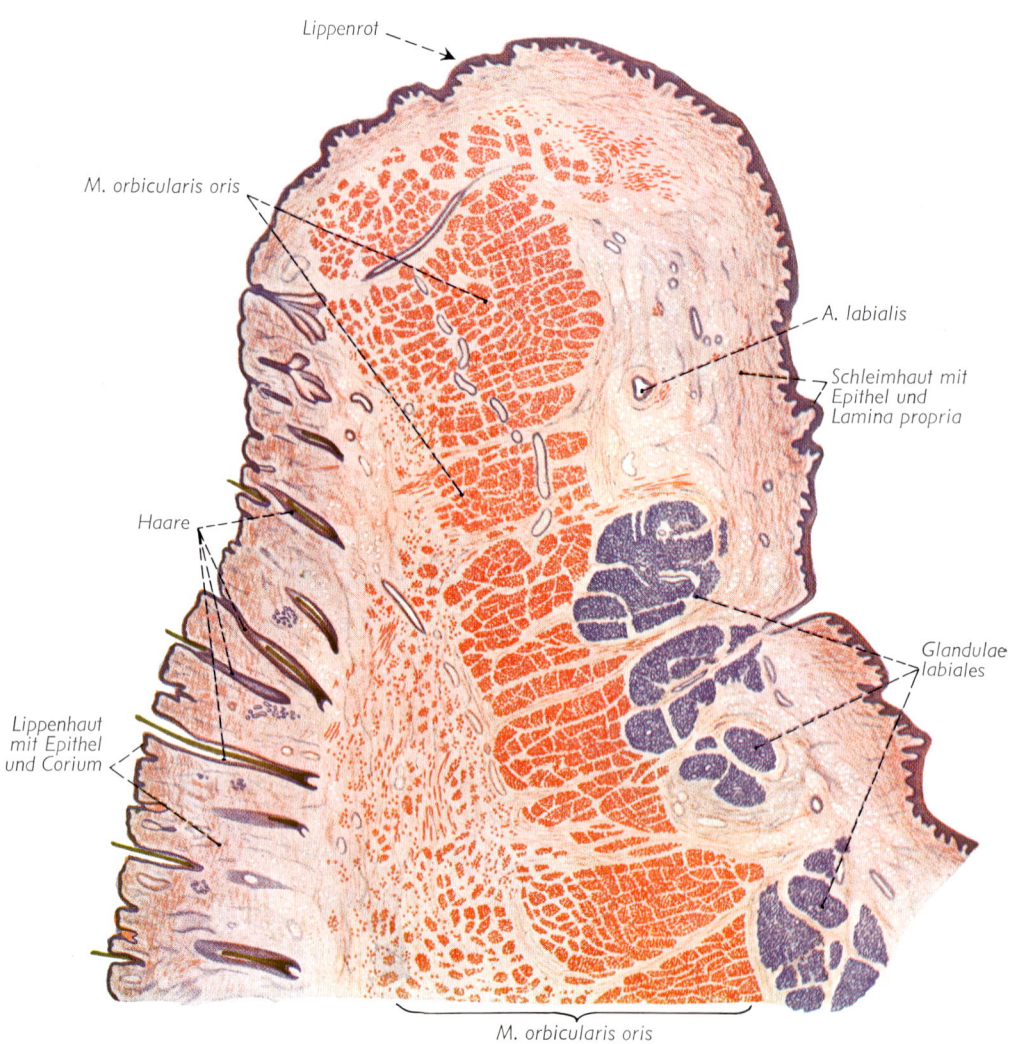

Lippenrot

M. orbicularis oris

A. labialis

Schleimhaut mit
Epithel und
Lamina propria

Haare

Glandulae
labiales

Lippenhaut
mit Epithel
und Corium

M. orbicularis oris

Abb. 244. Die Lippe gehört zu jenen Regionen, die u. a. durch den Übergang (Wechsel) ihres Oberflächenepithels charakterisiert sind. In einem Sagittalschnitt erkennt man, daß hier ein typisches Hautepithel mit Anhangsgebilden wie Haaren, Schweiß- und Talgdrüsen im Bereich des Lippenrotes in ein mehrschichtiges, unverhorntes und drüsenfreies Plattenepithel wechselt, dem sich mundhöhlenwärts ein von Drüsenpaketen (Gll. labiales) unterlagertes Plattenepithel der feuchten Form anschließt. Die Schleimhautdrüsen sind gemischt seromukös. Der zentrale Gewebssockel der Lippe wird zum großen Teil durch die im Sagittalschnitt quergeschnittenen Fasern des M. orbicularis oris eingenommen. Zur Differentialdiagnose derartiger Regionen s. Tabelle 11. Färbung: H.E.; Vergr. 8fach.

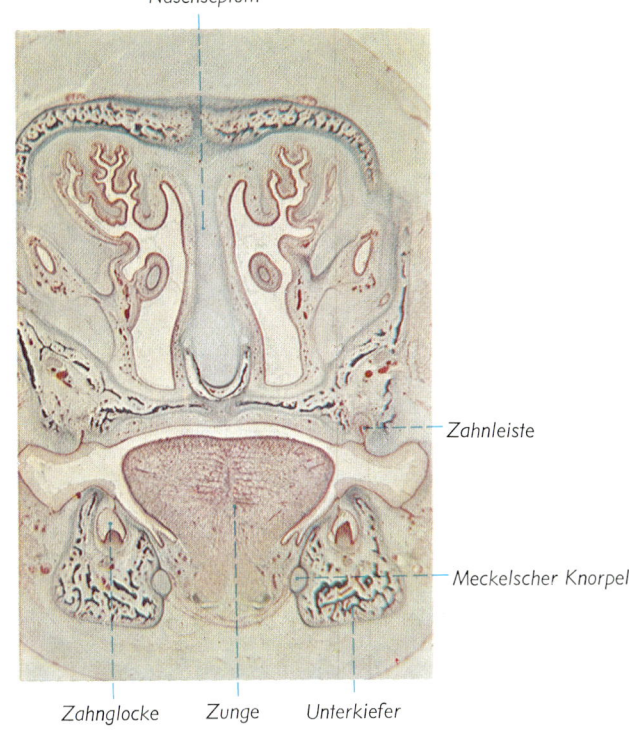

Nasenseptum

Zahnleiste

Meckelscher Knorpel

Zahnglocke   Zunge   Unterkiefer

Abb. 245. Frontalschnitt durch die Schnauzenregion eines Schweinefeten. Sowohl in der Ober- als auch der Unterkieferregion (Knochenbälkchen intensiv blau gefärbt) erkennt man Zahnanlagen in verschiedenen Entwicklungsstadien, oben vor allem als Zahn*leiste* (besonders deutlich auf der rechten Bildseite), unten schon als Zahn*glocke* mit Schmelzorgan und Zahnpapille. Färbung: Azan; Vergr. 9,5fach.

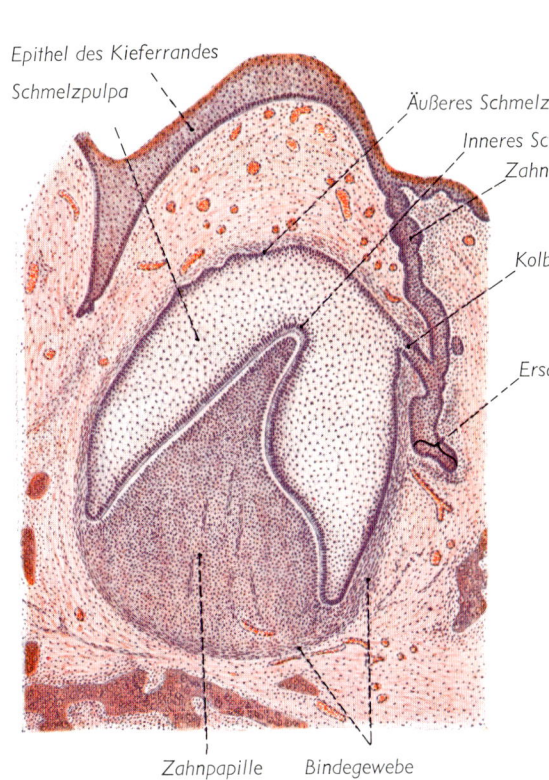

Epithel des Kieferrandes

Schmelzpulpa

Äußeres Schmelzepithel

Inneres Schmelzepithel

Zahnleiste

Kolbenhals

Ersatzzahnanlage

Zahnpapille   Bindegewebe

Abb. 246. Bei stärkerer Vergrößerung erkennt man, daß das glockenförmige Schmelzorgan aus einem der bindegewebigen Zahnpapille zugewandten *inneren* Schmelzepithel (es differenziert sich später zu den Adamantoblasten und bildet den Schmelz) und einem an das umgebende Mesenchym grenzenden *äußeren* Epithel besteht. Zwischen beiden befindet sich die aus verzweigten Zellen bestehende Schmelz*pulpa*. Bei dieser handelt es sich um ein sog. *epitheliales* Retikulum, da es aus einem ursprünglich soliden Epithel hervorgeht, dessen Zellen durch Vermehrung der interstitiellen Flüssigkeit auseinandergedrängt und zu sternförmigen Elementen verformt werden, die nur noch mit ihren Ausläufern zusammenhängen und so ein netzartiges Schwammwerk bilden (Milchzahnanlage eines menschlichen Feten, 4. bis 5. Monat). Färbung: H.E.; Vergr. 40fach.

115

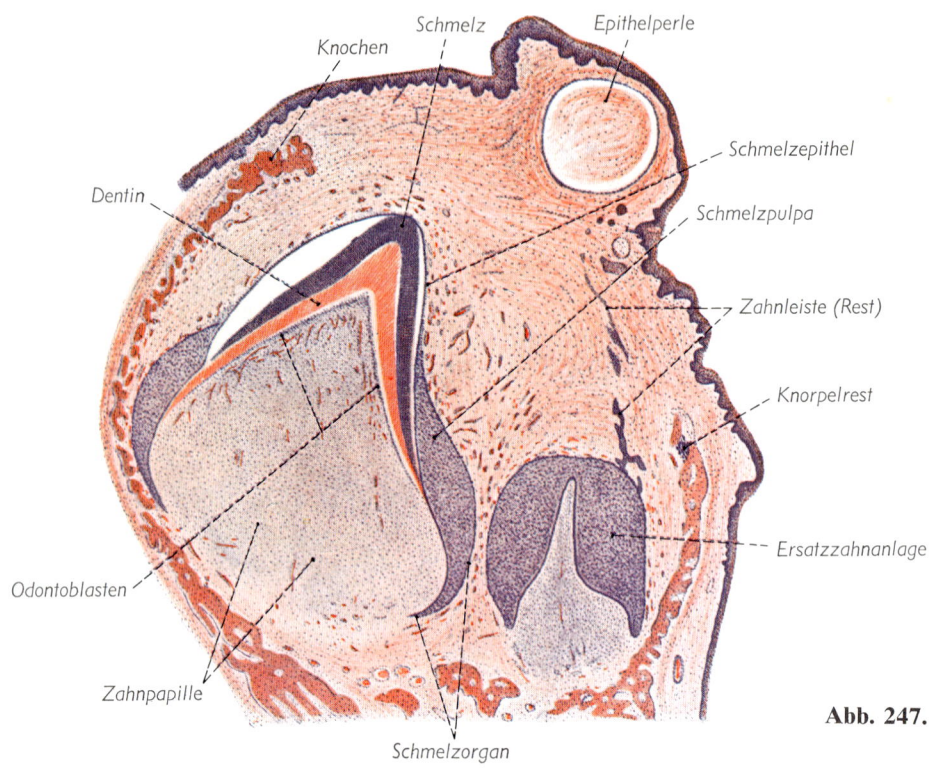

Knochen — Schmelz — Epithelperle

Dentin

Schmelzepithel

Schmelzpulpa

Zahnleiste (Rest)

Knorpelrest

Odontoblasten

Ersatzzahnanlage

Zahnpapille

Schmelzorgan

Abb. 247.

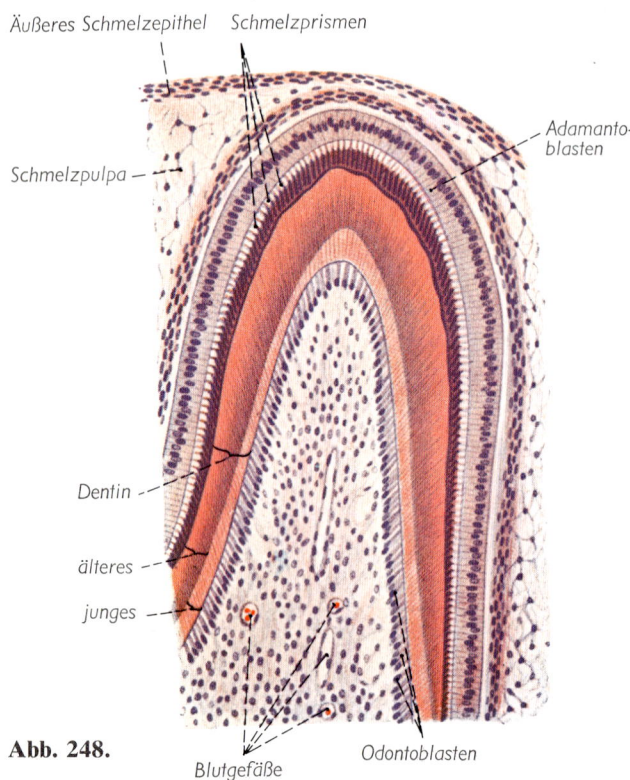

Äußeres Schmelzepithel — Schmelzprismen

Adamanto-
blasten

Schmelzpulpa

Dentin

älteres

junges

Abb. 248.

Blutgefäße — Odontoblasten

Abb. 247. Anlage von Milch- und Ersatzzahn eines menschlichen Neugeborenen, von denen erstere bereits die Bildung der Hartsubstanzen, Schmelz und Dentin (= Zahnbein) erkennen läßt. Beide sind Produkte spezieller Zellrassen (der Adamanto- und Odontoblasten) und stets durch ihre unterschiedliche Färbbarkeit gut gegeneinander abzugrenzen. Färbung: H.E.; Vergr. 12fach.

Abb. 248. Ausschnitt aus der Spitze einer Zahnanlage (menschlicher Fet, mens VI) mit Anfängen der Schmelz- und Dentinbildung. Die aus dem Mesenchym der Zahnpapille entlang ihrer Kontaktfläche zum inneren Schmelzepithel entstehenden Odontoblasten bilden ein zunächst unverkalktes Prädentin, in dem Ausläufer der Odontoblasten (= Tomessche Fasern, vgl. Tab. 8) verbleiben. Die Adamantoblasten schieben dagegen ihre Hartsubstanz als eine kutikulare Ausscheidung in Form sog. Schmelzprismen vor sich her und entfernen sich damit zugleich immer weiter vom Dentin. Färbung: H.E.; Vergr. 165fach.

Abb. 249. Vollständiger Längsschnitt durch einen Schneidezahn (Katze) „in situ" mit Zahnkrone (= der das Zahnfleisch überragende Anteil), Zahnhals (= Grenzgebiet zwischen Schmelz und Zement) und Zahnwurzel (= der in der knöchernen Alveole gelegene Abschnitt). Der Schmelz ist durch die Entkalkung des Präparates entfernt worden und daher nicht sichtbar. Färbung: H.E.; Vergr. 18fach.

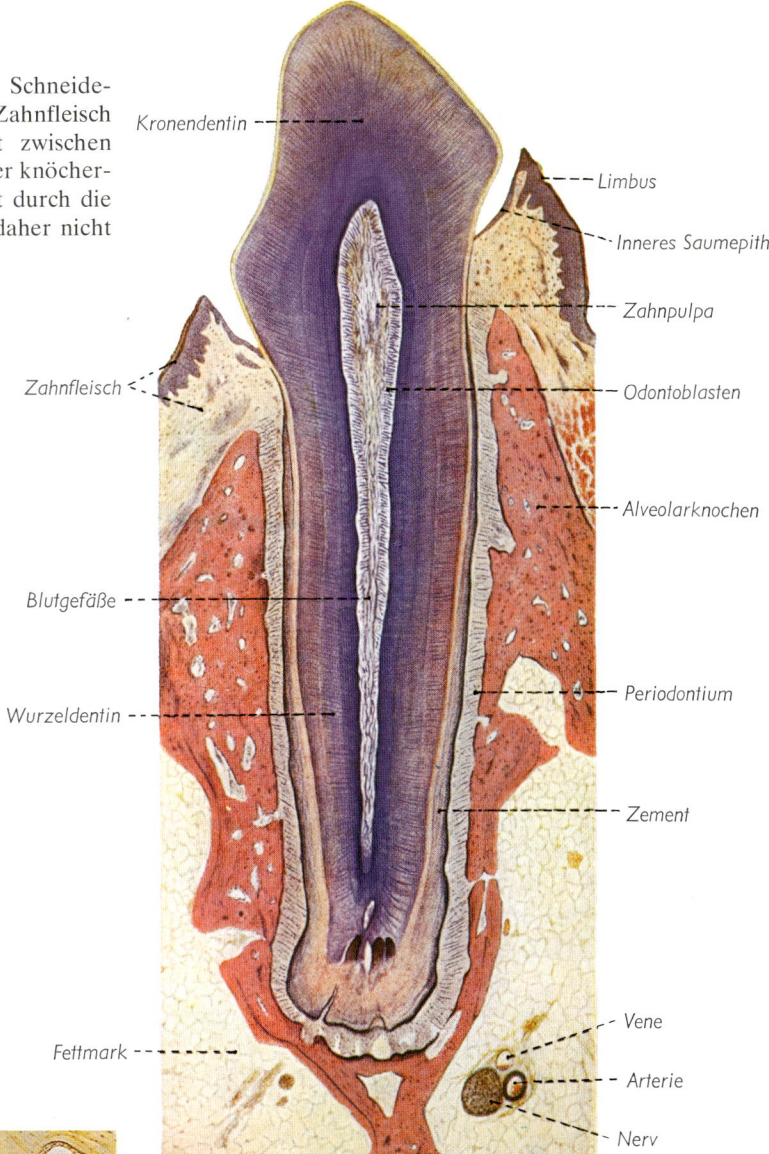

Kronendentin

Limbus

Inneres Saumepithel

Zahnfleisch

Zahnpulpa

Odontoblasten

Alveolarknochen

Blutgefäße

Periodontium

Wurzeldentin

Zement

Vene

Fettmark

Arterie

Nerv

Bindegewebe mit Gefäßen des Peridontalraumes

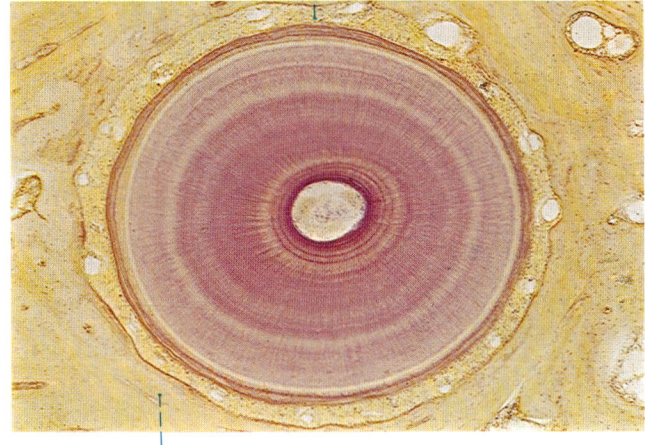

Abb. 250. Knochen der Alveolenwand

Abb. 250. Querschnitt durch die Wurzel eines Schneidezahnes (Katze) „in situ", dessen Dentin infolge seiner schubweisen Verkalkung deutlich konzentrisch geschichtet erscheint, wobei die im Querschnitt ringförmigen Grenzen zwischen älteren und neueren Dentinlagen als Owensche Streifen bezeichnet werden. Färbung: Häm.-Pikrinsäure; Vergr. 38fach.

117

Papillae filiformes

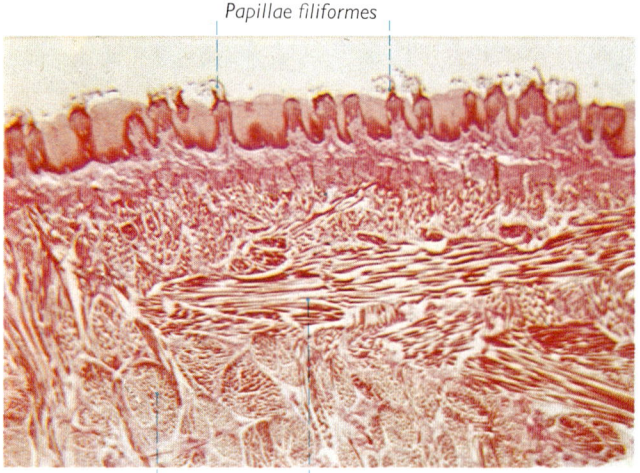

Abb. 251.   *Skelettmuskulatur*

Abb. 251. Zungenrücken (Mensch) mit dichtstehenden Papillae filiformes. Diese bestehen aus einem sich zu Sekundärpapillen verzweigenden Bindegewebssockel, dessen deckendes Epithel rachenwärts gekrümmte, fadenförmige (daher der Name!) Verhornungen trägt. Diese Papillen dienen mechanischen Aufgaben. Färbung: Häm.-Azokarmin; Vergr. 12fach.

Spüldrüsen

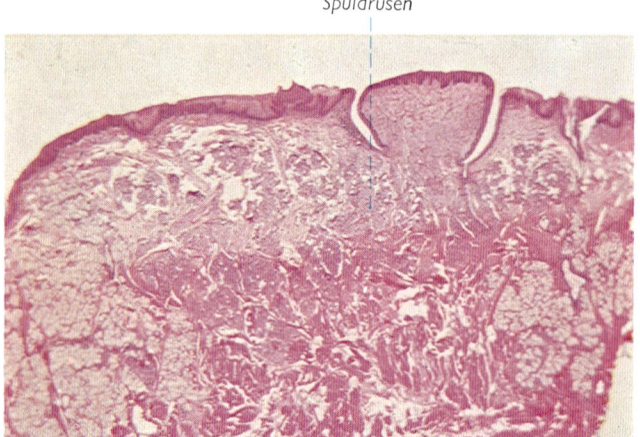

Abb. 252.

Abb. 252. An der Grenze zum Zungengrund (Zunge, Mensch) finden sich die auch makroskopisch sichtbaren Papillae vallatae (= Wallpapillen). Die epithelialen Wände des Wallgrabens tragen zahlreiche Geschmacksknospen (hier wegen der geringen Vergrößerung nicht erkennbar!), und in den Grabengrund münden von unten die serösen v. Ebnerschen Spüldrüsen (vgl. mit Abb. 255). Färbung: H.E.; Vergr. 12fach.

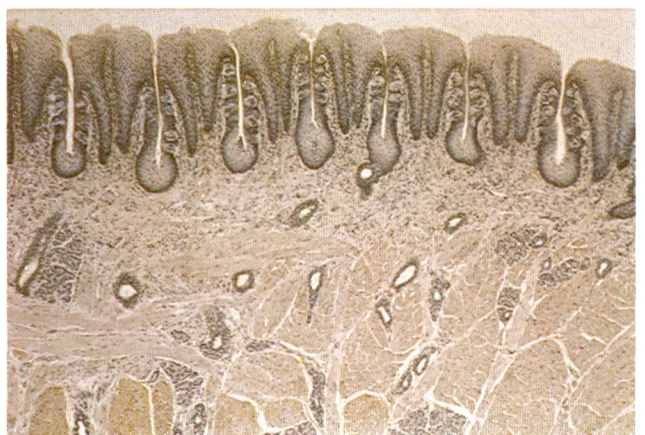

Abb. 253.

Abb. 253. Die Papillae foliatae (= Blattpapillen) sind beim Menschen spärlich entwickelt, dagegen sehr gut u. a. beim Kaninchen, wo sie am hinteren seitlichen Zungenrand ein ovales Feld, die Regio foliata, einnehmen (Zunge, Kaninchen). Dort bilden sie quer zum Zungenrand verlaufende, schmale Schleimhautfalten, deren Epithel zahlreiche Geschmacksknospen enthält (wegen ihrer geringen Färbbarkeit hier als rund-ovale Aufhellungen erkennbar, vgl. dazu Abb. 447, 448). Färbung: Eisenhämatoxylin; Vergr. 38fach.

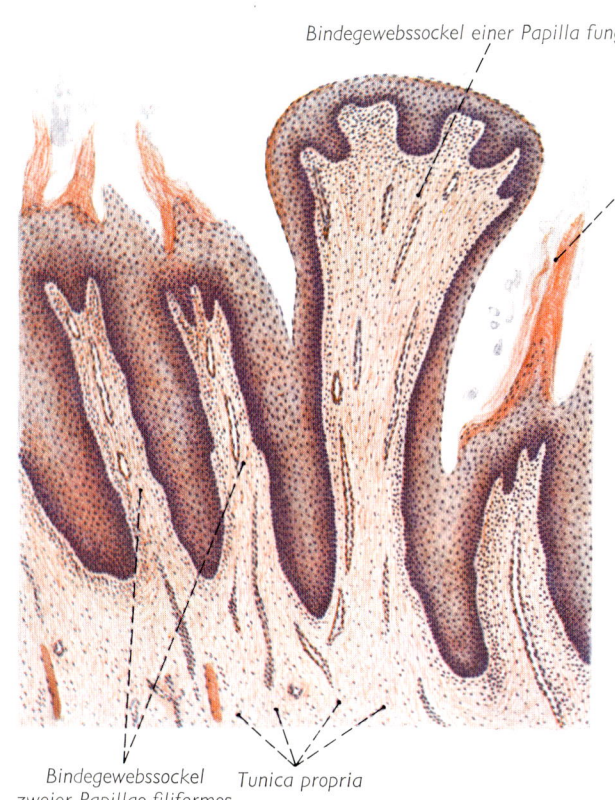

Bindegewebssockel einer Papilla fungiformis

Verhornter
Epithelkegel

Bindegewebssockel
zweier Papillae filiformes

Tunica propria

Abb. 254. Ausschnittsvergrößerung der Zungenschleimhaut mit Papillae filiformes und einer der selteneren Papillae fungiformes (fungus = Pilz). Beachte die sich epithelwärts in Sekundärpapillen verzweigenden Bindegewebssockel (= Primärpapillen). Färbung: H.E.; Vergr. 60fach.

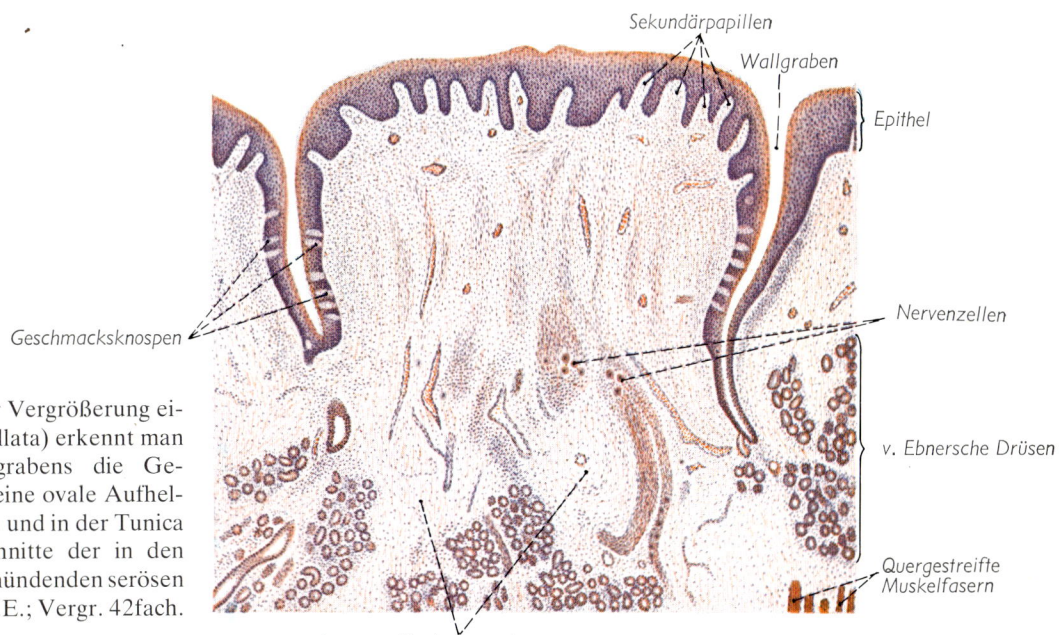

Sekundärpapillen

Wallgraben

Epithel

Nervenzellen

Geschmacksknospen

v. Ebnersche Drüsen

Quergestreifte
Muskelfasern

Tunica propria

Abb. 255. Bei stärkerer Vergrößerung einer Wallpapille (Pap. vallata) erkennt man im Epithel des Wallgrabens die Geschmacksknospen als kleine ovale Aufhellungen (Zunge, Mensch) und in der Tunica propria gelegene Anschnitte der in den Grund des Grabens einmündenden serösen Spüldrüsen. Färbung: H.E.; Vergr. 42fach.

119

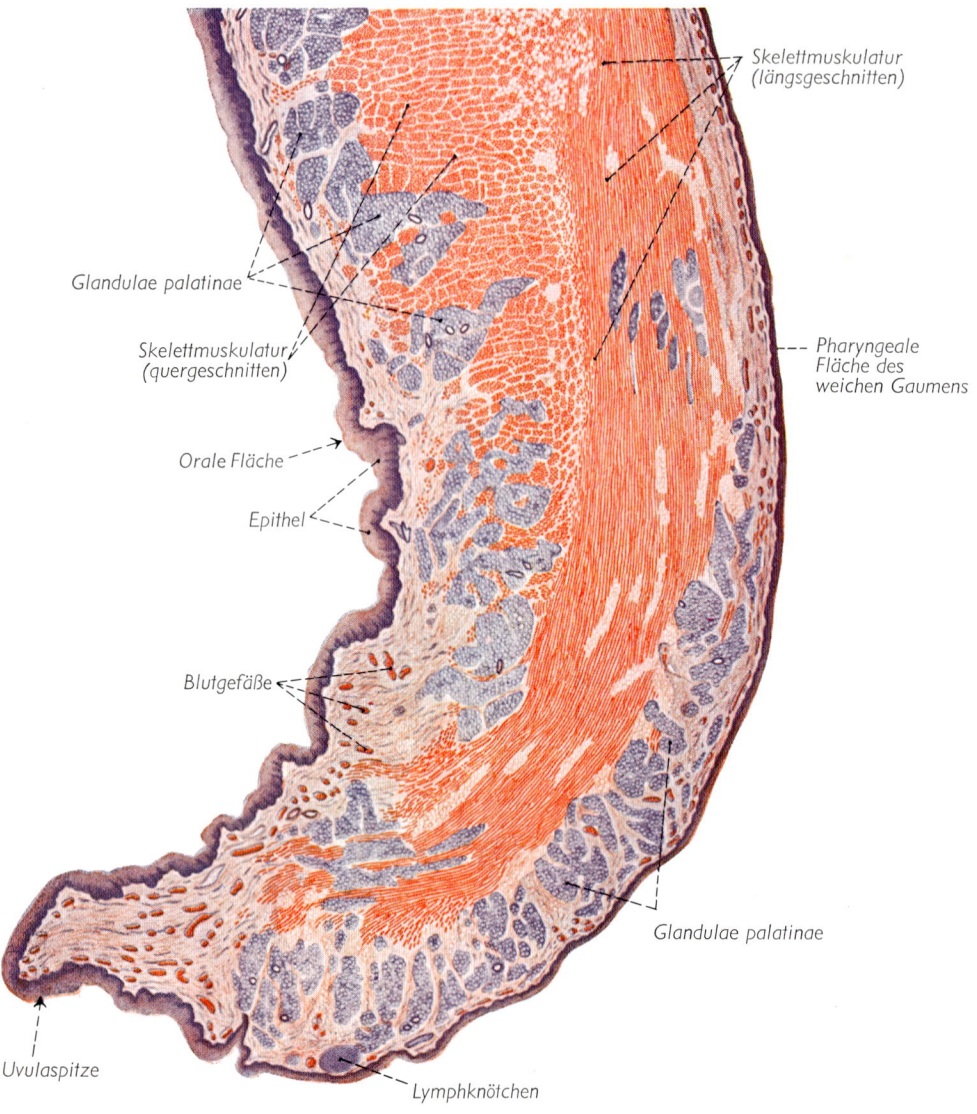

Skelettmuskulatur
(längsgeschnitten)

Glandulae palatinae

Skelettmuskulatur
(quergeschnitten)

Pharyngeale
Fläche des
weichen Gaumens

Orale Fläche

Epithel

Blutgefäße

Glandulae palatinae

Uvulaspitze

Lymphknötchen

Abb. 256. Längsschnitt durch den weichen Gaumen (Gaumensegel mit Zäpfchen). Auch hier bildet, ähnlich wie bei der Lippe, die Skelettmuskulatur die Hauptmasse des zentralen Gewebssockels, jedoch findet sich beiderseits, d. h. sowohl an der palatinalen, als auch an der pharyngealen Oberfläche ein mehrschichtiges, unverhorntes Plattenepithel, das jedoch gaumenseitig sehr viel höher ist. Der Übergang in das respiratorische Epithel der Nasenhöhle findet sich nie – wie oft irrigerweise angenommen – an der Spitze der Uvula, sondern ist u. U. soweit nach nasal verschoben, daß er gar nicht mehr, wie auch in diesem Fall, vom Schnitt erfaßt wird. Zur Differentialdiagnose: s. Tabelle 11. Färbung: H.E.; Vergr. 7,5fach.

Die drei großen Speicheldrüsen der Mundhöhle: Gl. parotis, Gl. submandibularis und Gl. sublingualis unterscheiden sich sowohl nach Art der in ihnen vorkommenden sezernierenden Endstücke, als auch in der Menge der verschiedenen Abschnitte ihres ausführenden Gangsystems. Gerade letztere erlauben am einfachsten die sichere (!) Abgrenzung gegenüber ähnlichen exokrinen Drüsen wie der Gl. lacrimalis und dem Pankreas (vgl. dazu die Abb. 267, 268 und Tabelle 12).

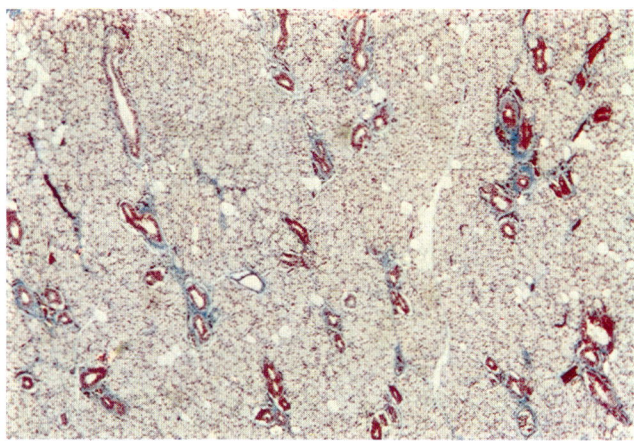

Abb. 257.

Abb. 257. Übersicht über zwei Läppchen der rein serösen Gl. parotis, in denen die gerade mit Lupenvergrößerungen (!) gut beurteilbare große Zahl von Gangabschnitten (hier überwiegend Streifenstücke) auffällt. Dieses ist ein wichtiges differentialdiagnostisches Merkmal gegenüber dem Pankreas und der Gl. lacrimalis! Zwischen den Endstücken liegen einzelne Fettzellen, die jedoch auch in anderen (!) Speicheldrüsen vorkommen können. Charakteristisch, aber durchaus nicht in allen Präparaten vorhanden (auch in diesem Fall fehlen sie), sind Anschnitte größerer Nervenbündel (Äste des N. facialis). Färbung: Azan; Vergr. 42fach.

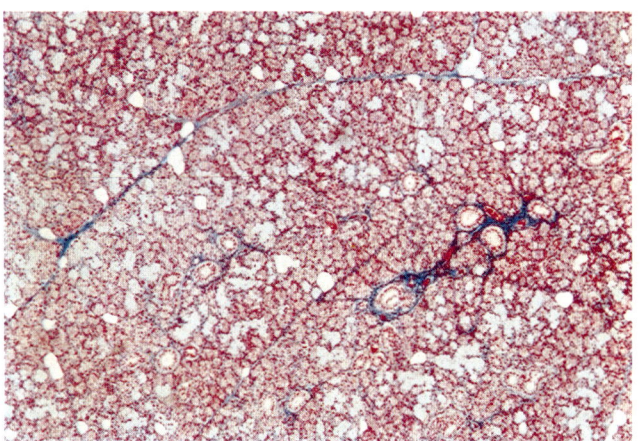

Abb. 258.

Abb. 258. Die gemischte, sero-muköse Unterkieferdrüse (Gl. submandibularis, Mensch) läßt schon bei Übersichtsvergrößerungen die durch ihre unterschiedliche Färbbarkeit differierenden Endstückarten sowie das geringer als bei der Parotis entwickelte Gangsystem erkennen. Bei Azan-Färbung erscheinen die schleimhaltiges Sekret produzierenden „mukösen" Endstücke blaßblau tingiert, während sie bei H.E.-Färbung mehr oder weniger farblos, also „weiß" sind. Färbung: Azan; Vergr. 42fach.

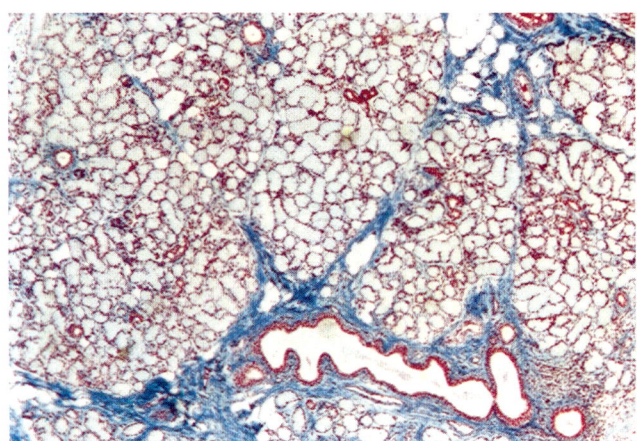

Abb. 259.

Abb. 259. Bei der ebenfalls gemischt sero-mukösen Unterzungendrüse (Gl. sublingualis, Mensch) überwiegen die schleimproduzierenden Endstücke – das wird gelegentlich durch die Bezeichnung „muko-serös" zum Ausdruck gebracht – die wegen ihrer geringeren Färbbarkeit und ihrer großen Zahl dem Ungeübten eine scheinbare Homogenität der Acini und gelegentlich sogar „seröse" Endstücke vortäuschen können. Charakteristisch ist auch hier die, verglichen mit der Parotis, wesentlich geringere Zahl von Ganganschnitten. Färbung: Azan; Vergr. 42fach.

Streifenstück   Schaltstück

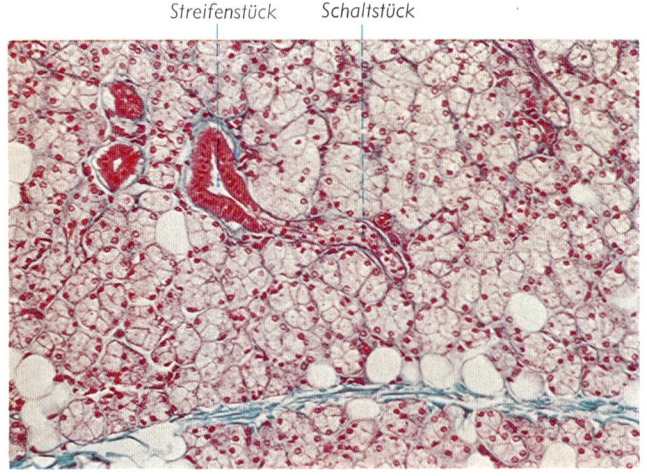

Abb. 260.

Abb. 260. Erst bei höherer Auflösung erkennt man die zu unterschiedlich großen Gruppen (= Endstücken) zusammengeordneten „serösen" Drüsenzellen (Gl. parotis, Mensch), deren Kerne nie eine abgeplattete, sondern immer rund-ovale Gestalt aufweisen, jedoch gar nicht selten infolge starker Sekretansammlung an der Zellbasis gelegen sind (vgl. auch mit Abb. 263). In der Bildmitte erkennt man den Übergang eines längsgeschnittenen Schaltstückes (= Isthmus) in ein quergetroffenes und dunkler gefärbtes Streifenstück (= Sekretrohr). Färbung: Azan; Vergr. 150fach.

Muköse Endstücke

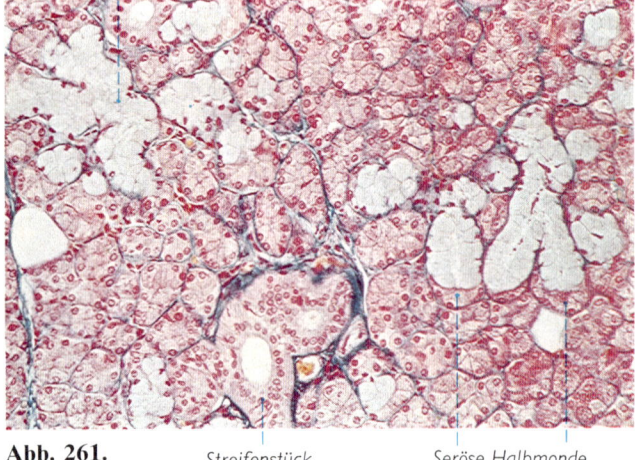

Abb. 261.   Streifenstück   Seröse Halbmonde

Seröses Endstück

Abb. 261. In der Gl. submandibularis unterscheiden sich die „mukösen" Endstücke nicht nur durch eine andere Färbbarkeit, sondern auch durch ihre immer platten, basal liegenden Kerne (vgl. mit Abb. 264) und ihre schlauchförmige, „tubulöse" Gestalt von den mehr beerenförmig, „azinösen" Endstükken der serösen Drüsenanteile. Letztere sitzen u. a. auch in Form der sog. v. Ebnerschen oder Gianuzzischen Halbmonde den blinden Enden der mukösen Zellschläuche auf. Färbung: Azan; Vergr. 150fach.

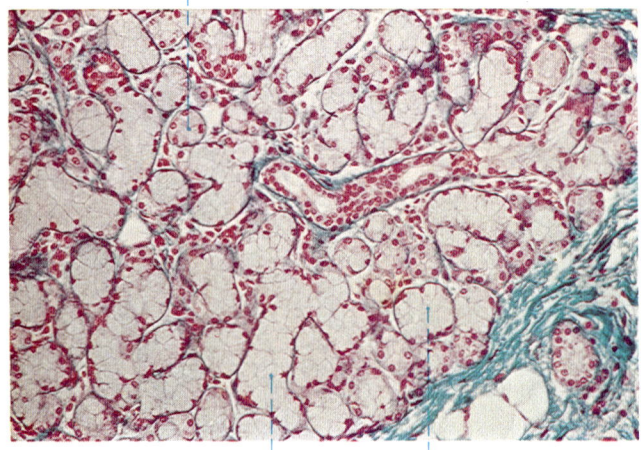

Abb. 262.   Muköse Endstücke

Abb. 262. Die große Masse muköser Endstücke in der Gl. sublingualis (Mensch) kann bei flüchtigem Hinsehen leicht deren Homogenität vortäuschen, obgleich auch hier eindeutige „seröse" Halbmonde sowie „freie", d. h. nicht an die tubulösen Anteile gebundene seröse Acini zu erkennen sind. Färbung: Azan; Vergr. 150fach.

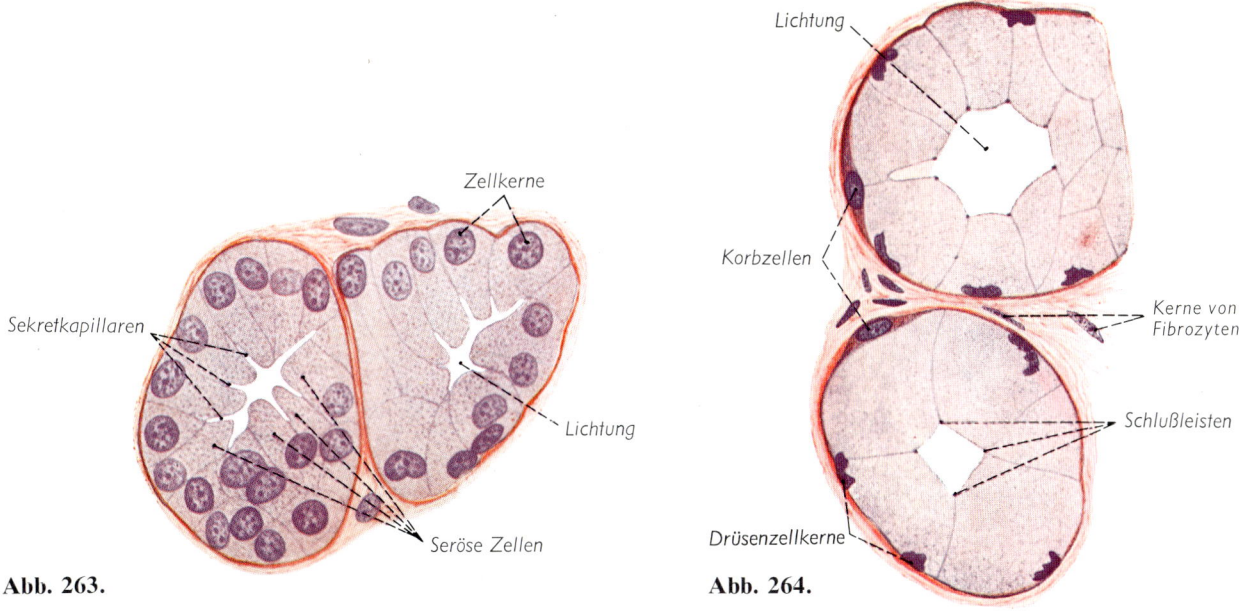

Zellkerne

Sekretkapillaren

Lichtung

Seröse Zellen

Abb. 263.

Lichtung

Korbzellen

Kerne von Fibrozyten

Schlußleisten

Drüsenzellkerne

Abb. 264.

Abb. 263–265. Zeichnerische Darstellung der zelllulären Charakteristika verschiedener Endstückformen bei gleicher Färbung (H.E.) und hohen Primärauflösungen (Ölimmersion 750fach) aus einer Zungendrüse (Mensch). Erst jetzt erkennt man das äußerst schmale, oft spaltförmige Lumen der serösen Acini (Abb. 263), deren Zellen bei schwächeren Vergrößerungen oft lükkenlos zusammengelagert erscheinen (vgl. Abb. 260). Die immer rund bis ovalen Kerne sind auch hier teilweise an die Zellbasis verdrängt. Die stets weite Lichtung der mukösen Endstücke (Abb. 264) kann durch das u. U. darin enthaltene Sekret gelegentlich schlecht von den angrenzenden Zellen unterschieden und damit übersehen werden (vgl. Abb. 262). Die Kerne der schleimproduzierenden Zellen sind immer abgeplattet, oft sehr unregelmäßig konturiert und stets vollkommen basalwärts verschoben.

Bei den gemischten Endstücken (Abb. 265) sitzen seröse Zellen den blinden Enden der mukösen Tubuli als halbmondförmige Kappen auf (= v. Ebnersche Halbmonde). Ihr wäßriges Sekret sorgt für eine Verdünnung und damit eine Herabsetzung der Viskosität des im nachgeschalteten Tubulus produzierten Schleimes, der dadurch leichter abfließen kann.

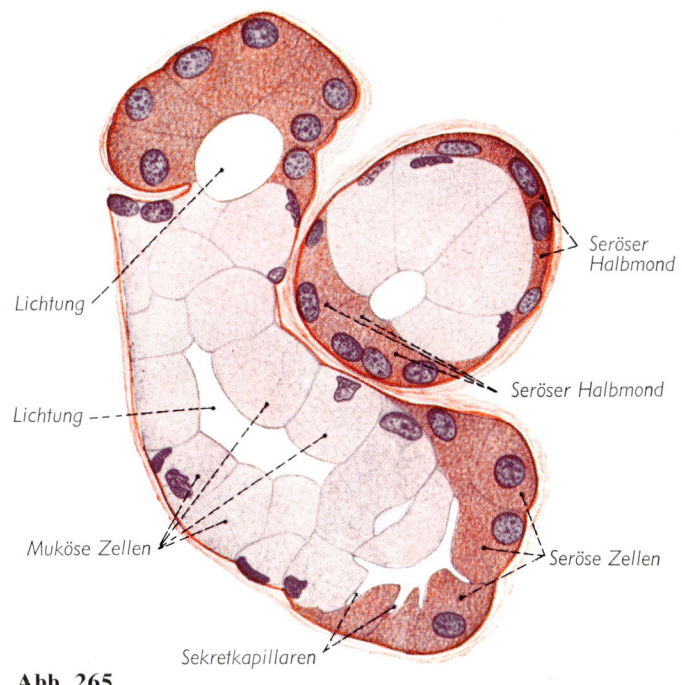

Seröser Halbmond

Lichtung

Seröser Halbmond

Lichtung

Seröse Zellen

Muköse Zellen

Sekretkapillaren

Abb. 265.

Verschiedene Abschnitte des Gangsystems

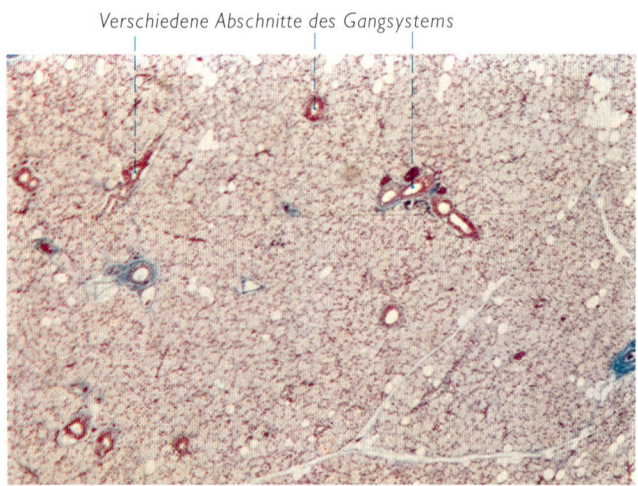

Abb. 266. *Parotis*

Ausführungsgang   Insel

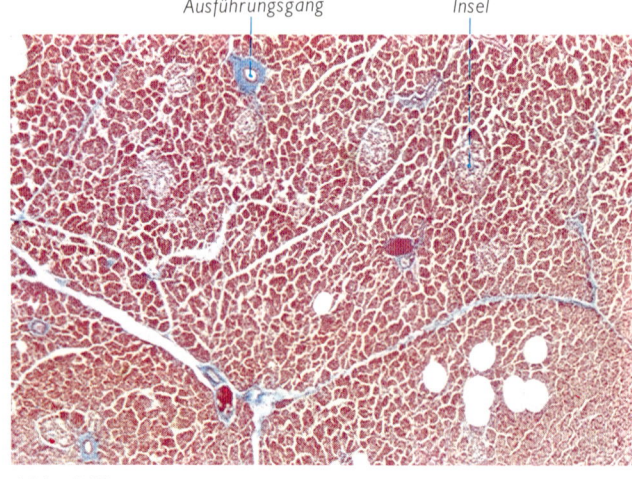

Abb. 267. *Gl. exon Pankreas*

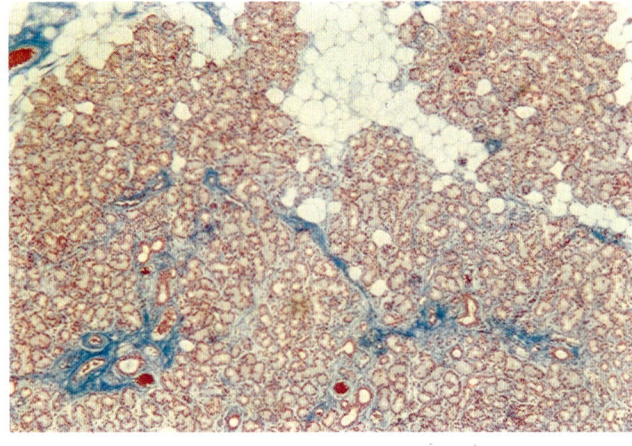

Abb. 268. *Gl. lacrimal*

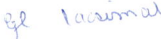

Abb. 266–268. Die Differentialdiagnose der drei großen serösen Drüsen: Gl. parotis (Abb. 266), Pankreas (Abb. 267) und Gl. lacrimalis (Abb. 268) ist am sichersten bei Übersichtsvergrößerungen zu stellen, und nicht (!), wie oft geglaubt wird, mit Hilfe diffiziler, struktureller Besonderheiten wie z. B. den zentroazinären Zellen in den Endstücken des Pankreas.

Das sicherste Unterscheidungsmerkmal für die Parotis ist die große Menge von Ganganschnitten! Damit ist diese Drüse eindeutig von den beiden übrigen abzugrenzen. Die Gl. lacrimalis ist immer an den deutlichen, da weiten Lichtungen ihrer Endstücke erkennbar, die außerdem wesentlich lockerer zusammengelagert sind als die Acini in Parotis und Pankreas.

Für das Pankreas sprechen 1. die „Inseln" (ebenfalls am besten bei schwachen Vergrößerungen durch ihr anderes färberisches Verhalten gegen den exokrinen Anteil abzugrenzen), 2. das Vorkommen nur weniger, dann aber *inter*lobulär gelegener, größerer Ausführungsgänge (mehr ist bei einer Lupenvergrößerung nicht erkennbar!) und 3. das sehr gering entwickelte, interlobuläre Bindegewebe (vgl. dagegen die Gl. parotis und Gl. lacrimalis). Auch wenn Inseln in dem vorgelegten Schnitt nicht vorkommen sollten (sie fehlen oder sind sehr spärlich z. B. im Kopf und im Processus uncinatus), reichen die beiden letztgenannten Kriterien immer noch aus, um das Pankreas eindeutig als solches identifizieren zu können (vgl. Tabelle 12). Färbung: Alle Bilder Azan; Vergr. alle Bilder 42fach.

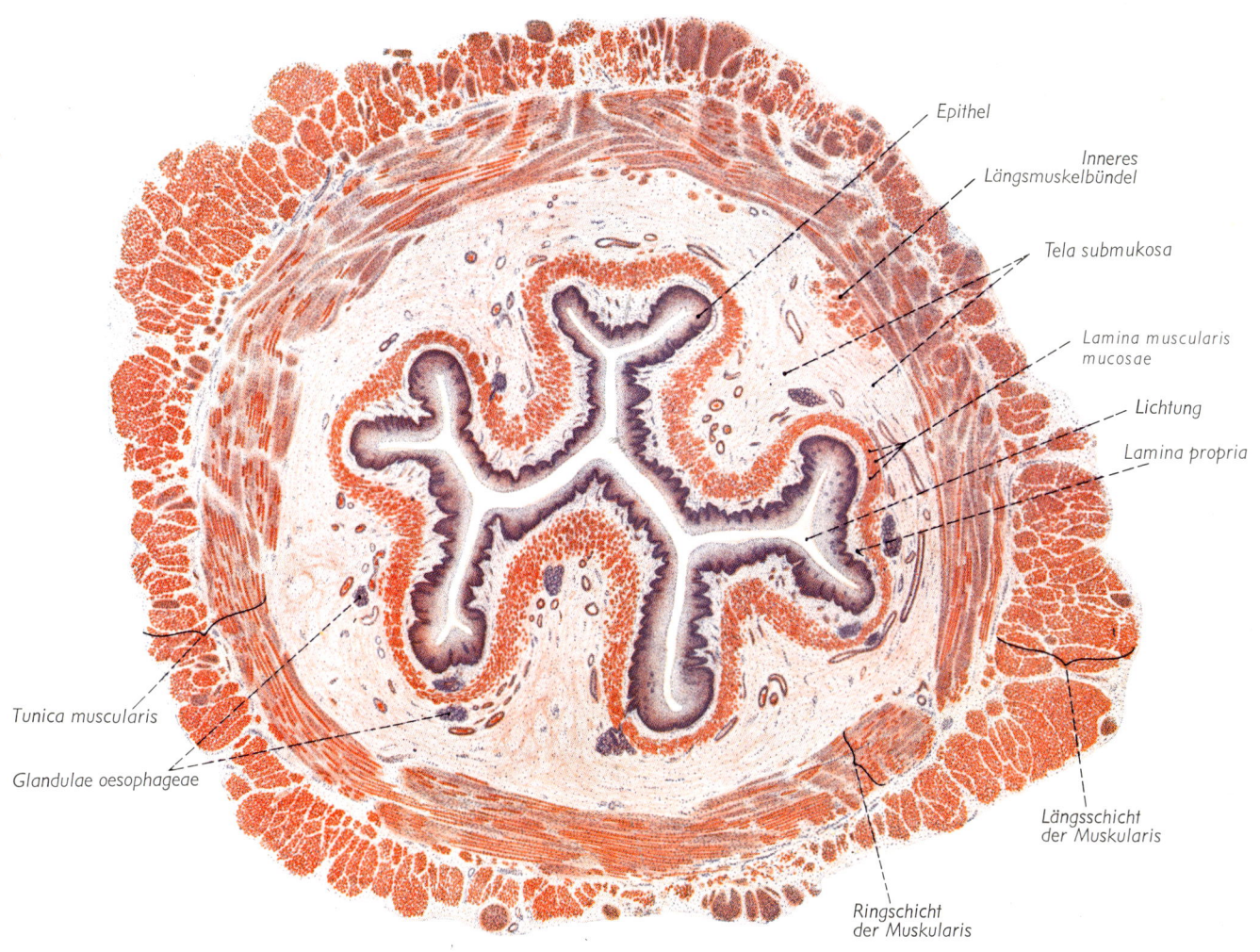

Epithel

Inneres
Längsmuskelbündel

Tela submukosa

Lamina muscularis
mucosae

Lichtung

Lamina propria

Tunica muscularis

Glandulae oesophageae

Längsschicht
der Muskularis

Ringschicht
der Muskularis

Abb. 269. Vollständiger Querschnitt einer Speiseröhre (Mensch) zur Demonstration der typischen und in allen Rohrabschnitten des Magen-Darmkanals letztlich in prinzipiell gleicher Weise vorkommenden Schichtengliederung der Wand:
Zuinnerst liegt die aus einem Epithel und einer lockeren, oft retikulär-bindegewebigen Lamina propria bestehende Schleimhaut, an deren Grenze zur Tela submucosa eine unterschiedlich kräftige Lage glatter Muskelzellen, die Lamina muscularis mucosae, zu finden ist. Sie ist das entscheidende Strukturmerkmal für die Diagnose „Magen-Darmkanal" im engeren Sinne (i.e.S.). Auf die Submukosa folgt die Tunica muscularis, die immer aus einer inneren, zirkulär verlaufenden und einer äußeren Schicht längs orientierter, glatter Muskelzellen besteht, zwischen denen sich die mikroskopisch kleinen Ganglien des Plexus myentericus befinden. Je nachdem wie diese beiden Lagen der Muskularis im Einzelpräparat geschnitten sind, kann man einen Längs- von einem Querschnitt des Darmrohres unterscheiden (bei *Quer*schnitten muß die innere Ringmuskelschicht *längs* getroffen sein).
Nachdem der Oesophagus durch den Besitz einer Muscularis mucosae als zum Darmrohr i.e.S. gehörend erkannt ist, wird er dadurch auch von allen anderen mit einem gleichen Epithel (mehrschichtig unverhorntes Plattenepithel) ausgerüsteten Oberflächen wie Mundhöhle, Vagina, Cornea, äußere Urethramündung und Portio uteri abgegrenzt. Von den übrigen Abschnitten des Magen-Darmkanals unterscheidet ihn sein Epithel, da diese alle ein einschichtig prismatisches Epithel aufweisen. Im Zweifelsfall können die in der Submukosa gelegenen kleinen Drüsenpakete die Differentialdiagnose, z. B. gegen einen Schnitt durch die Vagina, absichern. Wegen ihrer geringen Zahl müssen sie jedoch längst nicht in jedem (!) Schnitt vorhanden sein, so daß ihr Fehlen nicht *gegen* die Diagnose „Oesophagus" spricht, wenn alle übrigen Kriterien darauf hinweisen (vgl. Tabelle 15). Färbung: H.E.;Vergr. 11fach.

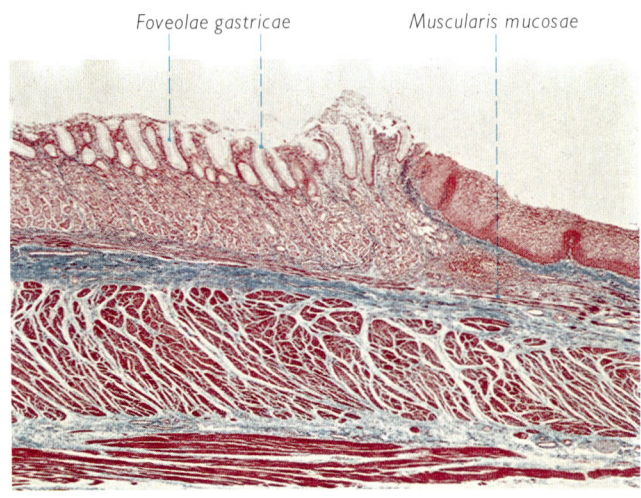

Foveolae gastricae   Muscularis mucosae

Abb. 270.

Abb. 270. Längsschnitt (achte auf die längsgetroffene äußere Muskelschicht) durch die Kardia (Übergang von Speiseröhre in den Magen, Mensch) mit dem charakteristischen Wechsel eines mehrschichtigen, unverhornten Plattenepithels in ein einschichtig prismatisches sowie dem Auftreten epithelausgekleideter Buchten (= Foveolae gastricae), die sich kontinuierlich in die tiefer gelegenen Drüsenschläuche der Schleimhaut fortsetzen. Färbung: Azan; Vergr. 19fach.

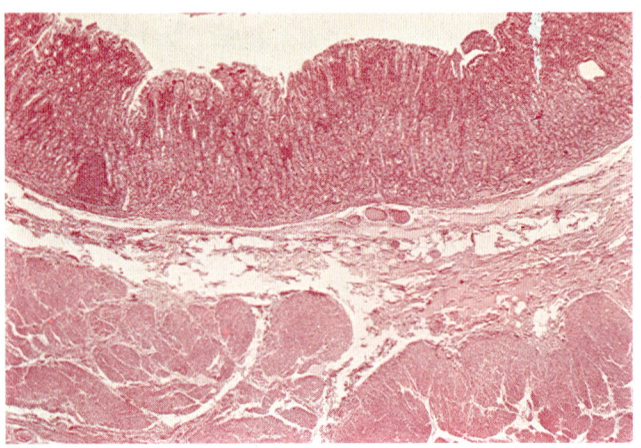

Abb. 271.

Abb. 271. Längsschnitt durch einen Magenfundus (Mensch) mit dichtgestellten Drüsenschläuchen in der Schleimhaut, die in relativ flache – im Verhältnis zur gesamten Höhe der Schleimhaut – Epithelbuchten (= Foveolae gastricae) einmünden. Die schmale Muscularis mucosae ist hier wegen der niedrigen Vergrößerung nicht zu erkennen. Die sichere Abgrenzung des Magenfundus gegen das häufig mit ihm verwechselte Kolon gelingt am einfachsten, wenn man darauf achtet, daß Becherzellen in den Foveolae und Drüsenschläuchen des Magens fehlen, während diese Zellen in den Kolonkrypten massenhaft vorhanden sind (vgl. Abb. 85). Färbung: H.E.; Vergr. 19fach.

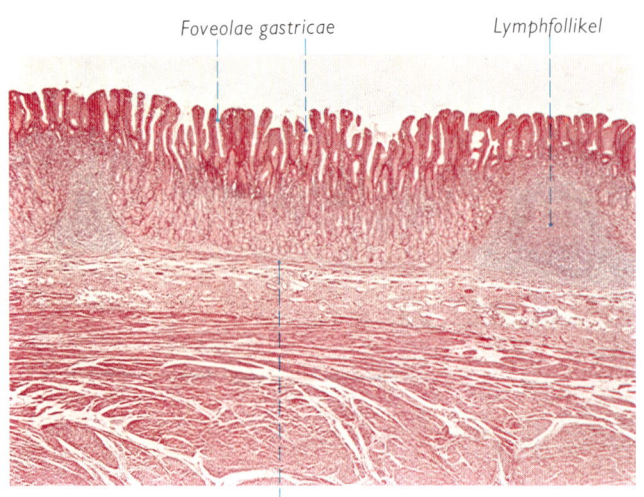

Foveolae gastricae   Lymphfollikel

Abb. 272.

Muscularis mucosae

Abb. 272. Verglichen mit dem Magenfundus, sind die Foveolae gastricae in der Pars pylorica des Magens (Mensch) wesentlich tiefer, beanspruchen daher auch einen größeren Anteil von der gesamten Schleimhauthöhe und sind besser als solche zu erkennen. Zwischen den Drüsenschläuchen finden sich verschieden große Anhäufungen von Lymphozyten, wie sie in vielen Schleimhäuten vorkommen können, von denen die größte (rechts im Bild) ein Reaktionszentrum erkennen läßt und damit ein lymphatisches Sekundärknötchen darstellt (nicht verwechseln mit den immer in der Submukosa [!] gelegenen aggregierten Follikeln des Ileums!). Färbung: Häm.- Chromotrop; Vergr. 19fach.

Die drei aufeinanderfolgenden Dünndarmabschnitte (Duodenum – Jejunum – Ileum) sind außer der üblichen Wandschichtung des Darmrohres durch eine charakteristische Gestaltung ihrer Oberfläche, nämlich das *gleichzeitige* Auftreten von Falten *und* Zotten, charakterisiert (s. Tabelle 13). „Falten" sind makroskopisch deutlich sichtbare Erhebungen, an denen immer auch die Submukosa teilnimmt und daher deren zentralen Bindegewebssockel bildet. „Zotten" sind dagegen wesentlich kleinere, ausschließlich aus Schleimhaut bestehende, fingerförmige Ausstülpungen, die einwandfrei erst bei Lupenvergrößerungen zu erkennen sind. Da die Falten im Ileum sehr viel seltener als im Duodenum und Jejunum sind, werden sie auch in diesem Darmabschnitt häufig – wie auch hier – nicht vom Schnitt getroffen. Das ist aber kein (!) Argument gegen die Diagnose Ileum, wenn alle übrigen Kriterien zutreffen. Um möglichst viele der zirkulär verlaufenden Falten (sog. Kerckring'sche Falten) zu erfassen, werden meist Längsschnitte des Dünndarms hergestellt. Liegen jedoch einmal Querschnitte vor (beachte daher auch immer die Schnittrichtung der Tunica muscularis!), können Falten vollkommen fehlen.

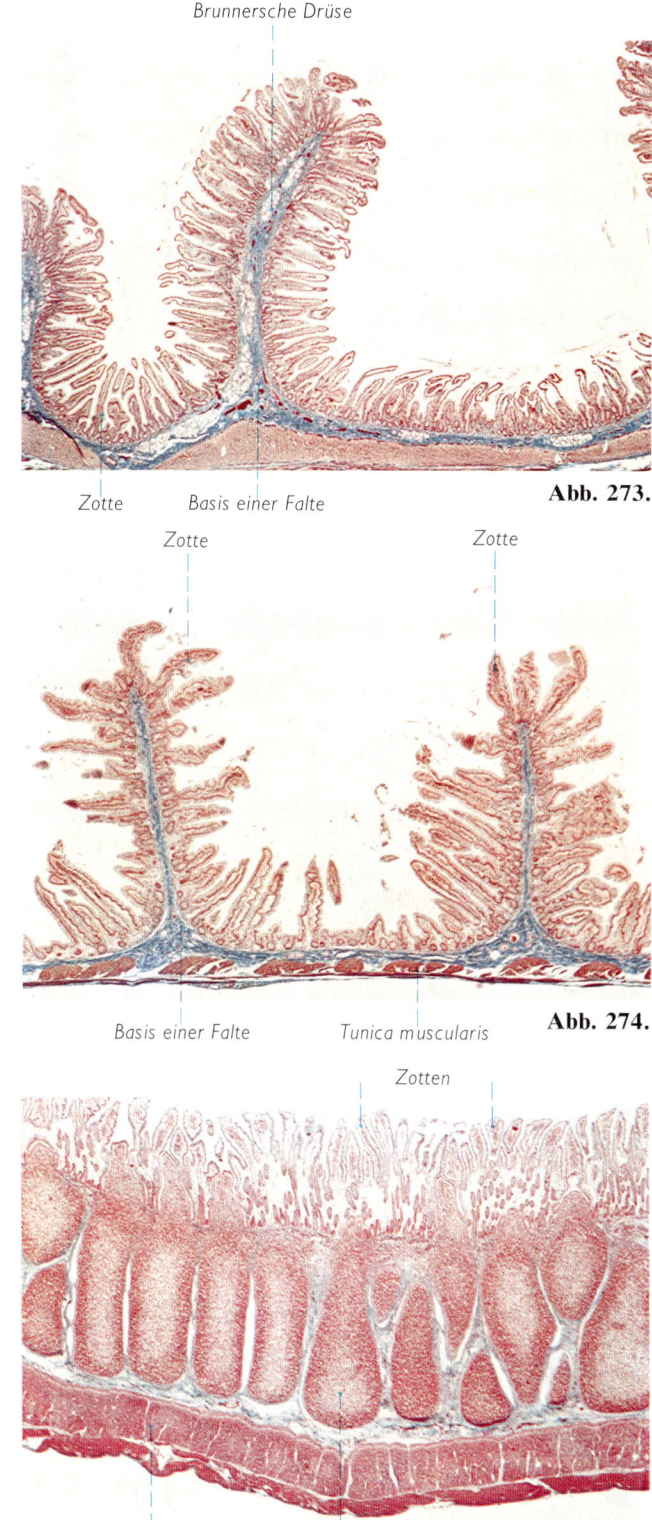

Brunnersche Drüse

Zotte   Basis einer Falte   **Abb. 273.**

Zotte   Zotte

Basis einer Falte   Tunica muscularis   **Abb. 274.**

Zotten

Innere Ringmuskulatur   Lymphfollikel   **Abb. 275.**

Abb 273. Längsschnitt des Duodenums (Mensch) mit zwei Falten, die, wie auch die übrige Oberfläche des Darmes, dicht mit Zotten besetzt sind. In der Submukosa – auch der Falten (!) – erkennt man blasse Aufhellungen, die den Brunnerschen Drüsen entsprechen. Diese sind das wesentliche Kriterium für die Diagnose „Duodenum" und unterscheiden diesen Darmabschnitt von allen übrigen. Färbung: Azan; Vergr. 12fach.

Abb. 274. Längsschnitt des Jejunums (Mensch) mit zwei Falten, in deren Submukosa, wie auch in der übrigen Darmwand, keine (!) Drüsenpakete vorkommen. Einige der Zotten zeigen infolge Schrumpfung ihrer Lamina propria die sog. Grünhagenschen Räume. Es sind dies wechselnd breite, optisch leere Spalten zwischen Epithel und Bindegewebslager (vgl. dazu Abb. 8). Färbung: Azan; Vergr. 21fach.

Abb. 275. Trotz eines Längsschnittes ist hier im Ileum (Mensch) noch keine der weit auseinanderliegenden Falten getroffen. Die dichtstehenden Zotten zeigen nur gelegentlich größere Schrumpfspalten. Charakteristisches und damit für die Diagnose entscheidendes Merkmal sind die zahlreichen, in der Submukosa (!) gelegenen aggregierten Sekundärfollikel (= Folliculi lymphatici aggregati = Peyersche Plaques). Färbung: Azan; Vergr. 14fach.

127

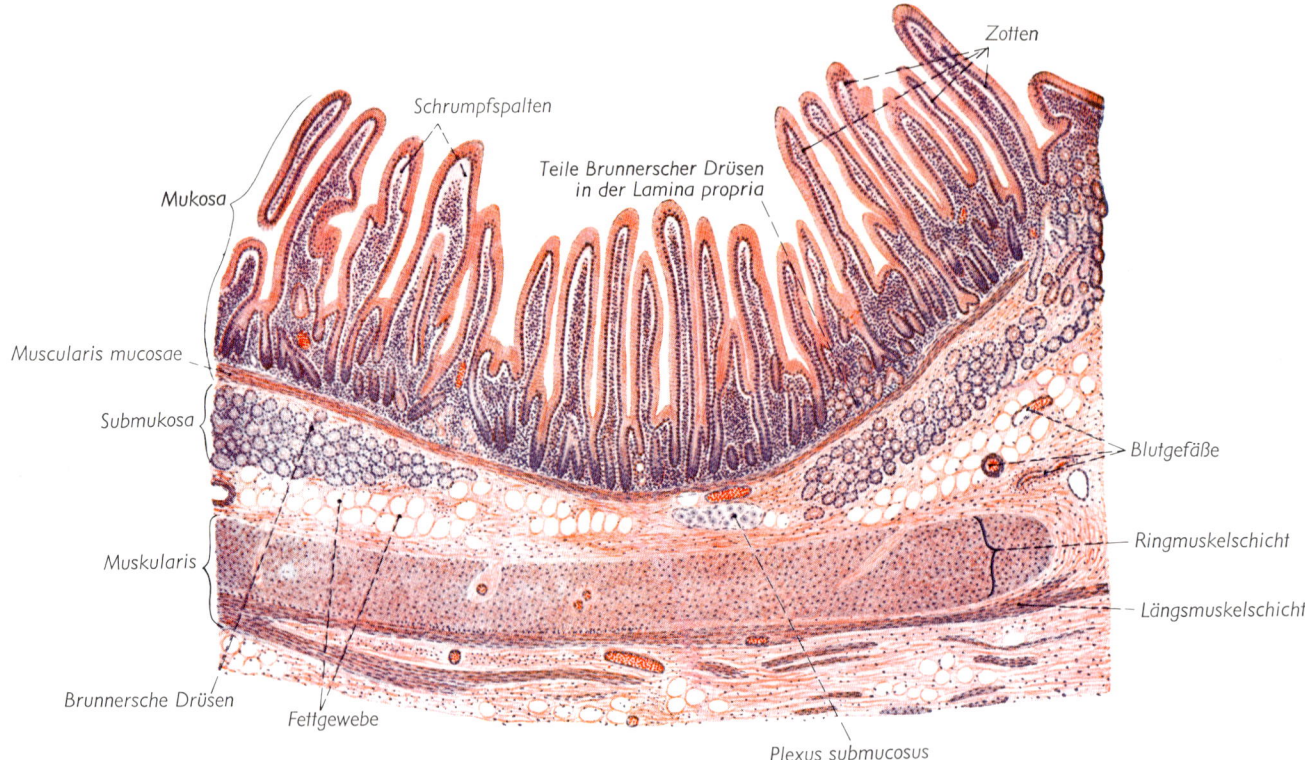

Zotten

Schrumpfspalten

Teile Brunnerscher Drüsen
in der Lamina propria

Mukosa

Muscularis mucosae

Submukosa

Blutgefäße

Ringmuskelschicht

Muskularis

Längsmuskelschicht

Brunnersche Drüsen

Fettgewebe

Plexus submucosus

Abb. 276. Bei höheren Vergrößerungen der Dünndarmschleimhaut (Duodenum, Mensch) erkennt man, daß das Epithel (einschichtig prismatisch) nicht nur die zottenförmigen Erhebungen überzieht, sondern auch in Gestalt reagenzglas-ähnlicher Einstülpungen (= Krypten) bis an die Muscularis mucosae reicht. Derartige Krypten kommen nicht nur im Duodenum, sondern auch in allen übrigen Dünndarmabschnitten vor, die damit alle durch den Besitz von Falten, Zotten und Krypten gekennzeichnet sind. Färbung: H.E.; Vergr. 50fach.

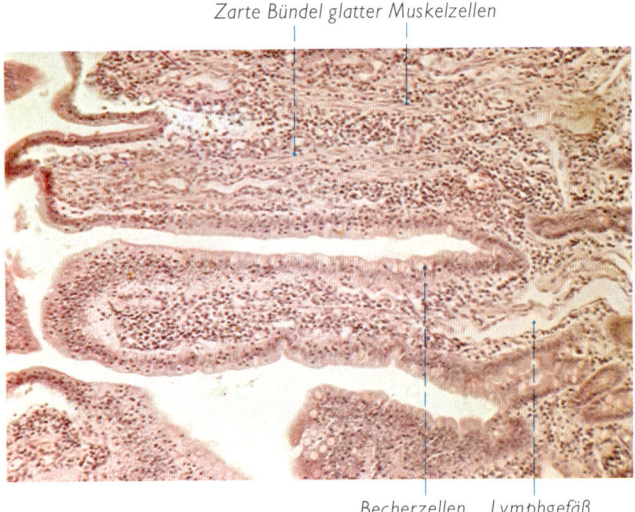

Zarte Bündel glatter Muskelzellen

Becherzellen   Lymphgefäß

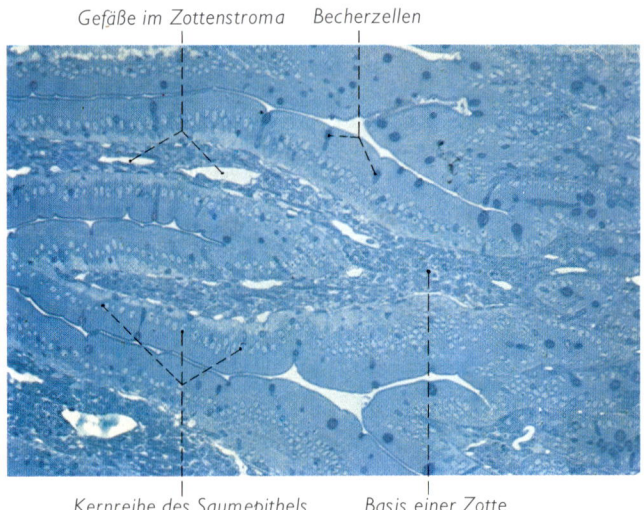

Gefäße im Zottenstroma   Becherzellen

Kernreihe des Saumepithels   Basis einer Zotte

Abb. 277. Eine stärkere Vergrößerung (Jejunum, Katze) zeigt die im Saumepithel des gesamten Dünndarms vorhandenen Becherzellen (hier als ovoide Aufhellungen erkennbar, vgl. dazu auch Abb. 73 u. 83) sowie die aus der Lamina muscularis mucosae stammenden und im Zottenbindegewebe aufwärtsziehenden glatten Muskelzellen, deren Verkürzung für die Retraktionsphase bei der Zottenpumpe verantwortlich ist. Die Darmlichtung befindet sich entlang der linken Bildkante. Färbung: H.E.; Vergr. 96fach.

Abb. 278. Semidünnschnitt des Duodenums (Ratte). Der Bürstensaum erscheint bei dieser Färbung als kräftig dunkelblaue Linie entlang der freien Oberfläche des Epithels, in dem die Becherzellen als ebenfalls intensiv gefärbte rund-ovale Einsprengungen auffallen. Das Darmlumen liegt noch links von der linken Bildkante. Färbung: Methylenblau-Azur II; Vergr. 150fach.

Belegzelle

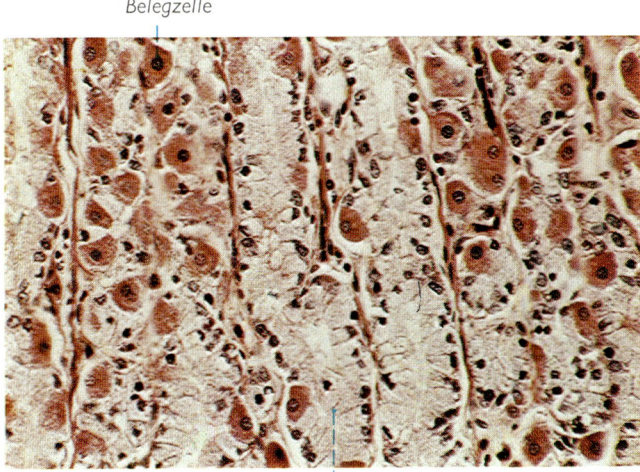

Abb. 279.　　　　Hauptzellen

Glatte Muskelzellen in der Lamina propria einer Zotte

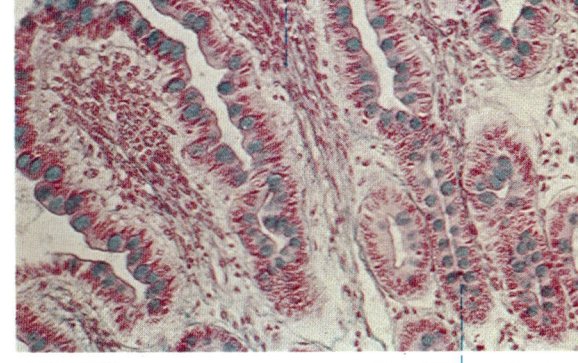

Abb. 280.　　　　Lieberkühnsche Krypte

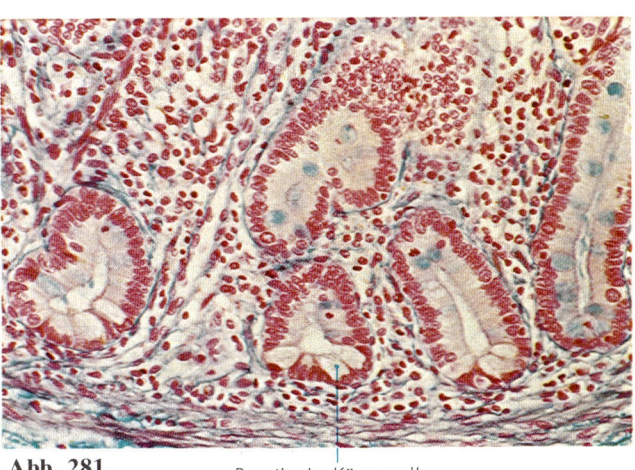

Abb. 281.　　　Panethsche Körnerzelle

Retikuläres Bindegewebe der Lamina propria

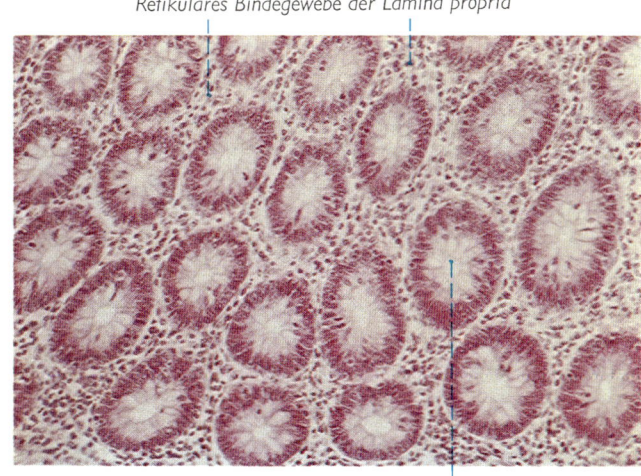

Abb. 282.　　　　Kryptenlichtung

Abb. 279. Die Drüsenschläuche in der Schleimhaut des Magenfundus (Mensch) besitzen zum Unterschied zu jenen in der Pars pylorica die azidophilen Belegzellen (da einen den Tubuli außen aufsitzenden Zell„belag" bildend). Diese hier rot-braun gefärbten Elemente produzieren die für die Synthese der Magensalzsäure notwendigen H-Ionen. Da diese Zellen vor allem bei abgeblaßten oder wenig differenzierenden Färbungen, wie z. B. H.E., oft nicht so deutlich zu erkennen sind, muß die Diagnose „Magenfundus" allein (!) nach der Schleimhautstruktur (vgl. Abb. 271) gestellt werden können. Das angebliche Fehlen von Belegzellen spricht noch nicht gegen die Diagnose „Magenfundus", wenn alle übrigen Kriterien zutreffen. Färbung: EH.-Thiazinrot; Vergr. 240fach.

Abb. 280. Zotten und Krypten aus dem Ileum (Mensch), in deren Epithel zahlreiche Becherzellen eingestreut sind. Im Zottenstroma (besonders deutlich in der Bildmitte) erkennt man die locker gebündelten, äußerst schmalen und langgestreckten glatten Muskelzellen, die zottenspitzenwärts fontänenartig auseinanderweichen. Färbung: Azan; Vergr. 150fach.

Abb. 281. Kryptenanschnitte in der Lamina propria des Duodenums (Mensch). Im Epithel des Kryptengrundes liegen die sog. Panethschen Körnerzellen, die als Drüsenzellen aufzufassen sind und u.a. das bakteriolytische Enzym, Lysozym, produzieren. Färbung: Azan; Vergr. 240fach.

Abb. 282. Kryptenquerschnitte der Kolonschleimhaut, die nur Epithel*einsenkungen*, jedoch keine (!) Zotten besitzt. Zum Unterschied zu letzteren umsäumt hier das Epithel immer eine zentrale Lichtung, das Kryptenlumen, während es bei einem *Zotten*querschnitt einen Bindegewebskern kranzartig umhüllen würde. Die Becherzellen sind hier nur als ovale Aufhellungen erkennbar. Färbung: H.E.; Vergr. 150fach.

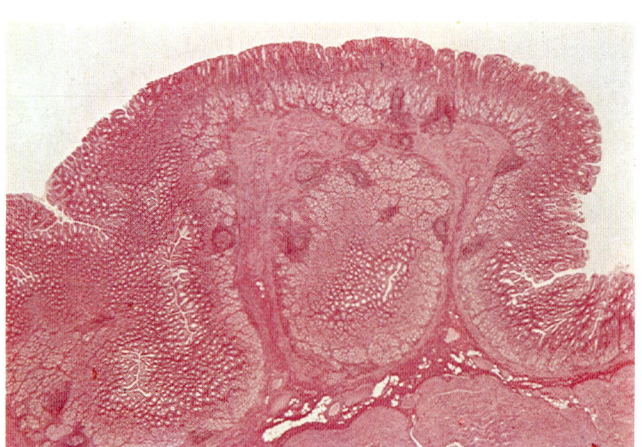

Abb. 283.

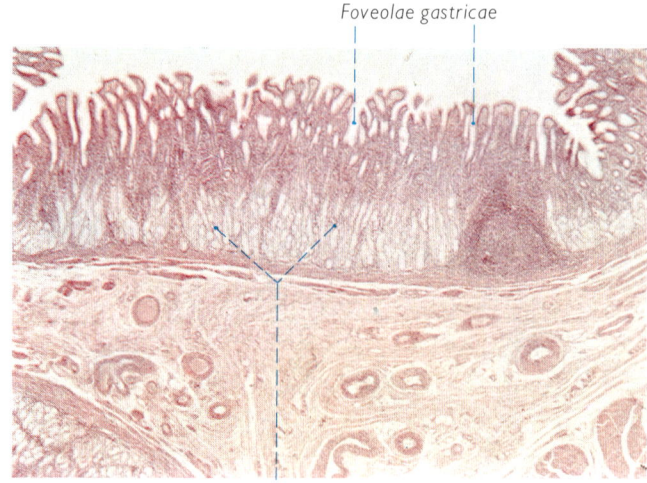

Foveolae gastricae

Abb. 284. *Drüsenkörper*

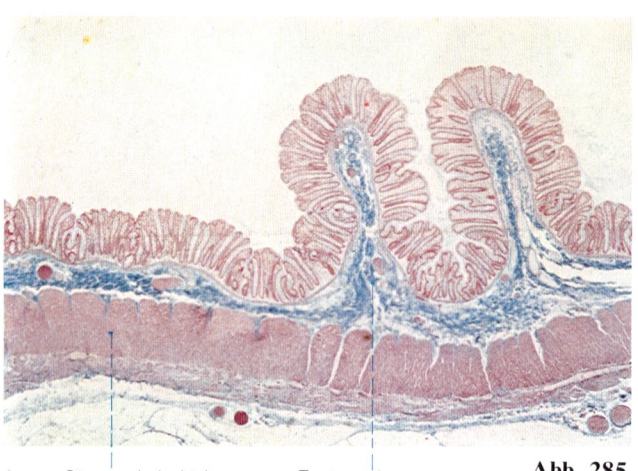

Innere Ringmuskelschicht   *Tunica submucosa*   **Abb. 285.**

Abb. 283–286. Vergleichende Gegenüberstellung verschiedener, oft miteinander verwechselter oder fehldiagnostizierter Abschnitte des Magen-Darmkanals (vgl. auch Tabelle 13). Auch im Magen können Falten (vgl. Abb. 283) vorkommen, die jedoch meist sehr viel plumper sind als im Dünndarm. Die Pars pylorica (Abb. 284) ist durch ihre im Verhältnis zur gesamten Schleimhauthöhe tiefen Foveolae gastricae und die weniger dicht gepackten Drüsenschläuche eindeutig vom Fundusbereich (Abb. 283) zu unterscheiden, und der Magen insgesamt durch seine beträchtlich größere totale Wandstärke (vor allem der Tunica muscularis) von dem oft mit ihm verwechselten Kolon (Abb. 285). Letzteres kann ebenfalls gelegentlich Falten aufweisen, jedoch besteht die Schleimhaut nur aus sehr regelmäßig geordneten Krypten, in deren Epithel massenhaft Becherzellen gelegen sind (vgl. auch mit Abb. 85). Das Kolon besitzt also weder die Zotten des Dünndarms noch die langen, verzweigten tubulösen Drüsen des Magens. Die Gallenblase (Abb. 286) wird oft deswegen nicht erkannt, weil sie bei den gegeneinander zu differenzierenden Abschnitten des Magen-Darmkanals, zu denen sie allerdings auch nur im weiteren Sinn gehört, nicht mit berücksichtigt wurde. Sie ist u. a. charakterisiert durch das Fehlen einer Muscularis mucosae, eine nicht deutlich in zwei Schichten gegliederte Tunica muscularis sowie durch die sehr unregelmäßig gestalteten, schmalen Falten. Da letztere netzartig zusammenhängen, so daß zwischen ihnen grübchenartige Epithelbuchten verbleiben, kommt es im Schnitt einerseits zum Bild der „anastomosierenden" Falten und andererseits zu jenen epithelausgekleideten Hohlräumen, die tunnelartig diese Falten durchqueren. Färbungen: Abb. 283, 284 u. 286 H.E.; Abb. 285 Azan; Vergr. 9-, 11-, 13,5- und 48fach.

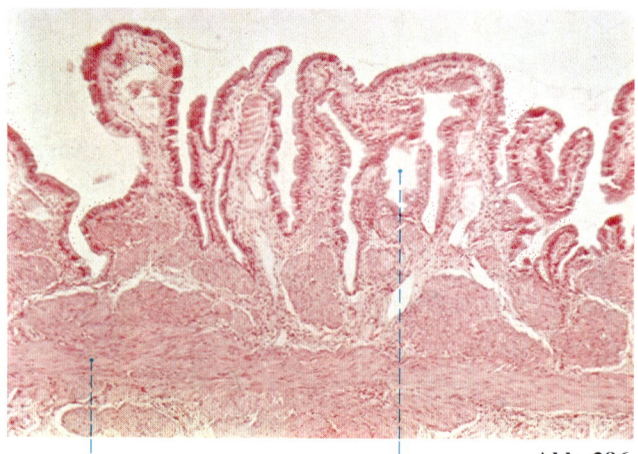

Tunica muscularis   *Epithelausgekleideter „Tunnel"*   **Abb. 286.**

130

„Tunnel" unter einer Falte

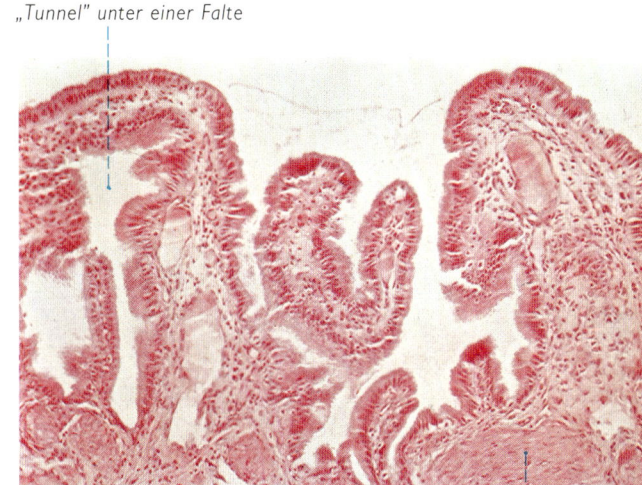

Innerste Schicht der Tunica muscularis

Abb. 287. Bei stärkerer Vergrößerung der Gallenblase erkennt man, daß im auffallend hohen, einschichtig prismatischen Epithel Becherzellen vollkommen fehlen und die aus einem Geflechtwerk bestehende Tunica muscularis nur durch eine schmale, unscharf begrenzte Lamina propria vom Epithel getrennt wird Färbung: H.E.; Vergr. 96fach.

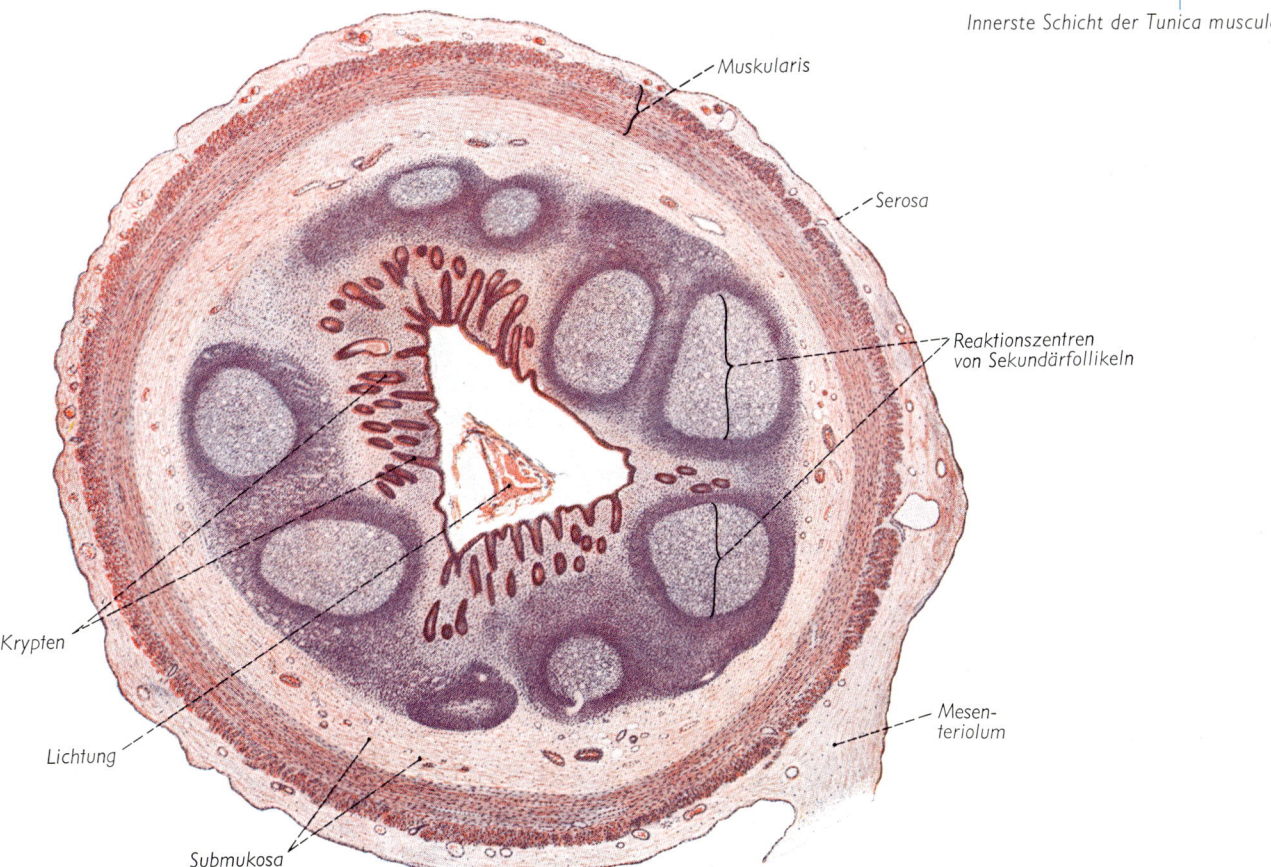

Muskularis

Serosa

Reaktionszentren von Sekundärfollikeln

Krypten

Lichtung

Submukosa

Mesenteriolum

Abb. 288. Vollständiger Querschnitt durch den Wurmfortsatz (Appendix vermiformis), dessen Schleimhaut derjenigen des Kolons ähnelt, nur sind die Krypten längst nicht so regelmäßig wie im Dickdarm geordnet und fehlen streckenweise vollkommen. Auffallend sind die zahlreichen, in der gesamten Lamina propria verteilten Sekundärfollikel, die bis in die Submukosa reichen und sowohl die Krypten mehr oder weniger stark verdrängen können, als auch die ohnehin schmale Muscularis mucosae oft so massiv durchbrechen, daß diese kaum noch zu identifizieren ist. Färbung: H.E.; Vergr. 22fach.

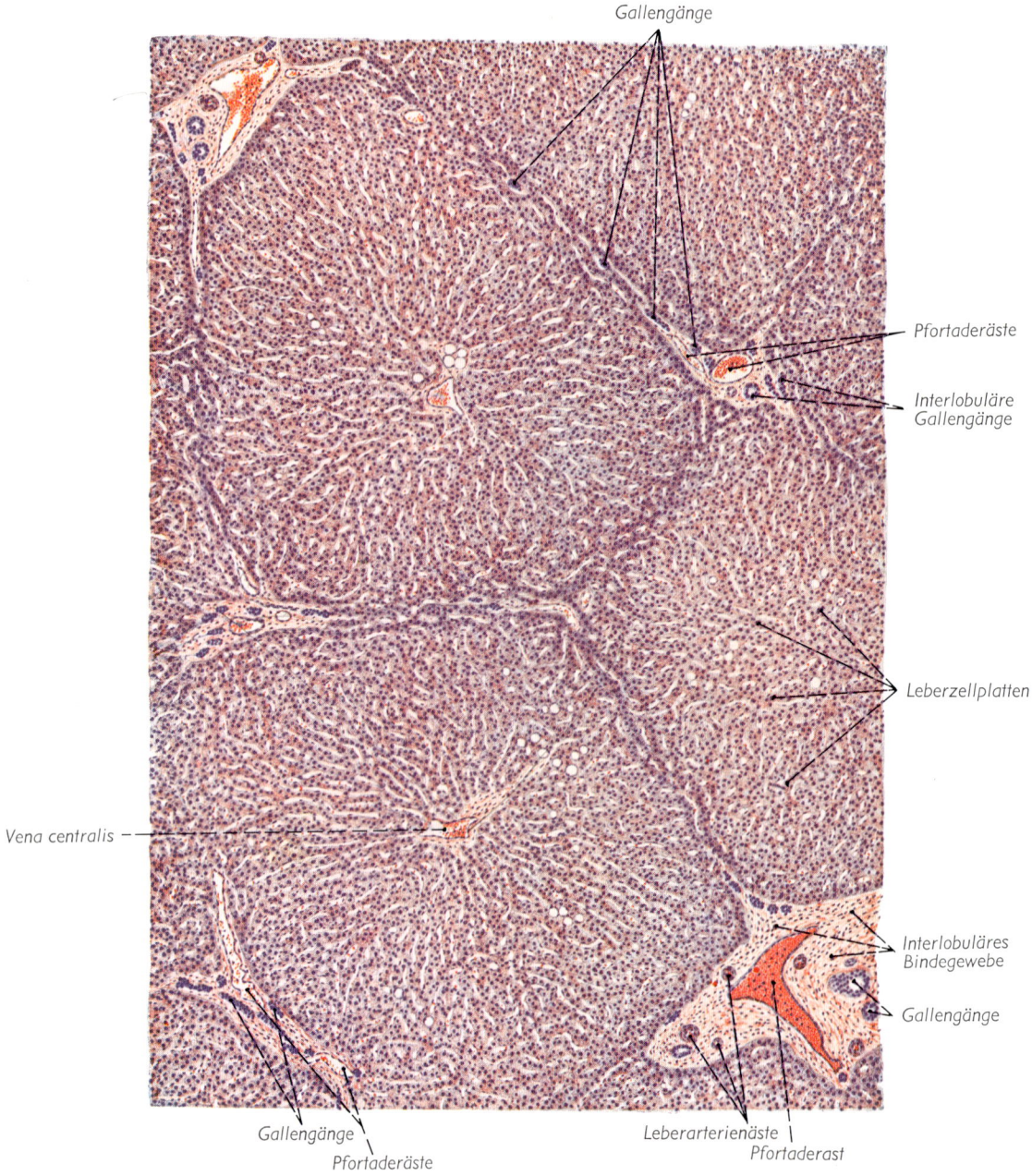

Gallengänge

Pfortaderäste

Interlobuläre
Gallengänge

Leberzellplatten

Vena centralis

Interlobuläres
Bindegewebe

Gallengänge

Gallengänge

Pfortaderäste

Leberarterienäste

Pfortaderast

Abb. 289. Die Gliederung der Leber in sog. „Gefäßläppchen" (Zentralvenenläppchen) ist hier aus didaktischen Gründen zeichnerisch deutlicher hervorgehoben, als sie an menschlichem Material zu erkennen ist. Im Schnitt handelt es sich dabei um mehr oder weniger kreisförmige, sich gegeneinander abplattende Baueinheiten, die aus radiär auf ein zentral gelegenes Gefäß (= V. centralis) zustrebenden Strängen oder Balken von Leberzellen und den zwischen ihnen verlaufenden Blutsinusoiden bestehen. In den bindegewebigen „Zwickeln" (= Glissonsche Dreiecke), die nur eine unvollständige Abgrenzung dieser Läppchen gegeneinander ermöglichen, finden sich regelmäßig die Anschnitte von Ästen der V. portae, der A. hepatica propria sowie der kleinen Gallengänge. Zusammenfassend werden diese drei verschiedenen Rohrsysteme als „Glissonsche Trias" bezeichnet. Färbung: H.E.; Vergr. 70fach.

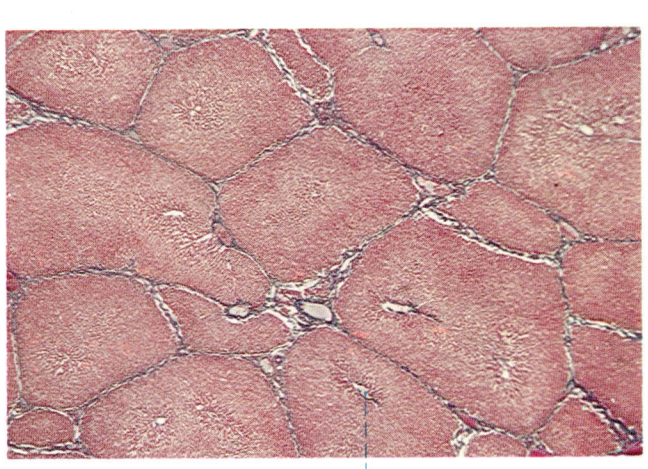

Abb. 290. V. centralis

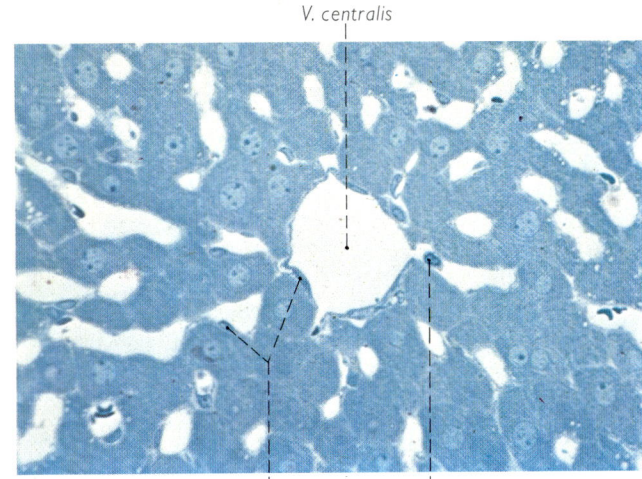

V. centralis

Abb. 291. Endothelkerne Kern einer v. Kupfferschen Sternzelle

V. centralis

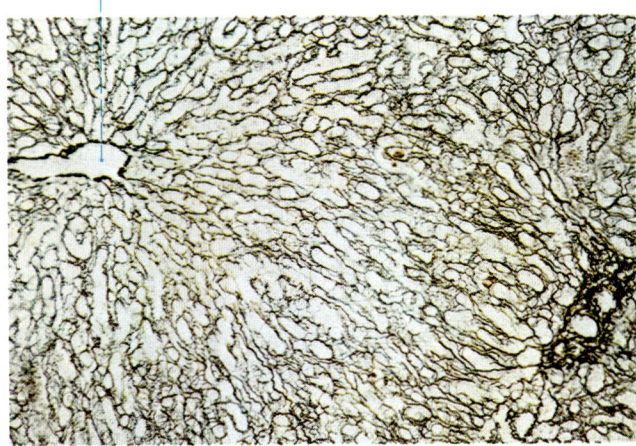

Abb. 292.

Ast der A. hepatica

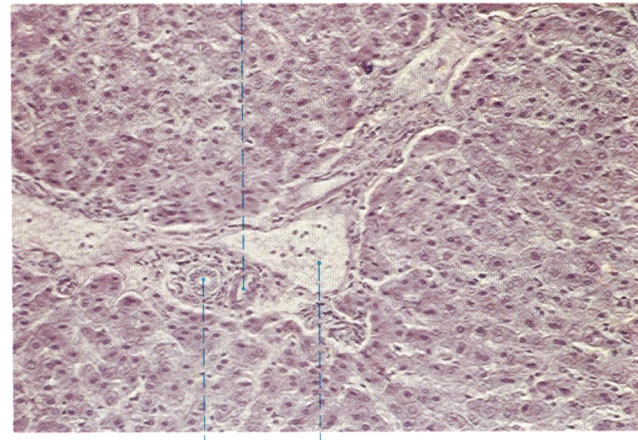

Abb. 293. Gallengang Ast der V. portae

Abb. 290. Übersichtsaufnahme einer Schweineleber mit der bei dieser Tierart besonders deutlichen Abgrenzung der Gefäßläppchen durch Bindegewebssepten. Aus diesem Grund wird ein solches Präparat im mikroskopischen Kurs auch meist an den Anfang der Besprechung des Organs „Leber" gestellt. Färbung: Azan; Vergr. 20fach.

Abb. 291. Zentrum eines Leberläppchens (Ratte) im semidünnen (0,5–1 μm dicken) Schnittpräparat. Infolge einer Perfusionsfixierung in situ und der sehr geringen Schnittdicke lassen sich an solchen, heute in der Leberdiagnostik routinemäßig ausgewerteten Präparaten sehr viel mehr Einzelheiten erkennen als es die früheren Techniken erlaubten. Beachte die in der V. centralis und den Sinusoiden deutlich sichtbaren Endothelkerne. Färbung: Methylenblau-Azur II; Vergr. 380fach.

Abb. 292. Ausschnitt aus einem Gefäßläppchen (Leber, Mensch) mit Darstellung der die Leberzellen umspinnenden Gitterfasern (Einzelheiten vgl. Abb. 98), wodurch die radiär auf die V. centralis (am linken Bildrand) zulaufenden Leberzellplatten deutlich hervortreten. Färbung: Silberimprägnation nach Bielschowsky; Vergr. 95fach.

Abb. 293. Glissonsche Trias aus einer menschlichen Leber. Der unterschiedliche Wandbau läßt diese drei in den sog. Zwikkeln des Interstitiums verlaufenden Leitungsbahnen (Gallengang, kleine Arterie und Vene) immer einwandfrei gegeneinander abgrenzen. Färbung: H.E.; Vergr. 150fach.

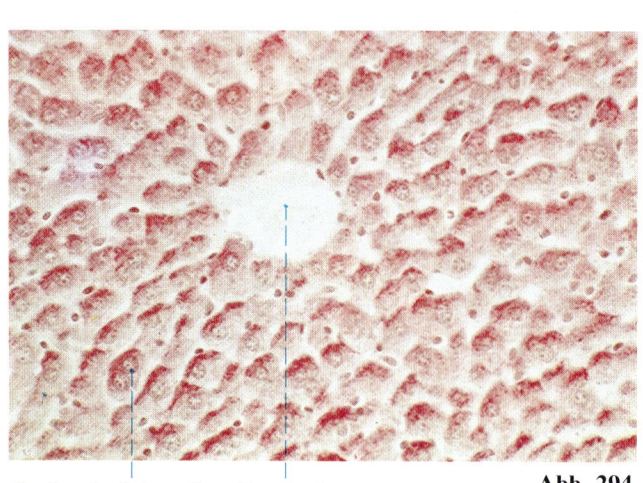

Zweikernige Leberzelle   V. centralis   **Abb. 294.**

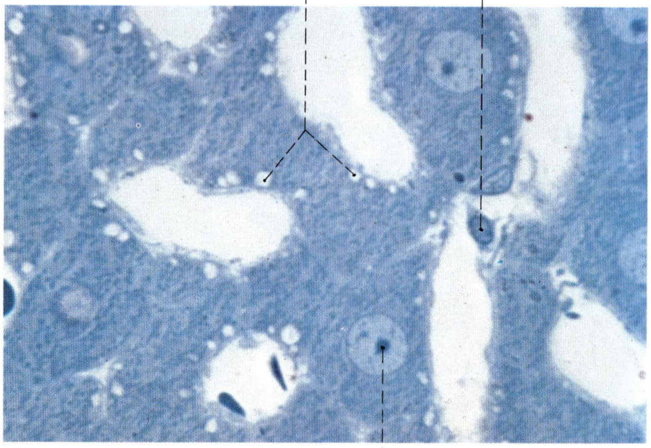

Vakuolen in den Leberzellen   v. Kupffersche Sternzelle

Abb. 295.

Kernkörperchen einer Leberzelle

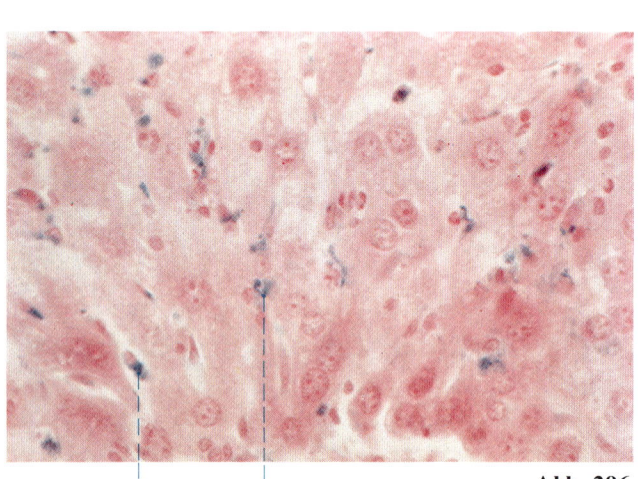

v. Kupffersche Sternzellen   **Abb. 296.**

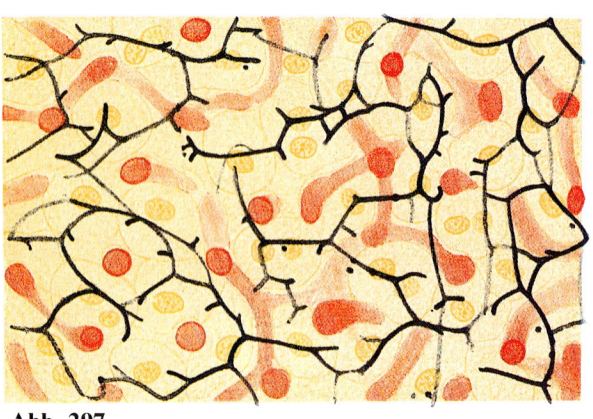

Abb. 297.

Abb. 294. Leberzellbalken mit Darstellung des intrazellulären Glykogens in Form mehr oder weniger grobscholliger Granula (vgl. auch mit Abb. 40). Färbung: PAS-Hämalaun; Vergr. 240fach.

Abb. 295. Semidünnschnitt einer Rattenleber mit mehreren Sinusoiden und den sie flankierenden Hepatozyten. Beachte deren Vakuolisierung an ihrer dem Disseschen Raum zugewandten Oberfläche, das sehr zarte Endothel sowie den Kern einer v. Kupfferschen Sternzelle in dem längs geschnittenen Sinusoid (re. im Bild). Vergleiche auch mit den Abb. 299 und 300. Färbung: Methylenblau-Azur II; Vergr. 960fach.

Abb. 296. Die innerhalb der Blutsinusoide gelegenen und zum retikulo-histiozytären System gehörenden v. Kupfferschen Sternzellen lassen sich lichtoptisch nur dann beurteilen, wenn man diese Zellelemente unter Ausnutzung ihrer hohen Phagozytosefähigkeit durch die Speicherung eines intravital verabreichten Farbstoffes „markiert". Färbung: Vitalspeicherung v. Trypanblau, Kernfärbung mit Kernechtrot; Vergr. 380fach.

Abb. 297. Zeichnerische Darstellung des Raumnetzes der Gallen„kapillaren", die sich u. a. durch Behandlung des Materials mit Silbersalzlösungen erfassen lassen. Diese zarten Röhrchen besitzen keine eigene, selbständige Wandung, sondern entstehen als Aussparungen zwischen benachbarten Leberzellen, deren Plasmalemm letzlich die „Wand" der Gallenkapillaren liefert (vgl. auch mit Abb. 301). Färbung: Silberimprägnation, Kernfärbung mit Alaunkarmin. Vergr. 380fach.

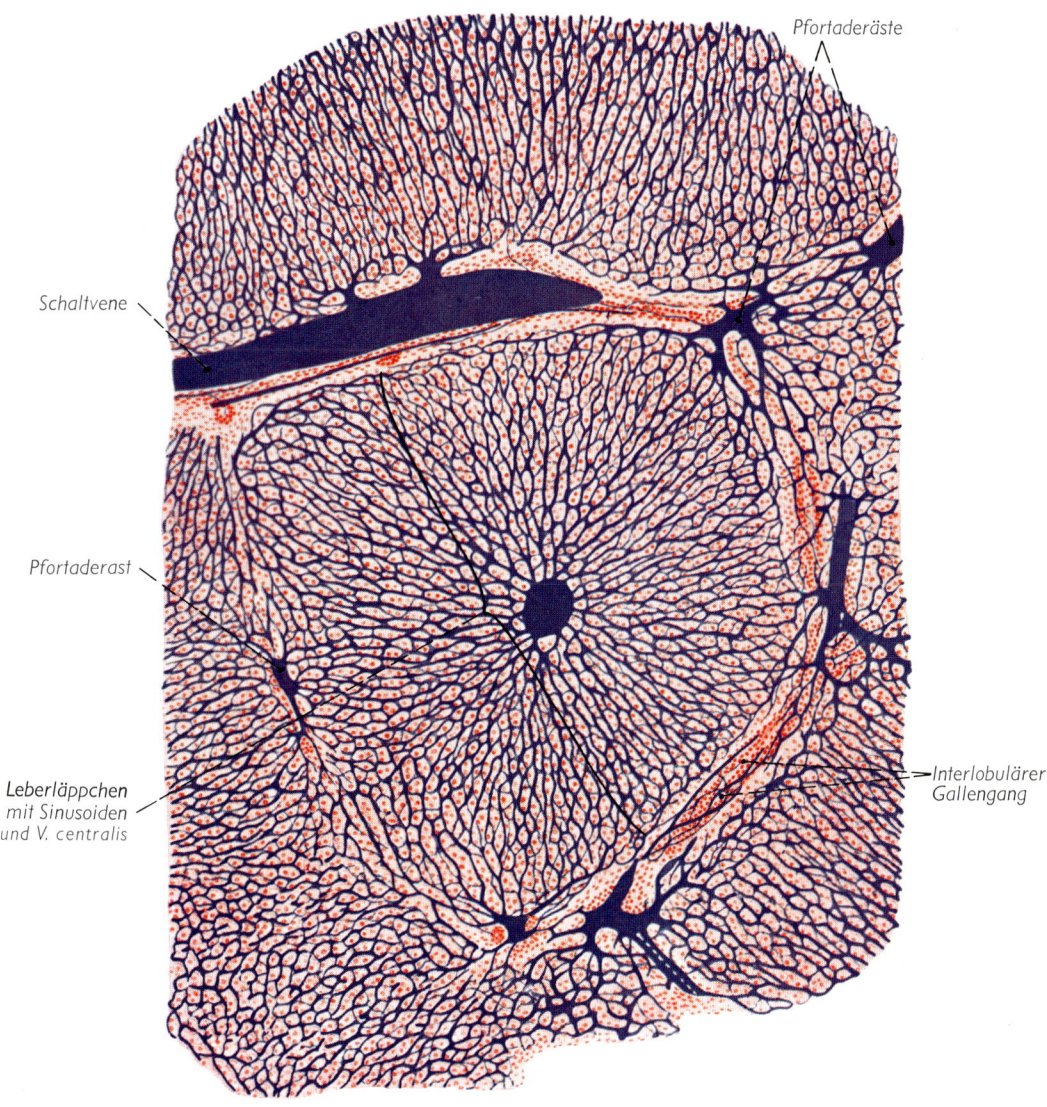

Pfortaderäste

Schaltvene

Pfortaderast

Leberläppchen
mit Sinusoiden
und V. centralis

Interlobulärer
Gallengang

Abb. 298. Injektionspräparat einer Kaninchenleber. Zur Darstellung des gesamten Gefäßbettes wurde das Organ über die V. portae mit einer blau gefärbten Gelatinelösung durchspült. Hier werden oft auch sog. Doppelinjektionspräparate verwendet, bei denen
gleichzeitig sowohl über die Vv. hepaticae als auch über die V. portae mit zwei unterschiedlich gefärbten Massen injiziert wird. Auf
diese Weise soll versucht werden, die der Pfortader zuzuordnenden Stromwege von denen schon den Lebervenen (sie beginnen mit
den Vv. centrales) zugehörenden durch einen unterschiedlichen Farbton abzugrenzen. Färbung: Borax-Karmin; Vergr. 54fach.

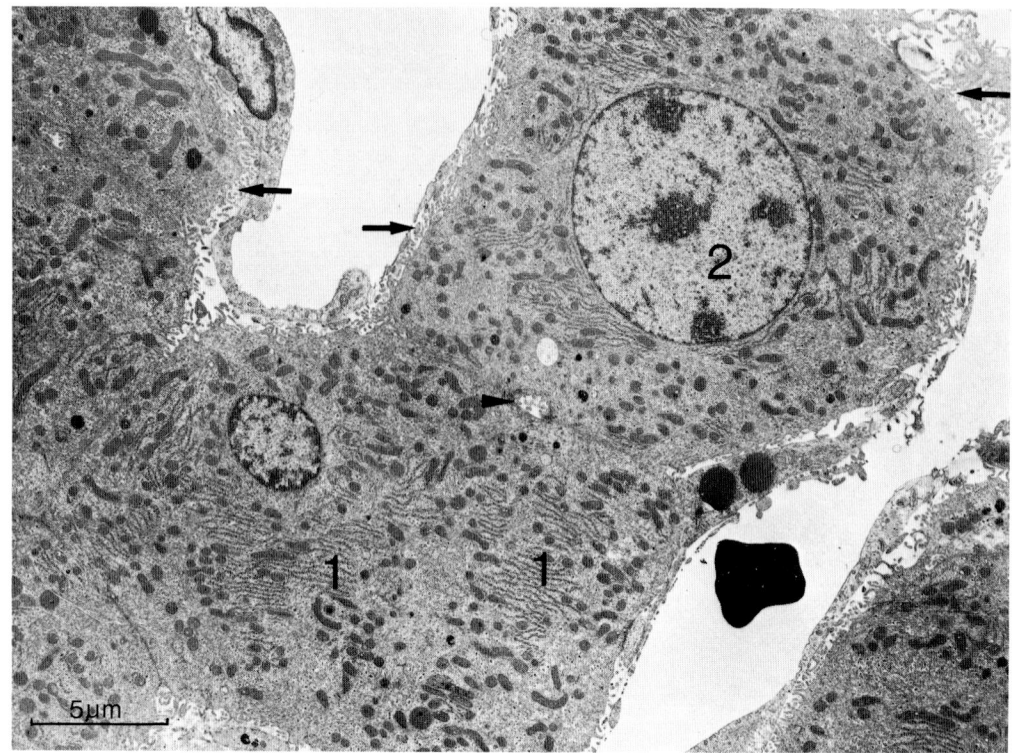

Abb. 299.

Abb. 299. Elektronenmikroskopische Übersichtsaufnahme einer Leber (Ratte) mit den Anschnitten zweier Sinusoide und den sie begrenzenden Leberzellen. Letztere sind neben ihrem Reichtum an Mitochondrien vor allem durch regelmäßige Stapel eines rauhen ER (1) charakterisiert. Die dem Disseschen Raum zugewandte Oberfläche der Hepatozyten trägt einen dichten Rasen von Mikrovilli (→), die – allerdings sehr viel spärlicher – auch in die Gallenkapillaren (▶) hineinragen. 2 = Kern einer Leberzelle; Gesamtvergr. 3 500fach.

▶

Abb. 300. Querschnitt eines Sinusoids mit einem Lymphozyten in der Lichtung (Leber, Ratte). Erst jetzt wird das über große Strekken in Gestalt kleiner, isolierter Zytoplasmainseln auftretende Endothel erkennbar, das nur über kürzere Abschnitte (1) eine kontinuierliche Zellschicht bildet. Beachte die zahlreichen Mikrovilli der Leberzellen im Disseschen Raum. Gesamtvergr. 14 000fach.

Abb. 301. Von drei Hepatozyten begrenzte Gallen,,kapillare" (*), die keine eigene Wand besitzt und in deren Lichtung einzelne unregelmäßig gestaltete Mikrovilli hineinragen. In einer der angrenzenden Leberzellen erkennt man den Kernanschnitt (1), regelmäßig geordnetes rauhes ER (2), zahlreiche Mitochondrien und Glykogenpartikel (3). Gesamtvergr. 14 000fach.

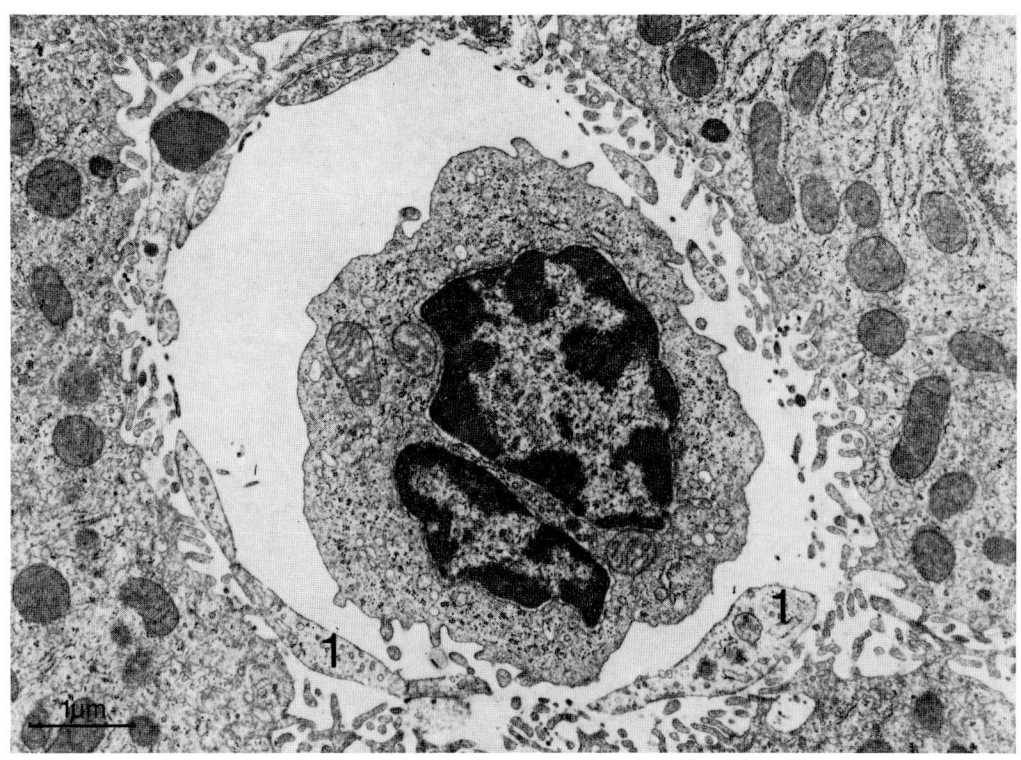

Abb. 300.

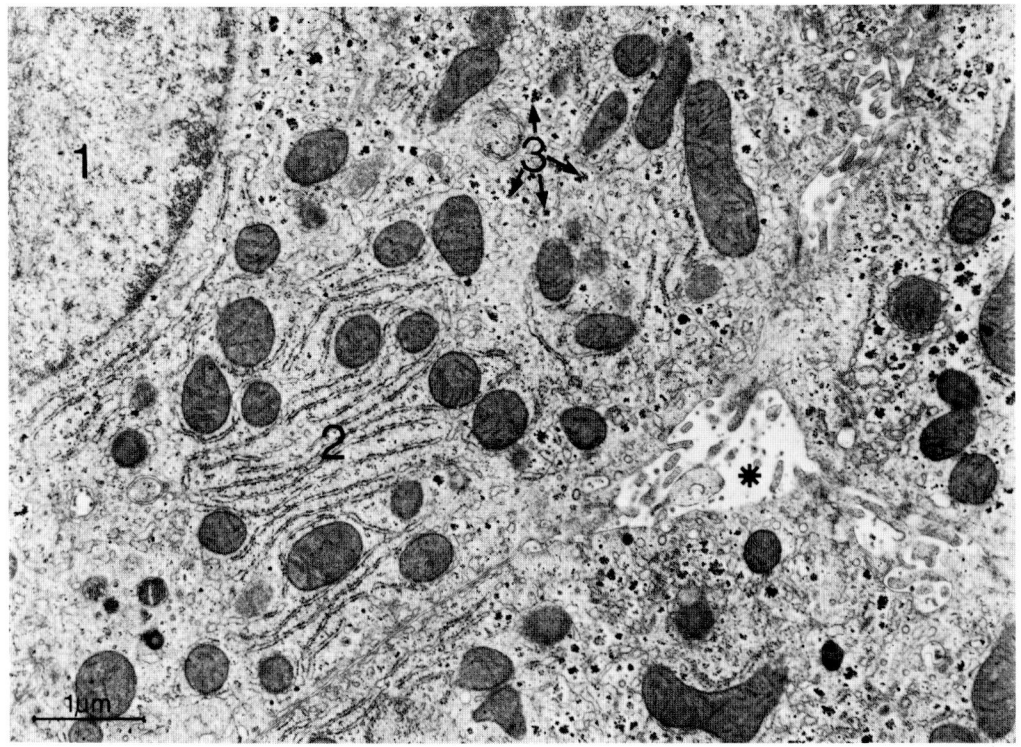

Abb. 301.

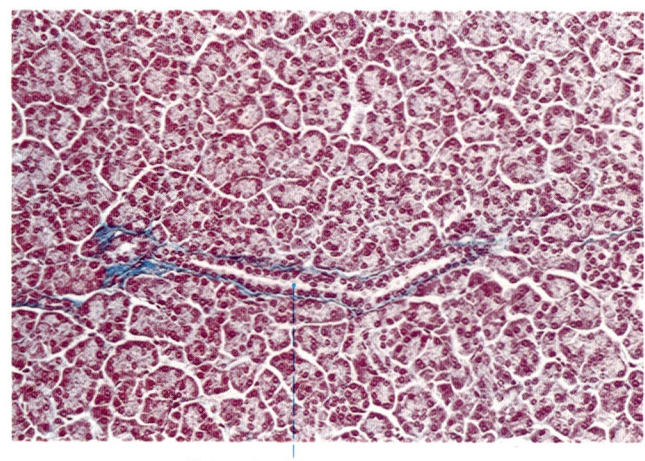

Kleiner Ausführungsgang

Abb. 302. Exokriner Teil des Pankreas (Mensch) mit Anschnitten eines kleinen, interlobulären Ausführungsganges. Trotz fehlender Inseln in diesem Bildausschnitt ist dennoch die Organdiagnose und die Abgrenzung gegen die übrigen serösen Drüsen ohne Schwierigkeiten möglich (vgl. dazu die Abb. 266, 268 u. Tabelle 12). Färbung: Azan; Vergr. 150fach.

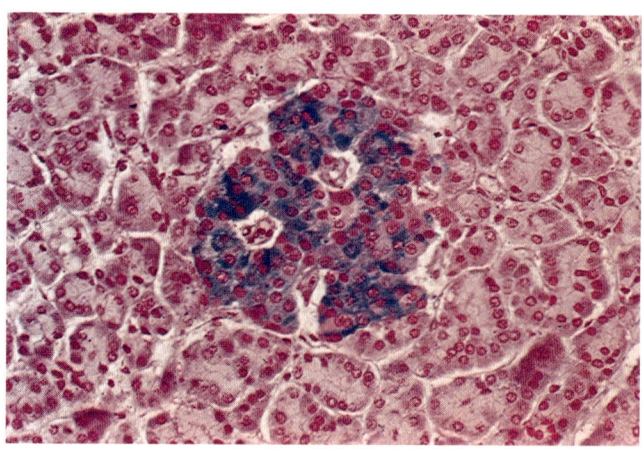

Abb. 303. Pankreasinsel (Hund), in der die β-Granula mit Chromhämatoxylin blau gefärbt sind. Durch diese spezielle Technik gelingt es, A- und B-Zellen lichtmikroskopisch zu differenzieren und ihr zahlenmäßiges Verhältnis zu erfassen. Färbung: Chromhämatoxylin-Phloxin; Vergr. ca. 350fach.

Zentroazinäre Zellen

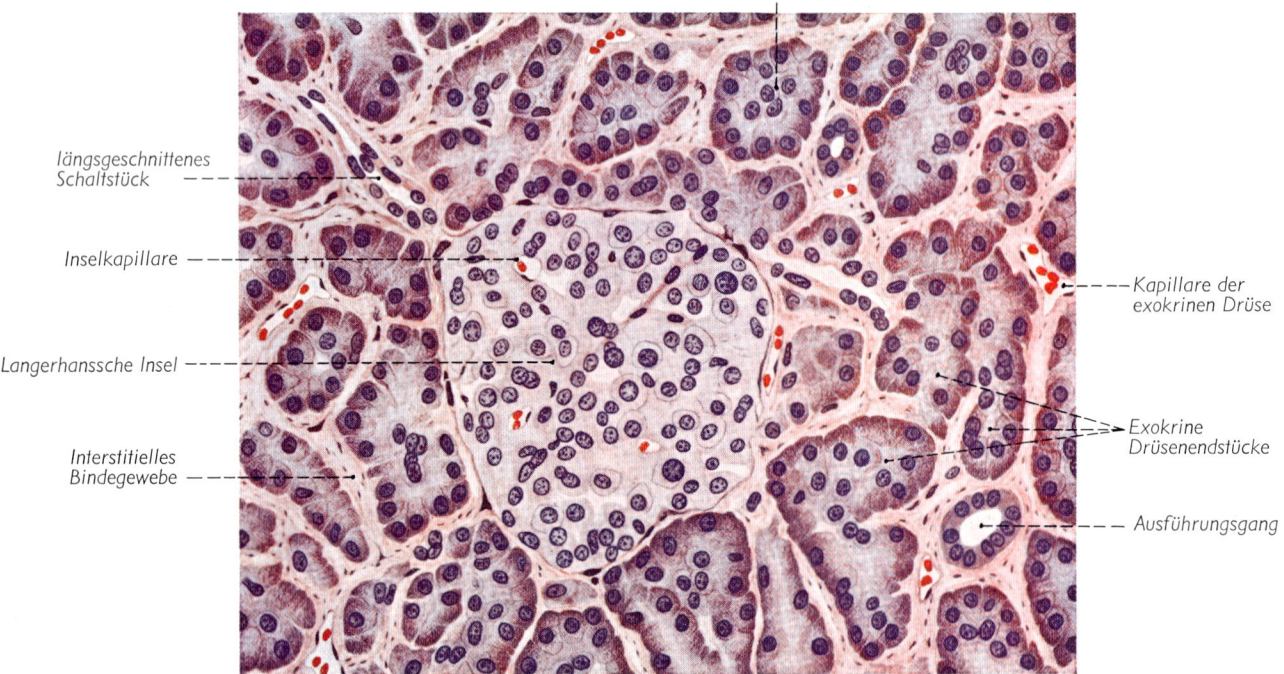

längsgeschnittenes Schaltstück

Inselkapillare

Langerhanssche Insel

Interstitielles Bindegewebe

Kapillare der exokrinen Drüse

Exokrine Drüsenendstücke

Ausführungsgang

Abb. 304. Die höhere Auflösung zeigt in den serösen Endstücken eine deutliche Basophilie an der Zellbasis (= lichtmikroskopisches Äquivalent des hier gelegenen Ergastoplasmas) sowie die sog. zentroazinären Zellen. Diese entstehen dadurch, daß die sehr engen Isthmi tief in die Azini invaginiert sind und infolgedessen die Kerne ihrer Zellen scheinbar im Zentrum der Endstücke, also zentroazinär, liegen. Als differentialdiagnostisches Kriterium ist dieses Merkmal nur bedingt verwertbar, da es der weniger Geübte oft nicht mit völliger Sicherheit erkennt. Verschiedene Zellrassen der Inseln s. Abb. 303. – Färbung: H.E.; Vergr. 700fach.

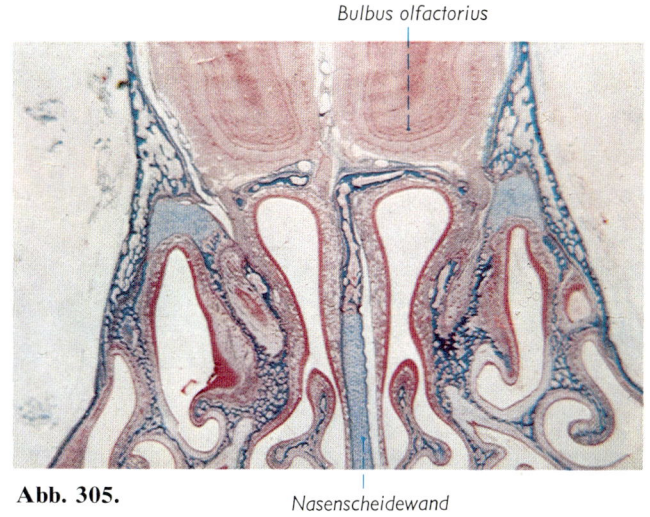

Bulbus olfactorius

Abb. 305. Frontalschnitt durch die oberen Abschnitte der Nasenhöhle einer Katze, die (wie alle Tiere mit einem hochentwickelten Geruchssinn) ein sehr viel komplexeres System von Muscheln besitzt als der Mensch. Oben im Bild erkennt man die Querschnitte der beiden Bulbi olfactorii. Färbung: Azan; Vergr. 10fach.

Abb. 305.

Nasenscheidewand

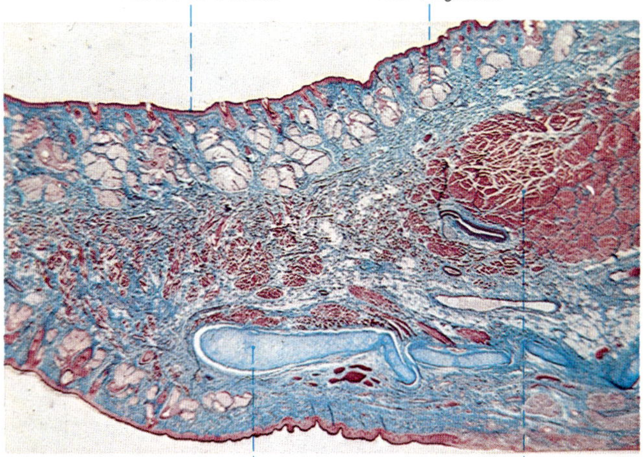

Äußere Oberfläche   Freie Talgdrüse

Abb. 306. Schnitte durch den Nasenflügel sind dadurch charakterisiert, daß eine der beiden Oberflächen immer mit einem Hautepithel bedeckt ist, in dem sog. freie, nicht mit Haaren in Verbindung stehende Talgdrüsen vorkommen, während auf der Innenseite entweder ein ähnliches Epithel – allerdings mit Haaren (= Vibrissae) – oder schon respiratorisches Epithel gefunden wird. Der zentrale Gewebssockel enthält außer Anschnitten von hyalinem Knorpel auch Skelettmuskulatur (mimische Muskulatur) in wechselndem Umfang. Zur Differentialdiagnose vgl. Tabelle 11. Färbung: Azan; Vergr. 10fach.

Abb. 306.   Hyaliner Knorpel   Skelettmuskulatur

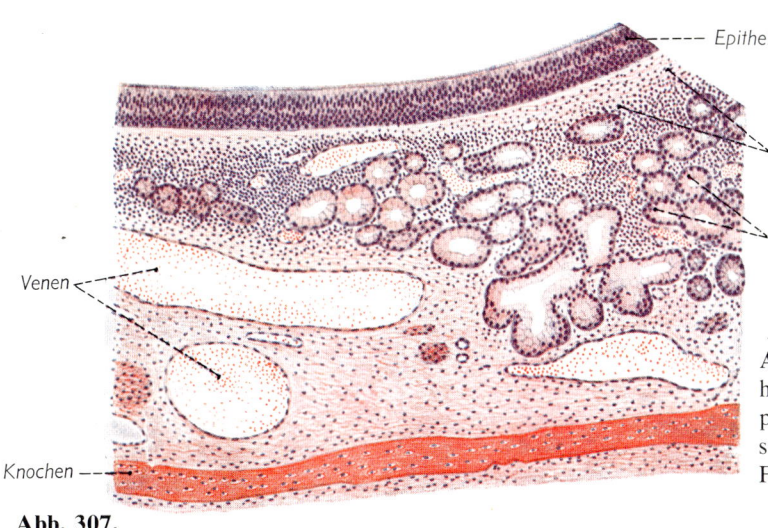

Epithel

Lamina propria

Glandulae nasales

Venen

Knochen

Abb. 307.

Abb. 307. In der Regio respiratoria der Nasenschleimhaut findet sich oberflächlich das typische mehrreihig prismatische Flimmerepithel sowie zahlreiche Anschnitte tubuloazinöser Drüsen und weitlumiger Venen. Färbung: H.E.; Vergr. 110fach.

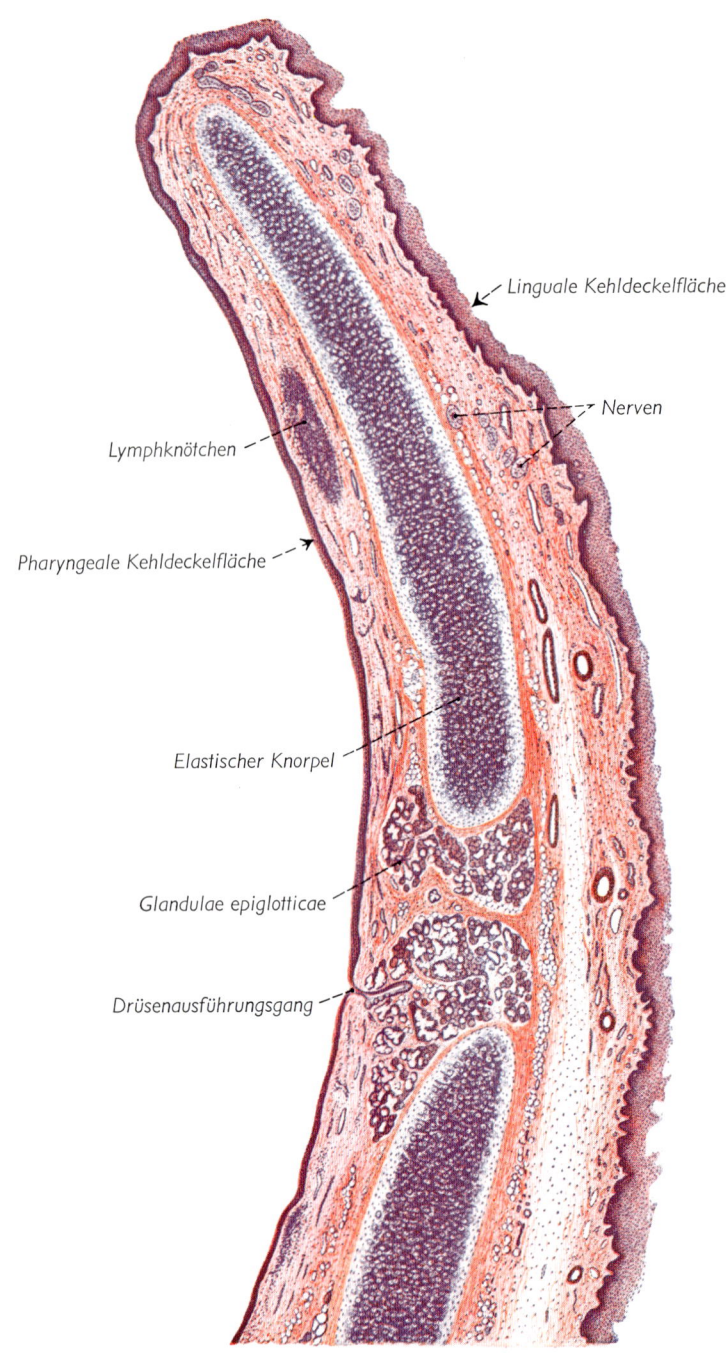

Linguale Kehldeckelfläche

Nerven

Lymphknötchen

Pharyngeale Kehldeckelfläche

Elastischer Knorpel

Glandulae epiglotticae

Drüsenausführungsgang

Abb. 308. Längsschnitt durch die Epiglottis (Mensch), deren freie Oberflächen von einem mehrschichtigen, unverhornten Platten-epithel, allerdings unterschiedlicher Höhe, bedeckt werden. Der Übergang in das respiratorische Epithel an der dem Kehlkopf zu-gewandten, pharyngealen Fläche erfolgt niemals an der Spitze der Epiglottis, sondern oft erst so weit in der Tiefe, daß er, wie auch in diesem Fall, nicht mehr vom Schnitt erfaßt wird. Der zentrale Gewebssockel wird vor allem von elastischem Knorpel eingenommen. Zur Differentialdiagnose s. Tabelle 11. Färbung: H.E.; Vergr. 16,5fach.

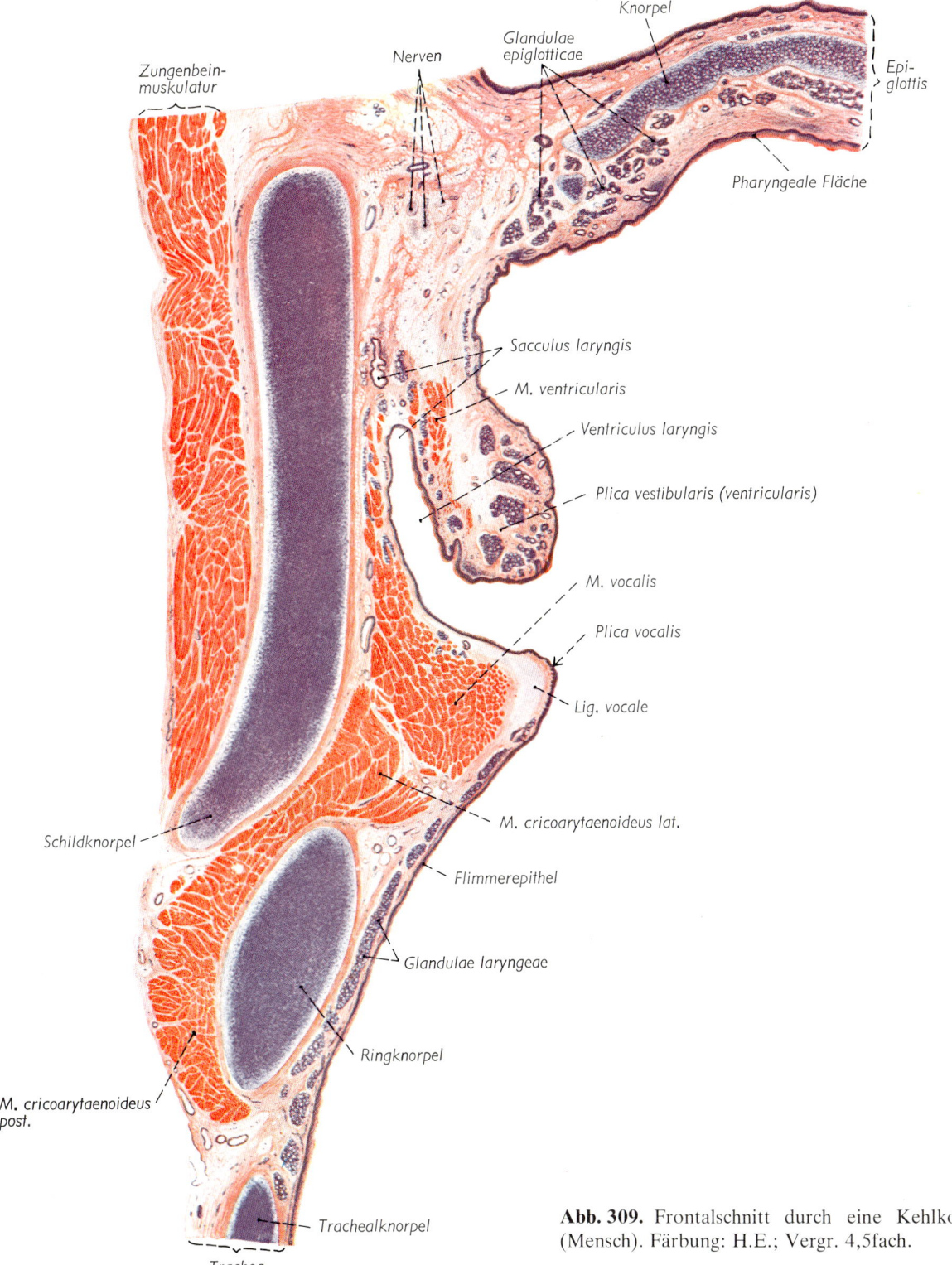

Zungenbein-
muskulatur

Nerven

Glandulae
epiglotticae

Knorpel

Epi-
glottis

Pharyngeale Fläche

Sacculus laryngis

M. ventricularis

Ventriculus laryngis

Plica vestibularis (ventricularis)

M. vocalis

Plica vocalis

Lig. vocale

M. cricoarytaenoideus lat.

Flimmerepithel

Glandulae laryngeae

Schildknorpel

Ringknorpel

M. cricoarytaenoideus
post.

Trachealknorpel

Trachea

Abb. 309. Frontalschnitt durch eine Kehlkopfhälfte
(Mensch). Färbung: H.E.; Vergr. 4,5fach.

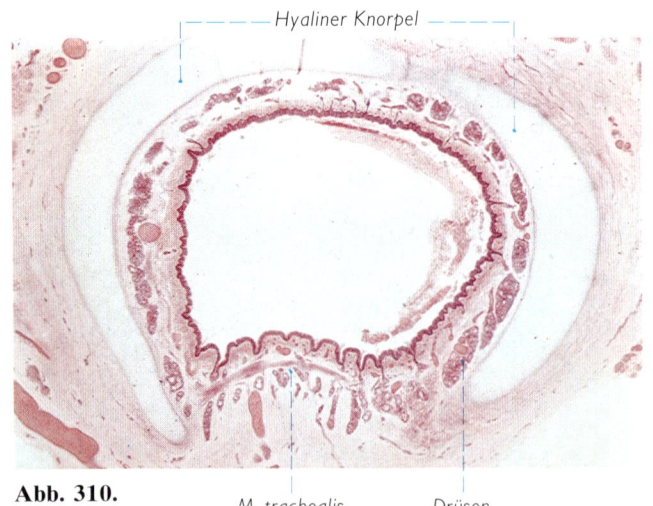

Hyaliner Knorpel

Abb. 310.

M. trachealis   Drüsen

Abb. 310. Querschnitt durch eine fetale Trachea (Mensch), die jedoch schon alle Baumerkmale des definitiven Zustands erkennen läßt. Da nicht exakt horizontal geschnitten, ist die hyaline Knorpelspange nicht überall in gleichmäßiger Breite getroffen worden. Beachte die Drüsenpakete in der Schleimhaut sowie den in der Paries membranaceus quer verlaufenden M. trachealis. Färbung: H.E.; Vergr. 14fach.

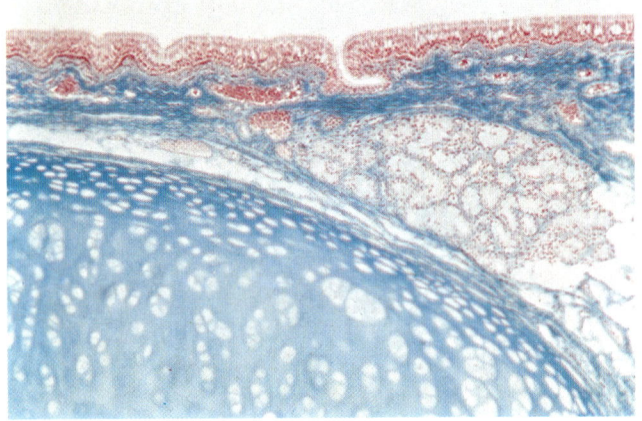

Abb. 311. Längsschnitt durch die Trachea eines Erwachsenen (Mensch) mit der aus einem respiratorischen Epithel und einer bindegewebigen Lamina propria bestehenden Schleimhaut. Die seromukösen Drüsen liegen bevorzugt zwischen den hyalinen Knorpelspangen. Färbung: Azan; Vergr. 62,5fach.

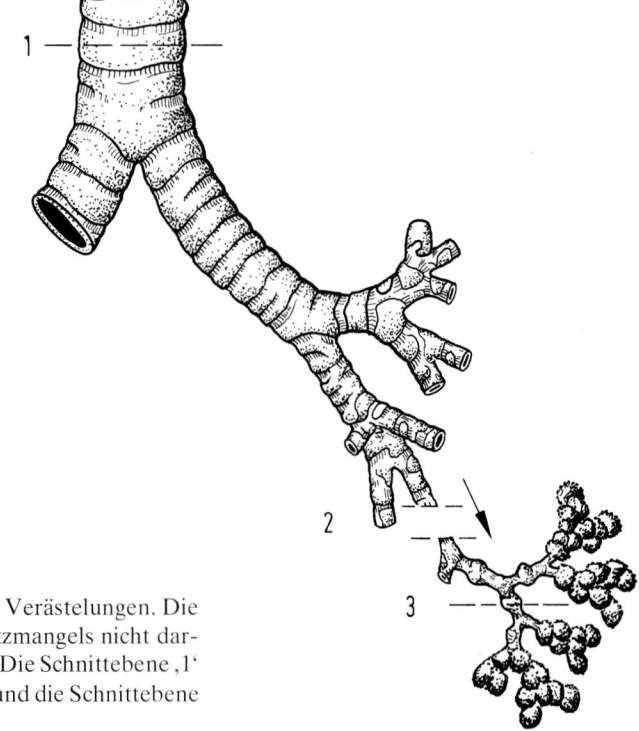

1

2

3

Abb. 312. Stark vereinfachtes Schema von der Trachea und ihren Verästelungen. Die zahlreichen intrapulmonalen Bronchialzweige wurden wegen Platzmangels nicht dargestellt und sind zwischen den Schnittebenen ‚2‘ und ‚3‘ zu denken. Die Schnittebene ‚1‘ entspricht etwa der Abb. 310, die Schnittebene ‚2‘ der Abb. 313 a und die Schnittebene ‚3‘ der Abb. 314.

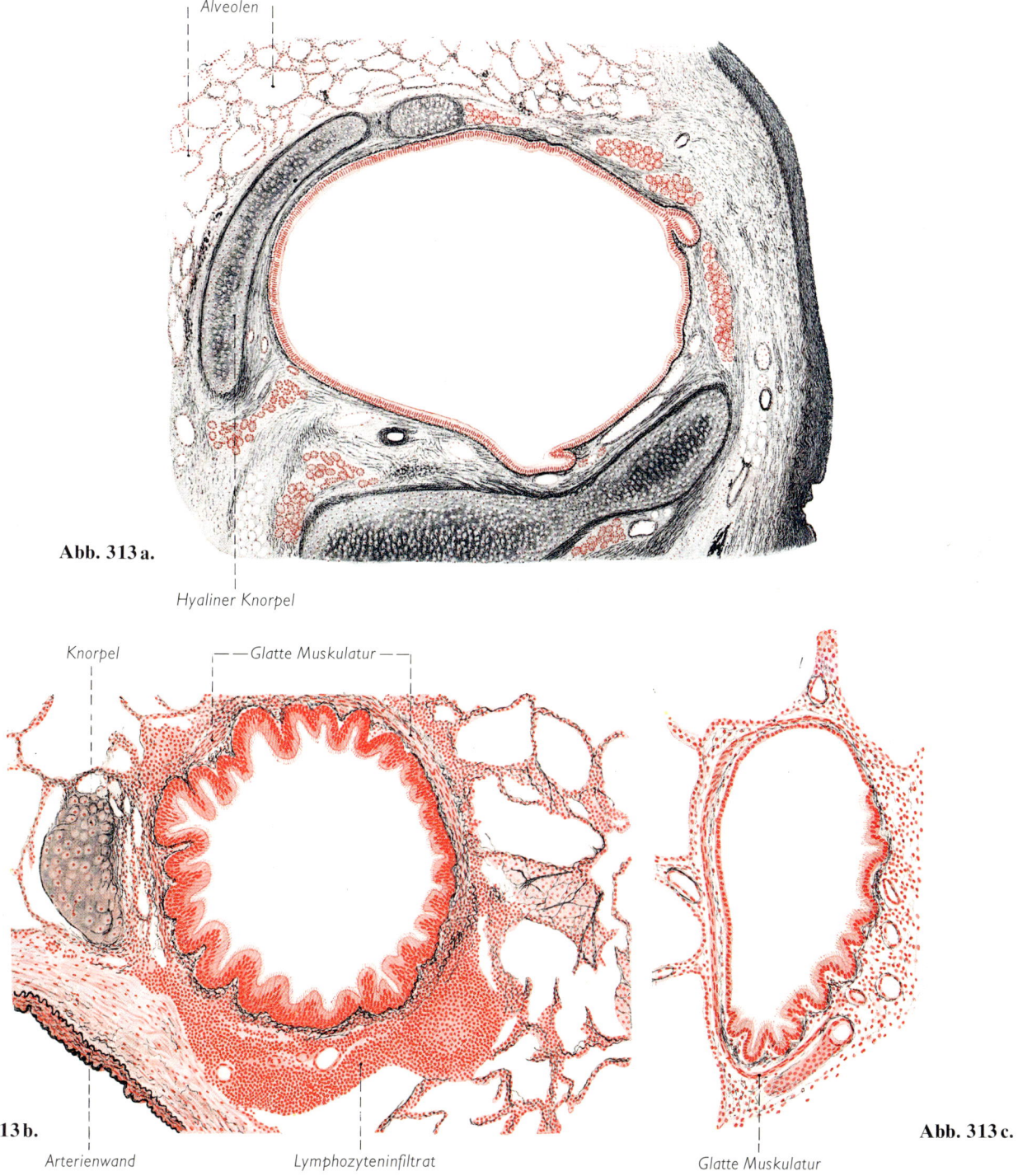

Alveolen

Abb. 313 a.

Hyaliner Knorpel

Knorpel ── Glatte Muskulatur ──

Abb. 313 b.

Arterienwand   Lymphozyteninfiltrat   Glatte Muskulatur

Abb. 313 c.

Abb. 313. Querschnitte durch verschiedene intrapulmonale Strecken des Bronchialbaumes. Färbung: Elastika-Kernechtrot; Vergr. 30- bzw. 60fach (Abb. 313 b, c). a) Kleiner Bronchus mit noch reichlich hyalinem Knorpelgewebe in seiner Wand. b) Endverzweigung eines Bronchus mit kleinem Knorpelrest und einem Lymphozyteninfiltrat. c) Bronchiolus mit schräg bis zirkulär angeordneter glatter Muskulatur, jedoch fehlendem Knorpelgerüst.

Bronchiolus terminalis

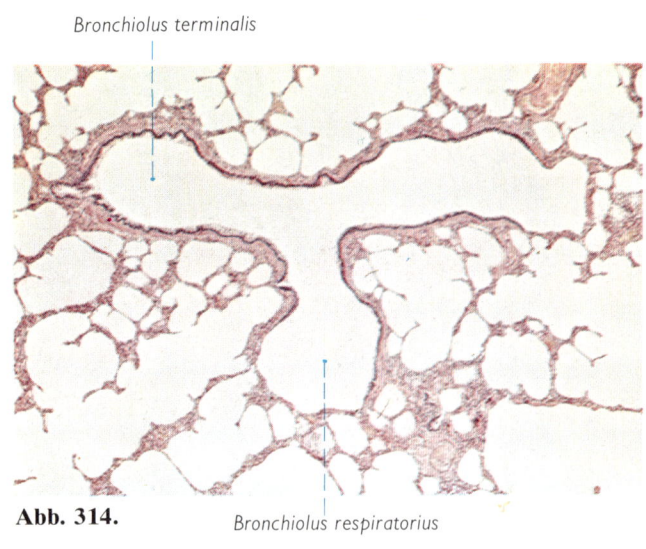

Abb. 314.

Bronchiolus respiratorius

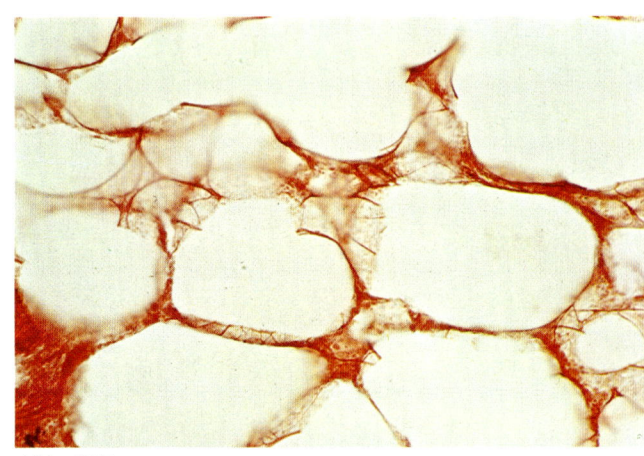

Abb. 317.

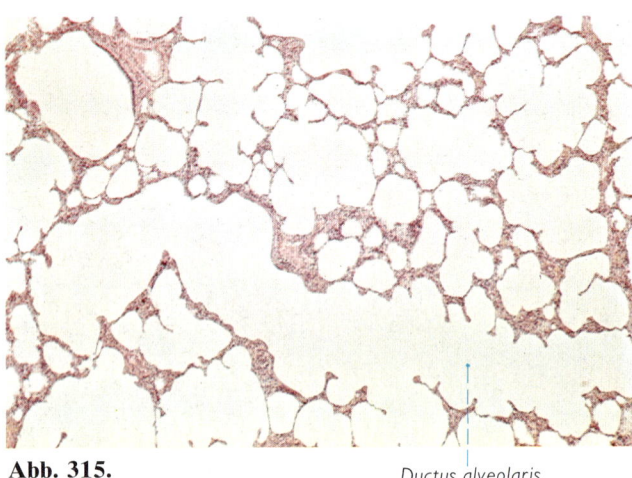

Abb. 315.

Ductus alveolaris

Reste des Epithels

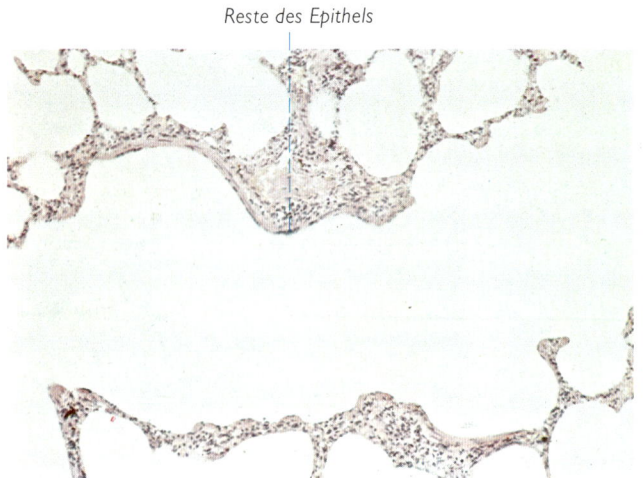

Abb. 316.

Abb. 317. Lungenalveolen mit Darstellung der elastischen Fasern, von deren netzförmiger Anordnung aber nur das Durchfokussieren dieses relativ dicken Schnitts den richtigen Eindruck vermitteln könnte. Die wenigen und jeweils in derselben optischen Ebene liegenden, meist kleinen Flachschnitte der Alveolenwände geben davon nur ein unzureichendes Bild. Färbung: Orcein; Vergr. 96fach.

Abb. 314. Teilung und Übergang eines Bronchiolus terminalis in zwei Bronchioli respiratorii I. Ordnung. Beachte den abrupten Abbruch des Epithels an den durch die Schnittebene bedingten, blindsackartigen Anfängen der Bronchioli respiratorii. Färbung: H.E.; Vergr. 38fach.

Abb. 315. Längsschnitt durch den Übergang eines Bronchiolus respiratotius III. Ordnung in einen Ductus alveolaris (rechts im Bild). In der linken oberen Bildecke erkennt man einen quer getroffenen Bronchiolus terminalis. Färbung: H.E.; Vergr. 38fach.

Abb. 316. Ausschnittsvergrößerung von der Übergangszone der vorhergehenden Abbildung. Das Epithel ist nicht mehr als geschlossene Zellschicht vorhanden, sondern nur noch in Form aufgereihter Kerne über kürzere Strecken nachweisbar. Darunter erkennt man schmale Züge glatter Muskulatur. Färbung: H.E.; Vergr. 96fach.

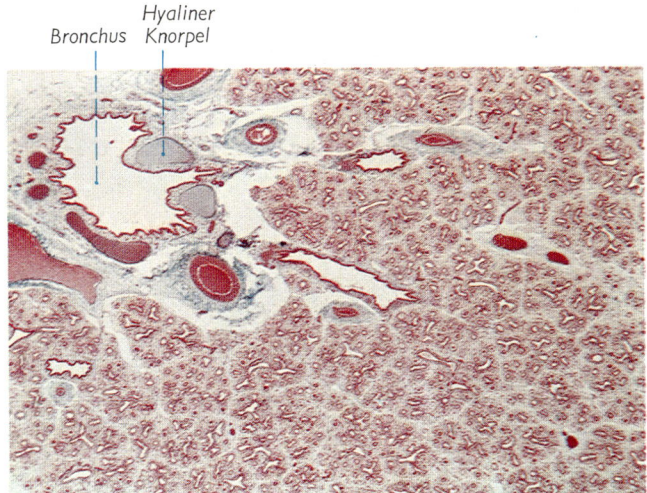

Abb. 318.

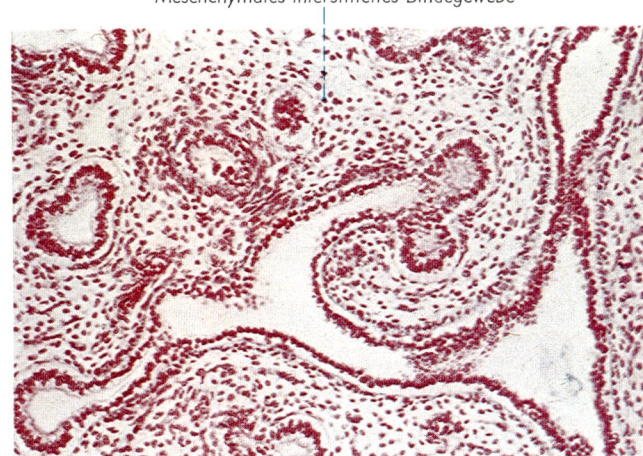

Abb. 319.

Abb. 318. Als eine epitheliale Sproßbildung besteht die fetale Lunge in einer gewissen Entwicklungsphase aus locker zusammengeordneten und von meist einschichtigem prismatischem Epithel ausgekleideten, röhrenförmigen Hohlräumen, die zahlreiche dichothome Verzweigungen aufweisen und in azinusähnlichen Bildungen enden. Daher erinnert die embryonale Lunge an bestimmte Drüsen, mit denen sie bei flüchtigem Hinsehen oft verwechselt wird (zur Differentialdiagnose vgl. Abb. 375 u. Tabelle 14). Färbung: Azan; Vergr. 38fach.

Abb. 319. Bei höherer Auflösung zeigt sich sehr deutlich die Einförmigkeit und damit die geringe Differenzierung der zellulären Auskleidung aller dieser Hohlräume sowie der große Zellreichtum des interstitiellen Gewebes und damit dessen noch stark mesenchymaler Charakter. Färbung: Azan; Vergr. 150fach.

Abb. 320. Die relativ englumigen Kapillaren sind im Routinepräparat immer nur dann einwandfrei zu erkennen, wenn ihre Lichtung einen Erythrozyten enthält. Erst die künstliche Füllung des Kapillarsystems mit gefärbten Gelatinelösungen o. ä. vermittelt einen Eindruck von der Dichte und räumlichen Anordnung dieses die Alveolen korbartig umgebenden Gefäßnetzes (Lunge, Katze).
Technik: Gefäßinjektion mit Berlinerblau-Gelatinelösung über die A. pulmonalis; keine Kernfärbung; Vergr. 95fach.

Abb. 321. Im Gegensatz zum Injektionspräparat vermittelt ein Semidünnschnitt (Schnittdicke ca. 1 μ m) auch ohne künstliche Gefäßfüllung nicht nur einen Eindruck von der hohen Kapillardichte um die Alveolenwände, sondern auch von der ungewöhnlichen Zartheit der Blut-Luft-Schranke. Vergleiche dazu auch die beiden nachfolgenden elektronenmikroskopischen Abbildungen (Lunge, Katze). Färbung: Methylenblau-Azur II; Vergr. 960fach.

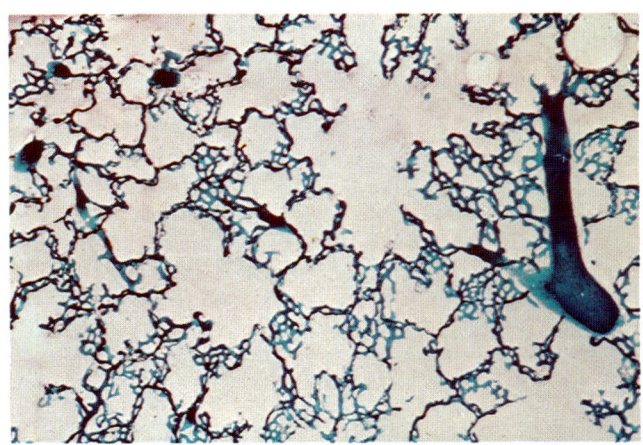

Abb. 320.

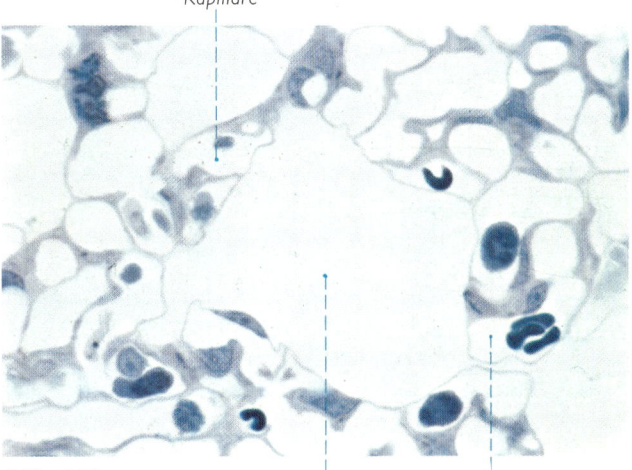

Abb. 321.

145

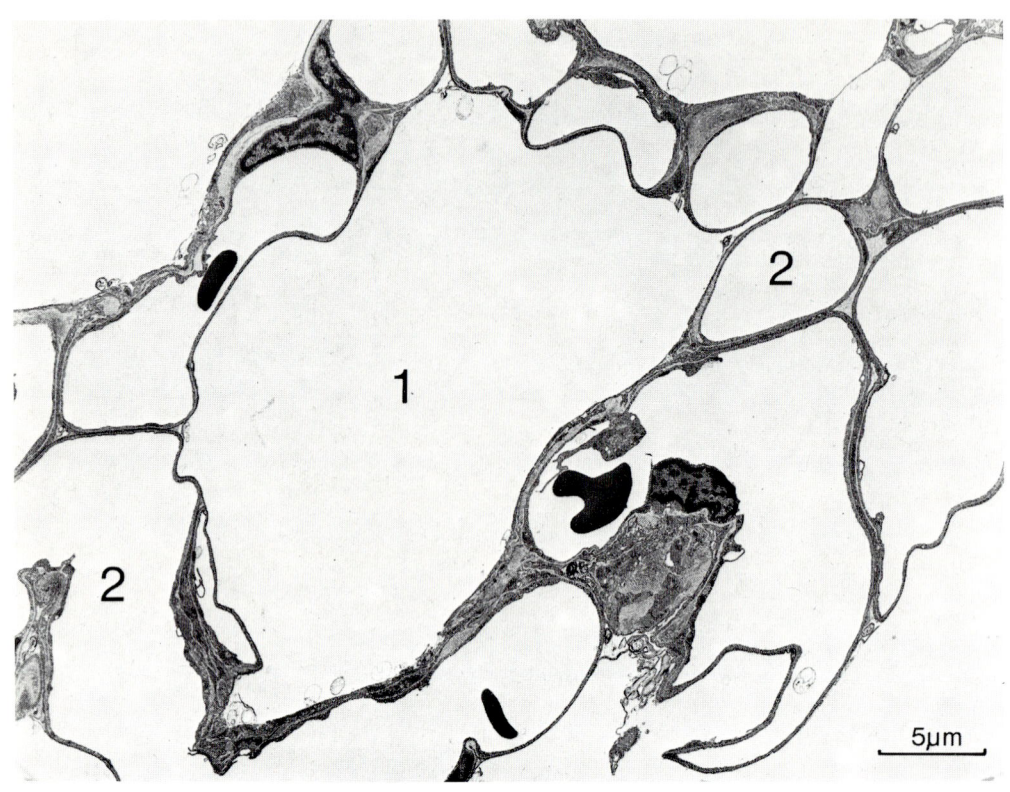

Abb. 322. Übersicht einer Lungenalveole (1) mit angrenzenden Kapillaren (2) im elektronenmikroskopischen Bild (Lunge, Katze). Gesamtvergr. 3000fach.

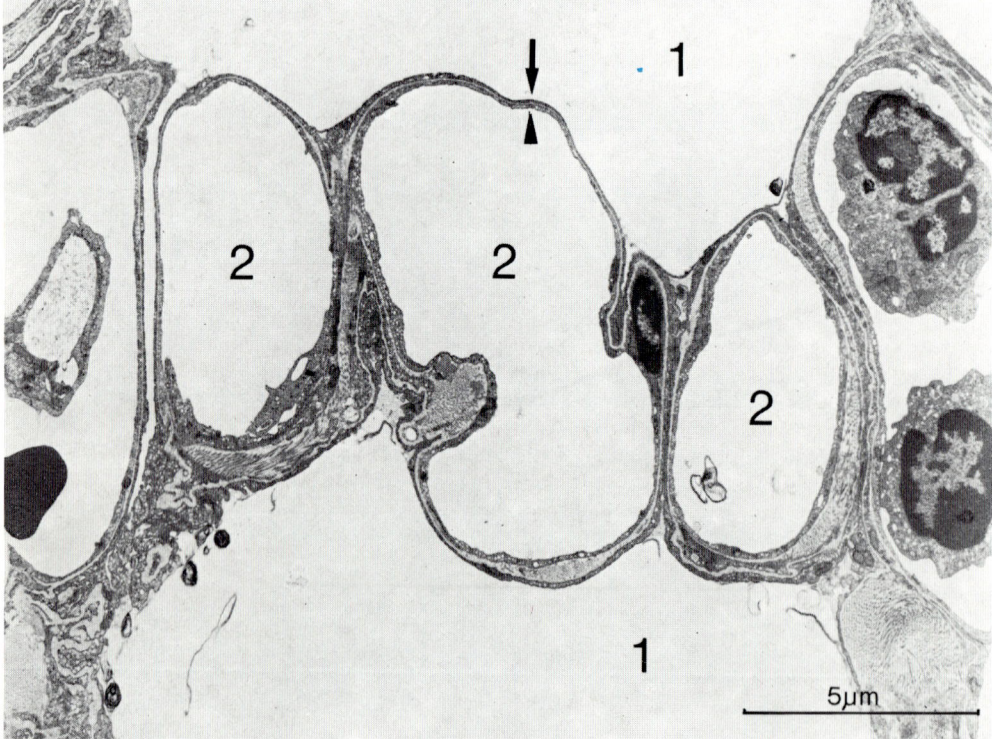

Abb. 323 a.

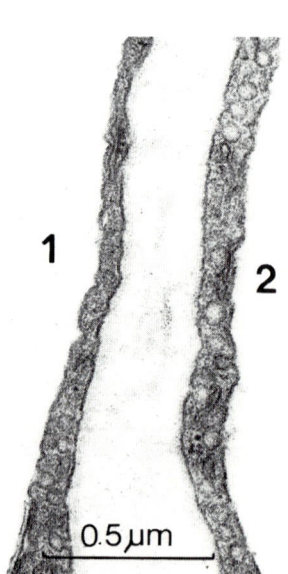

Abb. 323 b.

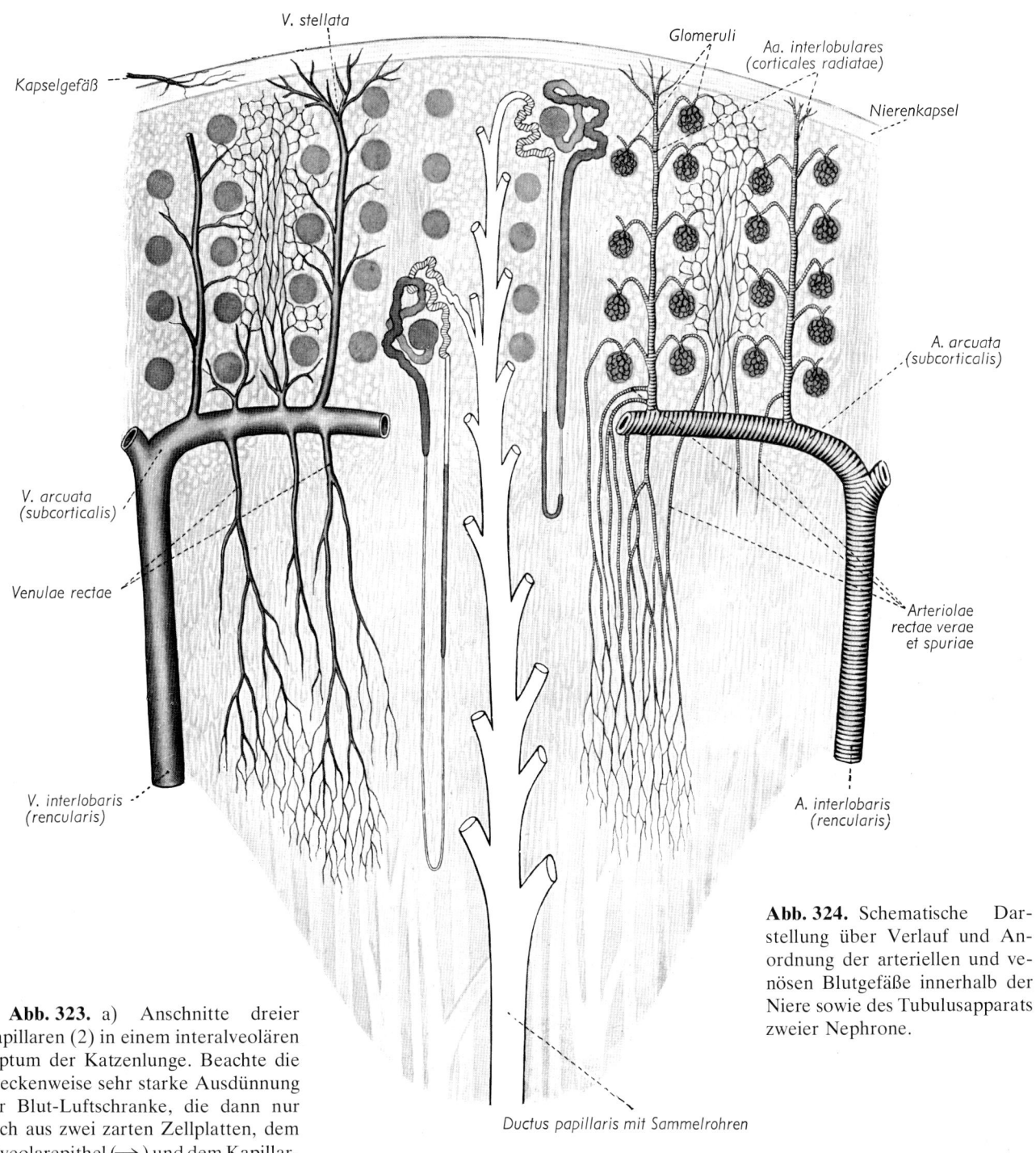

V. stellata

Glomeruli

Aa. interlobulares
(corticales radiatae)

Kapselgefäß

Nierenkapsel

A. arcuata
(subcorticalis)

V. arcuata
(subcorticalis)

Venulae rectae

Arteriolae
rectae verae
et spuriae

V. interlobaris
(rencularis)

A. interlobaris
(rencularis)

Abb. 324. Schematische Darstellung über Verlauf und Anordnung der arteriellen und venösen Blutgefäße innerhalb der Niere sowie des Tubulusapparats zweier Nephrone.

Ductus papillaris mit Sammelrohren

◄ **Abb. 323.** a) Anschnitte dreier Kapillaren (2) in einem interalveolären Septum der Katzenlunge. Beachte die streckenweise sehr starke Ausdünnung der Blut-Luftschranke, die dann nur noch aus zwei zarten Zellplatten, dem Alveolarepithel (→) und dem Kapillar-endothel (►) sowie einem schmalen, zwischen beiden gelegenen interstitiellen Raum besteht. 1 = Alveolarlichtungen. Gesamtvergr. 6500fach.

b) Eine höhere Vergrößerung läßt die einzelnen Bauelemente der Blut-Luftschranke deutlicher hervortreten, wobei in diesem Fall der interstitielle Raum zwischen den beiden zellulären Schichten mit ca. 0,25 µm (= 250 nm) noch relativ breit ist (Lunge, Katze). 1 = Alveolarlichtung; 2 = Kapillarlumen. Gesamtvergr. 47000fach.

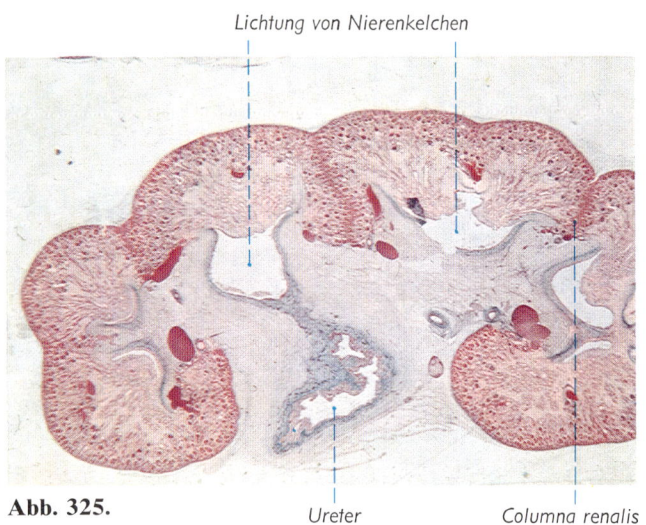

Lichtung von Nierenkelchen

Abb. 325.

Ureter   Columna renalis

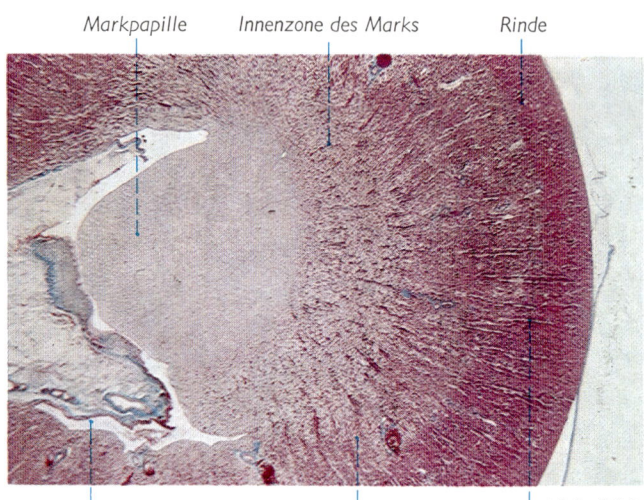

Markpapille   Innenzone des Marks   Rinde

Nierenkelch   Außenzone des Marks   Markstrahl   **Abb. 326.**

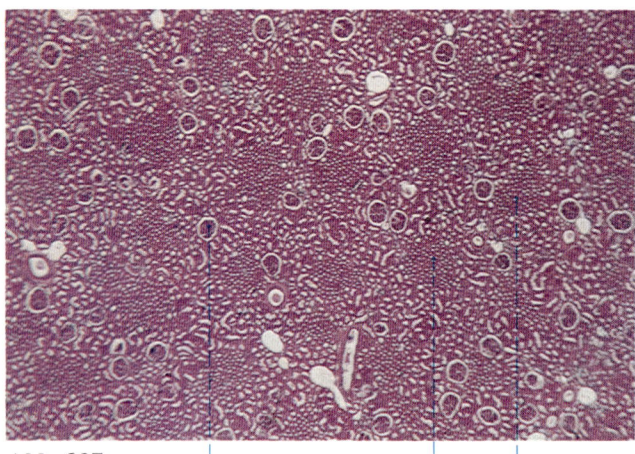

Abb. 327.   Glomerulus
umgeben vom Labyrinth   Markstrahlen

Abb. 325. Längsgeschnittene und in zwei spiegelbildliche Hälften geteilte fetale Niere (Mensch, SSL 18 cm) mit der typischen Gliederung in Läppchen (= Renculi), denen jeweils eine Markpyramide, und damit auch ein Kelch des Nierenbeckens zugeordnet ist. Der vom Nierenparenchym umschlossene und hier überwiegend noch mit Bindegewebe angefüllte Raum ist der Sinus renalis, der vor allem das Nierenbecken mit seinen Verzweigungen (= Calices) sowie die größeren Äste der renalen Leitungsbahnen (Arterien, Venen, Lymphgefäße und Nerven) enthält. Färbung: Azan; 10fach.

Abb. 326. Übersicht einer Kaninchenniere (Querschnitt etwa in Organmitte) mit deutlicher Gliederung in eine äußere, dunkler gefärbte Rinde, deren Randpartien intensiver gefärbt erscheinen, und einem einwärts gelegenen Mark. Sein innerstes, kegelförmiges und am schlechtesten färbbares Ende ist die Markpapille. Ihr folgt die Innen-, dann die Außenzone des Markes, die sich ihrerseits in Gestalt radiär geordneter Markstrahlen in die Nierenrinde fortsetzt, so daß nirgends scharfe Grenzen zwischen den verschiedenen Regionen des Nierenparenchyms vorhanden sind. Färbung: Azan; Vergr. 10fach.

Abb. 327. Ein Flachschnitt durch die Nierenrinde (Mensch) zeigt deutlich die aus gebündelten Tubuli (überwiegend die gestreckten Anteile von Haupt- und Mittelstücken; vgl. mit Abb. 332) bestehenden Markstrahlen und das zwischen ihnen verbleibende sog. Labyrinth, das vor allem die Nierenkörperchen und die gewundenen Anteile (Partes contortae) von Haupt- und Mittelstücken enthält. Färbung: H.E.; Vergr. 24fach.

Abb. 328. Übersicht eines Nierenpapillenquerschnitts (Mensch), dessen wesentlichstes Merkmal bei einer so schwachen Vergrößerung die zahlreichen, sehr regelmäßig geordneten und uniformen Querschnitte der relativ weitlumigen Sammelröhren darstellen (vgl. mit Abb. 336). Färbung: H.E.; Vergr. 24fach.

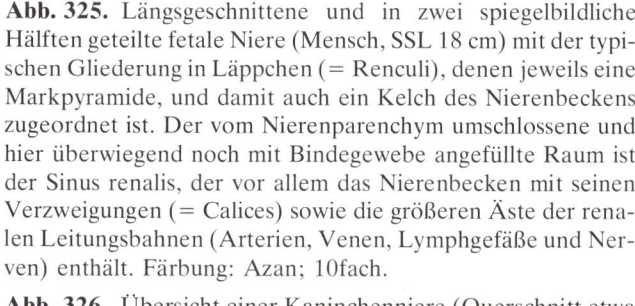

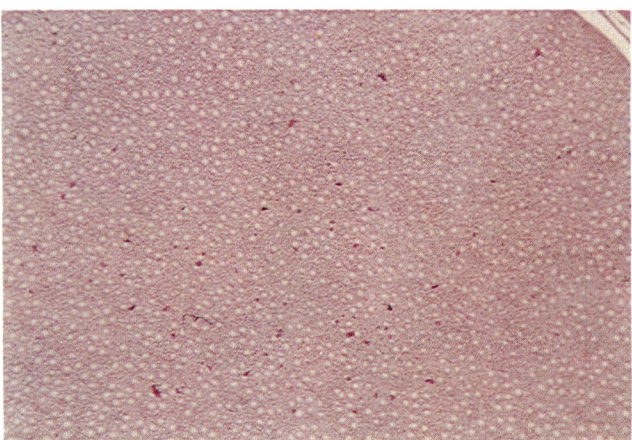

Abb. 328.

Arteriola afferens   Macula densa

Macula densa

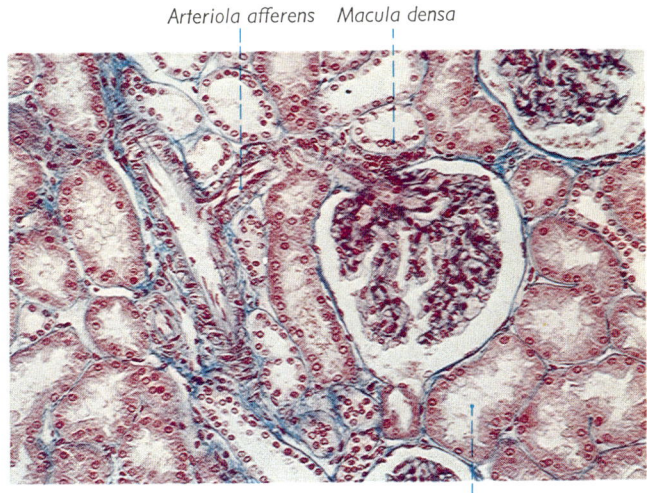

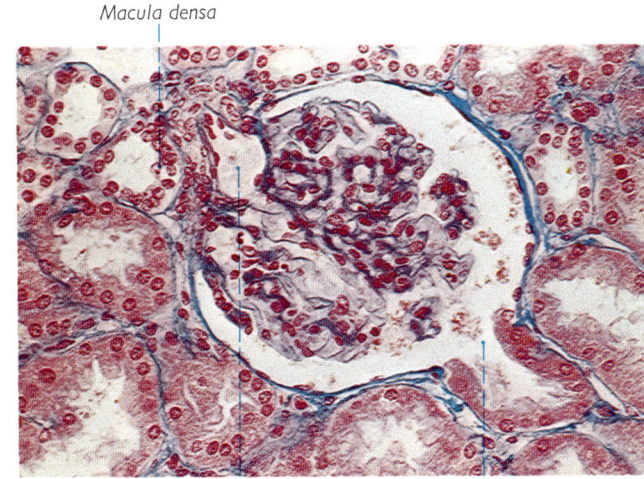

Abb. 329.   Pars contorta des Hauptstückes

Abb. 330.   Gefäßpol   Harnpol

Pars contorta des Mittelstückes   Pars contorta des Hauptstückes

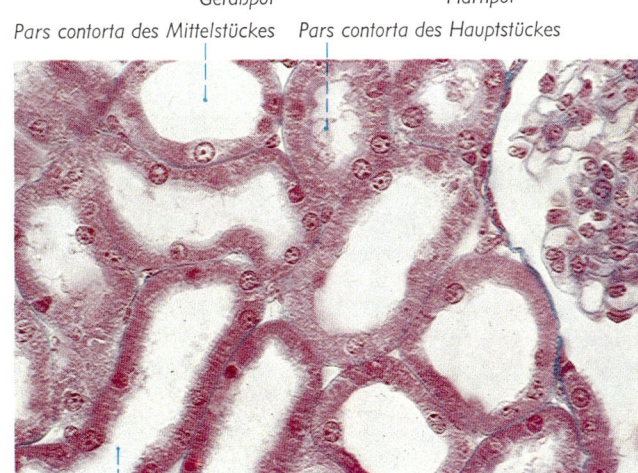

Abb. 329. Eine schräg in der linken Bildhälfte aufwärtsziehende A. corticalis radiata gibt nach rechts eine Arteriola afferens ab, die man bis in den Gefäßpol des Nierenkörperchens verfolgen kann. Der oberhalb von letzterem gelegene Tubulusanschnitt (Pars contorta des Mittelstücks) zeigt an der dem Nierenkörperchen zugewandten Seite die Macula densa (Niere, Mensch). Färbung: Azan; Vergr. 150fach.

Abb. 330. Nierenkörperchen (Mensch) mit Harn- und Gefäßpol. Am Harnpol setzt sich das niedrige äußere Epithel der Bowmanschen Kapsel in das höhere und stärker färbbare Epithel des hier beginnenden Tubulusapparats (= Pars contorta des Hauptstückes) fort, während das innere Blatt den Podozyten der Glomeruluskapillaren entspricht. Am Gefäßpol ist eine deutliche Macula densa zu sehen. Die um die Nierenkörperchen gelegenen Tubulusabschnitte gehören zu den gewundenen Anteilen von Haupt- und Mittelstücken (zu ihrer Unterscheidung vgl. Abb. 331). Färbung: Azan; Vergr. 240fach.

Pars contorta des Hauptstückes   **Abb. 331.**

Abb. 331. Die deutlichen Bürstensäume lassen die Anschnitte der gewundenen Anteile der Hauptstücke klar gegen die entsprechenden Strecken der Mittelstücke abgrenzen, wobei letztere noch eine etwas geringere Azidophilie ihres Zytoplasmas aufweisen (Niere, Meerschweinchen). An manchen Stellen (z. B. in der Mitte des oberen Bildrandes) ist auch die basale Streifung der Hauptstückzellen gut erkennbar (vgl. auch mit Abb. 19). Färbung Azan; Vergr. 380fach.

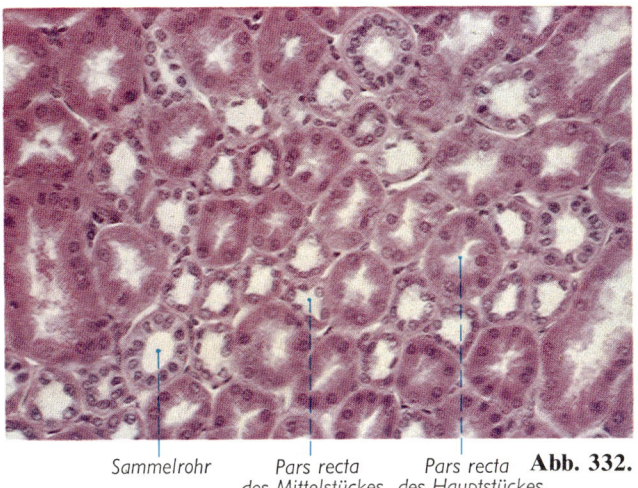

Abb. 332. Die höhere Auflösung eines Markstrahles (Flachschnitt durch die Nierenrinde, Mensch, vgl. auch mit den Abb. 327, 333) zeigt deutlich die Unterschiede von Haupt- und Mittelstücken. Das höhere, stärker färbbare (azidophilere) und in die Lichtung vorgebuckelte Epithel der Hauptstücke führt zu einer unregelmäßigen und wegen des Bürstensaumes auch zu einer verwaschenen Begrenzung der Tubuluslichtung, während diese in dem Mittelstück stets glatt konturiert erscheint. Das Epithel ist in letzterem außerdem wesentlich niedriger, so daß das Verhältnis Epithelhöhe zu Tubulusweite stark zugunsten der letzteren verschoben ist. Dieses wird in den Sammelröhren noch etwas deutlicher, die insgesamt einen größeren Durchmesser, aber auch ein höheres Epithel besitzen. Färbung: H.E.; Vergr. 240fach.

Sammelrohr   Pars recta   Pars recta   **Abb. 332.**
             des Mittelstückes des Hauptstückes

Niere – Gefäß- und Tubulussystem

Sammelrohr   Pars recta des Mittelstückes

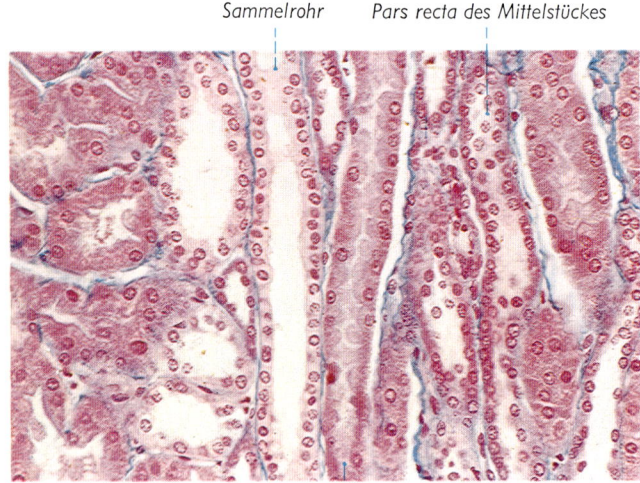

Abb. 333.

Pars recta des Hauptstückes

Sammelrohr

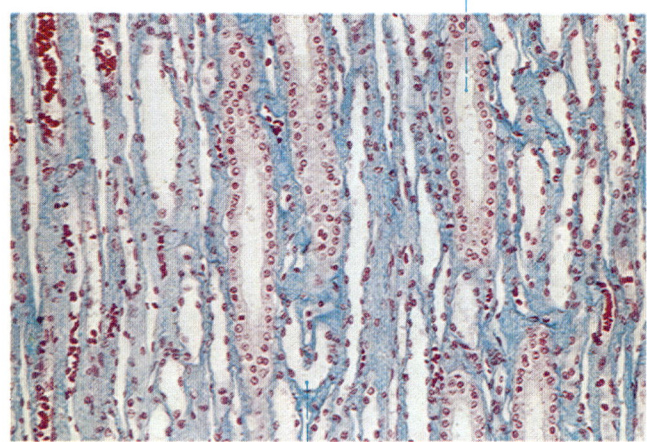

Abb. 334.

Scheitelpunkt einer Henleschen Schleife

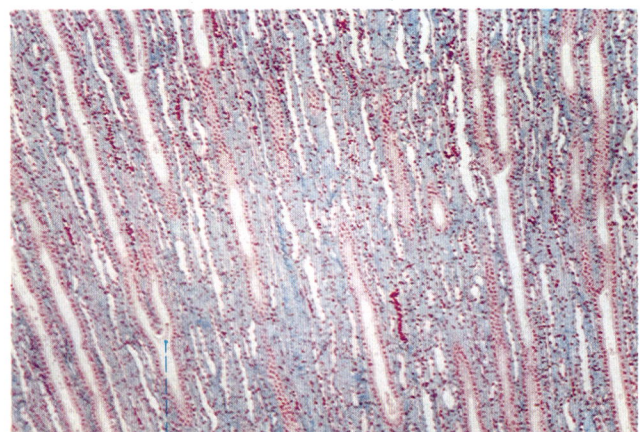

Abb. 335.

Zusammenfluß zweier Sammelröhren

Abb. 333. Längsschnitt eines Markstrahls (Niere, Mensch) mit angrenzendem Labyrinth (links im Bild). Die Pars recta eines Hauptstücks zeigt buckelförmig in die Lichtung vorragende Epithelzellen und ein enges Lumen, während das Sammelrohr eine weitere Lichtung und eine fast gradlinig dazu verlaufende Epitheloberfläche aufweist. Der gestreckte Abschnitt des Mittelstücks ist tangential getroffen und daher vor allem durch seinen Kernreichtum vom Hauptstück unterscheidbar. Färbung: Azan; Vergr. 240fach.

Abb. 334. Längsschnitt durch die Außenzone des Nierenmarks (Mensch), in dem vor allem die von einem besonders niedrigen Epithel ausgekleideten sog. dünnen Teile der Henleschen Schleife (= Überleitungsstücke) imponieren, deren ab- und aufsteigender Schenkel in einer U-förmigen, mit ihrem Scheitel stets papillenwärts gerichteten Krümmung ineinander übergehen. Färbung: Azan; Vergr. 150fach.

Abb. 335. Längsschnitt durch die Markaußenzone (Niere, Mensch) mit vielen längsgetroffenen Sammelröhren, die sich fortlaufend zu größeren Gängen vereinigen, bis schließlich die auf der Papillenspitze mündenden Ductus papillares entstanden sind. Zwischen den Sammelröhren zahlreiche Anschnitte der dünnwandigen, parallel zueinander und zu den Sammelröhren verlaufenden Überleitungsstücke. Färbung: Azan; Vergr. 60fach.

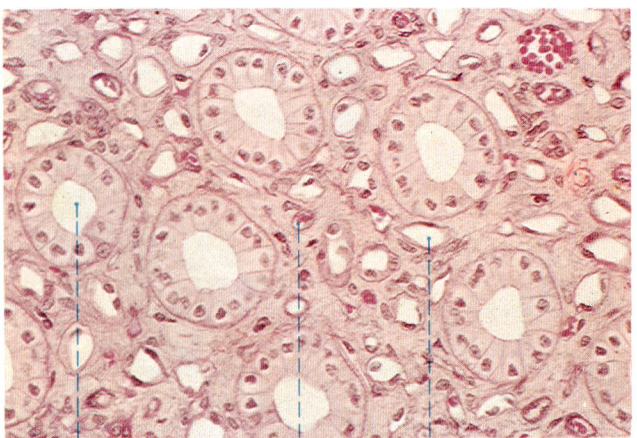

Sammelrohr   Blutkapillare   Überleitungsstück   **Abb. 336.**

Abb. 336. Im Querschnitt einer Nierenpapille (Mensch) fallen unter den darin parallel zueinander verlaufenden Sammelröhren, Überleitungsstücken und Blutkapillaren erstere durch ihr hohes, z. T. prismatisches Epithel und ihre weite Lichtung auf (Übersichtsbild vgl. Abb. 328). Überleitungsstücke und Kapillaren unterscheiden sich durch das geringfügig höhere Epithel der ersten, die deutlicher in das Lumen vorspringenden Kerne und ein weiteres Lumen, während letztere eine engere Lichtung und seltener einen Kernanschnitt aufweisen und oft durch ihren Gehalt an Erythrozyten einwandfrei zu identifizieren sind. Färbung: H.E.; Vergr. 240fach.

Pars contorta
Hauptstück   Arteriola efferens   Harnraum   Bürstensaum

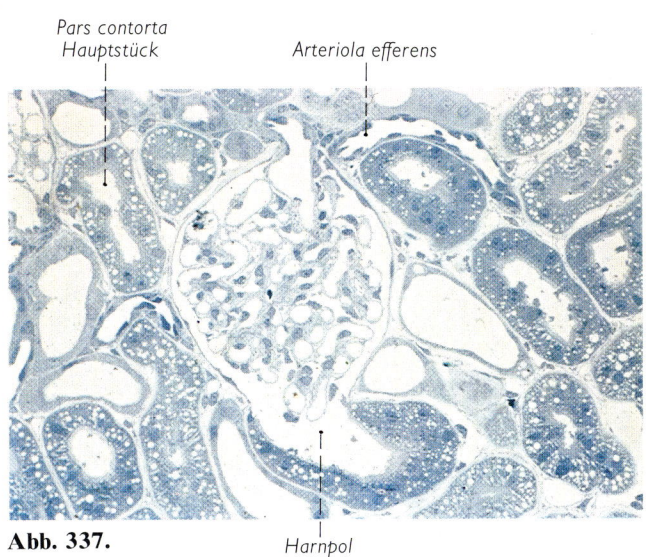

Abb. 337.   Harnpol

Pars contorta
Hauptstück   Goormaghtighsche Zellen   **Abb. 338.**

Bürstensaum   Harnpol

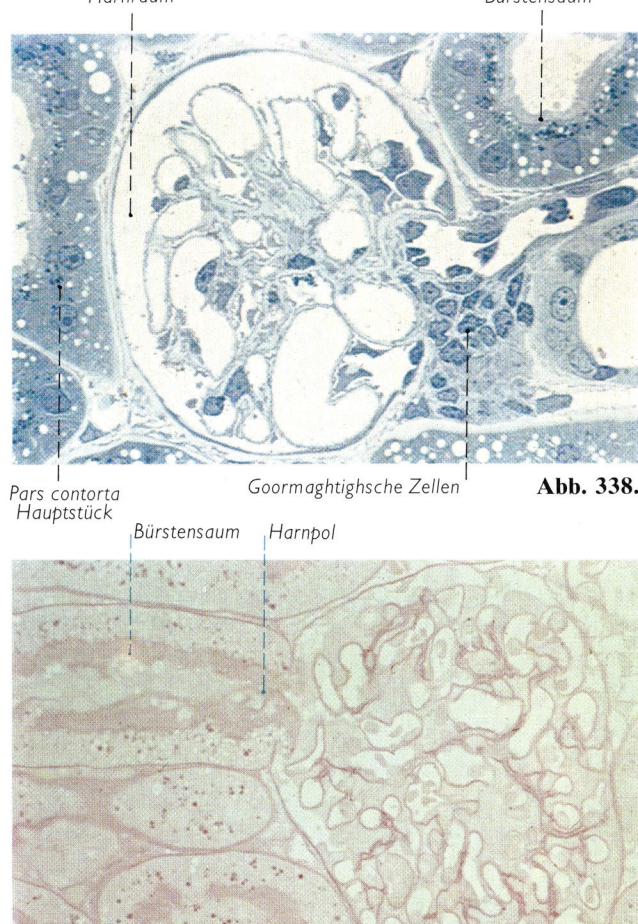

Abb. 337. Nierenkörperchen (Ratte) mit Gefäß- (oben im Bild) und Harnpol im semidünnen, ca. 1 μ m dicken Schnitt. Die Tubuli contorti der Hauptstücke zeigen einen sehr deutlichen Bürstensaum und an dessen Basis intensiv blaugefärbte, feinste Granula, die den bei der intrazellulären Verarbeitung von Proteinen entstehenden Sekundärlysosomen und Restkörpern entsprechen dürften. Die großen, optisch leeren Vakuolen enthalten möglicherweise Lipide (vgl. dazu auch Abb. 48 a). Färbung: Methylenblau-Azur II; Vergr. 240fach.

Abb. 338. Nierenkörperchen mit Gefäßpol (Arteriola efferens) und den im Winkel zwischen zu- und abführender Arteriole gelegenen extraglomerulären Mesangiumzellen („Goormaghtighsche Zellen"), die zum sog. juxtaglomerulären Apparat gehören. Rechts davon Anschnitt des Randbezirks einer Macula densa. Die granulierten, „epitheloiden" Polkissenzellen in der Wand der Arteriola afferens sind nicht vom Schnitt getroffen. Färbung: Methylenblau-Azur II; Vergr. 600fach.

Abb. 339. Nierenkörperchen mit Harnpol im Semidünnschnitt (Ratte). Mit Hilfe einer modifizierten PAS-Färbung sind die Basalmembranen der Glomeruluskapillaren und der Tubuli als zart rosa-violette Linien dargestellt. Beachte auch die PAS-positive Reaktion des Bürstensaums der Hauptstückzellen und der feinen intrazytoplasmatischen Granula. Färbung: modifizierte PAS-Reaktion; Vergr. 480fach (Präparat: Prof. Dr. P. Böck, Anatomisches Institut der TU-München).

Abb. 339.

Nierenkapsel

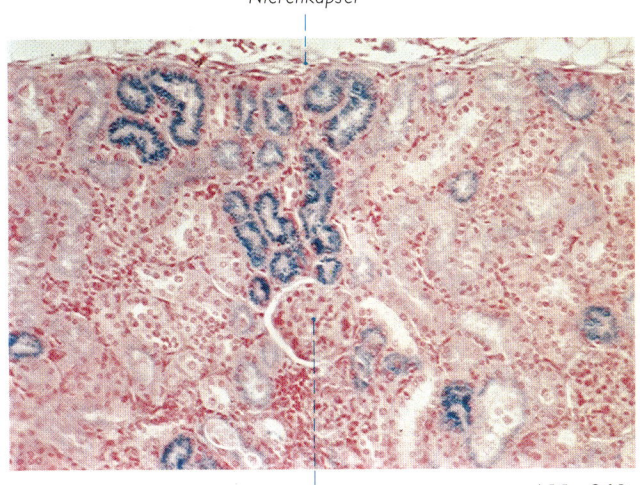

Abb. 340. Nierenrinde der Ratte mit deutlicher Markierung der gewundenen Abschnitte der Hauptstücke durch Aufnahme und Speicherung des Vitalfarbstoffs Trypanblau. Färbung: Kernechtrot; Vergr. 150fach.

Glomerulum   **Abb. 340.**

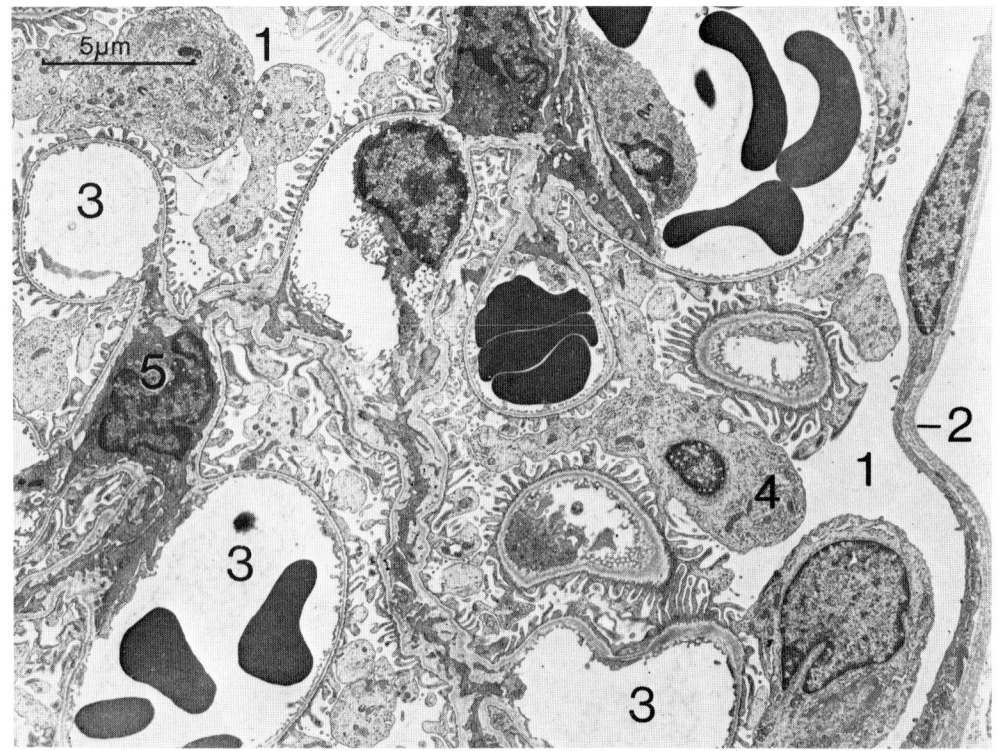

Abb. 341.

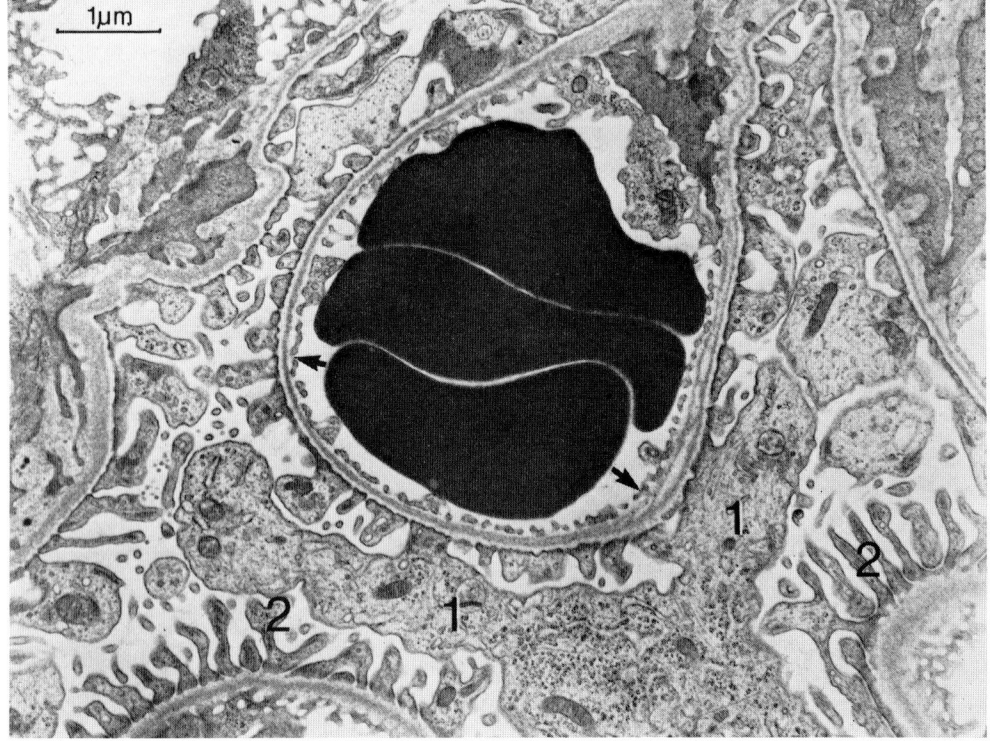

Abb. 342.

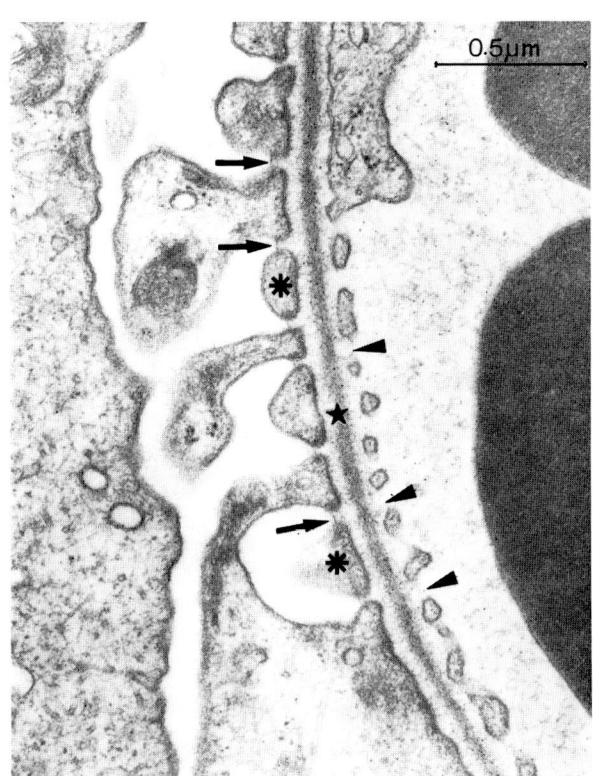

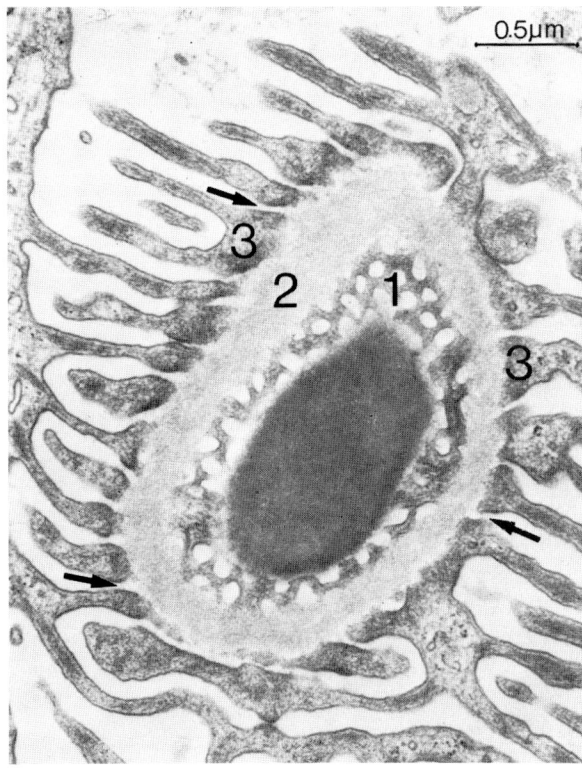

Abb. 343. a) Senkrechter Schnitt durch die Wand einer Glomeruluskapillare zur Darstellung der Bauelemente der sog. Blut-Harn-Schranke. Das Endothel besteht zum größten Teil aus einer perlschnurartig gereihten Kette kleiner Zytoplasmainseln, zwischen denen etwas unterschiedlich große Lücken („Poren", ▶) verbleiben, die jedoch nicht von einem Diaphragma überspannt werden. Die nachfolgende Lamina densa (★) der Basalmembran ist im Glomerulus auffallend dick (ca. 50–60 nm) und stellt eines der Filter für hochmolekulare Substanzen dar. Die entscheidendste Barriere aber dürfte die zarte, zwischen den Fußpunkten der Sekundärfortsätze (*) der Podozyten ausgespannte Membran, die sog. slit membrane (→), darstellen. 1 = Anschnitt eines Erythrozyten; Gesamtvergr. 40 000fach.

b) Der Flachschnitt einer Glomeruluskapillare vermittelt einen besonders guten Eindruck von der siebplattenartigen Struktur des Endothels (1) und dem dichten Besatz der Basalmembran (2) mit den interdigitierenden Sekundärfortsätzen (3) der Podozyten, zwischen denen nur schmale, 20–40 nm breite schlitzförmige Spalten (→) verbleiben. Gesamtvergr. 27 000fach.

◄

Abb. 341. Ausschnitt aus einer elektronenmikroskopischen Übersichtsaufnahme eines Nierenkörperchens (Ratte) mit Harnraum (1), parietalem Blatt der Bowmanschen Kapsel (2) sowie mehreren z. T. Erythrozyten enthaltenden Anschnitten von Glomeruluskapillaren (3). Die elektronenheller erscheinenden Zellen zwischen den Kapillaren sind die Perikarien der Podozyten (4), die dunkleren Zellanschnitte gehören zu Mesangiumzellen (5). Gesamtvergr. 4000fach.

Abb. 342. Eine stärkere Vergrößerung aus der vorhergehenden Abbildung zeigt deutlich das von zahlreichen Poren durchsetzte Endothel (→) sowie das komplexe System der Podozytenfortsätze, die in gröbere primäre (1) und zarte sekundäre Verzweigungen (2) gegliedert werden. Die Fortsätze 1. Ordnung gehören zu dem in der vorhergehenden Abbildung mit (4) bezeichneten Podozyten. Gesamtvergr. 14 000fach.

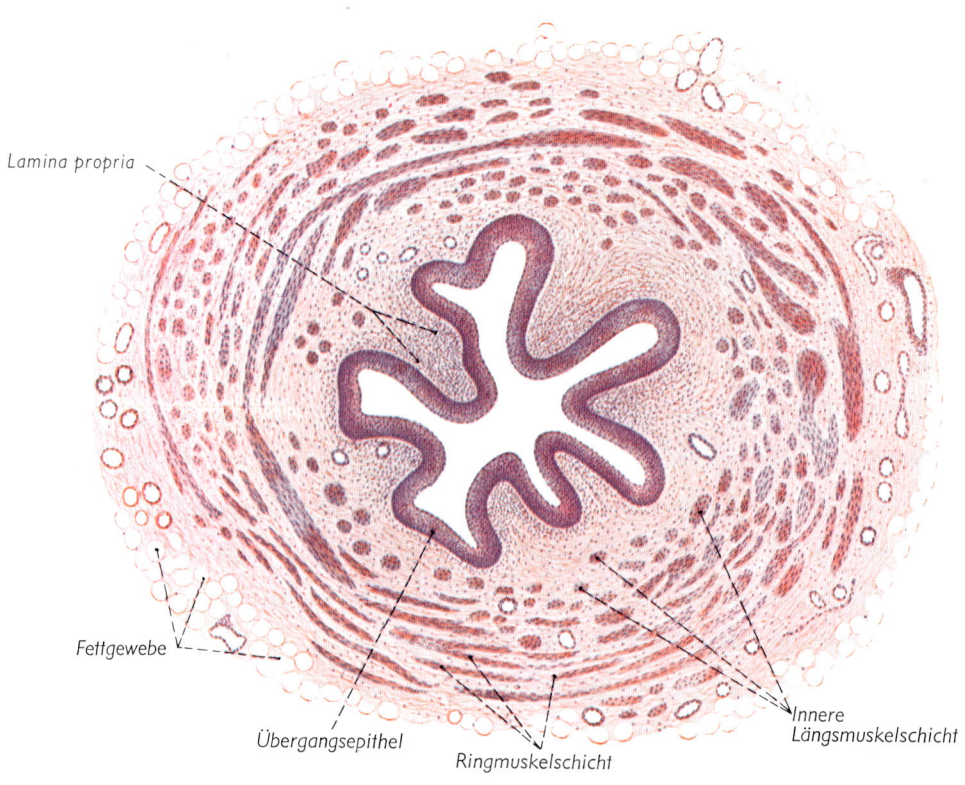

Lamina propria

Fettgewebe

Übergangsepithel

Ringmuskelschicht

Innere Längsmuskelschicht

Abb. 344. Querschnitt eines Harnleiters (Mensch) mit sternförmig eingeengter Lichtung (durch Kontraktion der glatten Muskulatur, s. auch Tabelle 15) und einer in Bündeln wechselnder Verlaufsrichtungen angeordneten Tunica muscularis. Diese läßt eine innere längs-, eine mittlere zirkulär- und eine äußere längsorientierte Schicht erkennen, die fließende Übergänge ineinander zeigen. Letzteres erklärt sich aus der Tatsache, daß die einzelnen Muskelbündel kontinuierliche, mit unterschiedlichem Steigungswinkel schraubig um die Längsachse gewundene Zellstränge darstellen. Färbung: H.E.; Vergr. 30fach.

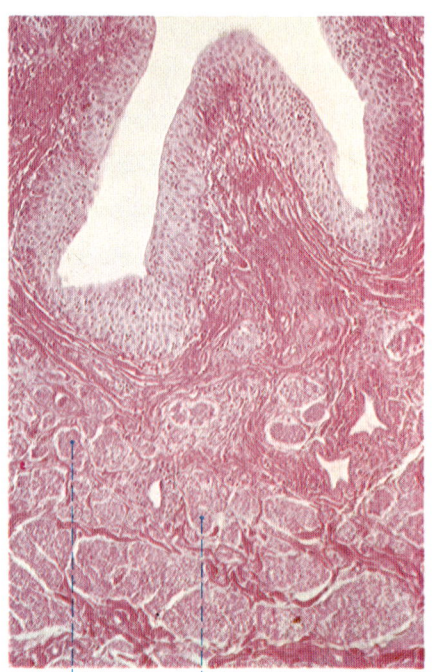

Bündel glatter Muskelzellen

Abb. 345.

Abb. 345. Schleimhautfalte aus einem quergeschnittenen Ureter (Mensch) mit hohem, gestauchtem Übergangsepithel (vgl. auch Abb. 69), dem unterlagernden Bindegewebe (= Tunica propria) sowie der inneren Längsmuskulatur. Charakteristisch für den Ureter ist u. a. die lockere Zusammenordnung dieser durch reichlich Bindegewebe voneinander getrennten Muskelzellbündel. Färbung: H.E.; Vergr. 95fach.

154

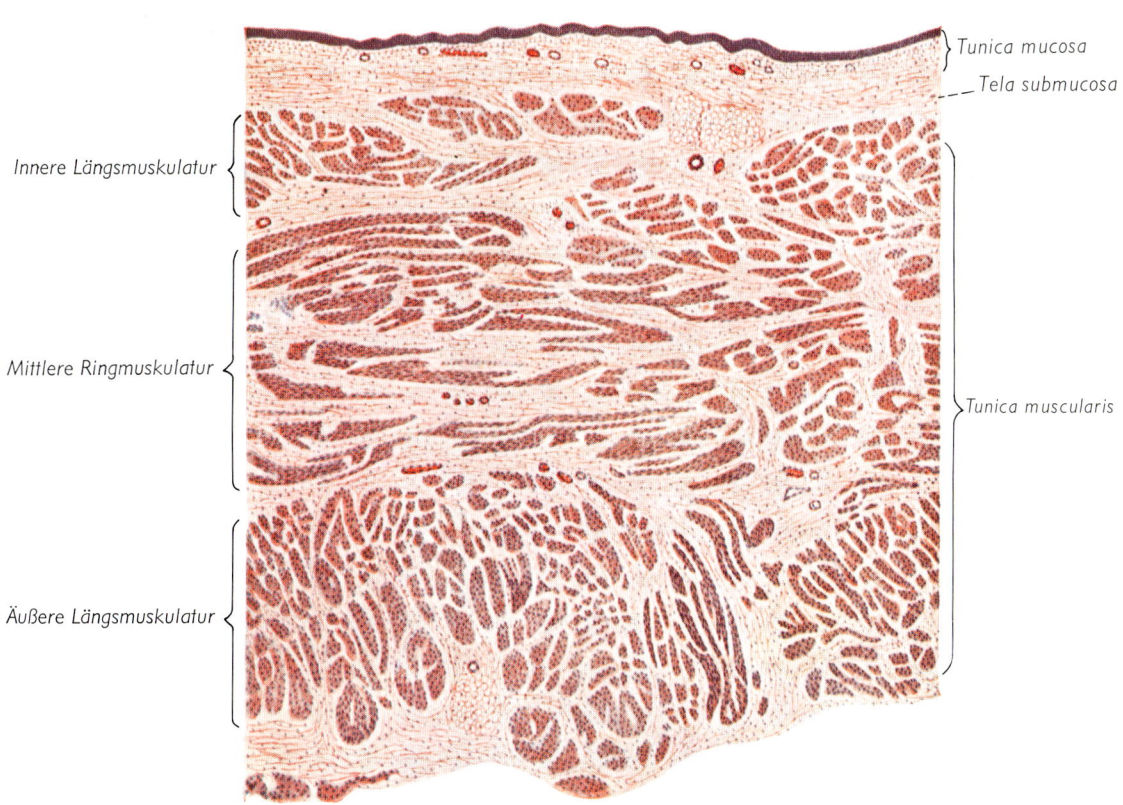

Innere Längsmuskulatur

Mittlere Ringmuskulatur

Äußere Längsmuskulatur

Tunica mucosa

Tela submucosa

Tunica muscularis

Abb. 346. Auch die Harnblase (Mensch) zeigt, ähnlich wie der Ureter, eine allerdings ebenso unscharfe Gliederung ihrer Tunica muscularis in mehrere Schichten, deren jeweilige Muskelbündel aber als Teile durchlaufender Spiralzüge niemals exakt zirkulär oder längs, sondern meist mehr oder weniger schräg zur Längsachse der Blase orientiert sind. Das Epithel ist wegen des Dehnungszustandes der Blase relativ flach. Färbung: H.E.; Vergr. 18fach.

Glatte Muskulatur

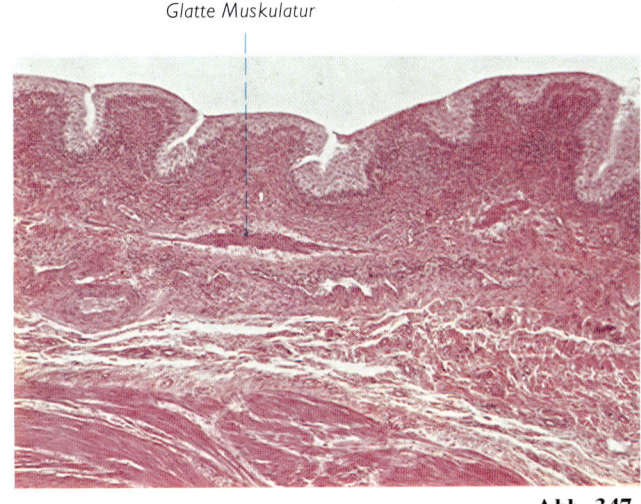

Abb. 347. Querschnitt einer menschlichen Harnblase, die in mäßig gestauchtem Zustand fixiert wurde. Die Schleimhaut ist zu niedrigen, unregelmäßigen Falten aufgeworfen, und unter der kern-, also zellreicheren Lamina propria erkennt man zarte Bündel glatter Muskulatur. Es folgen eine lockere bindegewebige Verschiebeschicht (Tela submucosa) und dann die innersten Lagen der Hauptmasse der Blasenmuskulatur. Färbung: H.E.; Vergr. 60fach.

Abb. 347.

155

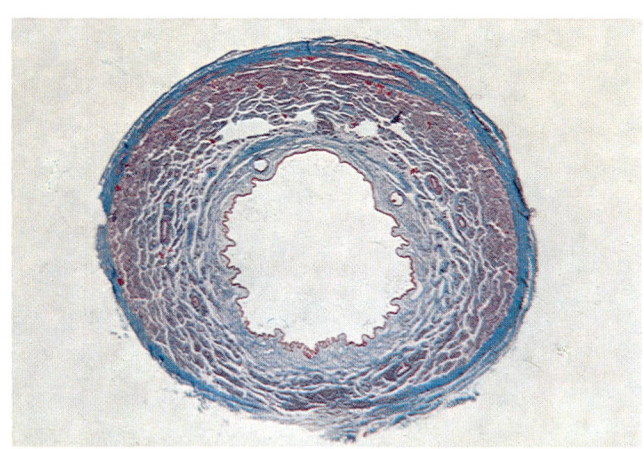

Abb. 348.

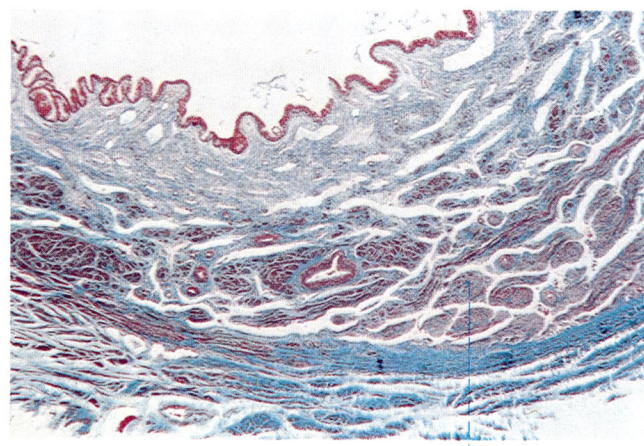

Abb. 349.   *Bündel glatter Muskelzellen*

Arterie

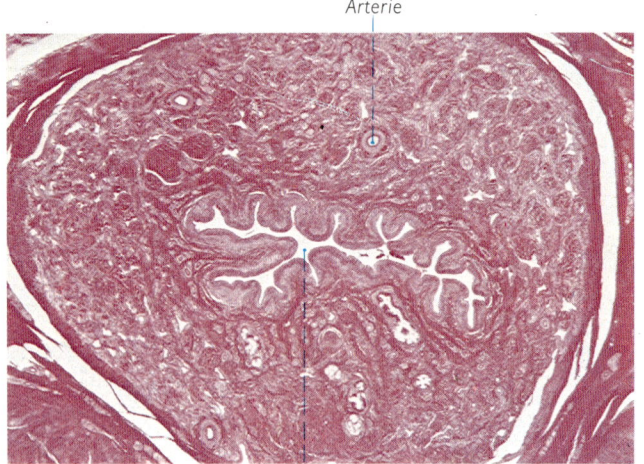

Abb. 350.

Lichtung der Urethra

Abb. 348. Der Querschnitt einer weiblichen Harnröhre (Urethra, Mensch) zeigt meist eine relativ weite Lichtung und eine aus schmalen Bündeln glatter Muskelzellen bestehende Muskularis, die nach außen an Dichte zunimmt. Färbung: Azan; Vergr. 10fach.

Abb. 349. Die höhere Vergrößerung zeigt im Bindegewebe der Lamina propria zahlreiche Anschnitte von Venen, die als Polster beim Verschluß der Urethra mitwirken; jedoch sind in diesem Schnitt keine Gll. urethrales getroffen. Das Epithel ist mehrschichtig prismatisch (Einzelheiten dazu vgl. Abb. 66). Färbung: Azan; Vergr. 62fach.

Abb. 350. Ein Querschnitt durch die Pars spongiosa der männlichen Urethra (Mensch) bietet wegen des die Harnröhrenlichtung umgebenden, sehr charakteristischen Schwellkörpers keinerlei differentialdiagnostische Schwierigkeiten. Färbung: H.E.; Vergr. 13fach.

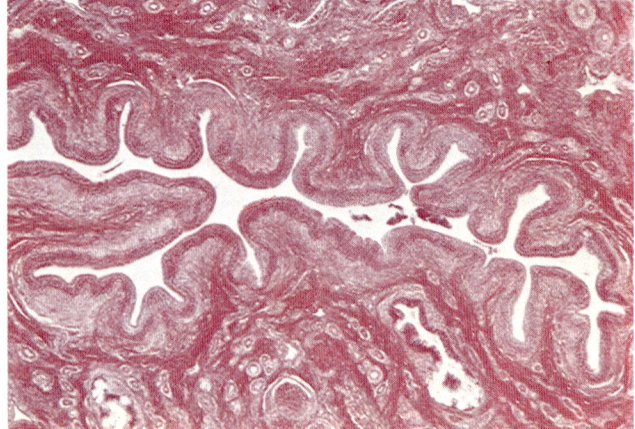

Abb. 351.

Abb. 351. Die stärkere Vergrößerung zeigt auch hier ein relativ hohes, zwei- bis dreischichtiges und nach der Gestalt der obersten Zellage als prismatisch einzuordnendes Epithel. Färbung: H.E.; Vergr. 29fach.

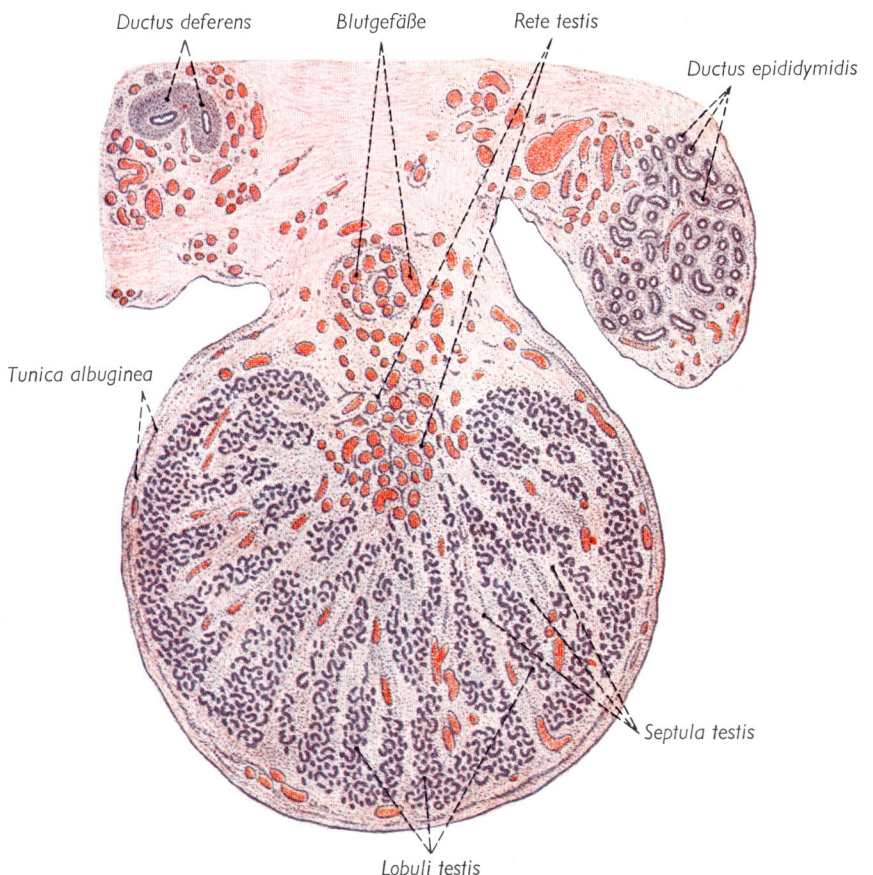

Ductus deferens   Blutgefäße   Rete testis

Ductus epididymidis

Tunica albuginea

Septula testis

Lobuli testis

Abb. 352. Übersichtspräparat eines kindlichen Hodens (Mensch). Die radiär von der Kapsel (Tunica albuginea) auf den Hilus zu-strebenden, bindegewebigen Septula testis gliedern das Organ in Läppchen (= Lobuli testis), von denen jedes immer mehrere der stark geschlängelten Hodenkanälchen (= Tubuli seminiferi contorti) enthält. Letztere münden über das im Mediastinum gelegene Rete testis in die Ductuli efferentes des Nebenhodenkopfes (s. Abb. 359, 360). Färbung: H.E.; Vergr. 16fach.

Urgeschlechtszelle

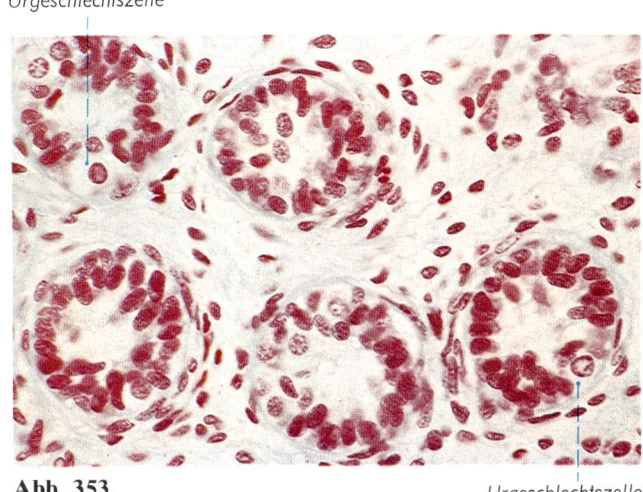

Abb. 353. Die Tubuli contorti eines fetalen Hodens (Mensch) sind noch weitgehend solide Zellstränge, die nur zwei Arten von Zellen enthalten. Die Mehrzahl wird von den Vor-läufern der Sertolizellen gestellt, die durch ihre dicht zusam-mengelagerten, ovoiden und dunkel gefärbten Kerne auffallen. Die zweite Zellrasse sind die über die Keimbahn in die Hoden-anlage eingewanderten Urgeschlechtszellen (= Stammzellen der Spermatogonien), die durch ihre Größe, ihr helles Zyto-plasma und den stets runden Kern charakterisiert werden. Fär-bung: Azan; Vergr. 380fach.

Abb. 353.

Urgeschlechtszelle

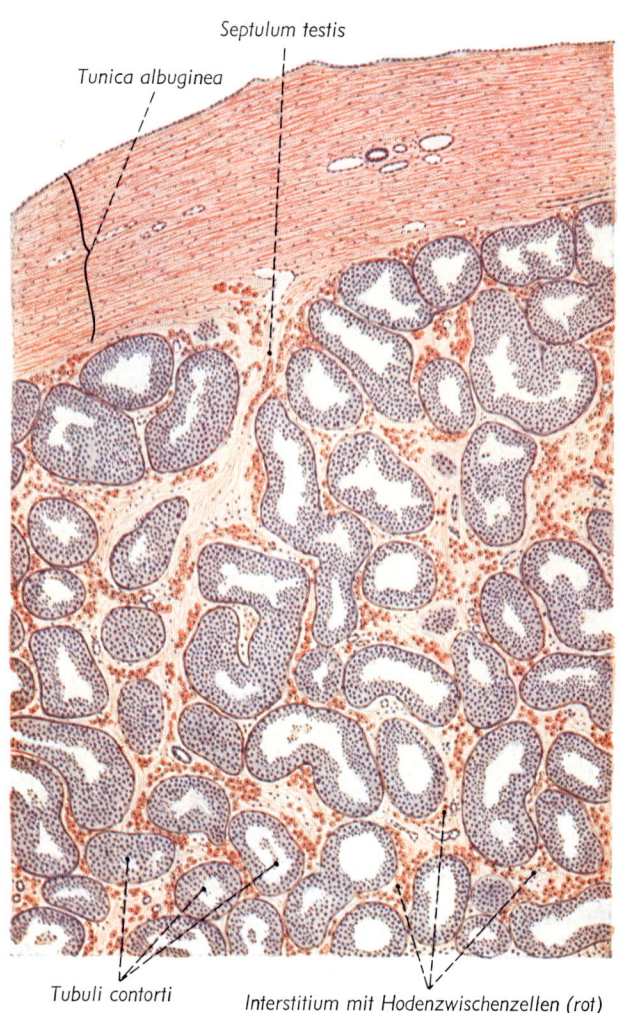

Septulum testis

Tunica albuginea

Tubuli contorti

Interstitium mit Hodenzwischenzellen (rot)

Abb. 354. Randpartie eines reifen menschlichen Hodens mit der sehr derben, außen vom mesothelialen Epiorchium bedeckten Tunica albuginea. Zwischen den Anschnitten der Tubuli contorti erkennt man die locker gruppierten, stärker azidophilen Leydigschen Zwischenzellen. Färbung: H.E.; Vergr. 40fach.

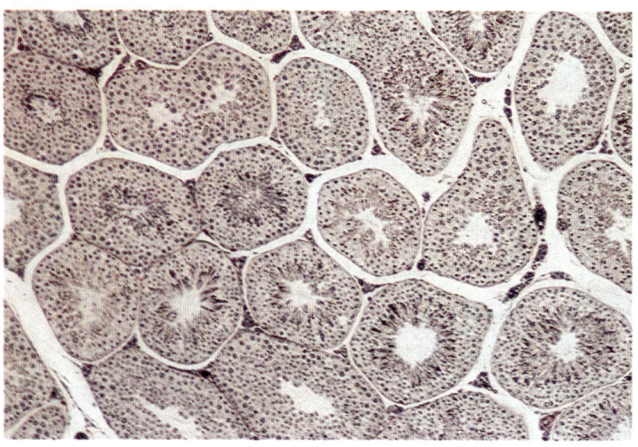

Abb. 355.

Abb. 355. Übersicht über die Tubuli contorti eines Rattenhodens. Derartige Präparate werden häufig zur Demonstration der verschiedenen Stadien der Spermiogenese verwandt, da hier der Prozeß in Wellen entlang der einzelnen Tubuli abläuft. Dadurch herrschen in den einzelnen und in verschiedenen Höhen getroffenen Tubulusanschnitten jeweils bestimmte Zellformen der Spermiogenese vor und sind dadurch auch besonders gut erkennbar. Färbung: Weigerts EH. – Benzolichtbordeaux; Vergr. 60fach.

Abb. 356. Querschnitt eines Tubulus contortus (Hoden, Mensch) mit sämtlichen Zellformen der Spermiogenese. Die basal liegenden Zellen mit rundem Kern sind die Spermatogonien. Die über ihnen gelegenen, größeren und ebenfalls runde Kerne aufweisenden Elemente sind die durch Teilung und Wachstum aus den erstgenannten hervorgegangenen Spermatozyten I. Ordnung. Lumenwärts folgen die durch die erste Reifeteilung entstandenen, hier sehr zahlreichen und wesentlich kleineren Spermatozyten II. Ordnung (= Präspermatiden). Schlecht zu erkennen sind die durch die zweite Reifeteilung der letzteren gebildeten Spermatiden, während die Köpfe der Spermien als farbdichte, kommaförmige Gebilde wieder deutlich hervortreten. Im interstitiellen Bindegewebe Anschnitte mehrerer Leydigscher Zwischenzellen, von denen die oben im Bild gelegenen die farblosen Reinkeschen Kristalle enthalten (Einzelheiten dazu vgl. Abb. 38). Färbung: Azan; Vergr. 240fach.

Spermatogonie   Spermatozyte I. Ordnung

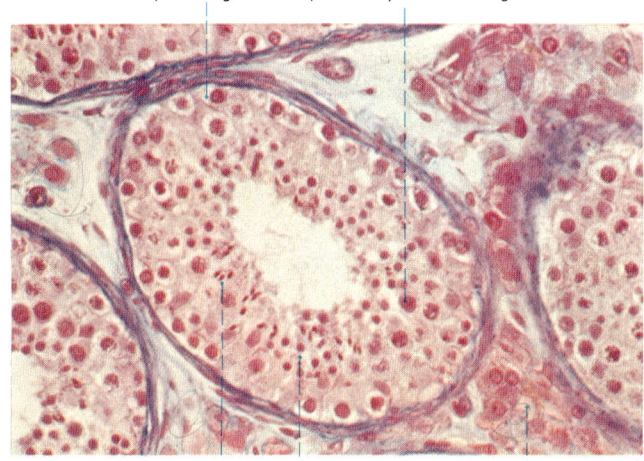

Abb. 356. Spermienköpfe   Spermatozyte II. Ordnung   Leydigsche Zellen

Spermatozyte I. Ordnung   Spermatozyte II. Ordnung

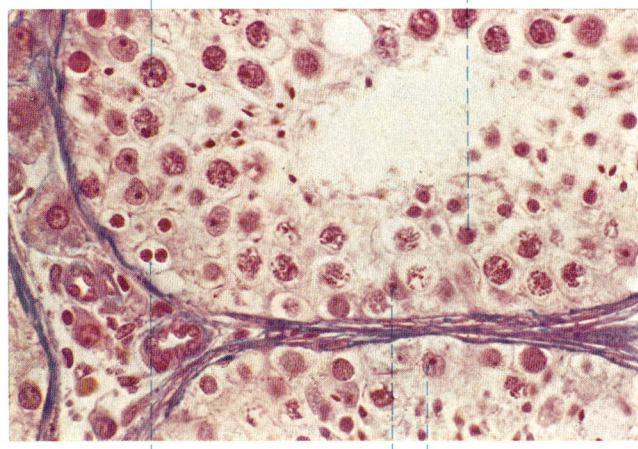

Abb. 357. Telophase einer Spermatogonie   Kerne von Sertoli-Zellen

Spermatozyte II. Ordnung

Abb. 357. Die höhere Auflösung des Keimepithels (Hoden, Mensch) läßt vor allem die Kerne der Sertolizellen klar erkennen. Sie unterscheiden sich durch den stets deutlichen Nucleolus und die Chromatinarmut ihres Kernes von den Zellrassen der Spermiogenese. Beachte am linken unteren Rand des Tubulus die Telophase einer Spermatogonienteilung. Färbung: Azan; Vergr. 380fach.

Abb. 358. Tubulusquerschnitt eines Rattenhodens, dessen Keimepithel, abgesehen von den relativ wenigen, basal gelegenen Spermatogonien, vor allem von den Spermatozyten I. Ordnung (erkenntlich am ausgeprägten Chromatingerüst) und den aus ihnen durch Teilung hervorgegangenen Spermatozyten II. Ordnung beherrscht wird. Die Tubuluslichtung wird weitgehend von Spermienschwänzen ausgefüllt, deren Köpfe tief im Keimepithel zu liegen scheinen. In Wirklichkeit stecken sie zu mehreren (meist acht) in Einbuchtungen der Sertolizellen. Färbung: Weigerts EH.-Benzolichtbordeaux; Vergr. 240fach.

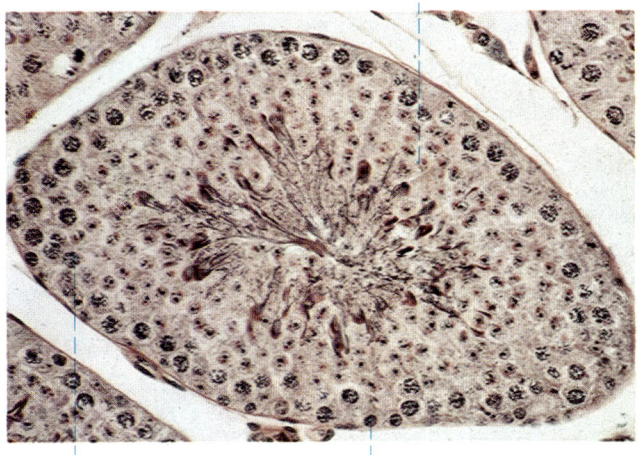

Spermatozyte I. Ordnung   Spermatogonie   **Abb. 358.**

Ductus epididymidis

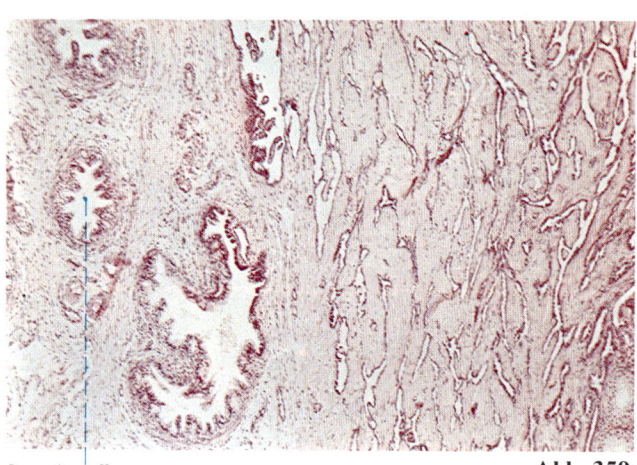

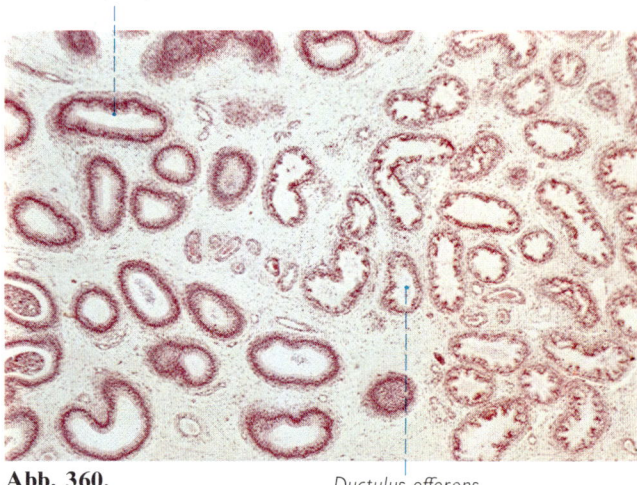

Ductulus efferens　　　　　　　　　　**Abb. 359.**　　**Abb. 360.**　　　　　　*Ductulus efferens*

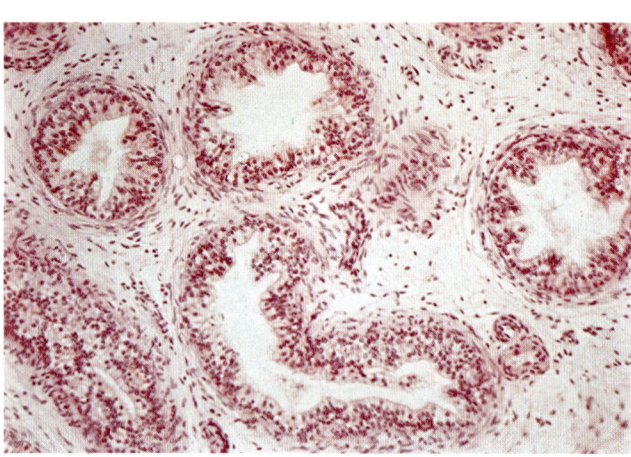

Abb. 361.

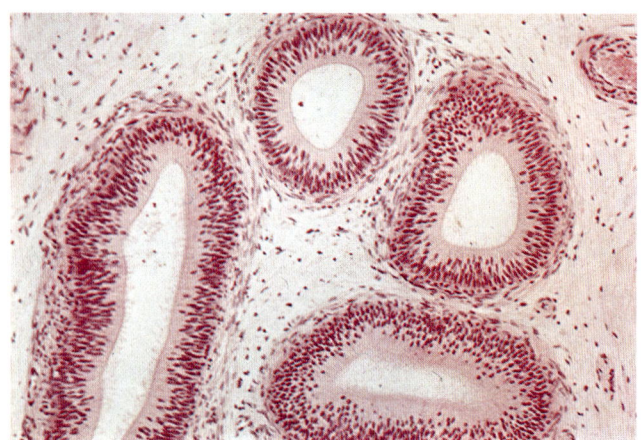

Abb. 362.

Abb. 360. Übersicht über den Nebenhoden (Mensch) mit Anschnitten der beiden in ihm vorkommenden Kanalsysteme. Die stark gewundenen Ductuli efferentes liegen im Kopf (rechts im Bild), der noch stärker aufgeknäuelte Ductus epididymidis in Körper und Schwanz des Nebenhodens. Die Ductuli efferentes sind schon bei schwacher Vergrößerung an der sägeblattartigen Kontur ihrer Lichtungen von den innen stets glatt begrenzten Anschnitten des Nebenhodengangs zu unterscheiden. Färbung: H.E.; Vergr. 25fach.

Abb. 359. Schnitt durch das Mediastinum testis (rechts im Bild) und den angrenzenden Nebenhodenkopf (Mensch). Die stark verzweigten, engen und miteinander anastomosierenden Kanälchen des Rete testis bilden den Anfang der samenableitenden Wege und münden in die Ductuli efferentes des Caput epididymidis. Färbung: H.E.; Vergr. 38fach.

Abb. 361. Die stärkere Vergrößerung läßt erkennen, daß sowohl die Höhe der prismatischen Epithelzellen, als auch ihre Schichtung entlang der Zirkumferenz eines Ductulus efferens mehr oder weniger regelmäßig wechselt. Die in die Lichtung vorspringenden Kuppen werden von einem hochprismatischen mehrreihigen bis mehrschichtigen Epithel mit Kinozilien gebildet, die Buchten hingegen von einem ein- bis zweireihigen isoprismatischen Epithel ohne Flimmerhaare. Letztere sind wegen der zu niedrigen Vergrößerung hier allerdings nicht deutlich. Färbung: H.E.; Vergr. 96fach.

Abb. 362. Das Epithel des Ductus epididymidis ist dagegen sehr ebenmäßig, zweireihig hochprismatisch und trägt Stereozilien. Auch hier sind diese Oberflächendifferenzierungen wegen der zu geringen Vergrößerung nicht sichtbar (Einzelheiten dazu s. Abb. 75). In den Lichtungen finden sich oft massenhaft Spermien. Färbung: H.E.; Vergr. 96fach.

160

Arterie im Pl. pampiniformis

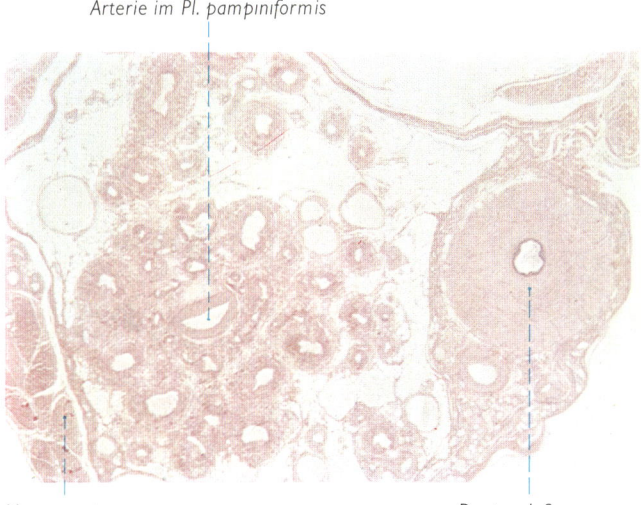

M. cremaster   Ductus deferens

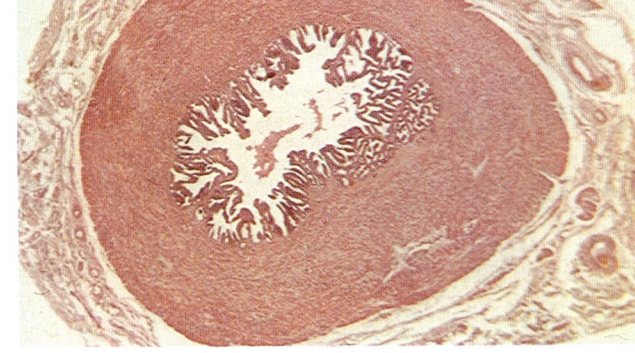

Abb. 364.

Abb. 363. Querschnitt durch den menschlichen Samenstrang mit Samenleiter und zahlreichen Gefäßen. Die hier sehr dickwandigen Venen werden leicht mit Arterien verwechselt (vgl. dazu Abb. 235). Der M. cremaster ist in der linken unteren Bildecke erkennbar. Färbung: H.E. (abgeblaßt); Vergr. 9,5fach.

Abb. 364. Querschnitt der Ampulla ductus deferentis (Mensch), die sich vom Samenleiter durch das netzförmige Faltenrelief ihrer Schleimhaut und eine nicht mehr so deutlich dreigeschichtete Muskularis unterscheidet. Von der Vesicula seminalis ist die Ampulle durch ihre wesentlich engere Lichtung, die dickere Muskelmanschette und ein geringer entwickeltes Faltenwerk der Schleimhaut abzugrenzen (vgl. mit Abb. 367). Färbung: H.E.; Vergr. 17fach.

Abb. 365. Der Ductus deferens (Mensch) ist charakterisiert durch eine dicke, deutlich in drei Schichten gegliederte Muskularis, die aus kontinuierlichen Zügen glatter Muskelzellen bestehen soll. Diese verlaufen außen steil, in der Mittelschicht zirkulär und innen wieder steil, so daß im Querschnitt eine äußere Längs-, mittlere Ring- und innere Längsmuskulatur imponiert. Das Epithel ist zweireihig prismatisch mit Stereozilien, die gegen Ende des Samenleiters fehlen (!). Die Lichtung ist durch Kontraktion der Muskulatur sternförmig eingeengt (vgl. Tabelle 15). Färbung: H.E.; Vergr. 53fach.

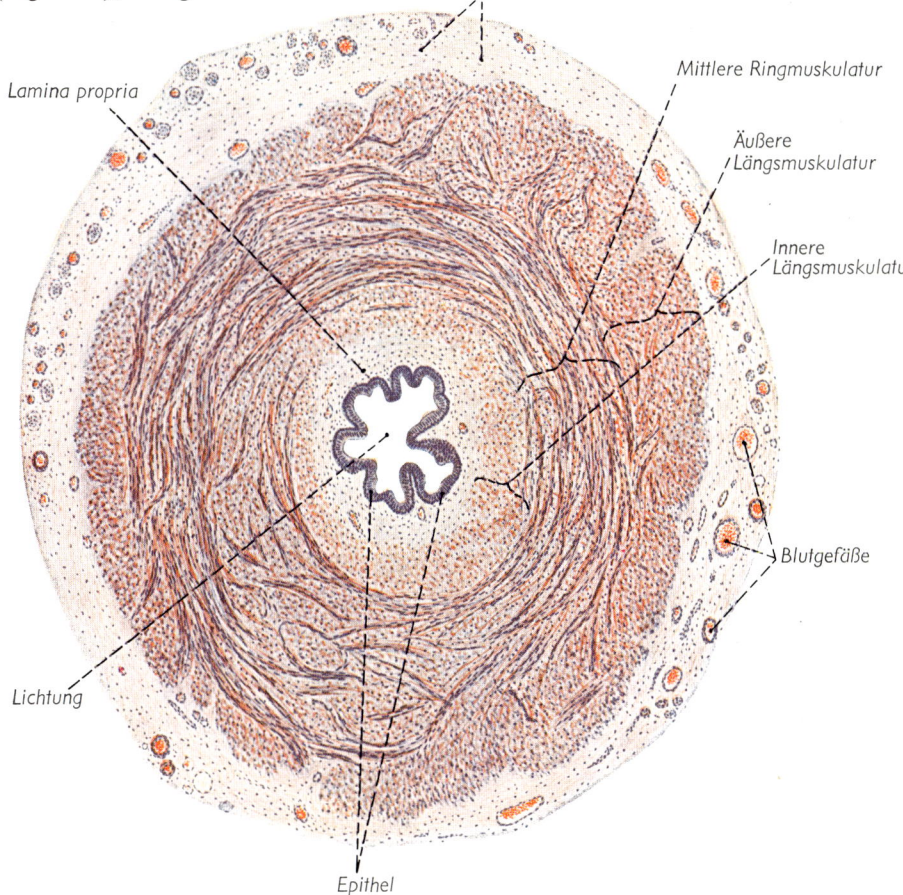

Adventitia

Mittlere Ringmuskulatur

Äußere Längsmuskulatur

Innere Längsmuskulatur

Lamina propria

Blutgefäße

Lichtung

Epithel

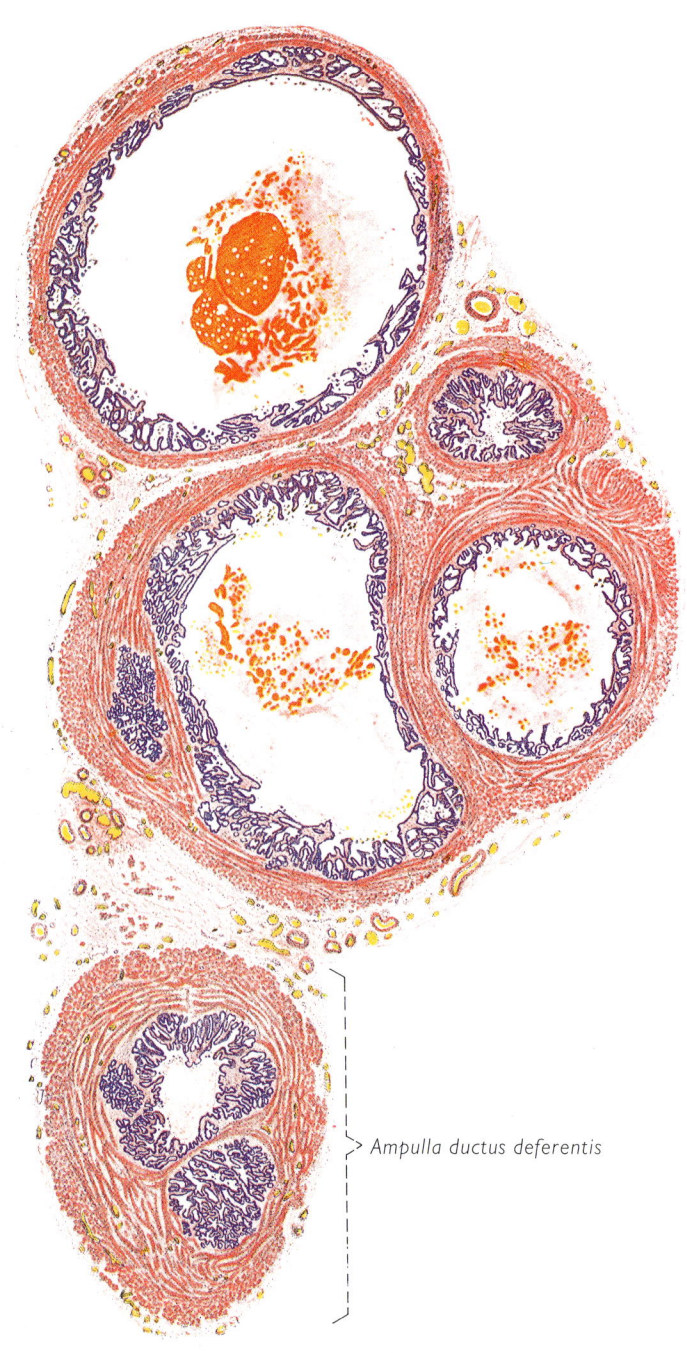

Ampulla ductus deferentis

Abb. 366. Übersicht über die Vesicula seminalis und die Ampulla ductus deferentis (Zeichnung). Zur Differenzierung dieser beiden einander ähnlichen Hohlräume dienen u. a. die Unterschiede in der lichten Weite sowie in der Dicke der sie umgebenden Muskelmanschette. Vergleiche auch mit den Originalen der Abb. 367 u. 364. Färbung: H.E.; Vergr. 13fach.

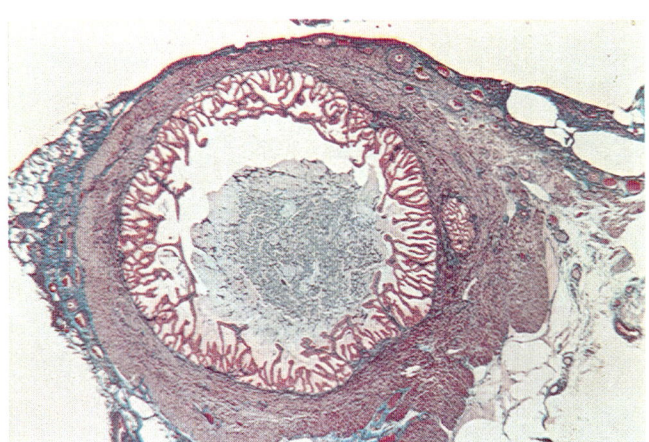

Abb. 367.

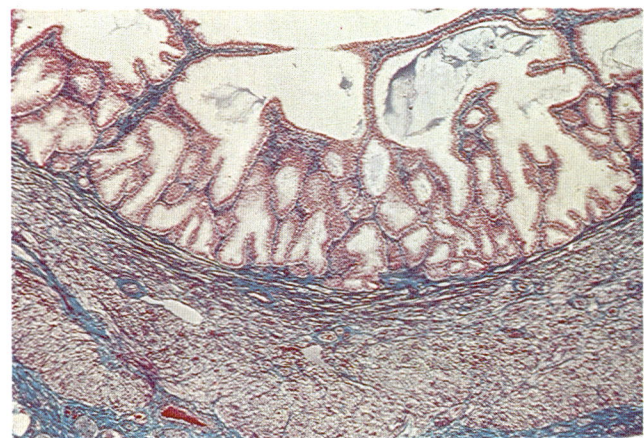

Abb. 368.

Abb. 367. Querschnitt eines Samenbläschens (Vesicula seminalis, Mensch) mit dem charakteristischen Faltenrelief seiner Schleimhaut sowie der kräftigen, überwiegend schräg und längs angeordneten Muskularis, die keine deutliche Schichtengliederung mehr erkennen läßt. Zur Unterscheidung gegen die Ampulla ductus deferentis (vgl. Abb. 364) dient die wesentlich weitere Lichtung, das höhere und besser entwickelte Faltenwerk der Schleimhaut sowie die dünnere Muskelmanschette. Färbung: Azan; Vergr. 17fach.

Abb. 368. Die stärkere Vergrößerung läßt die fast filigranartige Textur der Schleimhaut erkennen, die durch die vielfach miteinander anastomosierenden zarten, epithelbedeckten Falten zustande kommt. Auch hier finden sich also, ähnlich wie in der Gallenblase, von Epithel ausgekleidete Hohlräume innerhalb der Schleimhaut. Allerdings sind diese in den Samenbläschen sehr viel zahlreicher, und vor allem erlaubt die kräftige Muskularis eine sichere Abgrenzung gegen die Vesica fellea (vgl. Abb. 286). Färbung: Azan; Vergr. 48fach.

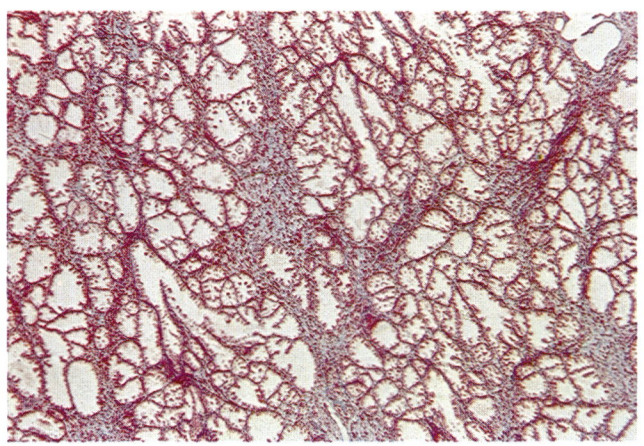

Abb. 369.

Abb. 369. Übersicht über die Vorsteherdrüse (Prostata, Mensch). Diese tubuloalveoläre Drüse besteht aus großen, unregelmäßig geformten, oft mehrfach gebuchteten Kammern, zwischen denen nur in Ausnahmefällen ein Ausführungsgang getroffen ist. Schon dadurch ist die Prostata von einer laktierenden Mamma zu unterscheiden, mit der sie oft verwechselt wird (z. Diff.-Diagn. Abb. 373 ff. u. Tab. 14). Färbung: Azan; Vergr. 34fach.

Abb. 370. Die stärkere Vergrößerung zeigt, daß das wechselnd hohe, prismatische Epithel der Endstücke zu kleinen Falten aufgeworfen ist, die in ihrer Gesamtheit diesen sezernierenden Abschnitten eine halskrausenähnliche Innenkontur verleihen. Charakteristisch für die Prostata und nur in dieser Drüse vorkommend (!) sind die zahlreichen, sich in allen Richtungen durchflechtenden Bündel glatter Muskelzellen innerhalb der Bindegewebssepten. Färbung: Azan; Vergr. 150fach.

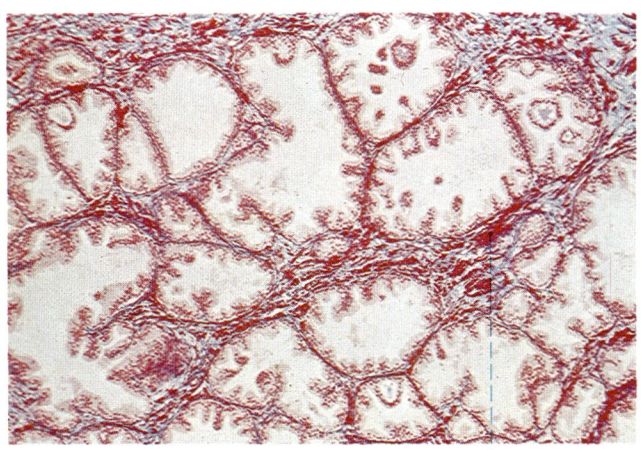

Abb. 370.   *Glatte Muskulatur*

163

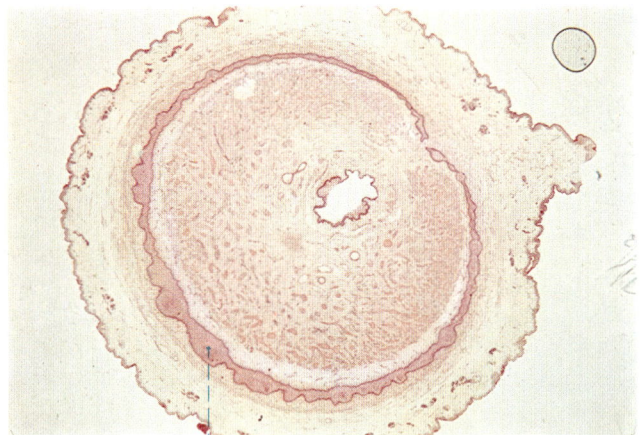

Abb. 371. Querschnitt durch die Glans penis (Kind) in Höhe der Fossa navicularis. Das innere Epithel des Präputiums ist noch fest mit der epithelialen Oberfläche der Glans verklebt, so daß diese von einem soliden Epithelstrang ringförmig umgeben wird. Die Urethra besitzt so nah der äußeren Mündung bereits ein mehrschichtiges unverhorntes Plattenepithel. Färbung: H.E. (abgeblaßt); Vergr. 7,5fach.

Inneres Epithel des Präputiums

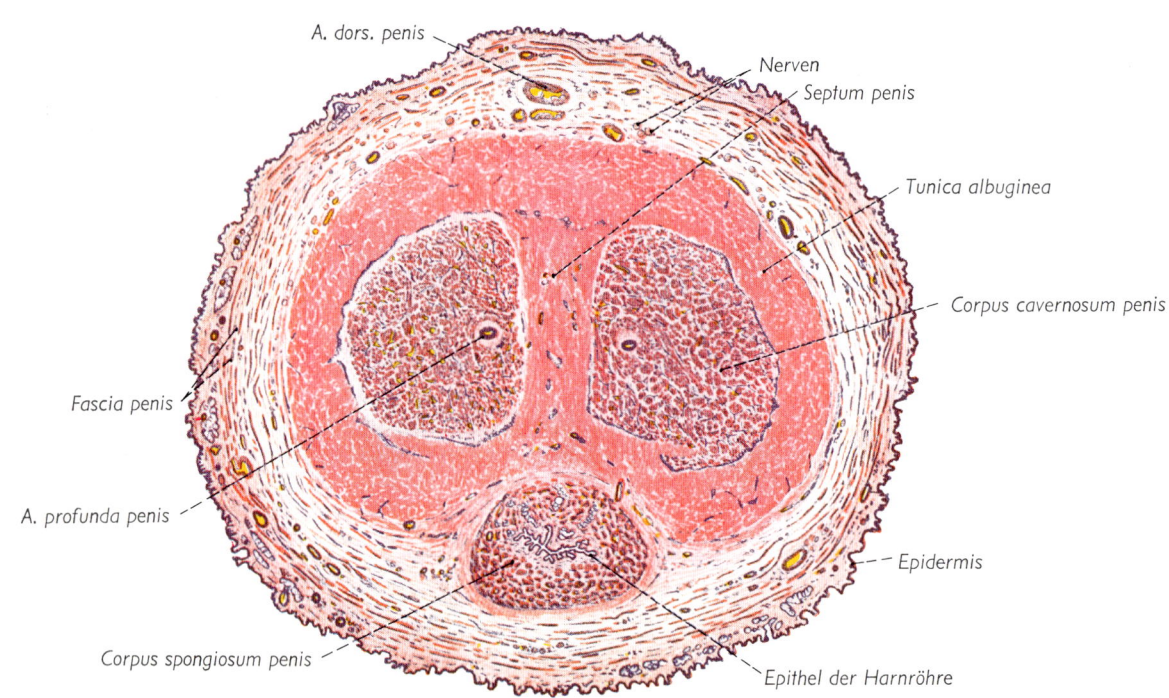

A. dors. penis

Nerven

Septum penis

Tunica albuginea

Corpus cavernosum penis

Fascia penis

A. profunda penis

Epidermis

Corpus spongiosum penis

Epithel der Harnröhre

Abb. 372. Penisquerschnitt (Mensch). Einzelheiten des Corpus spongiosum penis sowie der männlichen Urethra s. Abb. 350 und 351. Färbung: H.E.; Vergr. 4fach.

164

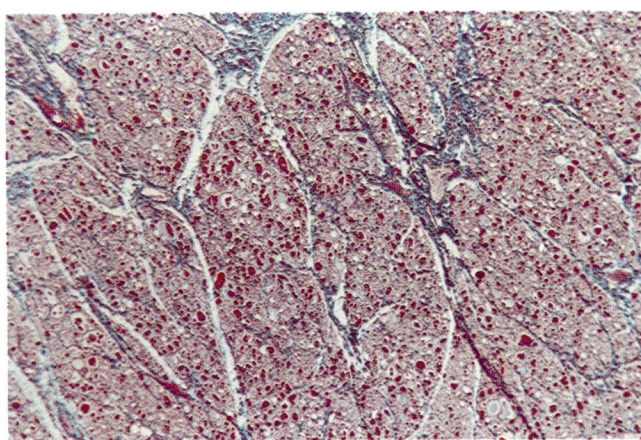

Abb. 373.

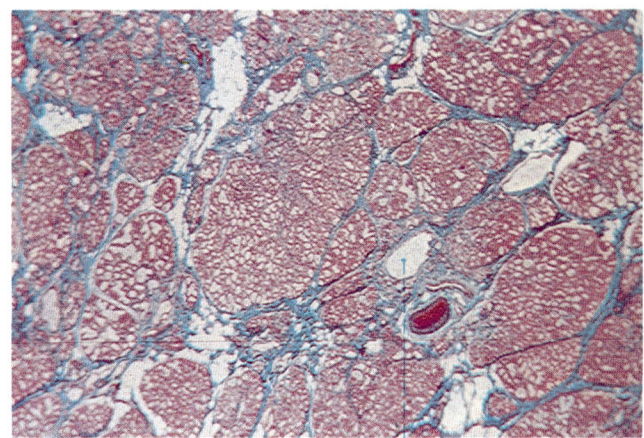

Abb. 374.

Ausführungsgang

Anlage eines Bronchus

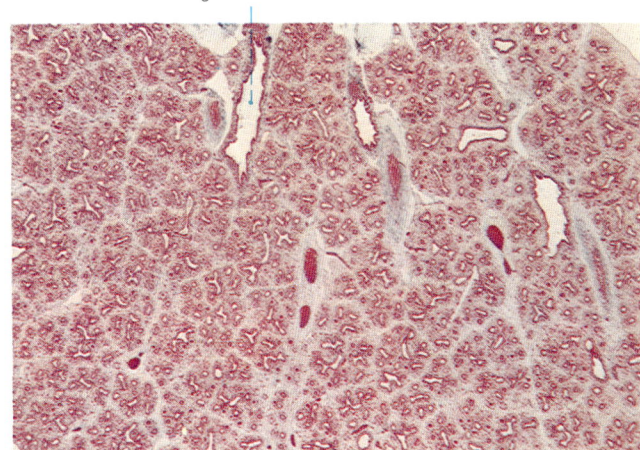

Abb. 375.

Abb. 373–376. Bei einer vergleichenden Gegenüberstellung der besonders häufig miteinander verwechselten alveolären Drüsen, Gl. thyreoidea (Abb. 373), Mamma lactans (Abb. 374) und Prostata (Abb. 376), wird deutlich, daß letztere kaum eine Läppchengliederung besitzt und sich schon dadurch von den beiden vorgenannten unterscheidet. Besonders charakteristisch für die Prostata ist die glatte Muskulatur im interstitiellen Bindegewebe. Die laktierende Brustdrüse ist gegen die Gl. thyreoidea vor allem durch den Nachweis größerer, epithelausgekleideter Ausführungsgänge abzugrenzen, wohingegen die Schilddrüse durch ihre unterschiedlich großen und in wechselndem Ausmaß mit Kolloid gefüllten Endstücke (= Follikel) charakterisiert ist.

In diesem Zusammenhang muß auch die embryonale Lunge (Abb. 375) erwähnt werden, die wie die Drüsen eine epitheliale Sproßbildung darstellt und auch dieselbe Wuchsform aufweist. Sie wird am häufigsten mit einer proliferierenden Brustdrüse verwechselt, vor allem dann, wenn das Präparat nicht zuerst mit Lupenvergrößerung sorgfältig durchmustert wurde.

Charakteristisch sind die an den weitlumigen, epithelausgekleideten Gängen (= Anlagen der Bronchien) gelegenen Anschnitte embryonalen Knorpels (vgl. dazu auch Abb. 121 u. Tabelle 14) sowie das noch mesenchymale, d. h. sehr zellreiche und lockere Bindegewebe um die wechselnd gestalteten Epithelsprossen. Färbung: Alle Abb. Azan; Vergr. alle Abb. 38fach.

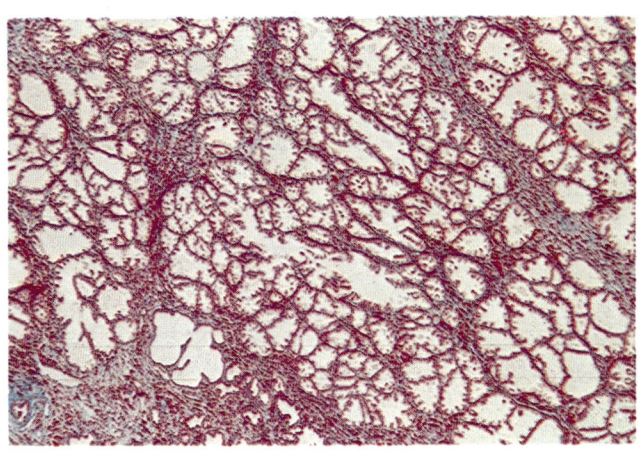

Abb. 376.

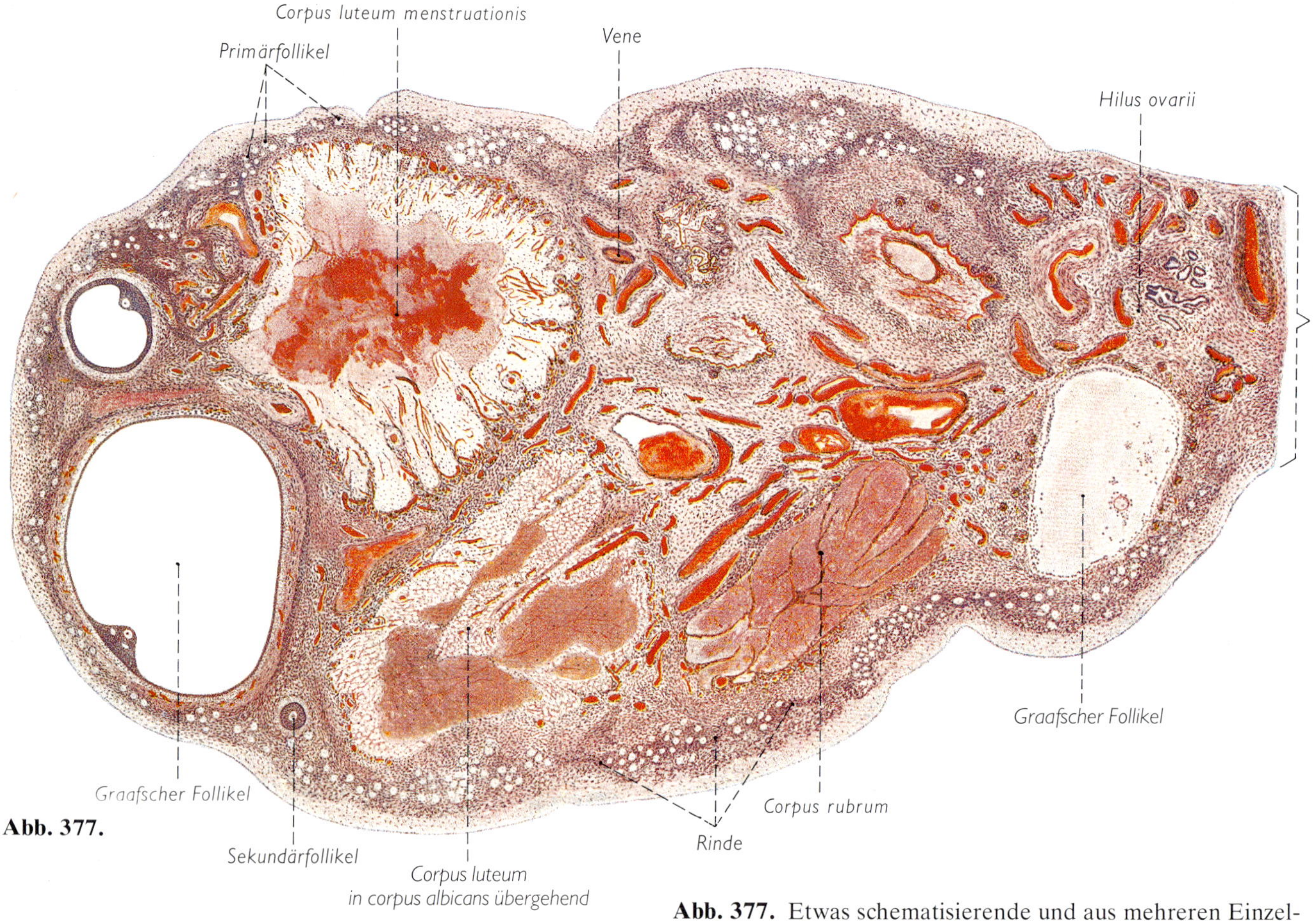

Corpus luteum menstruationis

Primärfollikel

Vene

Hilus ovarii

Mesovarium

Graafscher Follikel

Graafscher Follikel

Corpus rubrum

Abb. 377.

Rinde

Sekundärfollikel

Corpus luteum
in corpus albicans übergehend

Kern der Oozyte

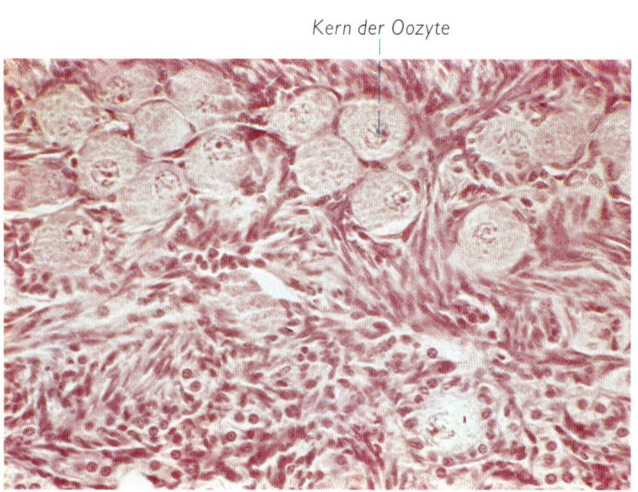

Abb. 378.

Abb. 377. Etwas schematisierende und aus mehreren Einzelschnitten zusammengestellte Zeichnung eines vollständigen Querschnitts (zu erkennen am Mesovarium) durch ein menschliches Ovar (aus Patzelt: Histologie; 3. Aufl., 1948).
Zum Auffinden der verschiedenen Reifestadien der Follikel muß man bei Lupenvergrößerung geeignete Stellen suchen. Da dies bei menschlichen Eierstöcken oft schwierig sein kann (Lebensalter), werden im mikroskopischen Kurs immer auch Präparate von Ovarien verschiedener Tierspezies (Maus, Katze, u. ä.) gezeigt. Färbung: H.E.; Vergr. ca 15fach.

Abb. 378. Mehrere Primordialfollikel in der Rindenzone eines Katzenovars. Diese bestehen aus der primären Oozyte und einem der Keimzelle eng anliegenden, einschichtigen, platten bis kubischen Epithel (= Follikelepithel). Primordialfollikel werden gelegentlich mit Spinalganglienzellen verwechselt (vgl. Abb. 172, 471), wenn das Präparat nicht zuerst mit der Lupenvergrößerung (!) durchmustert wird. Färbung: H.E.; Vergr. 240fach.

Primärfollikel

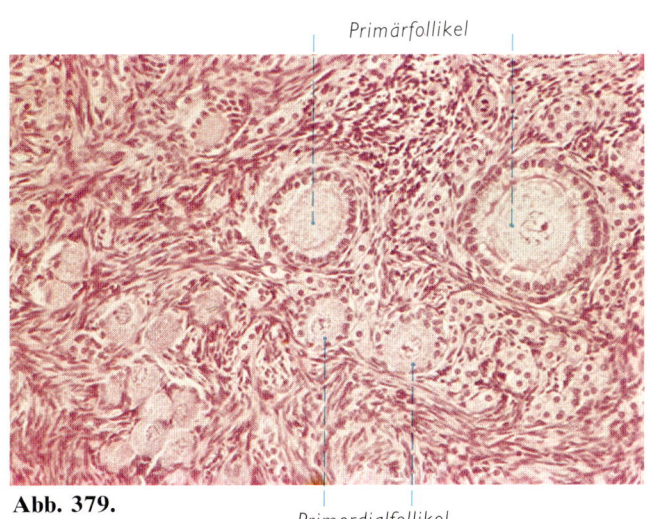

Membrana granulosa

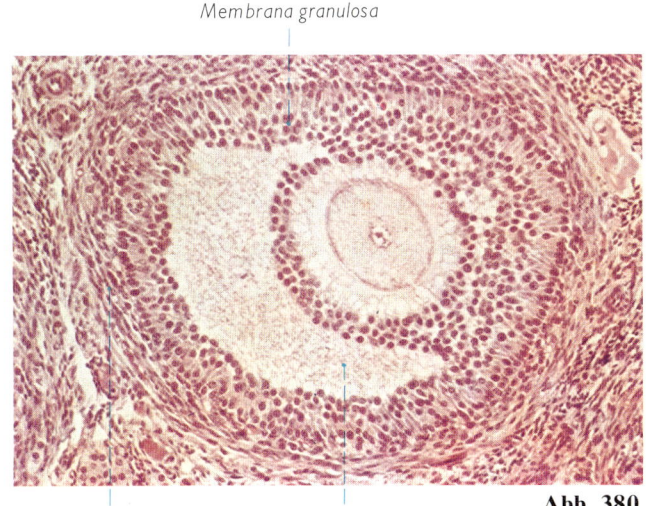

Abb. 379.

Primordialfollikel

Theca folliculi   *Antrum folliculi*   **Abb. 380.**

Vene

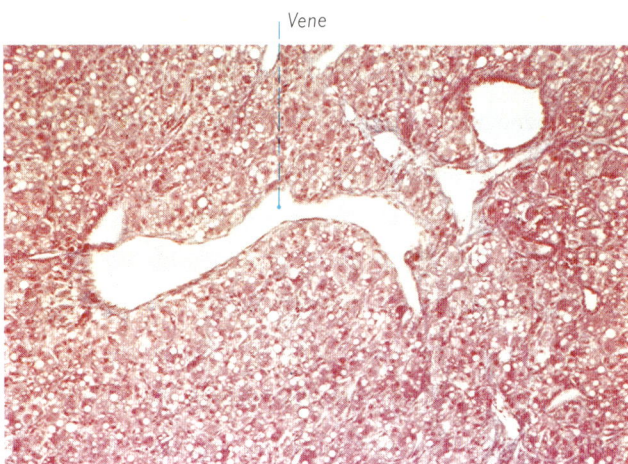

Abb. 379. Rindenzone eines menschlichen Ovars mit mehreren Primordial- und zwei Primärfollikeln. Letztere sind durch ihr höheres zunächst kubisches, dann prismatisches Epithel, eine mukopolysaccharidreiche Grenzschicht („Glashaut", Zona pellucida) zwischen Follikelepithel und Keimzelle und eine wesentlich größer gewordene primäre Oozyte charakterisiert. Färbung: H.E.; Vergr. 150fach.

Abb. 380. Früher Tertiärfollikel (Graaf) mit sichelförmigem Antrum folliculi und beginnendem Eihügel (Cumulus oophorus). Das mehrschichtige Follikelepithel bildet die Wand dieses zunehmend mit Flüssigkeit (Liquor folliculi) gefüllten Bläschens und wird jetzt auch als Membrana granulosa bezeichnet. Das nach außen direkt angrenzende bindegewebige Stroma ovarii hat sich bereits zu zirkulär den Follikel umkreisenden Zellzügen, der Theca folliculi, umgruppiert, ohne aber schon eine Differenzierung in die spätere Theca interna und externa erkennen zu lassen. Färbung: H.E.;Vergr. 150fach.

Abb. 381. Übersichtsaufnahme vom Zentrum eines Corpus luteum im Blütestadium (Katze) mit den Anschnitten mehrerer großer venöser Gefäße. Die in den Granulosaluteinzellen zahlreich vorhandenen Lipidtröpfchen sind durch die Vorbehandlung aus den Zellen herausgelöst worden, die infolgedessen stark vakuolisiert erscheinen. Färbung: Azan; Vergr. 96fach.

Abb. 381.

Venenlichtung

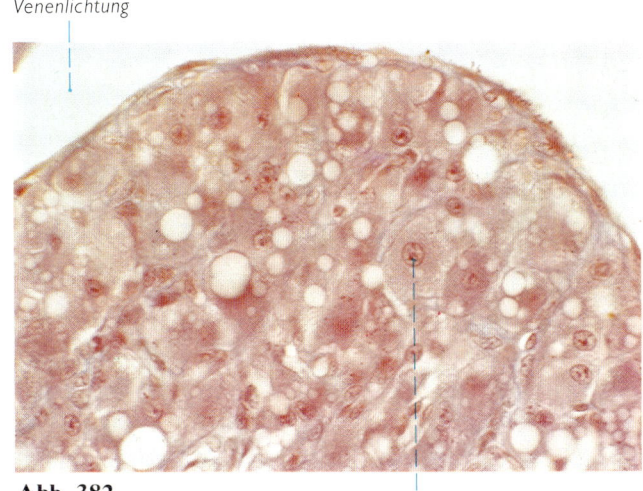

Abb. 382. Die stärkere Vergrößerung aus der Mitte der vorhergehenden Abbildung läßt die ungewöhnliche Größe der Granulosaluteinzellen und deren unterschiedlichen Vakuolisierungsgrad sehr viel deutlicher erkennen. Färbung: Azan; Vergr. 380fach.

Abb. 382.   *Kern einer Granulosaluteinzelle*

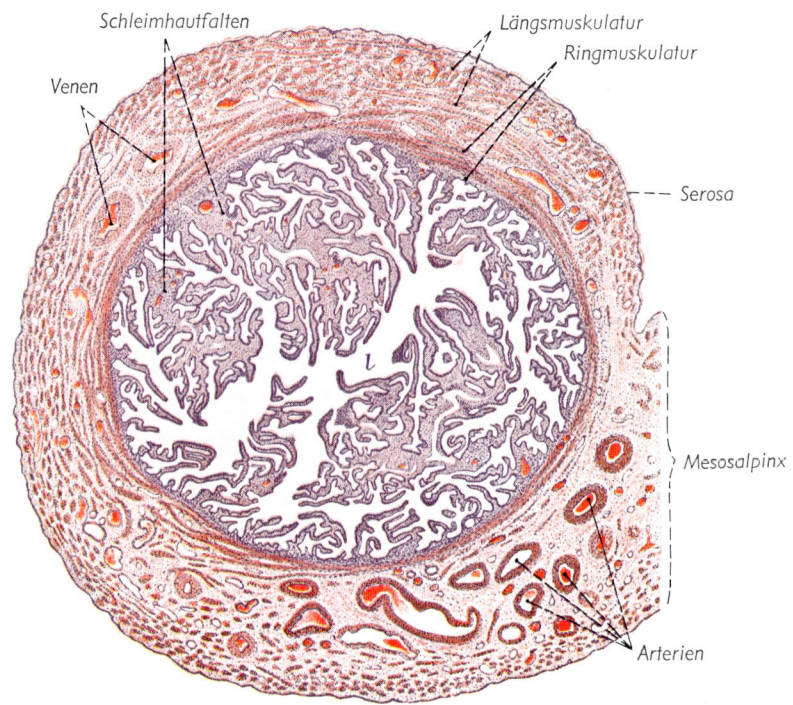

Venen

Schleimhautfalten

Längsmuskulatur

Ringmuskulatur

Serosa

Mesosalpinx

Arterien

Abb. 383. Querschnitt eines Eileiters in Höhe seiner Ampulle (Tuba uterina, Mensch). Charakteristisch sind vor allem die zarten, reich verzweigten Schleimhautfalten sowie die locker gefügte, nicht streng in Schichten gegliederte Tunica muscularis. Bei vollständiger Entnahme und sorgfältiger Fixierung des Präparates läßt dieses außen einen Serosaüberzug erkennen (kann aber fehlen!). Zur Differentialdiagnose s. Tabelle 15. Färbung: H.E.; Vergr. 22fach.

Tubenlichtung

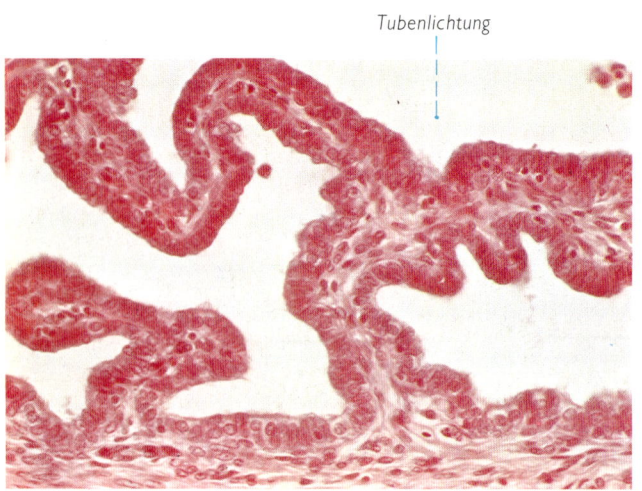

Abb. 384. Stärkere Vergrößerung der Tubenschleimhaut (Mensch) mit den Fußpunkten zweier Falten. Das einschichtig prismatische und streckenweise (je nach Zyklusphase) kinozilientragende Epithel (vgl. auch mit Abb. 63) sitzt einer lockeren, aus retikulärem Bindegewebe bestehenden Lamina propria auf. Färbung: H.E.; Vergr. 240fach.

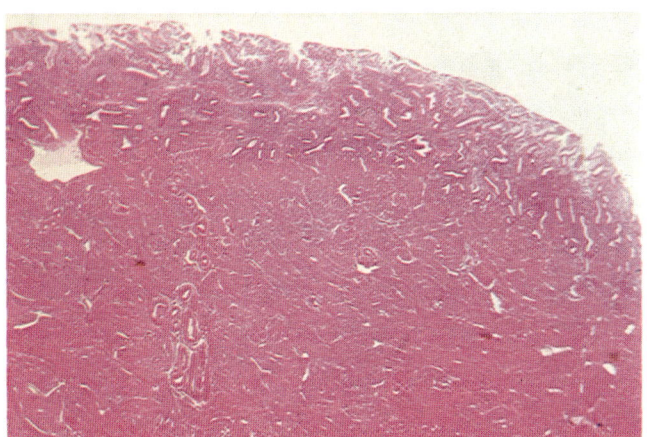

Abb. 385.

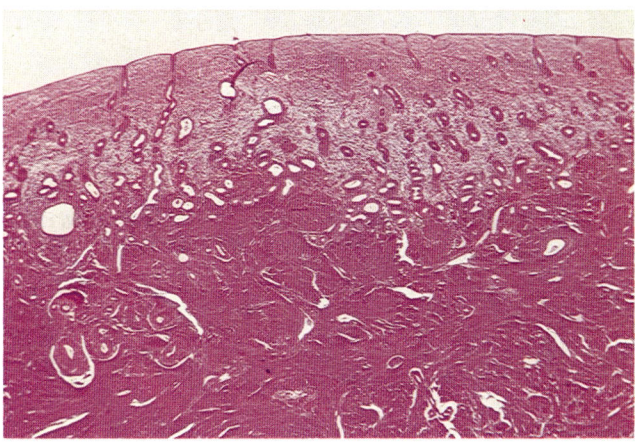

Abb. 386.

> Zusammenstellung typischer Zyklusphasen der Uterus-
> schleimhaut.

Abb. 385. Die Desquamations- und Regenerationsphase (1. bis 4. Tag nach Beginn der Menstruation) führt nach Abstoßung der „Funktionalis" zu einer Regeneration des Oberflächenepithels aus den immer in der Basalis des Endometriums zurückbleibenden Drüsenstümpfen (Uterus, Mensch 1. Tag post menstr.). Färbung: H.E.; Vergr. 17fach.

Abb. 386. Unter dem Einfluß der Östrogene des Ovars wächst in der Proliferationsphase (vom 5. bis 14. Tag) vor allem die lumenwärts gelegene „Funktionalis" in die Höhe, während die ca. 1 mm hohe „Basalis" an diesem Wachstumsprozeß nur geringfügig teilnimmt, dafür aber auch in der Desquamationsphase nicht abgestoßen wird. Die Drüsen des Endometriums sind in dieser Phase noch weitgehend gestreckte Schläuche (etwa 12. Tag des Zyklus). Färbung: H.E.; Vergr. 17fach.

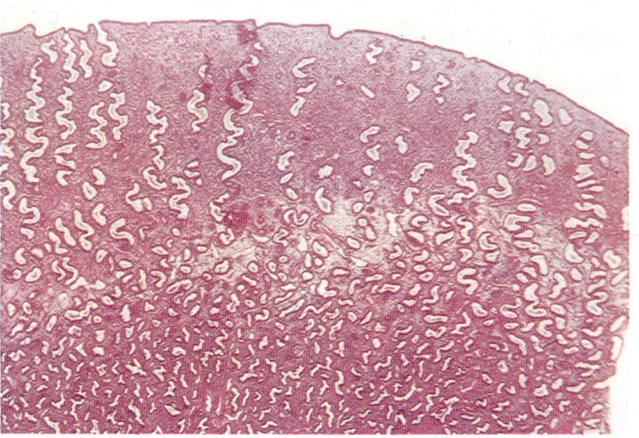

Abb. 387.

Abb. 387. Gegen Ende der Sekretionsphase (15. bis 28. Tag) sind die tubulösen Drüsenschläuche stark geschlängelt und ausgebuchtet und daher im Schnitt „sägeblattähnlich" begrenzt. Die oberen Schichten der „Funktionalis" erscheinen infolge eines größeren Zellreichtums sowie der großen, platten zu „Pseudodeziduazellen" modifizierten Bindegewebszellen dichter und werden daher als „Kompakta" der tiefer gelegenen, besonders drüsenreichen „Spongiosa" gegenübergestellt. (Uterusschleimhaut 26. Tag). Färbung: H.E.; Vergr. 17fach.

Abb. 388. Bei stärkerer Vergrößerung (li. oberer Abschnitt aus Abb. 387) erkennt man das einschichtige, prismatische Epithel, das hier schon keine Kinozilien mehr trägt. Beachte den großen Zellreichtum in der „Kompakta" der Uterusschleimhaut. Färbung: H.E.; Vergr. 120fach.

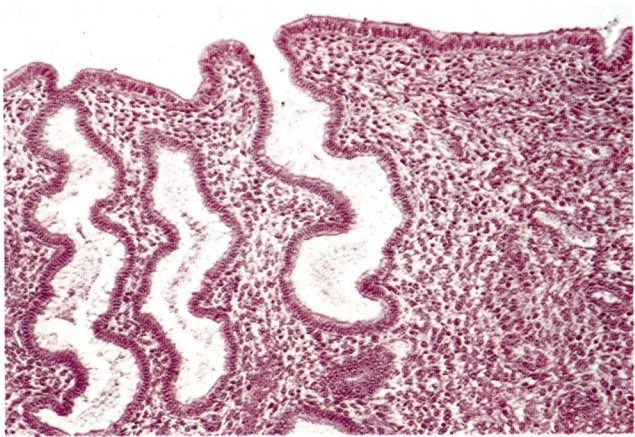

Abb. 388.

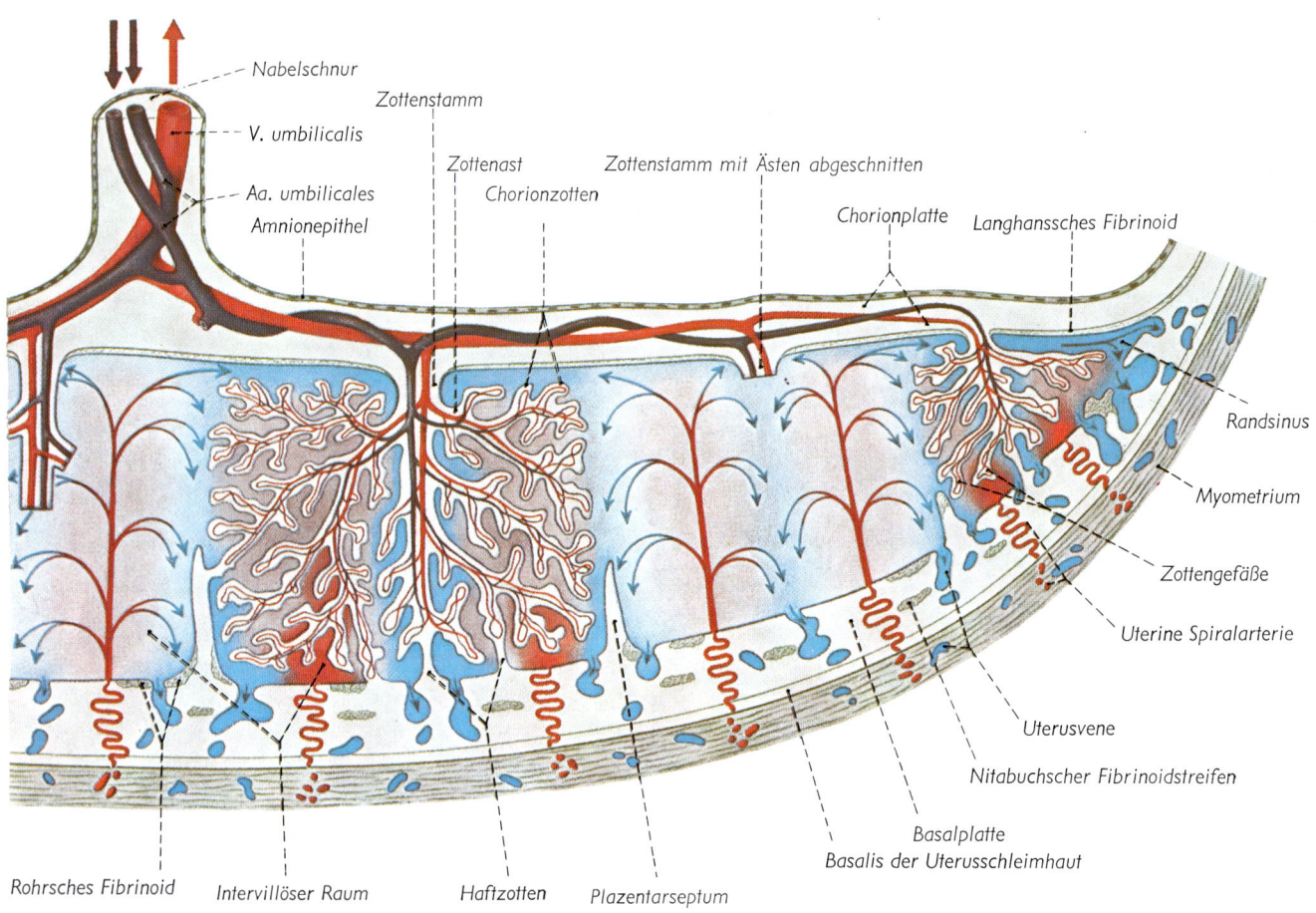

Nabelschnur

V. umbilicalis

Aa. umbilicales

Amnionepithel

Zottenstamm

Zottenast

Chorionzotten

Zottenstamm mit Ästen abgeschnitten

Chorionplatte

Langhanssches Fibrinoid

Randsinus

Myometrium

Zottengefäße

Uterine Spiralarterie

Uterusvene

Nitabuchscher Fibrinoidstreifen

Basalplatte

Basalis der Uterusschleimhaut

Rohrsches Fibrinoid

Intervillöser Raum

Haftzotten

Plazentarseptum

Abb. 389. Schematische Darstellung des Plazentakreislaufs unter Verwendung entsprechender Abbildungen von v. Heidegger und Starck. Das aus den Spiralarterien der Basalplatte unter hohem Druck in den intervillösen Raum einschießende Blut steigt zunächst zur Chorionplatte auf, umspült von dort rückströmend die Plazentarzotten, um schließlich über die Uterusvenen wieder abgeleitet zu werden.

▶

Abb. 390. Übersichten vollständiger Plazentapräparate lassen am ehesten die einzelnen Bestandteile dieses komplizierten Organs erkennen.
Die fetale Plazenta besteht aus:
1. der Chorionplatte mit dem sie bedeckenden Amnion- und Chorionepithel; 2. den von der Chorionplatte ausgehenden und sich stark verästelnden Zottenbäumen (= Kotyledonen), die stellenweise durch sog. Haftzotten mit dem mütterlichen Plazentaanteil der Gegenseite verankert sind (vgl. auch Abb. 391).
Der materne Teil der Plazenta besteht aus:
1. der Basalplatte, die aus Resten der Decidua basalis gebildet wird; 2. den davon ausgehenden Plazentarsepten, die unvollständige Trennwände zwischen den einzelnen Kotyledonen bilden. Färbung: H.E.; Vergr. 27,5fach.

170

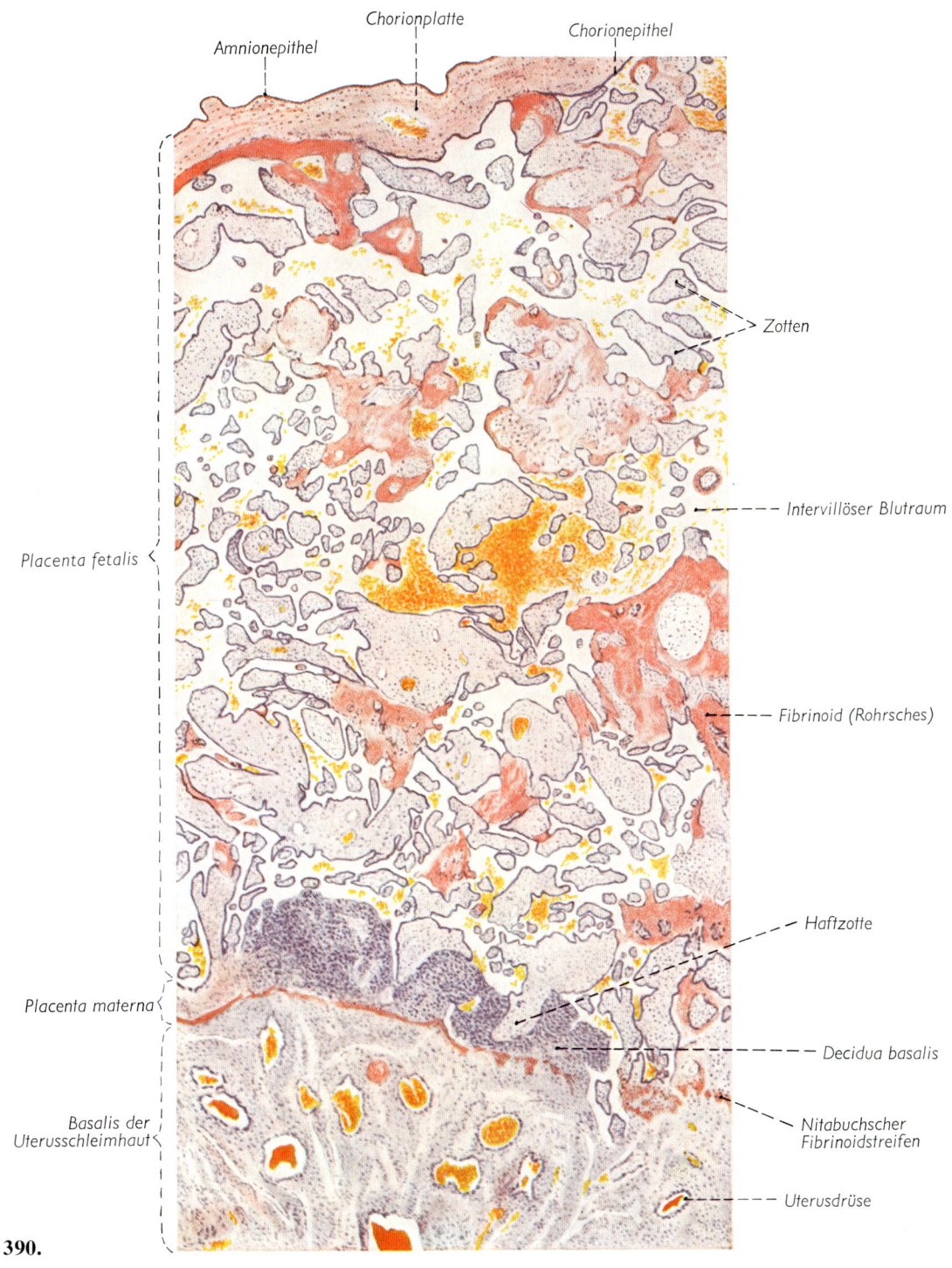

Amnionepithel

Chorionplatte

Chorionepithel

Zotten

Intervillöser Blutraum

Fibrinoid (Rohrsches)

Placenta fetalis

Haftzotte

Placenta materna

Decidua basalis

Basalis der
Uterusschleimhaut

Nitabuchscher
Fibrinoidstreifen

Uterusdrüse

Abb. 390.

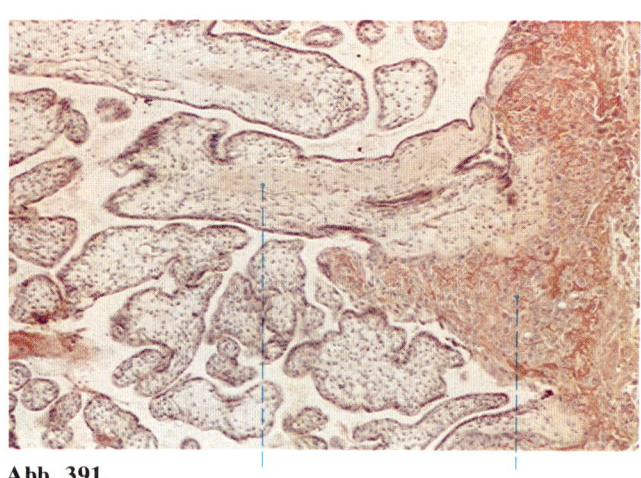

Abb. 391.

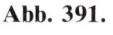
Haftzotte   *Deziduazellen*

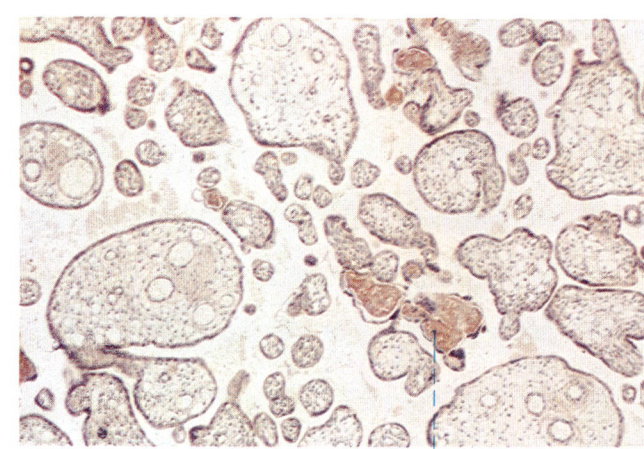

Abb. 392.

Fibrinoid

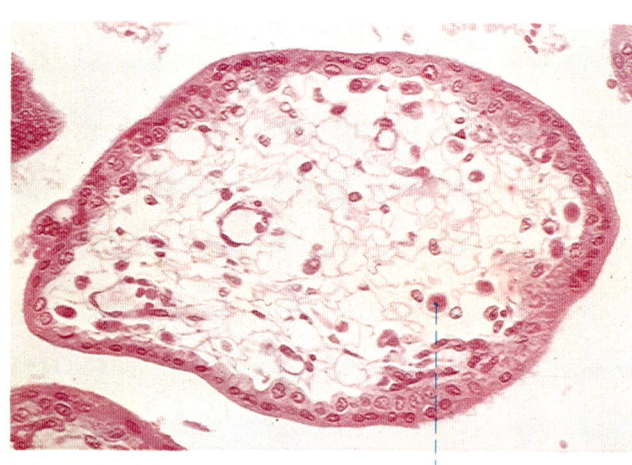

Abb. 393.

Hofbauer-Zelle

Abb. 391. Fußpunkt einer Haftzotte in der Basalplatte (reife Plazenta, Mensch). Die stärker orange gefärbten Streifen zwischen den großen Deziduazellen werden als Nitabuchsches Fibrinoid bezeichnet (vgl. auch Abb. 390). Färbung Häm.-Chromotrop; Vergr. 60fach.

Abb. 392. Anschnitte verschieden großer Zotten aus einer reifen menschlichen Plazenta. Im Stroma der größeren Zotten erkennt man zahlreiche Gefäßlumina sowie Fibrinoidablagerungen (orange gefärbt) im intervillösen Raum. Färbung: Häm.-Chromotrop; Vergr. 60fach.

Abb. 393. Zottenquerschnitt aus einer frühen Plazenta (Mens IV; Fet: 10 cm SSL) mit deutlich zweischichtigem Epithel. Die freie Oberfläche wird vom sog. Synzytiotrophoblasten bedeckt, dessen Zellen aus dem darunter gelegenen Zytotrophoblasten hervorgehen und später miteinander verschmelzen. Die großen, gut färbbaren Zellen im Zottenbindegewebe sind die den Histiozyten nahestehenden Hofbauer-Zellen. Färbung: H.E.; Vergr. 240fach.

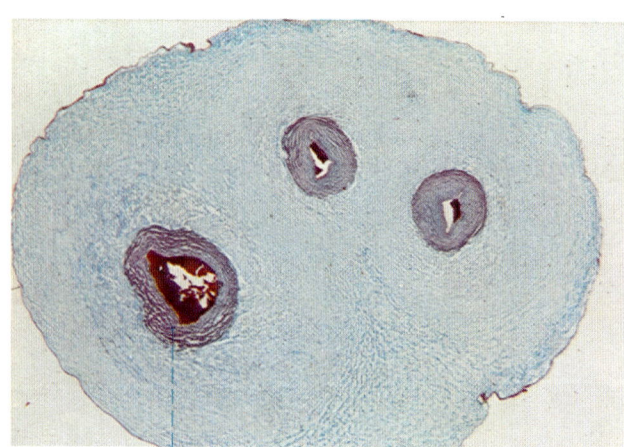

Abb. 394.   *V. umbilicalis*

Abb. 394. Querschnitt einer reifen Nabelschnur (Mensch); ihre Oberfläche wird vom einschichtigen Amnionepithel bedeckt, und ihr Inneres wird von einem gefäßfreien, gallertigen Bindegewebe (Whartonsche Sulze; vgl. auch Abb. 93) eingenommen, in das die postnatal immer stark kontrahierten Arteriae und die Vena umbilicalis eingebettet sind. Der oft noch erhaltene Rest des Allantoisganges fehlt in diesem Präparat. Färbung: Azan; Vergr. 10fach.

Abb. 395. Querschnitt einer längshalbierten Vagina (Mensch), an der man sehr klar die einzelnen Wandschichten erkennen kann. Das mehrschichtige, unverhornte Plattenepithel (für Einzelheiten vgl. Abb. 64) ist stellenweise von Lymphozytenansammlungen infiltriert; seine breite, bindegewebige Lamina propria ist immer drüsenfrei und reich an Gefäßen (vor allem Venengeflechten). Die Muskelschicht besteht aus geflechtartig geordneten Zügen glatter Muskelzellen. Zur Differentialdiagnose vgl. Abb. 269. Färbung: Azan; Vergr. 7fach.

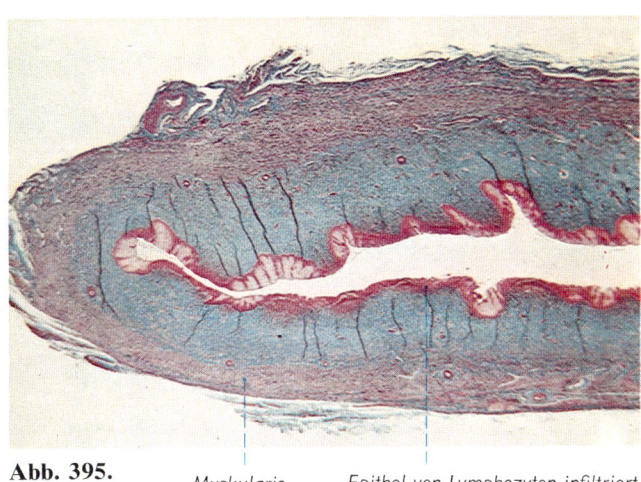

Abb. 395.   *Muskularis   Epithel von Lymphozyten infiltriert*

Abb. 396. Das Vaginalepithel (mehrschichtiges, unverhorntes Plattenepithel, vgl. Abb. 64) ist besonders reich an Glykogen, das sich elektiv anfärben läßt (hier mit Bestschem Karmin leuchtend rot). Mit den abgestoßenen Epithelzellen gelangt es in das Lumen und wird hier durch die Döderleinschen Bazillen zu Milchsäure vergoren. Färbung: Häm. und Bestsches Karmin; Vergr. 60fach.

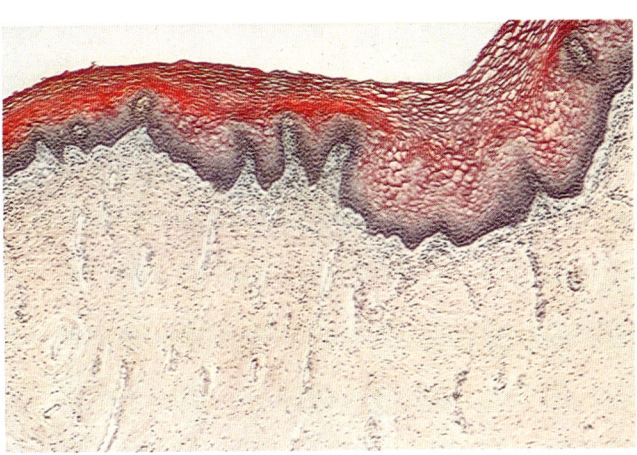

Abb. 396.

Abb. 397. Querschnitt durch ein Labium minus (Mensch). Diese sind zum Unterschied zu den großen Schamlippen immer frei von Haaren und Schweißdrüsen, dagegen reich an „freien Talgdrüsen". Ihr mehrschichtiges Plattenepithel ist nur geringfügig verhornt; seine Basalzellen sind meist gut pigmentiert. Färbung: H.E.; Vergr. 8fach.

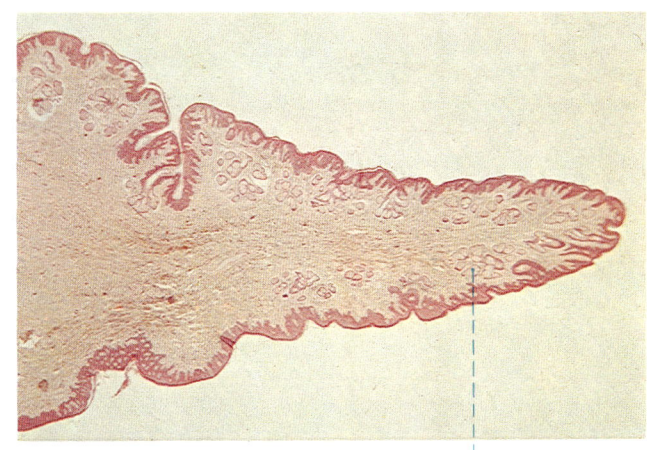

Abb. 397.   *Talgdrüsen*

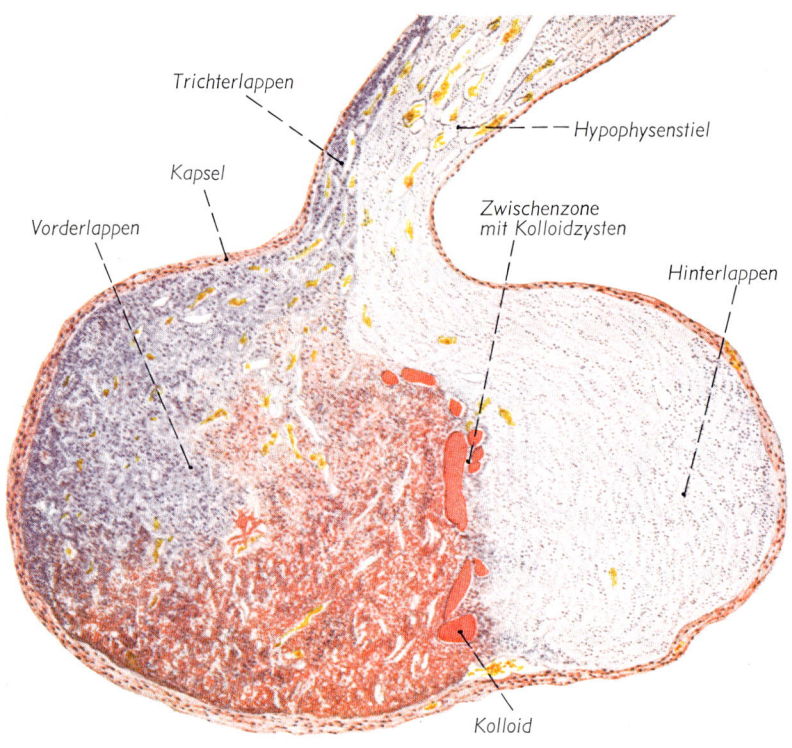

Trichterlappen

Hypophysenstiel

Kapsel

Zwischenzone mit Kolloidzysten

Vorderlappen

Hinterlappen

Kolloid

Abb. 398. Übersicht eines vollständigen Medianschnittes einer menschlichen Hypophyse zur Demonstration der Lappen-gliederung dieses Organs (vgl. Beschriftung). Es fehlt in diesem Präparat der sog. Nackenteil am dorsalen Umfang der Basis des In-fundibulums, der durch einen den Hypophysenstiel nach hinten umgreifenden Ausläufer der Pars tuberalis gebildet wird. Beachte die unterschiedliche Anfärbung innerhalb des Vorderlappens, die schon bei der hier vorliegenden Lupenvergrößerung die unregel-mäßige (!) Verteilung der einzelnen Zellrassen innerhalb dieses Lappens widerspiegelt. Färbung: H.E.; Vergr. 10fach.

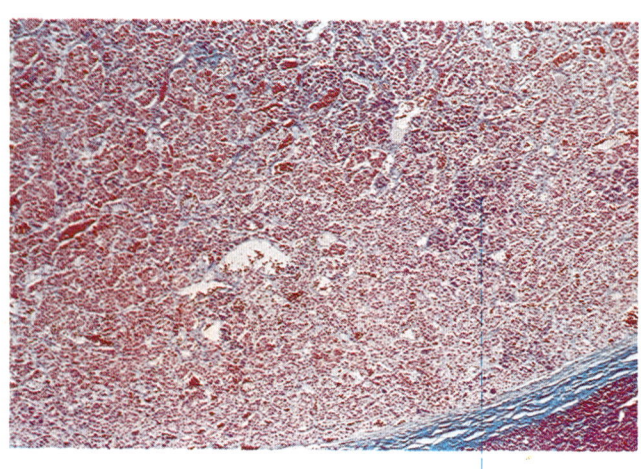

Gruppe basophiler Zellen

Abb. 399. Übersichtsbild des Hypophysenvorderlappens (Mensch) mit ebenfalls sehr unregelmäßig über die Schnittfläche verteilten Zellrassen: Im subkapsulären Bereich (am Unterrand des Bildes) finden sich vermehrt chromophobe (= γ-Zellen) und evtl. noch Stammzellen, während in Richtung auf das Lappeninnere stärker färbbare Zellen, überwiegend eosinophile (= α-Zellen), aber auch in Gruppen gelegene basophile Elemente (= β-Zellen) vorherrschen. Man muß sich also zur Auffindung der einzelnen Zelltypen zunächst bei schwacher Vergrößerung die dafür geeigneten Stellen heraus-suchen! Außerdem sind viele Kurspräparate wegen äußerer Schwierigkeiten bei der Materialgewinnung (das erst 24 Stun-den nach dem Tod zu entnehmende Sektionsmaterial zeigt schon starke postmortale Veränderungen) in einem leider technisch oft unbefriedigenden Zustand. Färbung: Azan; Vergr. 38fach.

174

Eosinophile Zellen   Vene mit Erythrozyten

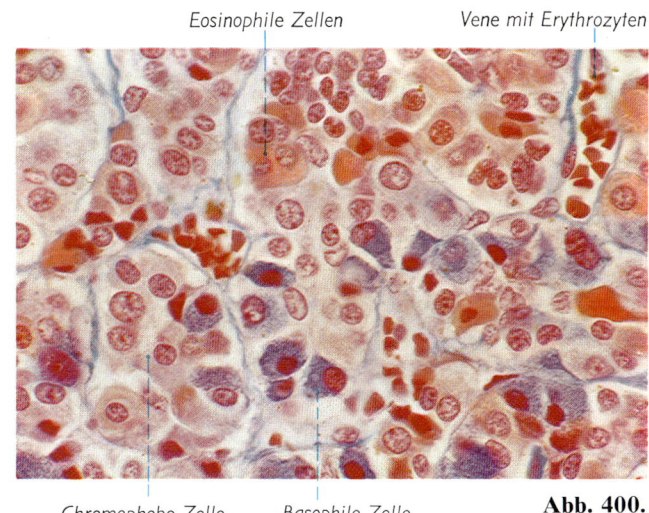

Chromophobe Zelle   Basophile Zelle   **Abb. 400.**

Kapillare   α-Zelle   ε-Zelle   Hyperchromatische β-Zelle

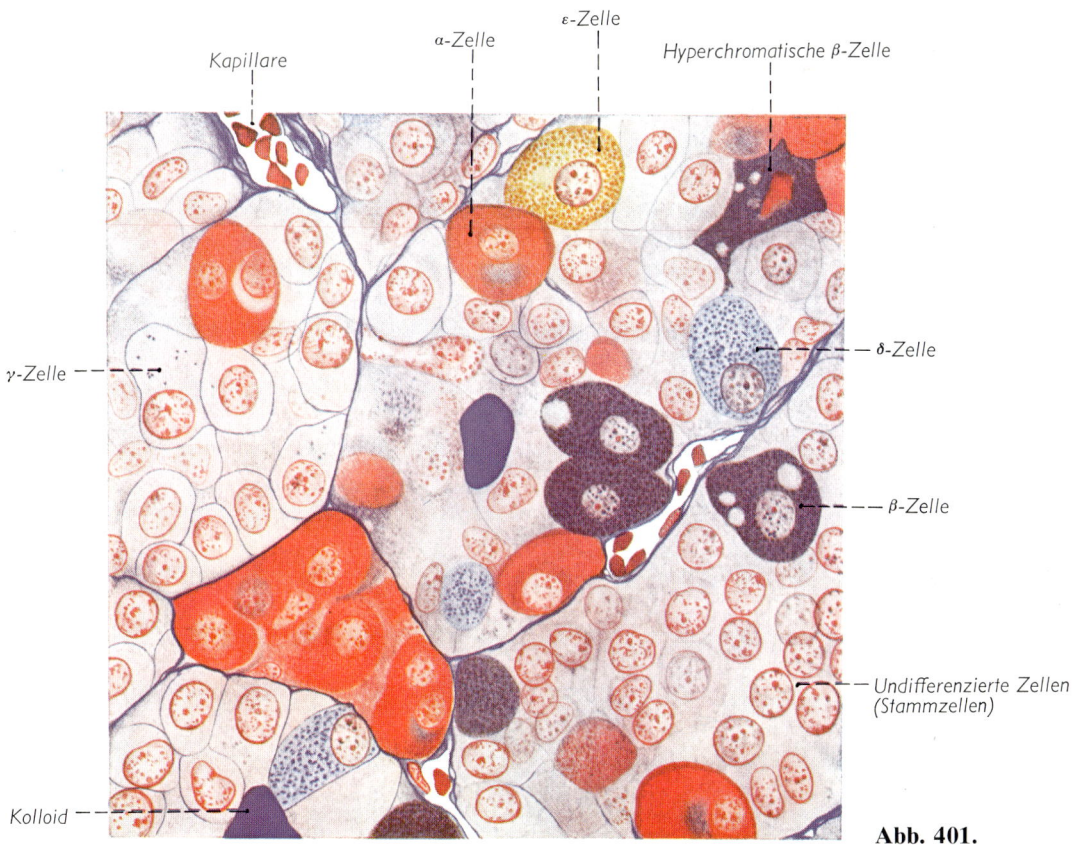

γ-Zelle

δ-Zelle

β-Zelle

Undifferenzierte Zellen
(Stammzellen)

Kolloid   **Abb. 401.**

Abb. 400 u. 401. Während eine zeichnerische Zusammenstellung der einzelnen Zellrassen des Hypophysenvorderlappens (Mensch) aus verschiedenen Präparaten und Schnitten eine Kombination aller Zellelemente in einem einzigen Bild ermöglicht (Abb. 401), ist dies am Einzelschnitt des natürlichen Präparats praktisch nie erreichbar (Abb. 400). Ein Vergleich beider Bilder erlaubt jedoch auch am Original eine weitgehende Identifizierung der hier vorhandenen Zellelemente, wobei allerdings die eosinophilen mehr orange als rot gefärbt erscheinen. Färbung: Azan (Abb. 400) und Kresazan (Abb. 401); Vergr. 480- bzw. 980fach.

175

Infundibulum   Pars tuberalis   Kapsel

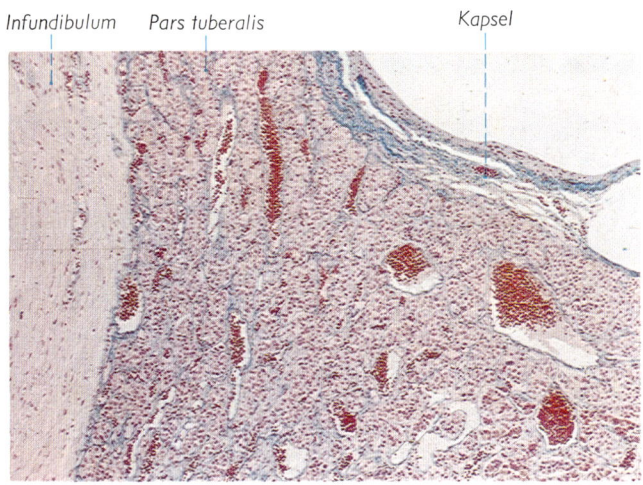

Abb. 402.

Abb. 402. Die Pars tuberalis mit dem angrenzenden Infundibulum aus einem Medianschnitt der Hypophyse (Mensch). Beachte die im Vergleich zum Hypophysenvorderlappen homogene Zellpopulation des Trichterlappens, sog. Tuberalis-Zellen, die sich überwiegend zu epithelialen Strängen geordnet am Hypophysenstiel nach kranial erstrecken und zahlreiche, relativ weitlumige Gefäße (sog. Spezialgefäße) zwischen sich fassen. Färbung: Azan; Vergr. 60fach.

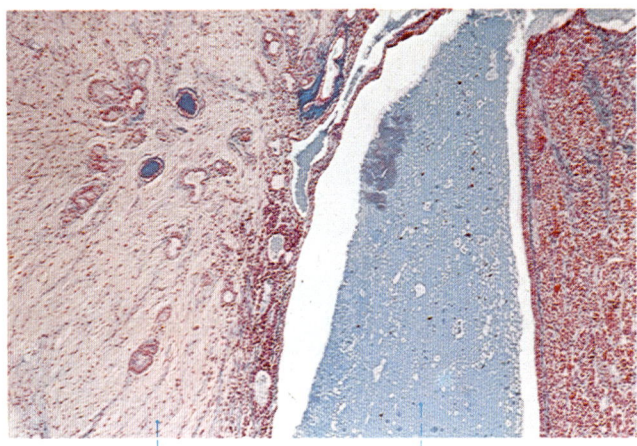

Abb. 403.   *Hinterlappen*   *Kolloidgefüllter Rest der Hypophysenhöhle*

Abb. 403. Übersicht über die sog. Zwischenzone (= Zwischenlappen) der Hypophyse mit einer zentral gelegenen großen Epithelzyste, deren Inhalt (= Kolloid) infolge Wasserentzugs durch einen breiten Schrumpfspalt von der Wand getrennt ist. Rechts im Bild der angrenzende Teil des Vorderlappens, links im Bild die Kontaktzone zum Hinterlappen, die ebenfalls noch zahlreiche, nur kleinere, epithelausgekleidete und an Endstücke erinnernde Hohlräume (= tubulöse Drüsen der Zona intermedia) erkennen läßt. Färbung: Azan; Vergr. 38fach.

Kolloid in einer Epithelzyste

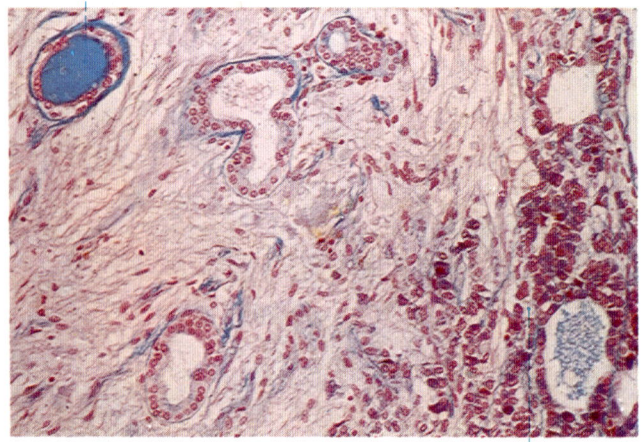

Abb. 404.   *Basophile der Pars intermedia*

Abb. 404. Die stärkere Vergrößerung eines im oberen Drittel der vorhergehenden Abbildung gelegenen Bereichs zeigt neben den epithelialen Zysten, von denen eine mit Kolloid gefüllt ist, an der rechten Bildseite zahlreiche, stark basophile Zellen, die aus der Zona intermedia in den Hinterlappen eingewandert sind (sog. Basophileninvasion). Im übrigen lassen sich Einzelheiten über die zelluläre Zusammensetzung und die Faserarchitektur des Hinterlappens nur in für die verschiedenen Belange speziell gefärbten Präparaten erkennen. Färbung: Azan; Vergr. 150fach.

Abb. 405. Übersicht eines totalen Medianschnittes der Epiphysis cerebri (= Zirbeldrüse, Mensch). Obgleich ein durchaus nicht in allen histologischen Kursen ausgegebenes Präparat, da schwer in gut fixiertem Zustand zu erhalten, kommt es u. U. zur Verwechslung mit dem Epithelkörperchen, vor allem dann, wenn das Präparat nicht zuerst mit einer Übersichtsvergrößerung durchmustert wird (!). Unterscheidende Merkmale sind jedoch 1. die stark differierende Größe beider Organe (die Glandula parathyreoidea ist wesentlich kleiner; vgl. Abb. 411), 2. die geringe Färbbarkeit der Ephiphyse wegen ihres Reichtums an Nervenfasern und der sich nur blaß anfärbenden Zellen sowie 3. eine deutlichere Gliederung der Zellen durch Bindegewebssepten in der Epiphysis cerebri. Der besonders charakteristische Hirnsand (= Acervulus) muß durchaus nicht immer vorhanden sein und wird leicht übersehen, wenn das Präparat nicht zu Beginn mit einer schwachen Vergrößerung vollständig durchmustert wird. Er ist auch hier als dunkelviolettes, körniges Material erkennbar, bei dem es sich um wechselnd große, mehr oder weniger rundliche und meist konzentrisch geschichtete Kalkkonkremente handelt. Färbung: H.E.; Vergr. 10fach.

Hirnsand (Acervulus)

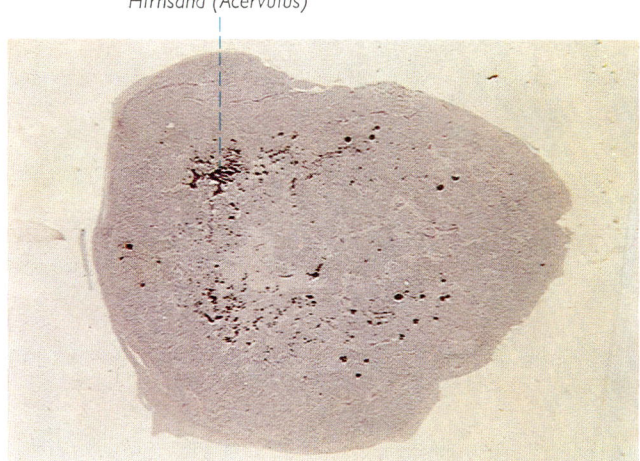

Abb. 405.

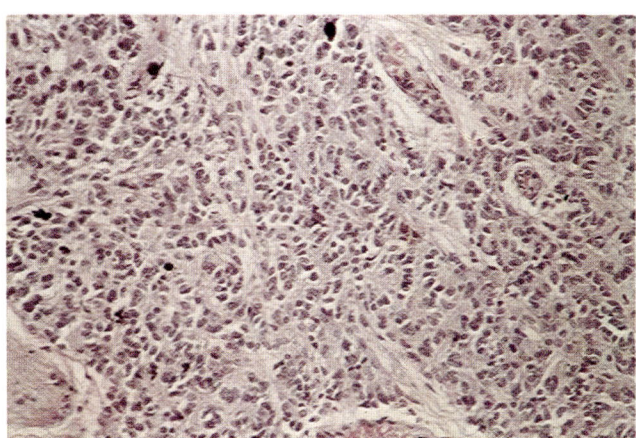

Abb. 406.

Abb. 406 u. 407. Die stärkeren Vergrößerungen zeigen bei Routinefärbungen zwar die durch zarte Bindegewebsstränge zu Gruppen und Ballen geordneten Parenchymzellen, ohne jedoch unter diesen eine weitere Aufgliederung in Pineal- und Gliazellen zu ermöglichen. Zum Unterschied zu den Zellen der Epithelkörperchen handelt es sich hier auch nie um dichtgelagerte, polygonale und damit epithelähnliche Elemente (vgl. dazu Abb. 412). In der Mitte der Abb. 407 zwei Kapillarquerschnitte mit je einem Erythrozyten in ihrer Lichtung. Färbung: H.E.; Vergr. 150- bzw. 380fach.

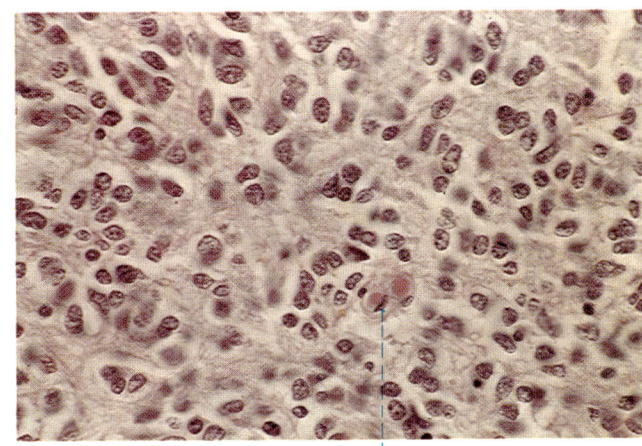

Abb. 407.

Blutkapillare

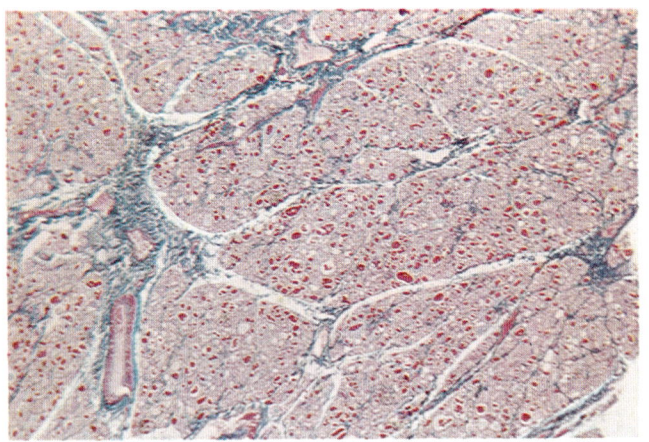

Abb. 408.

Abb. 408. In der Übersicht erinnert die Schilddrüse durch ihre Läppchengliederung und ihre auf den ersten Blick mit Endstücken zu verwechselnden Follikel an eine Drüse mit äußerer Sekretion und wird daher gelegentlich mit einer laktierenden Mamma verwechselt. Die Follikel finden sich meist in sehr unterschiedlichen Funktionsstadien, schwankend zwischen vollständig entleert und maximaler Füllung mit Kolloid (zur Differentialdiagnose s. Abb. 373–376 und Tabelle 14). Färbung: Azan; Vergr. 38fach.

Entleerter Follikel
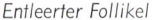

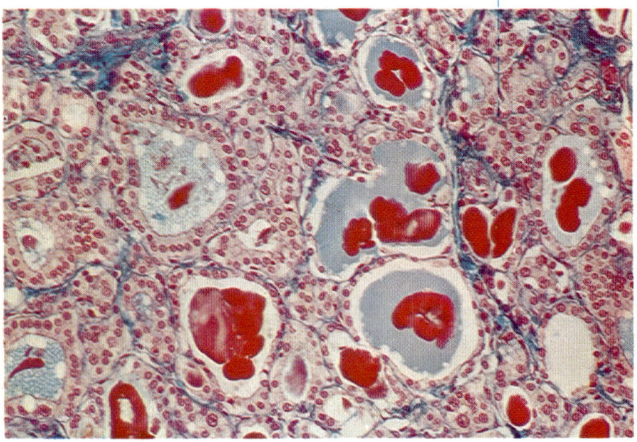

Abb. 409.

Abb. 409. Die stärkere Vergrößerung derartiger Follikel läßt darüber hinaus erkennen, daß auch das färberische Verhalten des Kolloids nicht nur in verschiedenen, sondern auch innerhalb desselben Follikels stark variiert. Dieses ist Ausdruck eines wechselnden Wassergehalts des Kolloids, das um so wasserärmer wird, je älter es ist, und sich dann zunehmend mit Azokarmin rot färbt. Außerdem kommt es durch die mit der üblichen histologischen Technik untrennbar verbundene Entwässerung des Materials zu einer mehr oder weniger starken artifiziellen Schrumpfung des Kolloids, das sich infolgedessen unterschiedlich weit vom Follikelepithel retrahiert. Man spricht von der „Flucht vor dem Alkohol". Färbung: Azan; Vergr. 150fach.

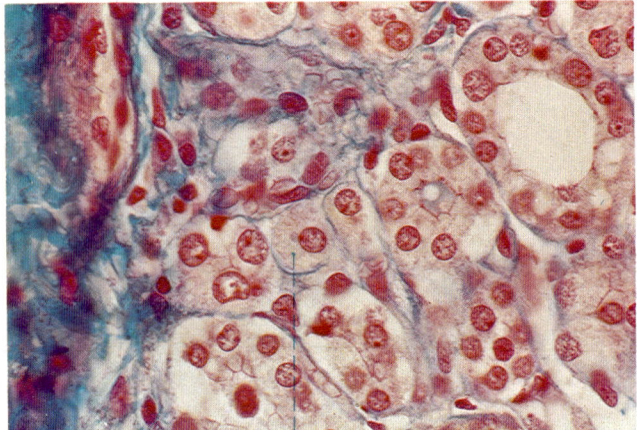

Abb. 410.   *Parafollikuläre Zelle*

Abb. 410. Mehrere kleine und völlig entleerte Follikel, zwischen denen einzelne parafollikuläre Zellen (= C-Zellen), die Produzenten des Hormons Kalzitonin, zu erkennen sind. Diese heute eindeutig als eine selbständige Zellrasse identifizierten Elemente können leicht durch Flachschnitte von Follikeln vorgetäuscht und mit letzteren verwechselt werden. Daher war auch ihre Existenz lange umstritten. Färbung: Azan; Vergr. 480fach.

Abb. 411. Übersicht eines vollständigen Medianschnittes einer isolierten Gl. parathyreoidea (Epithelkörperchen, Mensch), deren Differentialdiagnose meist deswegen keine Schwierigkeit bereitet, da dieses Organ in der Regel mit Resten von anhängendem Schilddrüsengewebe geschnitten wird. Im Fall eines vereinzelten Epithelkörperchens droht eine Verwechslung mit der Epiphysis cerebri. Die Abgrenzung ist jedoch leicht möglich durch: 1. die unterschiedliche Größe beider Organe (vgl. mit Abb. 405), 2. das sehr viel geringere und zartere Bindegewebe im Inneren der Gl. parathyreoidea, und 3. die dichte Zusammenlagerung gut gegeneinander abgrenzbarer, epithelähnlicher (daher der Name!) Parenchymzellen in den Epithelkörperchen. Färbung: Häm.-Phloxin; Vergr. 38fach.

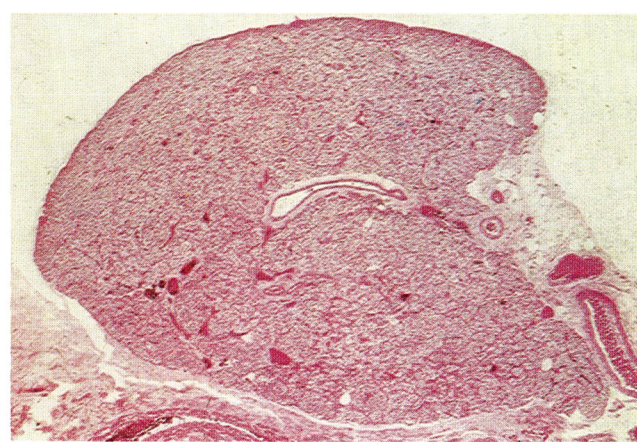

Abb. 411.

Abb. 412. Bei stärkerer Vergrößerung tritt der epithelartige Charakter des Parenchymzellverbandes deutlich hervor, dessen Einzelelemente eine unterschiedliche Intensität in der Anfärbbarkeit ihres Zytoplasmas erkennen lassen. Zwei besonders stark azidophil färbbare, kugelige Gebilde links und rechts im unteren Bilddrittel entsprechen den vereinzelt auch in dieser Drüse vorkommenden Kolloidtropfen. Färbung: Azan; Vergr. 380fach.

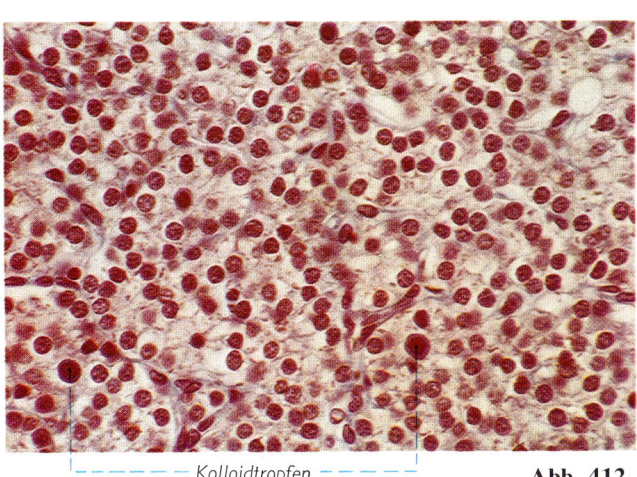

– – – – – Kolloidtropfen – – – – – **Abb. 412.**

Helle Hauptzelle

Abb. 413. In der Bildmitte eine der großen sog. oxyphilen Zellen mit azidophilem, gut färbbarem Zytoplasma, deren Kern hier jedoch noch keine Zeichen einer Pyknose aufweist, die sonst häufig in diesen Zellen beobachtet werden. Diese auch als Welshsche Zellen bezeichnete seltene Rasse ist umgeben von „hellen" und „dunklen" Hauptzellen, von denen erstere wahrscheinlich die aktiv hormonproduzierenden Elemente darstellen. Infolge ihres schlecht oder gar nicht färbbaren Zytoplasmas tritt die äußere Begrenzung dieser Zellen besonders deutlich hervor. Färbung: Azan; Vergr. 960fach.

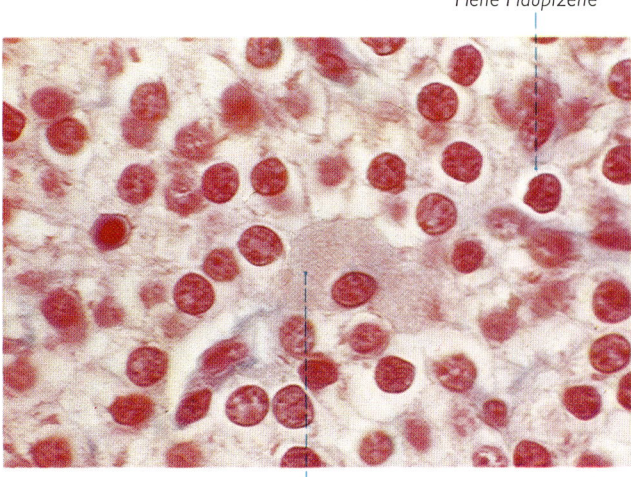

Abb. 413. *Oxyphile Zelle*

Markvene

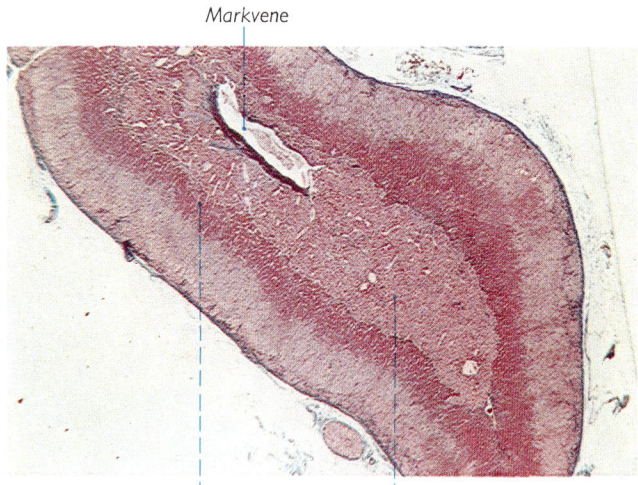

Abb. 414. Zona reticularis   Mark

Zona glomerulosa

Abb. 414. Schon bei Betrachtung mit dem bloßen Auge oder, wie hier, bei Lupenvergrößerung gibt sich ein vollständiger Schnitt durch eine Nebenniere durch seine auffällige Schichtengliederung zu erkennen, die am gefärbten Präparat nicht so ohne weiteres mit der Teilung des Organs in Mark und Rinde zusammenfällt. Der unbefangene Betrachter würde hier drei Zonen beschreiben: eine äußere, relativ blasse Schicht, eine mittlere, schmälere, aber stärker gefärbte und schließlich eine innerste, wiederum heller erscheinende Zone. Nur letztere entspricht dem Nebennierenmark, während die beiden ersteren zusammen die Rinde bilden (vgl. auch mit Abb. 415). Charakteristisch für das Mark sind die Anschnitte weitlumiger, sehr wandstarker Venen. Färbung: Azan; Vergr. 15fach.

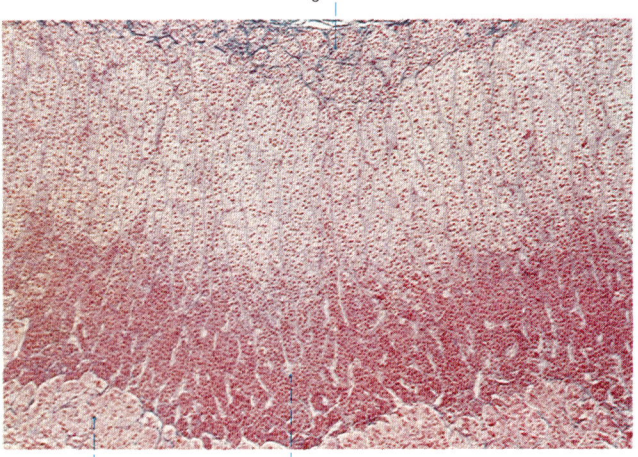

Mark   Zona reticularis   **Abb. 415.**

Abb. 415. Erst bei etwas höherer Auflösung (d. h. Verwendung eines stärkeren Objektivs) erkennt man die einzelnen Unterzonen der Nebennierenrinde (Mensch), die nach der jeweiligen Anordnung ihrer Epithelzellen als Zona glomerulosa (Zellen in Ballen gruppiert), Zona fasciculata (Zellen in parallelen Strängen geordnet) und Zona reticularis (Zellen bilden miteinander vernetzte Stränge) bezeichnet werden. Letztere ist meist besonders stark anfärbbar und wird vom Ungeübten daher leicht für das Mark gehalten. Färbung: Azan; Vergr. 48fach.

Zona reticularis   Mark

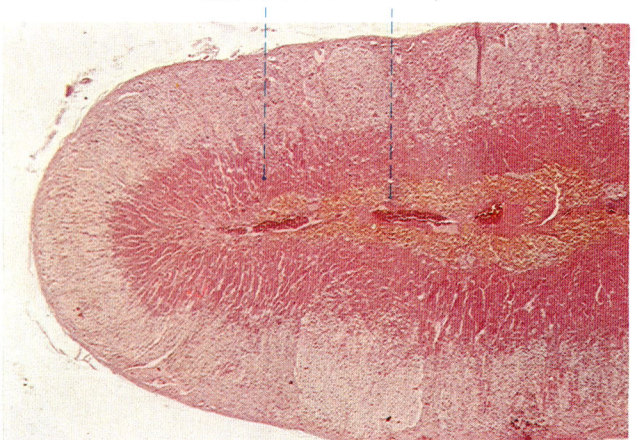

Abb. 416.

Abb. 416. Durch Einbringen des möglichst lebensfrischen Organs in eine Fixierungslösung, die Kaliumbichromat enthält, färben sich die Markzellen bräunlich (= chromaffine Zellen), infolge der leichten Oxydierbarkeit des in ihnen in granulärer Form enthaltenen Noradrenalins bzw. dessen Vorstufen (Nebenniere, Schwein). Auch hier tritt die Zona reticularis wieder als besonders intensiv färbbare Schicht hervor. Färbung: Kernechtrot; Vergr. 24fach.

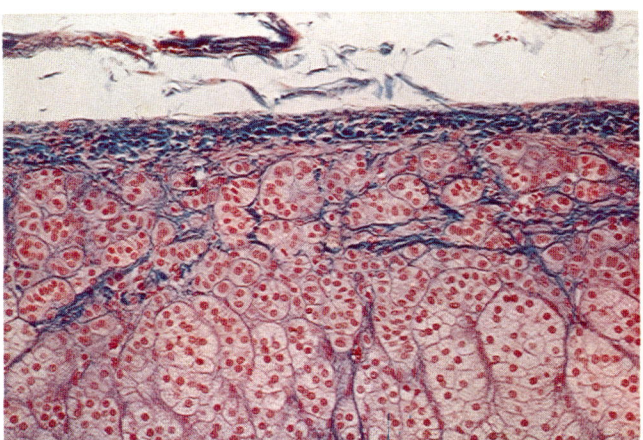

Abb. 417.

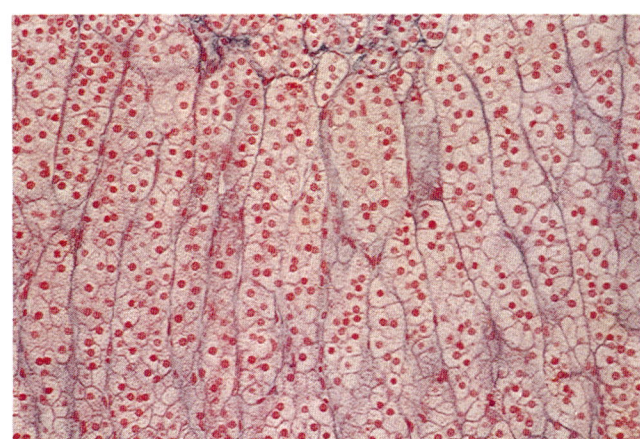

Abb. 418.

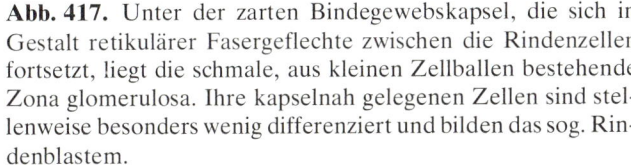

Ausschnitte der drei Rindenzonen und des Markes aus demselben Nebennierenpräparat des Menschen. Färbung: Azan; Vergr. 150fach.

Abb. 417. Unter der zarten Bindegewebskapsel, die sich in Gestalt retikulärer Fasergeflechte zwischen die Rindenzellen fortsetzt, liegt die schmale, aus kleinen Zellballen bestehende Zona glomerulosa. Ihre kapselnah gelegenen Zellen sind stellenweise besonders wenig differenziert und bilden das sog. Rindenblastem.

Abb. 418. Die zu parallelisierten Strängen geordneten Zellen der Zona fasciculata zeigen am Routinepräparat ein wabiges Zytoplasma (daher der Name: Spongiozyten, vgl. auch Abb. 42), das durch Entzug der in diesen Zellen reichlich vorhandenen Lipoide durch Behandlung des Materials mit fettlösenden Medien (Alkohol u. ä.) zustande kommt.

Abb. 419. Die sehr viel stärker färbbaren Zellen der Zona reticularis sind zu netzartig (reticulum = Netz) verbundenen Zellsträngen geordnet, zwischen denen sehr weitlumige Blutgefäße verlaufen. Am unteren Bildrand erkennt man die Anfänge des Nebennierenmarkes.

Abb. 420. Die Zellen des Nebennierenmarkes entstammen der Anlage des Sympathikus und entsprechen damit einem sympathischen Paraganglion. Von ihren intrazellulären Granula ist hier wie in den meisten Routinepräparaten nichts zu erkennen, da diese erst deutlich werden, wenn sie infolge ihrer stark reduzierenden Eigenschaften (wegen ihres Gehaltes an Noradrenalin oder seiner Vorstufen) und durch Behandlung mit einem Oxydationsmittel wie Kaliumbichromat eine bräunliche Färbung annehmen (vgl. Abb. 416). Auf diese Darstellbarkeit weist auch die Bezeichnung „chromaffine" bzw. „phäochrome" (phaeos = braun) Zellen hin.

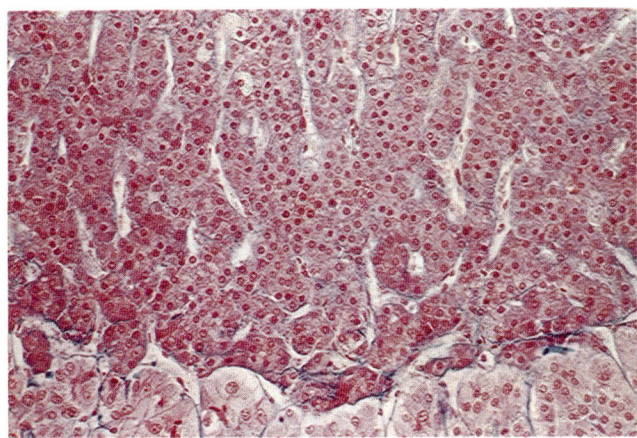

Abb. 419.

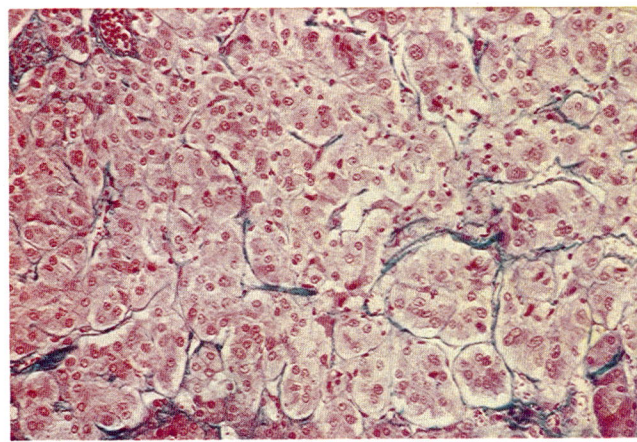

Abb. 420.

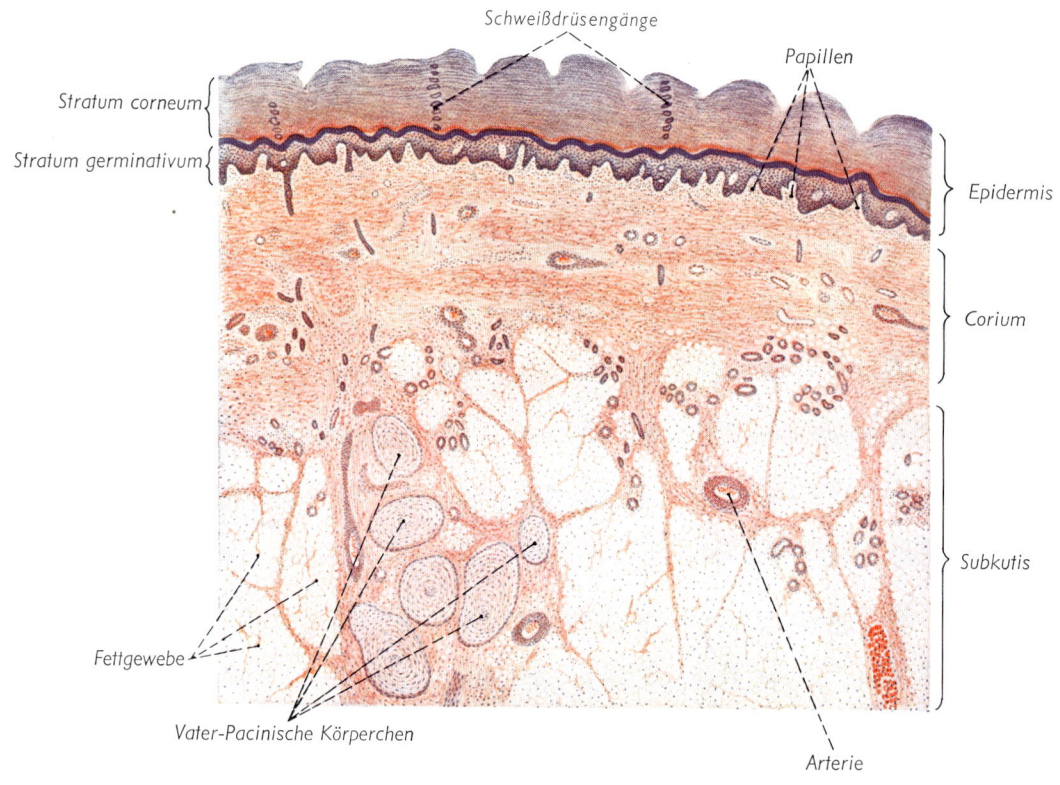

Schweißdrüsengänge

Papillen

Stratum corneum {

Stratum germinativum {

Epidermis

Corium

Subkutis

Fettgewebe

Vater-Pacinische Körperchen

Arterie

Abb. 421. Die stark verhornten Hautbezirke wie an Hohlhand und Fußsohle lassen die Schichtengliederung dieses Organs besonders klar erkennen. Es besteht aus: 1. Der Oberhaut (= Epidermis = Epithel der Haut), die sich ihrerseits grob in eine oberflächliche Hornschicht (= Str. corneum) und eine darunter gelegene Zellschicht (= Str. germinativum) gliedert, die durch einen dunkler erscheinenden, bandartigen Streifen, das Str. granulosum und Str. lucidum, voneinander getrennt sind (Hohlhand, Mensch). 2. Dem bindegewebigen Corium (= Lederhaut), das durch sein Str. papillare mit der Epidermis verzahnt ist, während das nachfolgende, sehr derbfaserige Str. reticulare an seiner Grenze zur Unterhaut (= Subkutis) die Hauptmasse der Drüsen und Blutgefäße enthält. Färbung: H.E.; Vergr. 18fach.

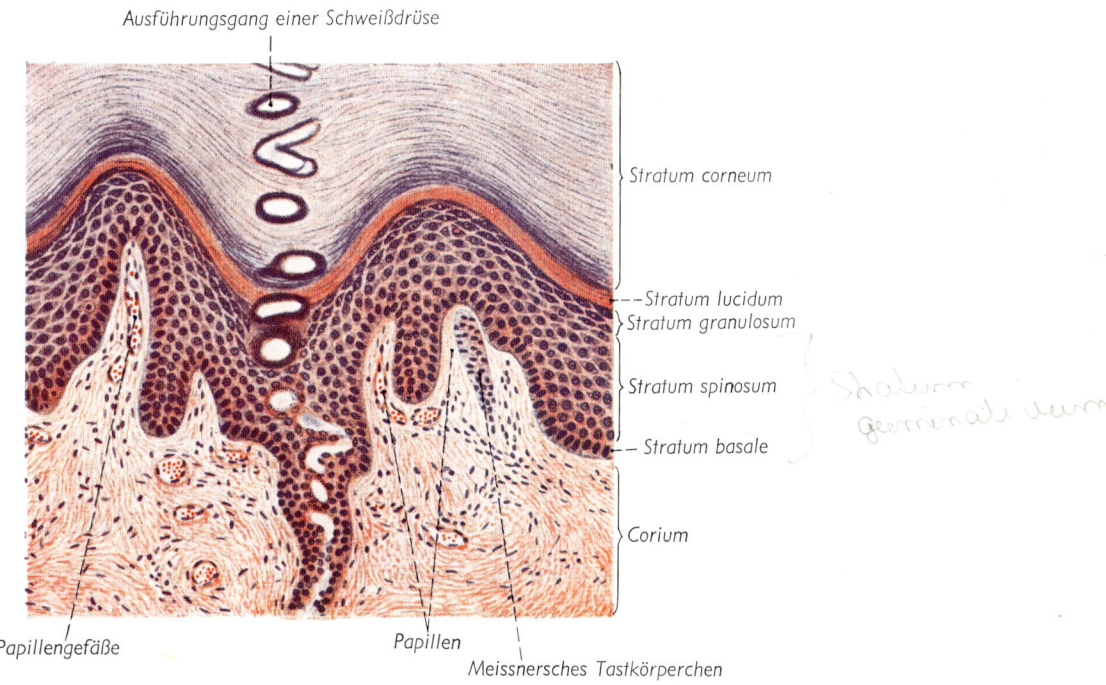

Ausführungsgang einer Schweißdrüse

Stratum corneum

--Stratum lucidum
Stratum granulosum

Stratum spinosum

Stratum germinativum

– Stratum basale

Corium

Papillengefäße

Papillen

Meissnersches Tastkörperchen

Abb. 422. Die stärkere Vergrößerung der Epidermis läßt dann noch weitere Schichten innerhalb des Epithels unterscheiden: Zuunterst das aus zylindrischen Zellen bestehende, einschichtige Str. basale, das zusammen mit dem oberflächenwärts folgenden Str. spinosum das Str. germinativum bildet. Nach oben schließt sich das durch Einlagerung der intensiv färbbaren Keratohyalinkörnchen stets deutlich hervortretende Str. granulosum an, dem eine homogene, stark lichtbrechende Schicht, das Str. lucidum, aufliegt. Im Str. corneum verschmelzen schließlich Keratohyalinkörner und Tonofibrillen; die Zellmembran verdickt und verhärtet sich, und die Zellkerne und Organellen gehen allmählich zugrunde. Färbung: H.E.; Vergr. 170fach.

Arterieller Schenkel

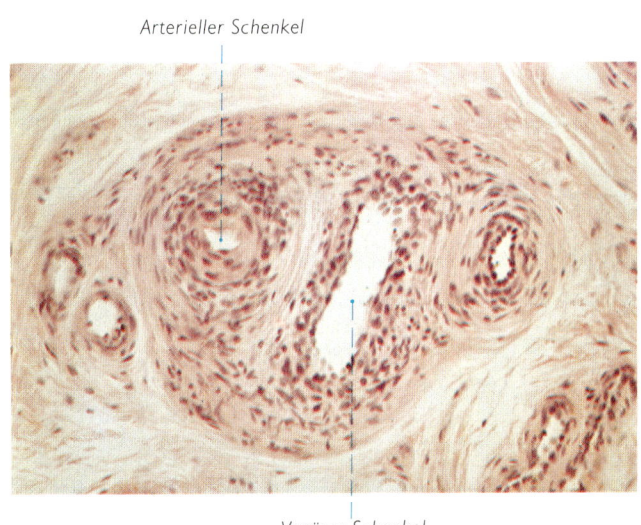

Abb. 423. Querschnitt durch ein sog. Hoyer-Grossersches Organ aus dem Str. reticulare des Coriums der Fingerbeere (Mensch). Hierbei handelt es sich um unterschiedlich stark gewundene arteriovenöse Anastomosen, die von einer bindegewebigen Kapsel organähnlich umschlossen werden und eine ungewöhnlich reiche Innervation besitzen. Färbung: H.E.; Vergr. 150fach.

Venöser Schenkel

"Interzelluläre Querbrücken" im Str. spinosum

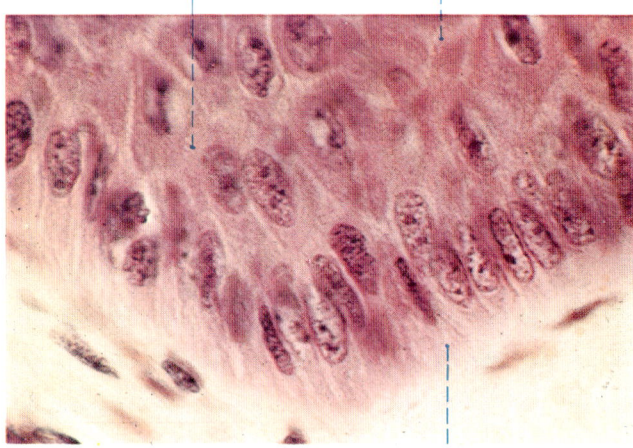

Abb. 424.

Wurzelfüßchen des Stratum basale

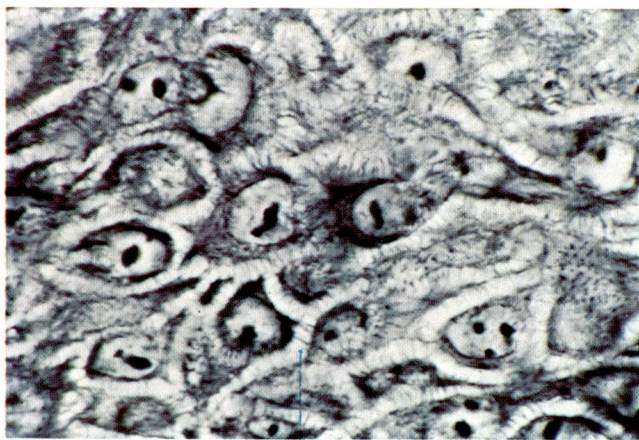

Abb. 425. Feinste stachelförmige Zellfortsätze im Stratum spinosum

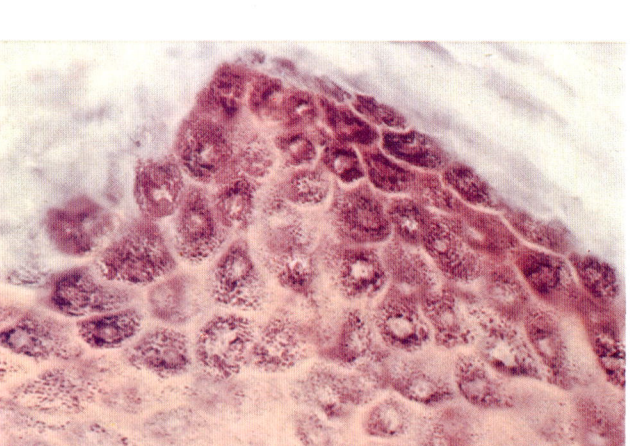

Abb. 426.

Kerne des Epithels

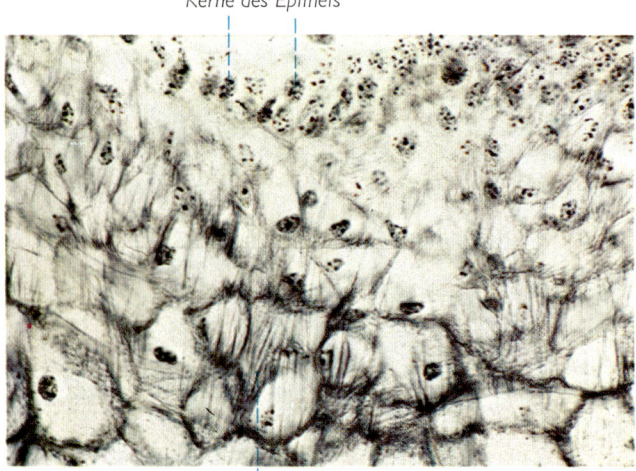

Abb. 427. Tonofibrillen

Abb. 424. Die prismatischen Zellen (beachte die Kernform!) des Str. basale ragen mit schlanken Fortsätzen (= Wurzelfüßchen) in das angrenzende Bindegewebe, um so durch Oberflächenvergrößerung eine bessere Verankerung mit ihrer Unterlage zu erreichen (vgl. auch Abb. 50d). Über den Basalzellen erkennt man andeutungsweise die Querbrücken zwischen den Zellen des Str. spinosum (Fingerbeere, Mensch). Färbung: H.E.; Vergr. 960fach.

Abb. 425. Die "Stachelzellen" des Str. spinosum entstehen dadurch, daß in dieser Schicht die interzellulären Räume weiter werden, die Zellen jedoch durch zahlreiche Desmosome (vgl. auch Abb. 50c) miteinander verbunden sind. Infolgedessen werden die Zellen im Bereich dieser interzellulären Haftpunkte zipflig auseinander gezogen und gewinnen so eine mit zahlreichen "spitzen" Fortsätzen versehene Oberfläche (Spitzes Kondylom, Mensch). Färbung: Eisenhämatoxylin; Vergr. 960fach.

Abb. 426. Schrägschnitt durch das Str. granulosum der Epidermis (Fingerbeere, Mensch). Hier treten, von der untersten zur obersten Schicht zunehmend, die stark basophilen Keratohyalinkörner auf, die eine Vorstufe der späteren Hornsubstanz darstellen. Färbung: H.E.; Vergr. 380fach.

Abb. 427. Zur Demonstration der intrazellulären Tonofibrillen benutzt man aus technischen Gründen meist kein menschliches Material. Diese wiederum aus feineren Tonofilamenten (vgl. dazu Abb. 37) aufgebauten fädigen Strukturen dienen als eine Art Zytoskelett der Festigkeit der Einzelzelle, wobei sie insgesamt noch durch eine trajektorielle Anordnung innerhalb des Epithelverbandes auch dessen mechanische Belastbarkeit erhöhen, ohne dabei jedoch die Interzellurspalten zu überbrücken (Hufanlage, Rinderfet). Färbung: EH.; Vergr. 380fach.

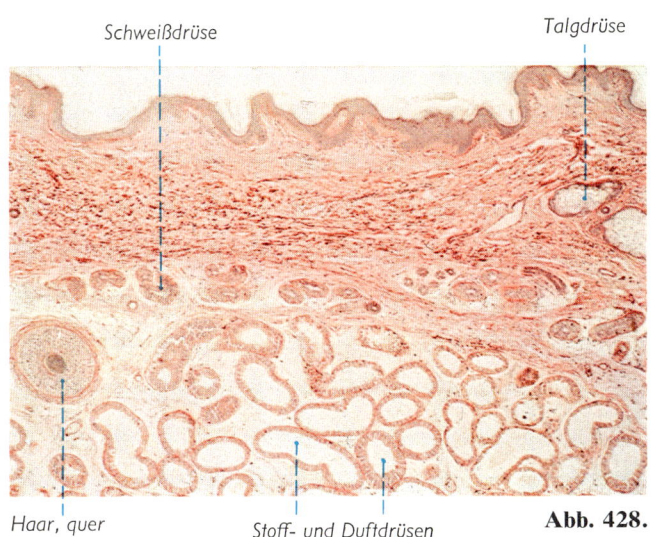

Schweißdrüse   Talgdrüse

Haar, quer   Stoff- und Duftdrüsen   **Abb. 428.**

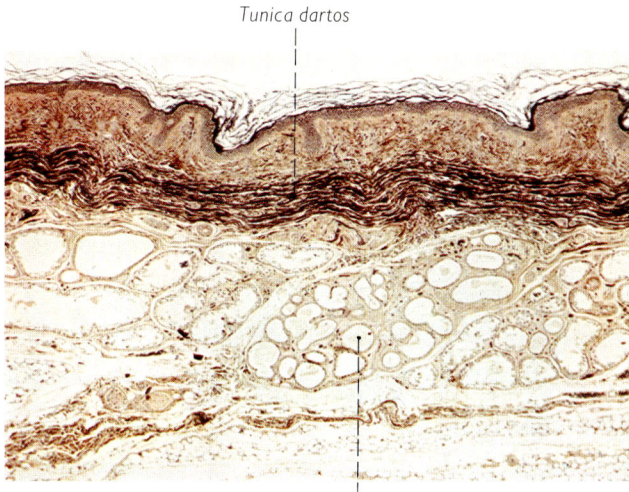

Tunica dartos

Abb. 429.   Stoff- und Duftdrüsen

Bestimmte Hautregionen, wie z. B. Achselhaut, Hohlhand bzw. Fußsohle, Kopfhaut, Schamlippen und Skrotum, müssen anhand ihrer charakteristischen Baumerkmale als solche erkannt werden.

Abb. 428. Für die Achselhaut sind neben dem niedrigen, nur mäßig verhornten Epithel und Anschnitten von Haaren sowie von Talg- und Schweißdrüsen vor allem die mächtig entwickelten sog. Stoff- und Duftdrüsen charakteristisch. Es sind verzweigte alveoläre Drüsen, die besonders durch ihre weite Lichtung und ihr wechselnd hohes Epithel auffallen (Einzelheiten s. Abb. 438). Färbung: EH.-Benzopurpurin (etwas abgeblaßt); Vergr. 38fach.

Abb. 429. Die Skrotalhaut (Mensch) ist vor allem durch den Besitz einer wechselnd dicken Lage glatter Muskelzellen, der Tunica dartos, charakterisiert und dadurch auch von allen übrigen Hautregionen abgrenzbar. Daneben kommen Stoff- und Duftdrüsen in unterschiedlichen Mengen sowie Schweiß- und Talgdrüsen und gelegentlich Anschnitte von Haaren vor. Färbung: EH.; Vergr. 38fach.

Abb. 430. Die Haut der Nasenflügel ist durch das reichliche Vorkommen sog. freier, d. h. nicht mit Haaren kombinierter Talgdrüsen gekennzeichnet. Zur Diagnose: „Nasenflügel" vgl. Tabelle 11. Färbung: Azan; Vergr. 40fach.

Abb. 431. Die Kopfhaut ist durch die große Menge dichtstehender Haaranschnitte leicht erkennbar (Kopfhaut, Mensch). Im Flachschnitt werden dabei die Haare in unterschiedlicher Höhe getroffen und zeigen daher auch sehr wechselnde Querschnittsbilder (vgl. dazu die Abb. 432). Färbung: Azan; Vergr. 34fach.

Talgdrüse

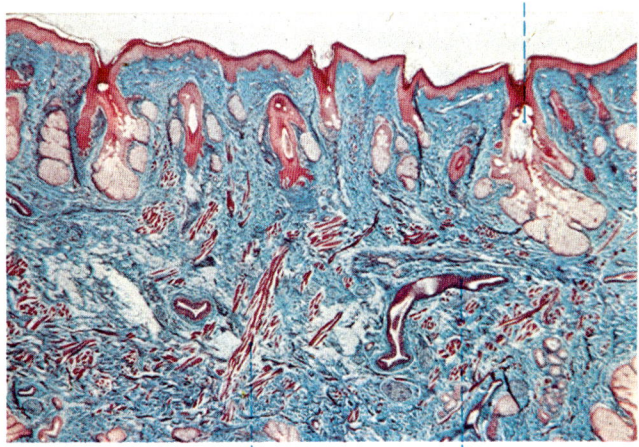

Abb. 430.   Skelettmuskelfasern   Arterie

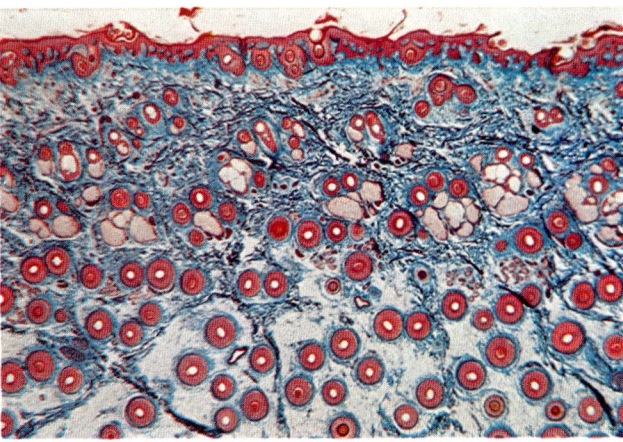

Abb. 431.

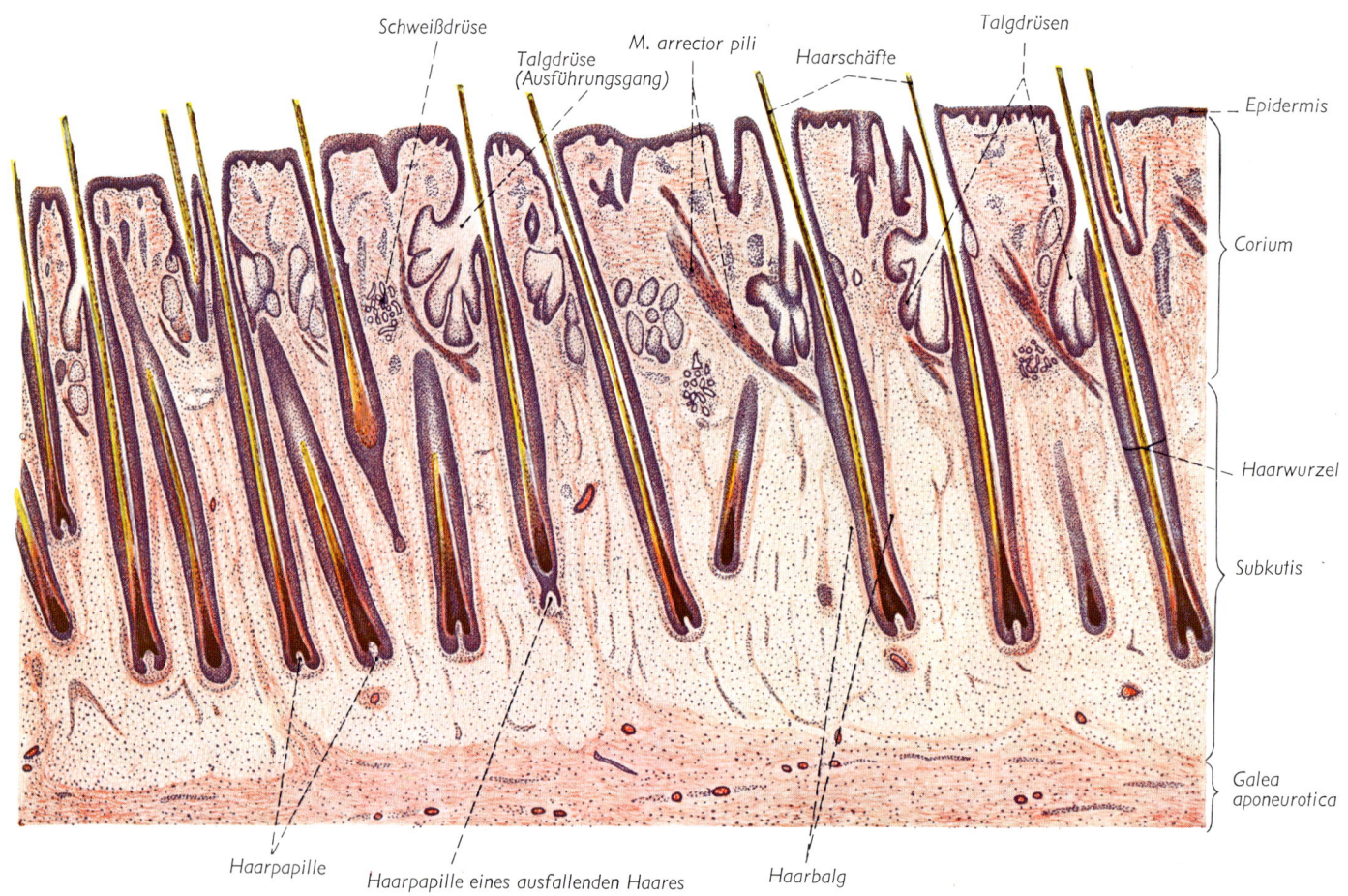

Schweißdrüse

Talgdrüse
(Ausführungsgang)

M. arrector pili

Haarschäfte

Talgdrüsen

Epidermis

Corium

Haarwurzel

Subkutis

Galea
aponeurotica

Haarpapille

Haarpapille eines ausfallenden Haares

Haarbalg

Abb. 432. Auf Längsschnitten durch die Haare (Kopfhaut, Mensch) erkennt man ihren frei über das Epithel hinausragenden „Schaft" sowie die in einer reagenzglasförmigen, epithelialen Hülse steckende „Wurzel". Diese ist außer von der *epithelialen* Wurzelscheide auch noch von einer bindegewebigen Hülle, dem Haarbalg, umgeben. Färbung: H.E.; Vergr. 40fach.

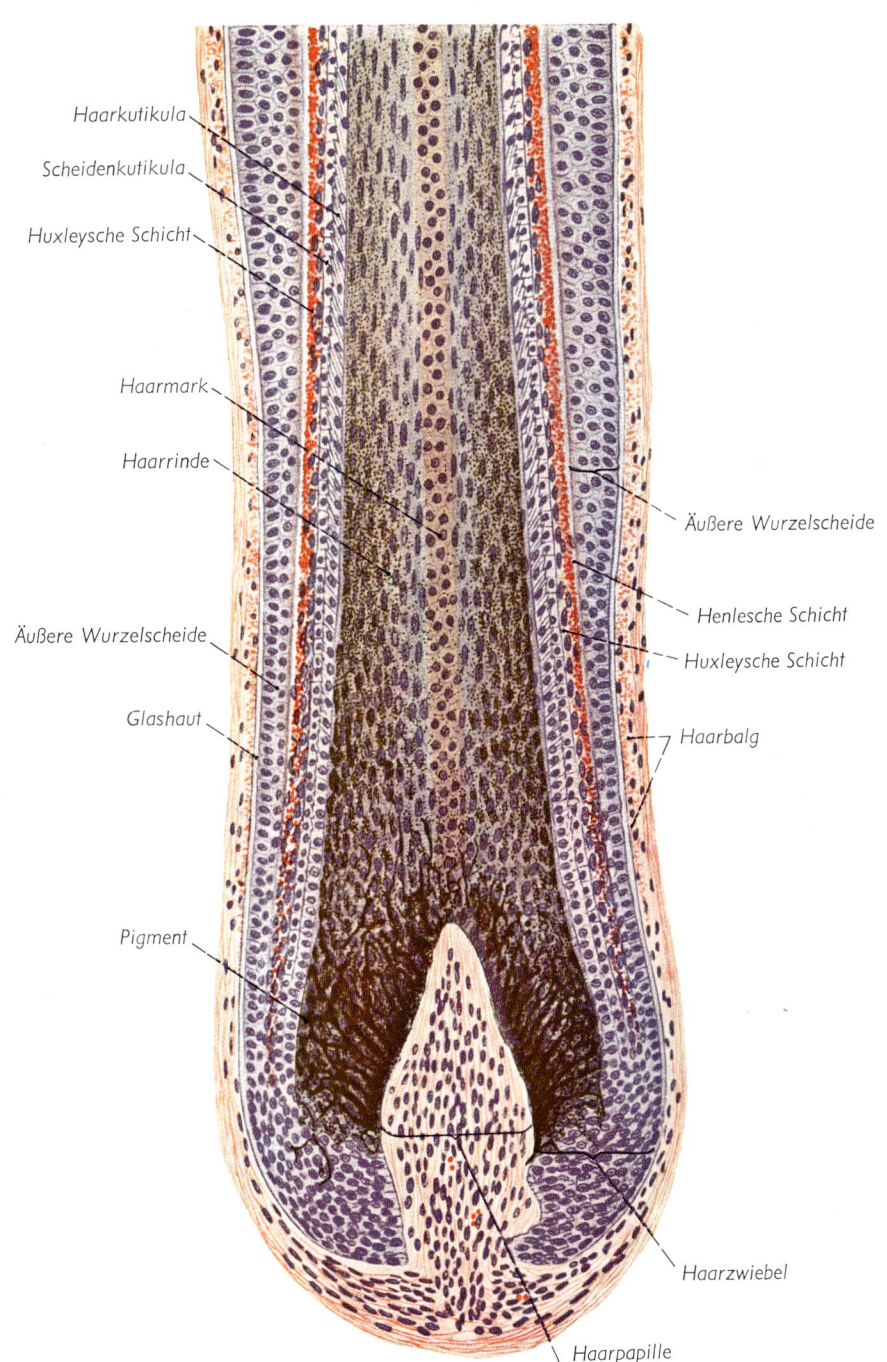

Haarkutikula
Scheidenkutikula
Huxleysche Schicht
Haarmark
Haarrinde
Äußere Wurzelscheide
Glashaut
Pigment

Äußere Wurzelscheide
Henlesche Schicht
Huxleysche Schicht
Haarbalg
Haarzwiebel
Haarpapille

Abb. 433. Bei höherer Vergrößerung zeigt die epitheliale Wurzelscheide eine komplizierte Schichtengliederung in:
1. eine *äußere* epitheliale und 2. eine dreischichtige *innere* epitheliale Wurzelscheide. Letztere beginnt innen mit der Scheidenkutikula, die durch Verzahnung mit der Haarkutikula der Befestigung der Haarwurzel in der Scheide dient. Es folgen nach außen die ein- oder zweischichtige Huxleysche und die sehr niedrige Henlesche Zellschicht. Die *äußere* Wurzelscheide ist ein mehrschichtiges Epithel, das in Höhe des Haartrichters in das Str. germinativum übergeht. Zur Grenze gegen die bindegewebige Wurzelscheide, den Haarbalg, liegt eine „Glashaut". Färbung: H.E.; Vergr. 200fach.

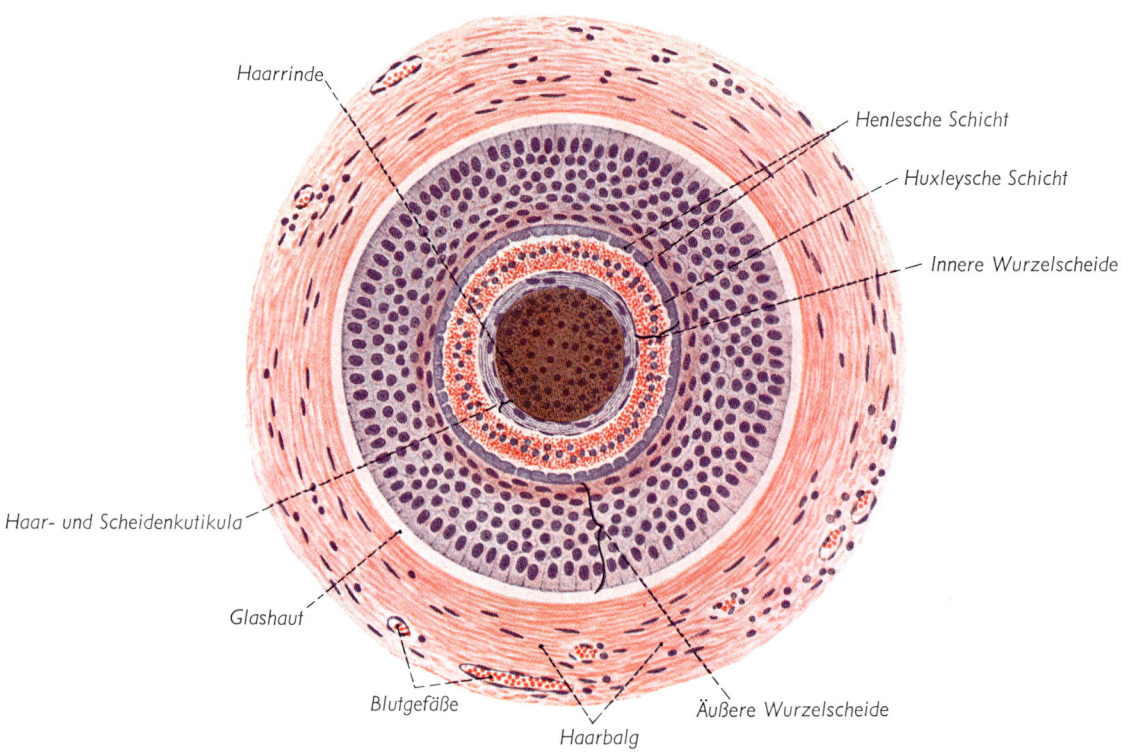

Haarrinde

Henlesche Schicht

Huxleysche Schicht

Innere Wurzelscheide

Haar- und Scheidenkutikula

Glashaut

Blutgefäße

Haarbalg

Äußere Wurzelscheide

Abb. 434. Querschnitt durch die Haarwurzel mit ihren verschiedenen Hüllschichten (vgl. mit Abb. 433). Färbung: H.E.; Vergr. 300fach.

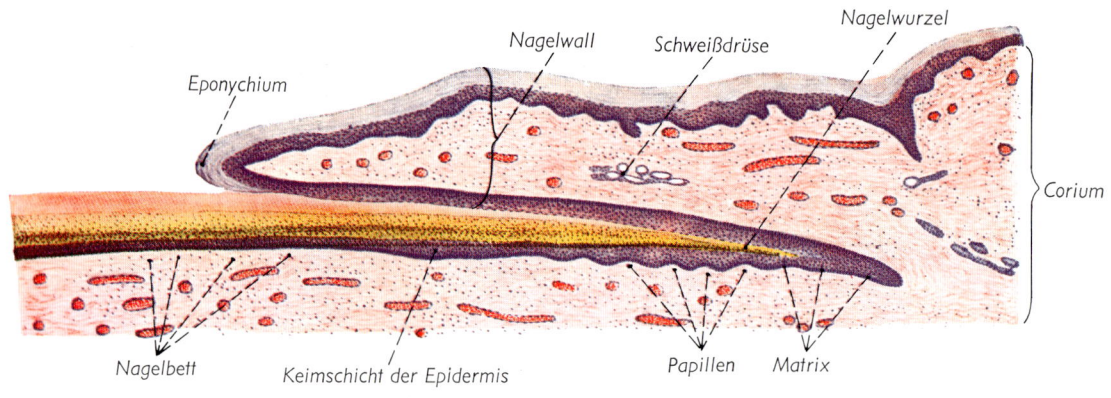

Nagelwurzel

Nagelwall

Schweißdrüse

Eponychium

Corium

Nagelbett

Keimschicht der Epidermis

Papillen

Matrix

Abb. 435. Längsschnitt durch das Nagelbett eines Neugeborenen (Mensch). Färbung: H.E.; Vergr. 30fach.

Sezernierende Endstücke

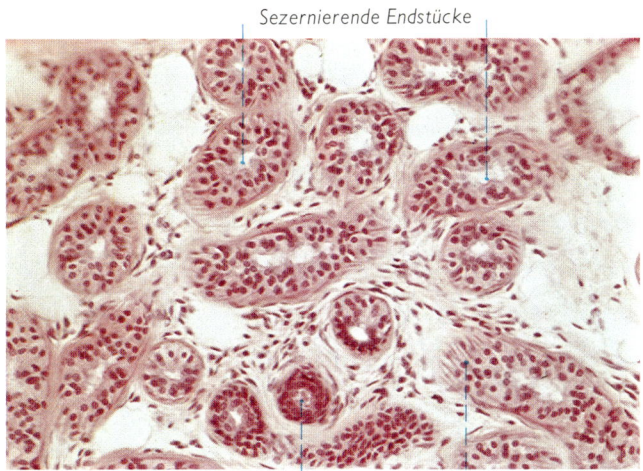

Sekrethaltige Zellkuppen

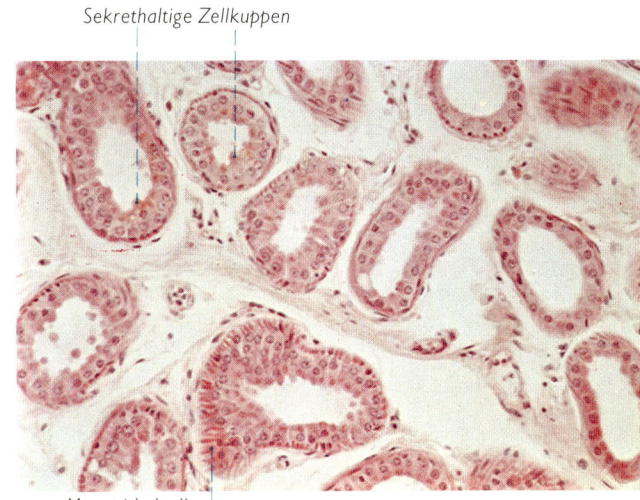

Beginn des Ausführungsganges   Myoepithelzellen   **Abb. 436.**

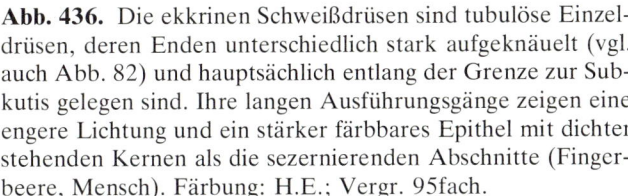

Myoepithelzellen   **Abb. 437.**

Zytoplasmakuppen des apokrinen Sekretionsmechanismus

Abb. 436. Die ekkrinen Schweißdrüsen sind tubulöse Einzeldrüsen, deren Enden unterschiedlich stark aufgeknäuelt (vgl. auch Abb. 82) und hauptsächlich entlang der Grenze zur Subkutis gelegen sind. Ihre langen Ausführungsgänge zeigen eine engere Lichtung und ein stärker färbbares Epithel mit dichter stehenden Kernen als die sezernierenden Abschnitte (Fingerbeere, Mensch). Färbung: H.E.; Vergr. 95fach.

Abb. 437. Die verzweigten alveolären Stoff- und Duftdrüsen, auch als apokrine große Schweißdrüsen bezeichnet, kommen nur in bestimmten Hautregionen vor und sind durch die weite Lichtung ihrer sezernierenden Endstücke sowie deren unterschiedlich hohes Epithel charakterisiert. Letzteres ist Ausdruck der verschiedenen Stadien eines apokrinen Sekretionsmechanismus einer Drüse (Haut der Achselhöhle, Mensch). Färbung: H.E.; Vergr. 150fach.

Abb. 438. An Flachschnitten durch die Endstücke gerade der apokrinen Duftdrüsen lassen sich die kontraktilen, spindelförmigen Myoepithelzellen (= Korbzellen) besonders gut demonstrieren, ohne deshalb jedoch für diese Drüsenart spezifisch zu sein (Glandulae ceruminosae aus dem äußeren Gehörgang, Mensch, vgl. auch Abb. 436 u. 437). Färbung: Azan; Vergr. 380fach.

Abb. 439. Die holokrinen Talgdrüsen sind ebenfalls verzweigte alveoläre Drüsen, nur mit dem Unterschied, daß ihre Lichtungen meist durch die sich allmählich zu Sekret umwandelnden Epithelzellen verlegt und damit im Schnitt nicht erkennbar sind. Färbung: Azan; Vergr. 60fach.

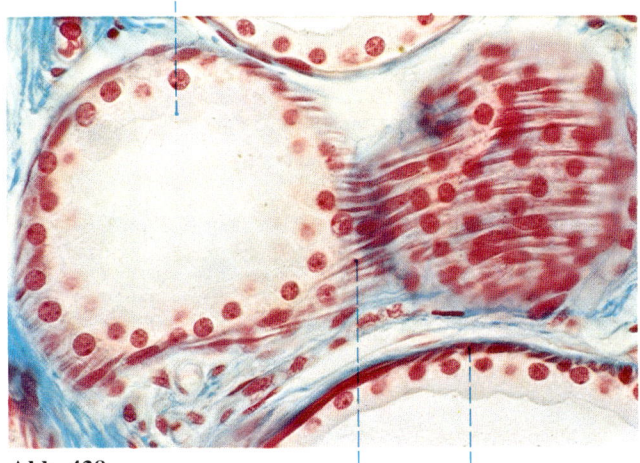

Abb. 438.   Myoepithelzellen

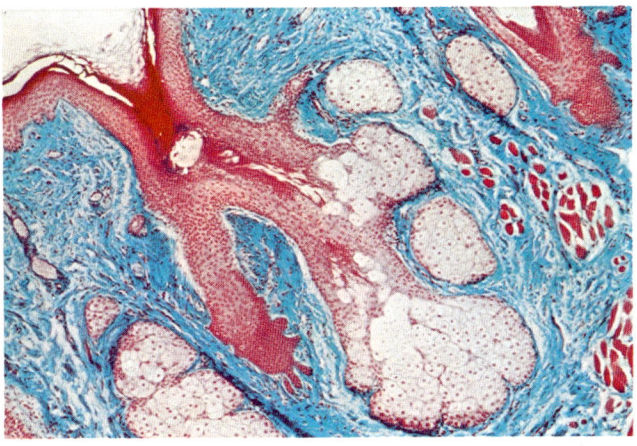

Abb. 439.

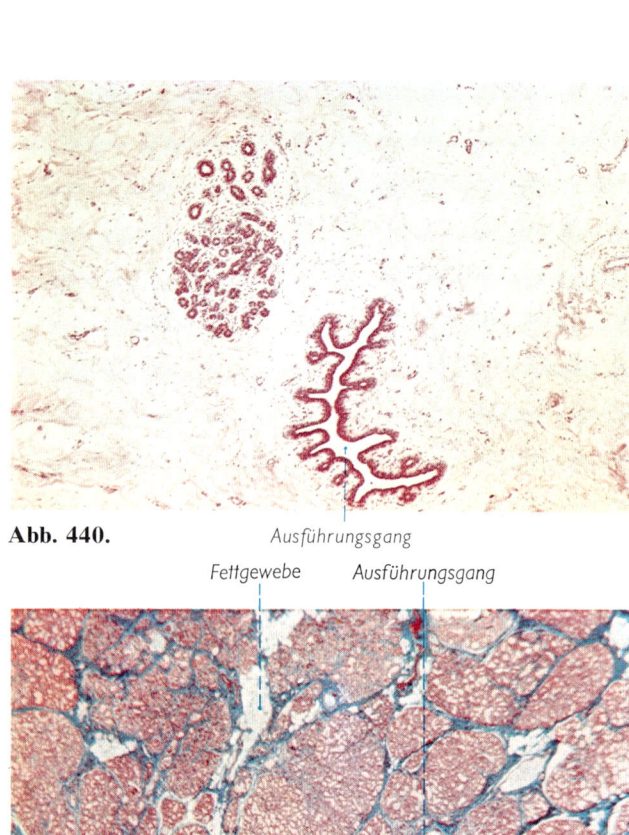

Abb. 440.

Ausführungsgang

Fettgewebe   *Ausführungsgang*

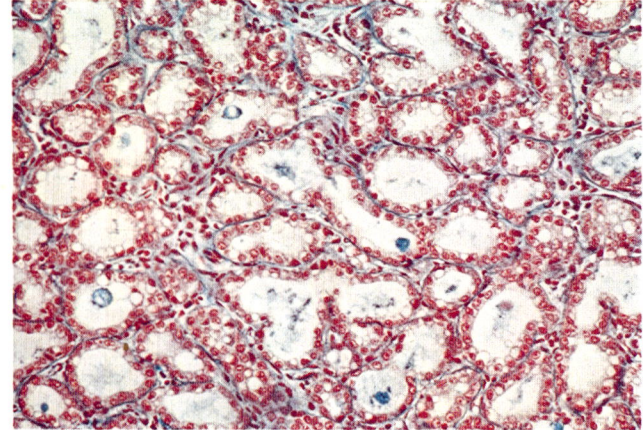

Abb. 442.

Arterie gefüllt mit Erythrozyten

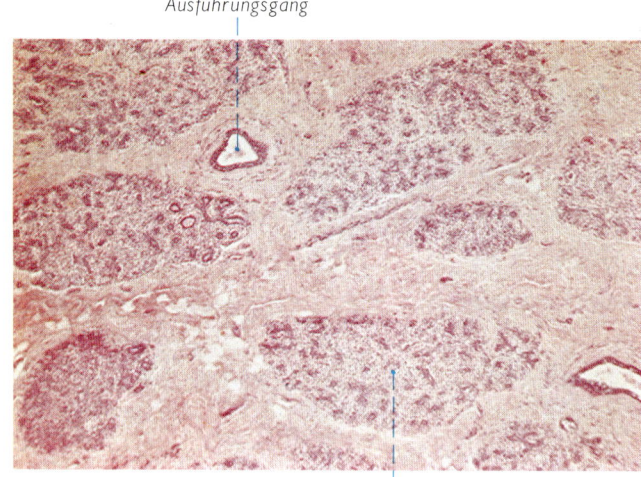

Ausführungsgang

Abb. 441.

Drüsenläppchen

Abb. 440. Teilansicht der ruhenden Brustdrüse einer Virgo mit größerem Ausführungsgang und einem kleinen Konglomerat von Drüsenendstücken, die von einer zarten bindegewebigen Kapsel umgeben werden. Färbung: H.E.; Vergr. 38fach.

Abb. 441. Proliferierende Brustdrüse einer Schwangeren. Unter dem Einfluß verschiedener Hormone beginnen sich in der Gravidität die vorher nur spärlich vorhandenen Endstücke zu vermehren und zu vergrößern. Sie verdrängen dabei zunehmend das anfänglich weit im Vordergrund stehende Bindegewebe, das schließlich nur noch in Gestalt schmaler, gefäßführender Septen zwischen den Drüsenläppchen erhalten bleibt. Beachte die weitlumigen Ausführungsgänge! Färbung: H.E.; Vergr. 38fach.

Abb. 442. Im voll entwickelten Zustand besteht eine funktionstüchtige Brustdrüse (= Mamma lactans) aus 10–15 tubulo-alveolären Einzeldrüsen, deren Endstücke in Abhängigkeit von der jeweiligen Sekretionsphase erhebliche Größenunterschiede aufweisen können. Im interlobulären Bindegewebe finden sich stets Anschnitte der größeren Ausführungsgänge (zur Differentialdiagnose vgl. mit Abb. 373–376 und Tabelle 14). Färbung: Azan; Vergr. 34fach.

Abb. 443. Die Zellen der weitlumigen Endstücke lassen nach Einwirkung der bei den meisten Einbettungen benutzten fettlösenden Zwischenmedien wie Alkohol u. ä. wechselnd große Vakuolen (= herausgelöste Fetttröpfchen) erkennen (Mamma lactans, Mensch). Trotz eines gelegentlich mit dem Kolloid der Schilddrüse zu verwechselnden Inhaltes der Endstücke unterscheiden sich diese immer durch ihre wesentlich unregelmäßigere Gestalt von denen der Glandula thyreoidea. Färbung: Azan; Vergr. 150fach.

Abb. 443.

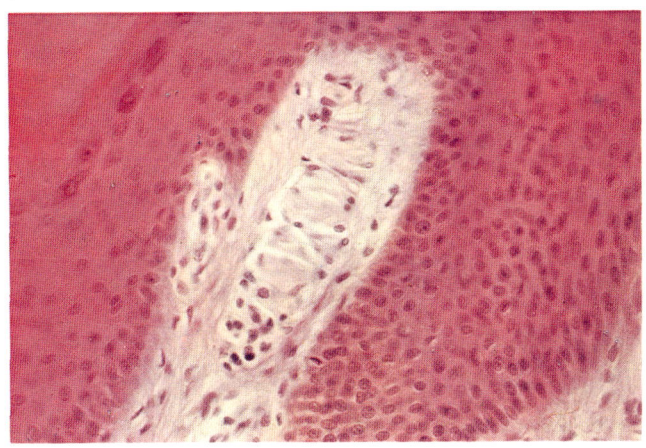

Abb. 444. Längsschnitt durch ein Meissnersches Tastkörperchen aus der Fingerbeere des Menschen. Diese in den Bindegewebspapillen des Corium gelegenen Druckrezeptoren bestehen aus keulenförmigen, übereinander gestapelten Zellen, zwischen denen eine afferente Nervenfaser verläuft. Färbung: H.E.; Vergr. 240fach.

Abb. 444.

Zentrales Axon

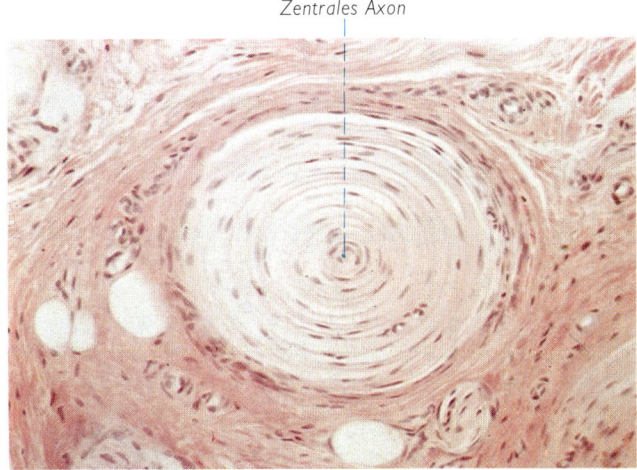

Abb. 445. Querschnitt durch ein Vater-Pacinisches Lamellenkörperchen (Fingerbeere, Mensch). Diese durch eine deutliche bindegewebige Kapsel begrenzten, ebenfalls als Mechanorezeptoren fungierenden Sinnesorgane liegen im Bereich der Haut überwiegend innerhalb der Subkutis. Sie bestehen aus einem zentral in ihrer Längsachse verlaufenden Axon mit konzentrisch darum geschichteten, dünnen Zellamellen, die durch flüssigkeitsgefüllte Räume voneinander getrennt sind. Färbung: H.E.; Vergr. 150fach.

Abb. 445.

Bindegewebige Kapsel

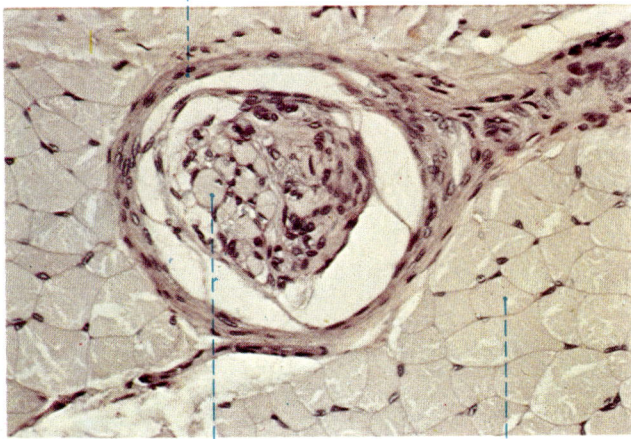

Abb. 446. Querschnitt durch eine Muskelspindel aus einem M. lumbricalis (Mensch). Diese ebenfalls durch eine kräftige Bindegewebskapsel begrenzten Rezeptoren (für die Tiefensensibilität) enthalten in ihrem Inneren die sog. intrafusalen Fasern, die parallel zur Arbeitsmuskulatur verlaufen, jedoch nicht mit dieser verbunden sind. Sie unterscheiden sich von den übrigen Skelettmuskelfasern durch einen kleineren Querschnitt, den Besitz eines mittleren, nicht kontraktilen Faserabschnittes und eine spezielle Innervation. Färbung: Hämatoxylin; Vergr. 240fach.

Abb. 446. *Intrafusale Muskelfaser*   *Skelettmuskelfaser*

191

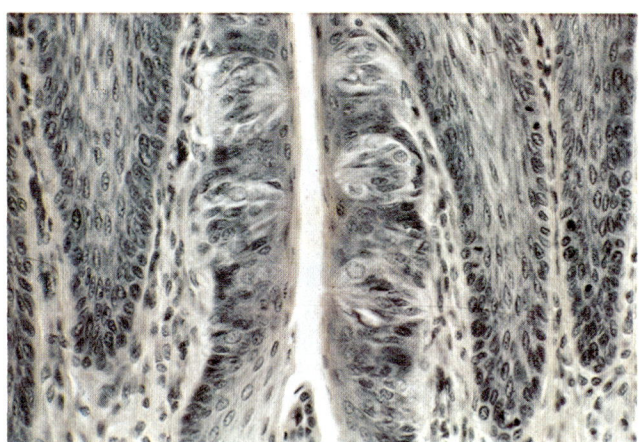

Abb. 447.

Abb. 447. Mehrere Geschmacksknospen im Epithel der Seitenwände der Papillae foliatae (Zunge, Kaninchen), die bei schwächeren Vergrößerungen wegen ihrer geringeren Färbbarkeit als kienzapfenförmige Aufhellungen erscheinen (vgl. auch Abb. 253). Färbung: Weigerts EH.; Vergr. 240fach.

Kern einer Sinneszelle

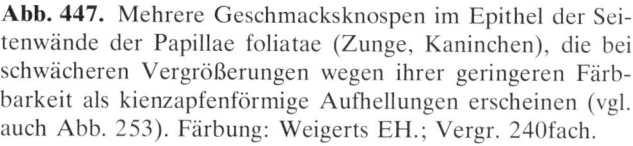

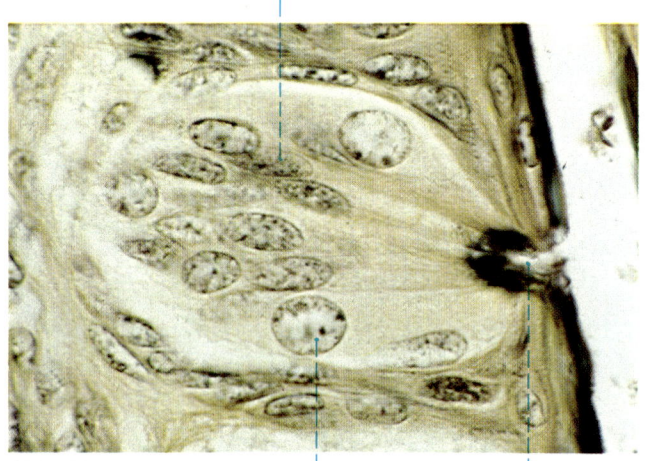

Abb. 448.   *Kern einer Stützzelle*   *Geschmacksporus mit Geschmacksstiftchen*

Abb. 448. Bei höherer Auflösung lassen sich mittels ihrer unterschiedlich großen und wechselnd gestalteten Kerne zwei verschiedene Zellrassen innerhalb der Geschmacksknospen unterscheiden (Papilla foliata, Kaninchen). Die eine besitzt große, rundliche Kerne, erreicht mit ihrer Oberfläche nicht immer den Geschmacksporus und wird als „Stütz- oder Ersatzzellen" bezeichnet. Die andere Zellsorte, die Sinnes- oder Geschmackszellen, zeigen länglich-schmale Kerne und erreichen immer den grübchenförmigen Geschmacksporus, in den sie mit einem apikalen Fortsatz, dem Geschmacksstiftchen (= Büschel langer Mikrovilli), hineinragen (hier wegen zu großer Schnittdicke nur als homogene Schwärzung erkennbar). Färbung: Heidenhainsches EH.; Vergr. 960fach.

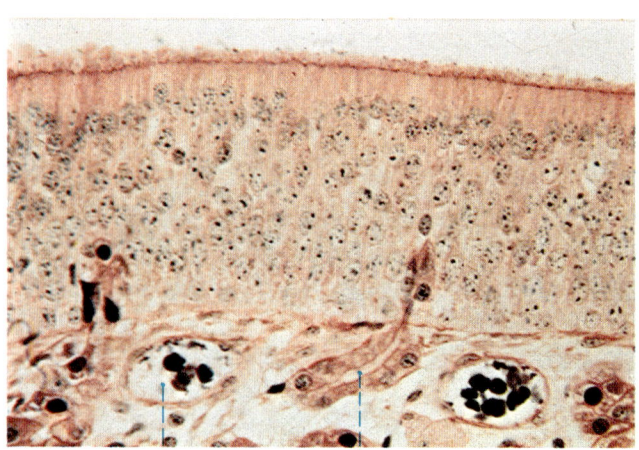

Vene mit Erythrozyten   *Glandula olfactoria*   **Abb. 449.**

Abb. 449. Das mehrreihige Riechepithel (Regio olfactoria, Hund) ist zunächst durch seine größere Höhe und das Fehlen von Becherzellen vom Flimmerepithel der Regio respiratoria zu unterscheiden. Da entsprechendes menschliches Material aus naheliegenden Gründen nur selten in gut erhaltenem Zustand zu gewinnen ist, wird im mikroskopischen Kurs meist die Riechschleimhaut von Tieren als Präparat ausgegeben. Auch hier finden sich wie beim Menschen Stütz- und Sinneszellen; nur sind diese im Routinepräparat schwer voneinander zur differenzieren. Auch Einzelheiten der apikalen Fortsätze dieser bipolaren Nervenzellen, die als mit Sinneshaaren versehene Riechkolben die epitheliale Oberfläche überragen, sind wegen des auflagernden Schleimfilms und einer zu großen Schnittdicke kaum zu erkennen. Färbung: EH.-Benzolichtbordeaux; Vergr. 380fach.

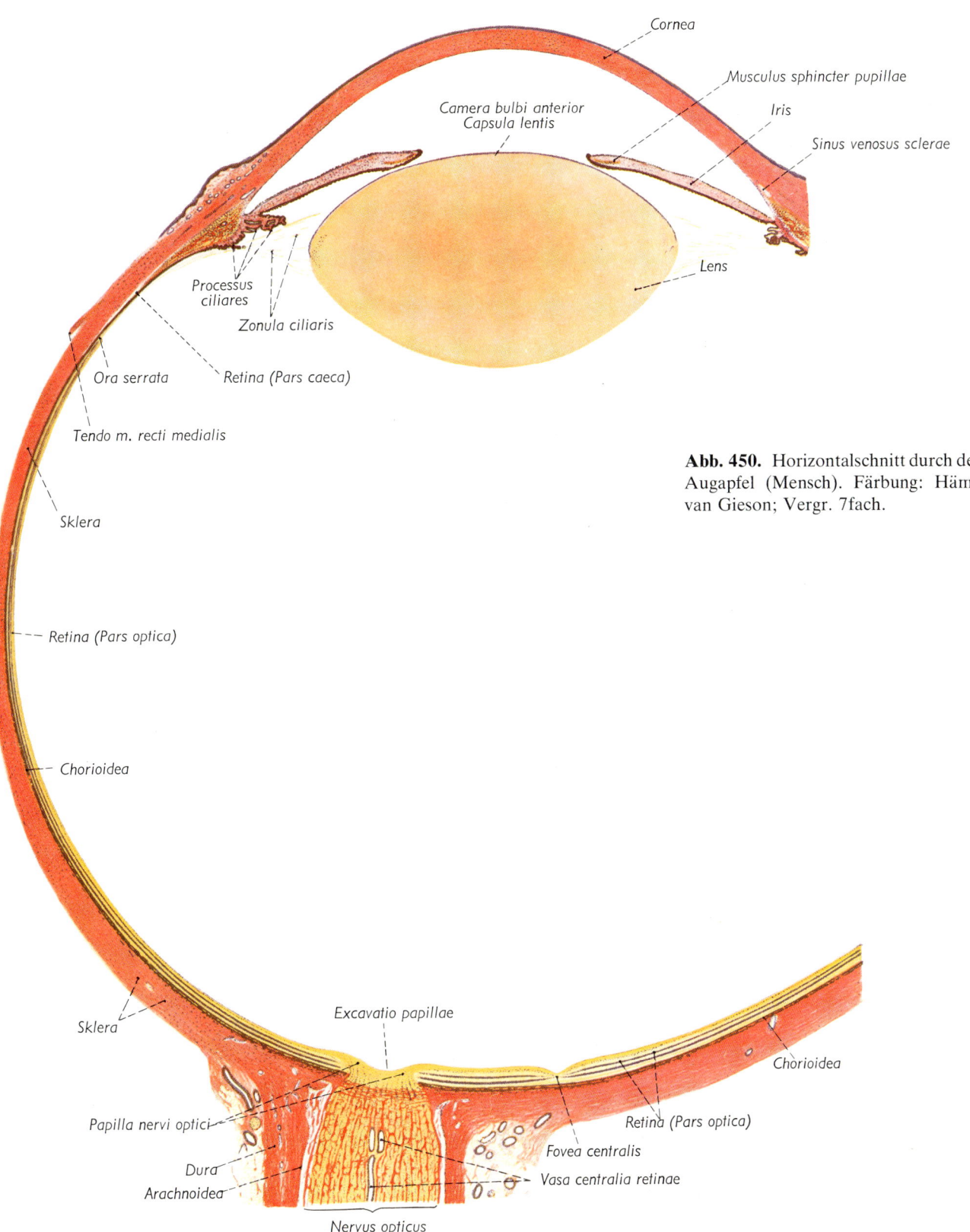

Cornea

Musculus sphincter pupillae

Iris

Sinus venosus sclerae

Camera bulbi anterior
Capsula lentis

Lens

Processus
ciliares

Zonula ciliaris

Retina (Pars caeca)

Ora serrata

Tendo m. recti medialis

Sklera

Retina (Pars optica)

Chorioidea

Abb. 450. Horizontalschnitt durch den Augapfel (Mensch). Färbung: Häm.-van Gieson; Vergr. 7fach.

Sklera

Excavatio papillae

Chorioidea

Retina (Pars optica)

Papilla nervi optici

Fovea centralis

Dura

Vasa centralia retinae

Arachnoidea

Nervus opticus

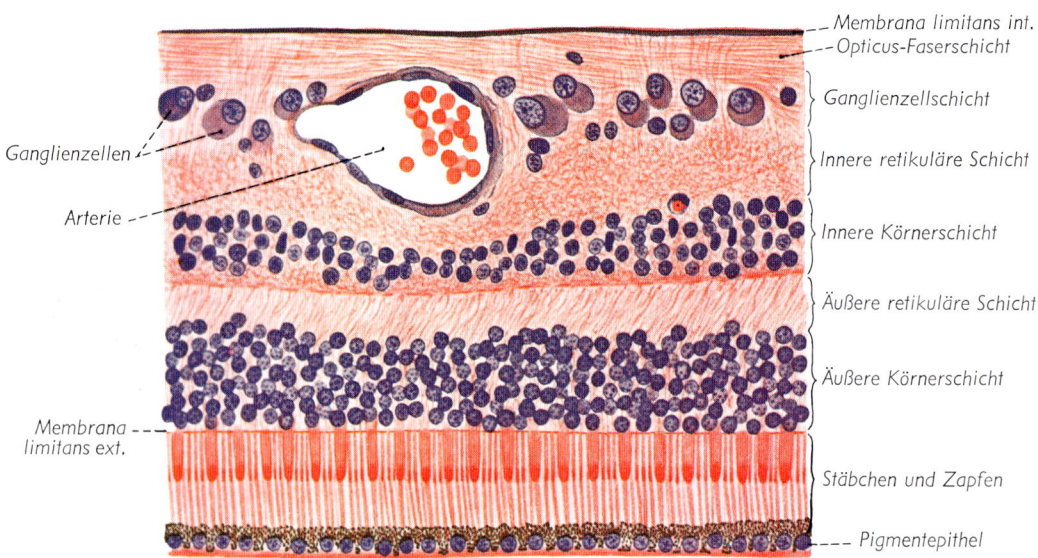

Membrana limitans int.
Opticus-Faserschicht
Ganglienzellschicht
Innere retikuläre Schicht
Innere Körnerschicht
Äußere retikuläre Schicht
Äußere Körnerschicht
Stäbchen und Zapfen
Pigmentepithel

Ganglienzellen
Arterie
Membrana limitans ext.

Abb. 451. Die Netzhaut (Retina) zeigt in ihrem lichtempfindlichen Anteil, der Pars optica, einen komplizierten Schichtenbau, der sich am einfachsten durch seine funktionelle Gliederung als eine Kette hintereinander geschalteter Neurone verstehen läßt. Danach liegt am weitesten außen die Schicht des 1. Neurons, nämlich die der primären Sinneszellen (= Stäbchen und Zapfen). Nach einwärts folgen zwei Nervenzellschichten, die mit ihren Fortsätzen das 2. bzw. 3. Neuron in der gesamten Sehbahn darstellen. Da sowohl die Zellkerne dieser 3 Neurone, als auch ihre Fortsätze in definierten Zonen gelegen sind, kommt es zu der scheinbar komplizierten Schichtung der Retina. So enthalten die beiden „Körnerschichten" sowie die „Ganglienzellschicht" die kernhaltigen Zelleiber von 1. Stäbchen und Zapfen (= äußere Körnerschicht), 2. von bipolaren Ganglienzellen (= innere Körnerschicht) und 3. von Ganglienzellen des N. opticus (= Ganglienzellschicht). Die beiden „retikulären" Schichten enthalten die Fortsätze der ihnen jeweils benachbarten Nervenzellen, so daß in der „äußeren retikulären Schicht" die Neuriten der Stäbchen und Zapfen mit den Dendriten der „Bipolaren" in synaptischen Kontakt treten, während in der „inneren retikulären Schicht", die Neuriten der „Bipolaren" mit den Dendriten der Ganglienzellen des N. opticus ihre synaptischen Verbindungen eingehen. Zuinnerst folgt dann die Schicht der Neuriten für den N. opticus. Die Membrana limitans interna entsteht durch Verschmelzung fußartig verbreiteter Fortsätze von spezifischen Gliazellen (= Müllersche Stützzellen), während die Membr. limitans ext. das Äquivalent interzellulärer Haftstrukturen zwischen Sinnes- und Müllerschen Stützzellen darstellt. Färbung: H.E.; Vergr. 400fach.

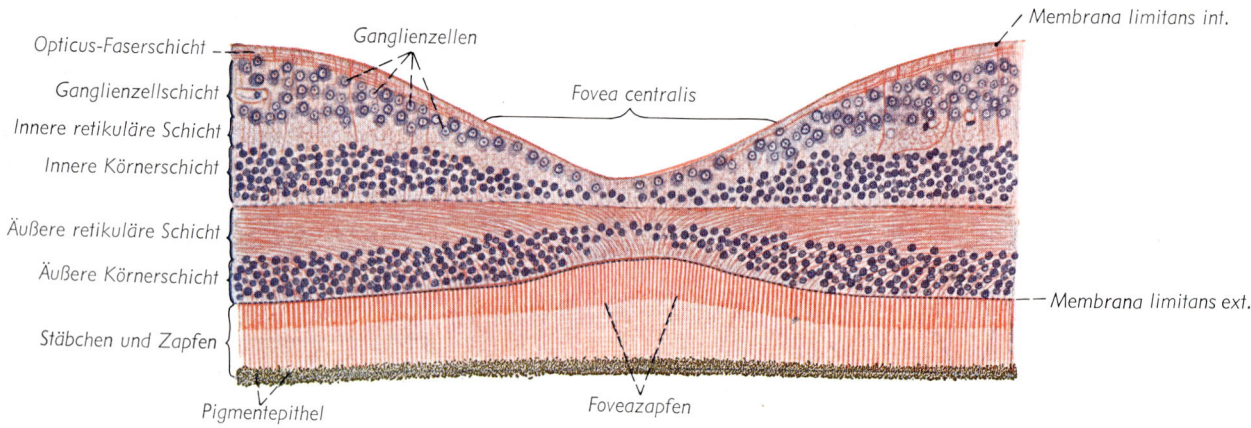

Opticus-Faserschicht
Ganglienzellen
Membrana limitans int.
Ganglienzellschicht
Innere retikuläre Schicht
Innere Körnerschicht
Fovea centralis
Äußere retikuläre Schicht
Äußere Körnerschicht
Membrana limitans ext.
Stäbchen und Zapfen
Pigmentepithel
Foveazapfen

Abb. 452. Schnitt durch die Fovea centralis der Macula lutea (= Stelle des schärfsten Sehens). Die Retinaschichten sind stark abgeflacht, so daß das Licht die hier ausschließlich vorhandenen Zapfenzellen sehr viel leichter erreichen kann. Färbung: H.E.; Vergr. 175fach.

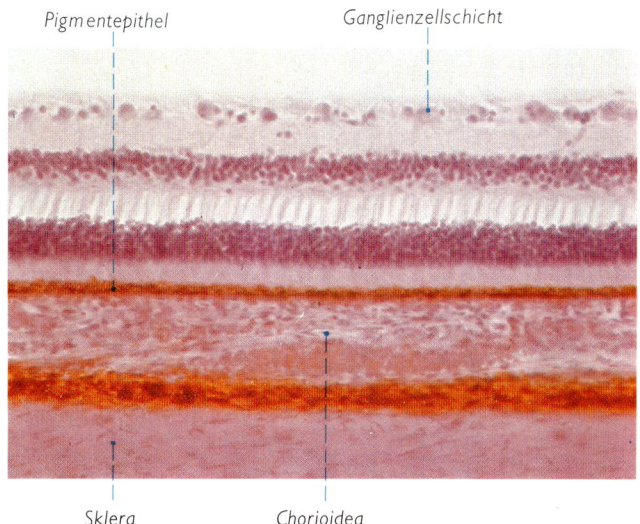

Pigmentepithel   Ganglienzellschicht

Sklera   Chorioidea

Abb. 453. Originalpräparat einer menschlichen Retina in situ mit anschließendem Pigmentepithel, Chorioidea und den innersten Anteilen der Sklera. Beachte, daß die Müllerschen Stützzellen im Routinepräparat nicht als solche erkennbar sind. Zur Nomenklatur der einzelnen Schichten vergleiche die Abb. 450 u. 451. Färbung: H.E.; Vergr. 240fach.

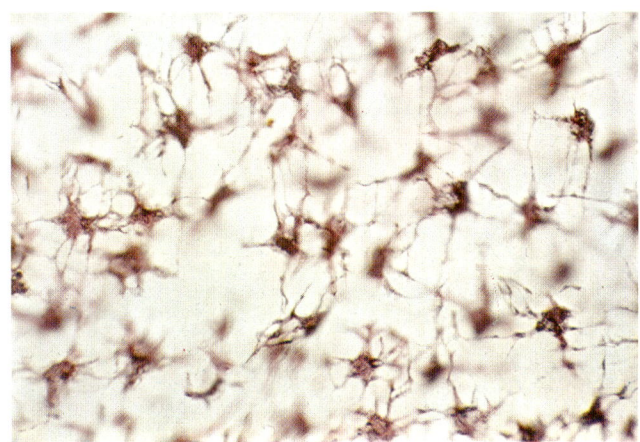

Abb. 454. Flächenpräparat von der Hornhaut (Mensch) mit Darstellung der reich verzweigten Fibroblasten (= Cornealzellen) in der Substantia propria durch Imprägnierung der Cornea in toto mit Goldchlorid. Vergr. 240fach (Präparat: Prof. Dr. H.J. Clemens, München).

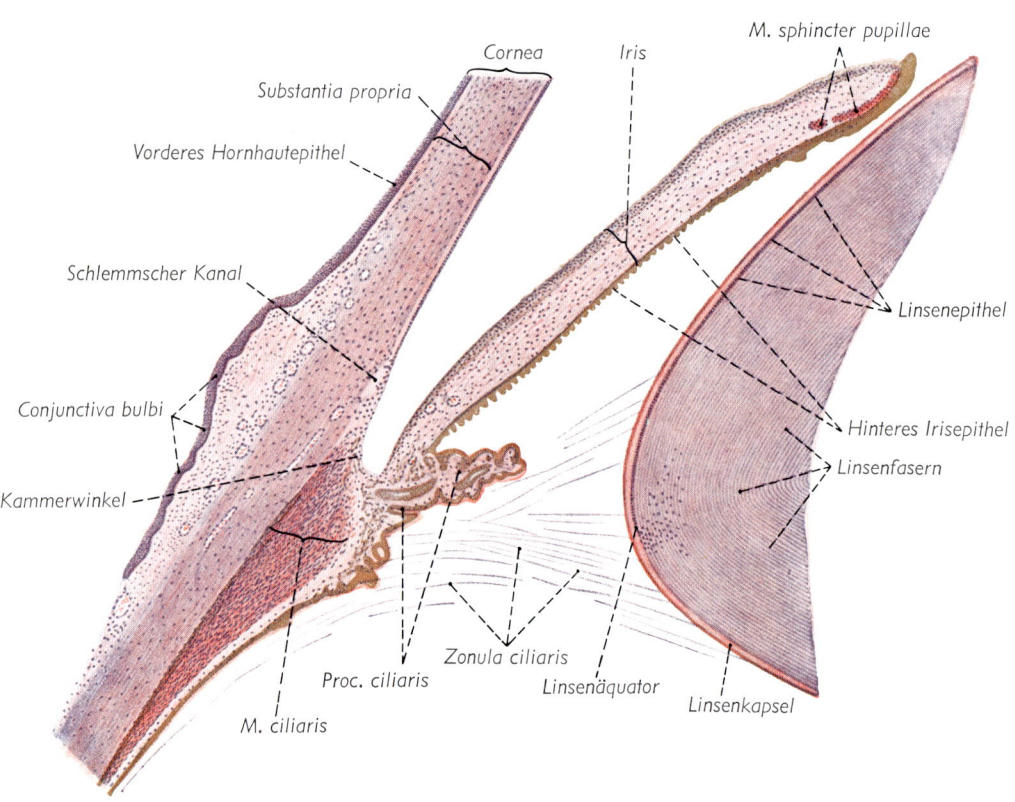

Cornea

Substantia propria

Vorderes Hornhautepithel

Schlemmscher Kanal

Conjunctiva bulbi

Kammerwinkel

M. ciliaris

Proc. ciliaris

Zonula ciliaris

Linsenäquator

Linsenkapsel

Iris

M. sphincter pupillae

Linsenepithel

Hinteres Irisepithel

Linsenfasern

Abb. 455. Linke Hälfte eines Horizontalschnitts durch den vorderen Anteil des Augenbulbus (vgl. mit Abb. 450) mit Corpus ciliare, vorderer und hinterer Augenkammer mit Kammerwinkel, Iris, Linse und Hornhautrand. Färbung: H.E.; Vergr. 35fach.

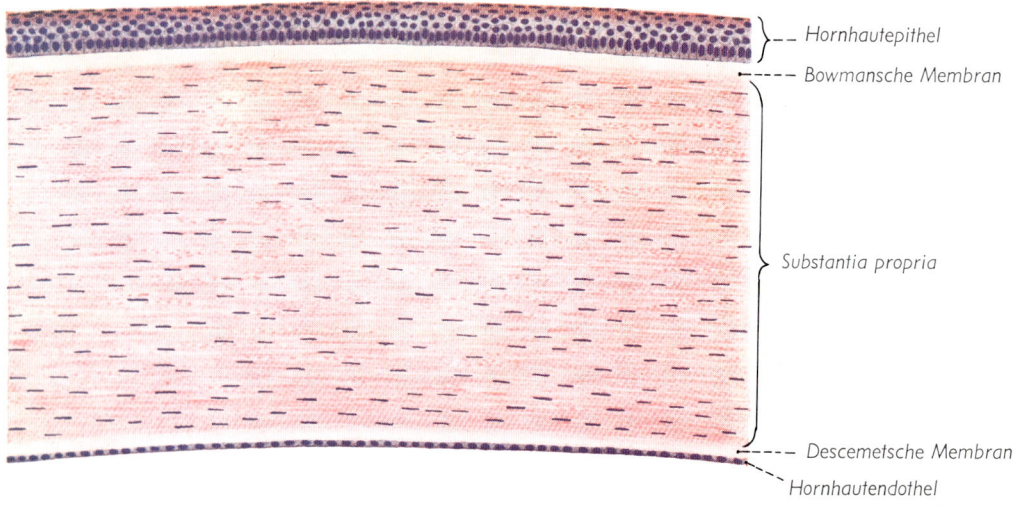

Hornhautepithel

Bowmansche Membran

Substantia propria

Descemetsche Membran

Hornhautendothel

Abb. 456. Hornhaut (Cornea) des Auges bei stärkerer Vergrößerung. Diese ist normalerweise gefäßfrei, und ihr Stroma (= Substantia propria) besteht aus kollagenen Faserbündeln, zwischen denen nur die Kerne der reichverzweigten und z. B. durch Vergoldung elektiv darstellbaren Bindegewebszellen (= Hornhautkörperchen, vgl. Abb. 454) erkennbar sind. Die Hornhaut ist ein oft zur gleichzeitigen Demonstration eines mehrschichtigen unverhornten sowie eines einschichtigen Plattenepithels ausgegebenes Kurspräparat. Färbung: H.E.; Vergr. 80fach.

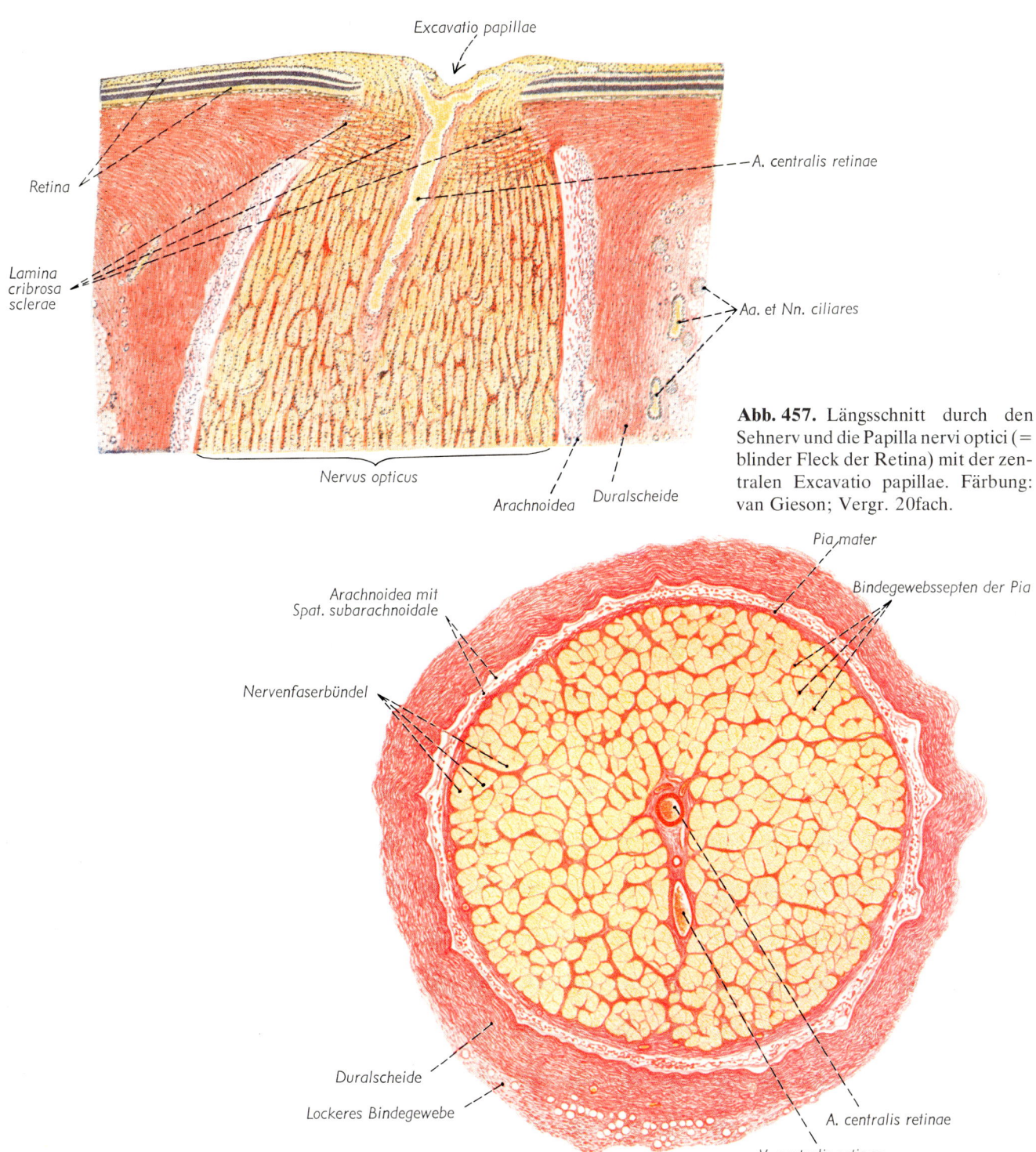

Excavatio papillae

Retina

Lamina
cribrosa
sclerae

A. centralis retinae

Aa. et Nn. ciliares

Nervus opticus

Arachnoidea   Duralscheide

Abb. 457. Längsschnitt durch den
Sehnerv und die Papilla nervi optici (=
blinder Fleck der Retina) mit der zentralen Excavatio papillae. Färbung:
van Gieson; Vergr. 20fach.

Pia mater

Bindegewebssepten der Pia

Arachnoidea mit
Spat. subarachnoidale

Nervenfaserbündel

Duralscheide

Lockeres Bindegewebe

A. centralis retinae

V. centralis retinae

Abb. 458. Querschnitt durch den N. opticus, der als Hirnteil von sämtlichen drei Hirnhäuten umgeben wird, zwischen denen auch
ein schmaler, mit Liquor gefüllter Subarachnoidalraum erhalten bleibt. Die für dieses Präparat oft als charakteristisch angegebenen
Anschnitte der erst einen (!) Zentimeter vor dem Bulbus in den Sehnerv eintretenden A. und V. centralis retinae fehlen jedoch immer dann, wenn der N. opticus proximal von dieser Eintrittsstelle geschnitten wird. Sie stellen damit also kein unbedingt erforderli-
ches differentialdiagnostisches Kriterium dar. Färbung: van Gieson; Vergr. 22fach.

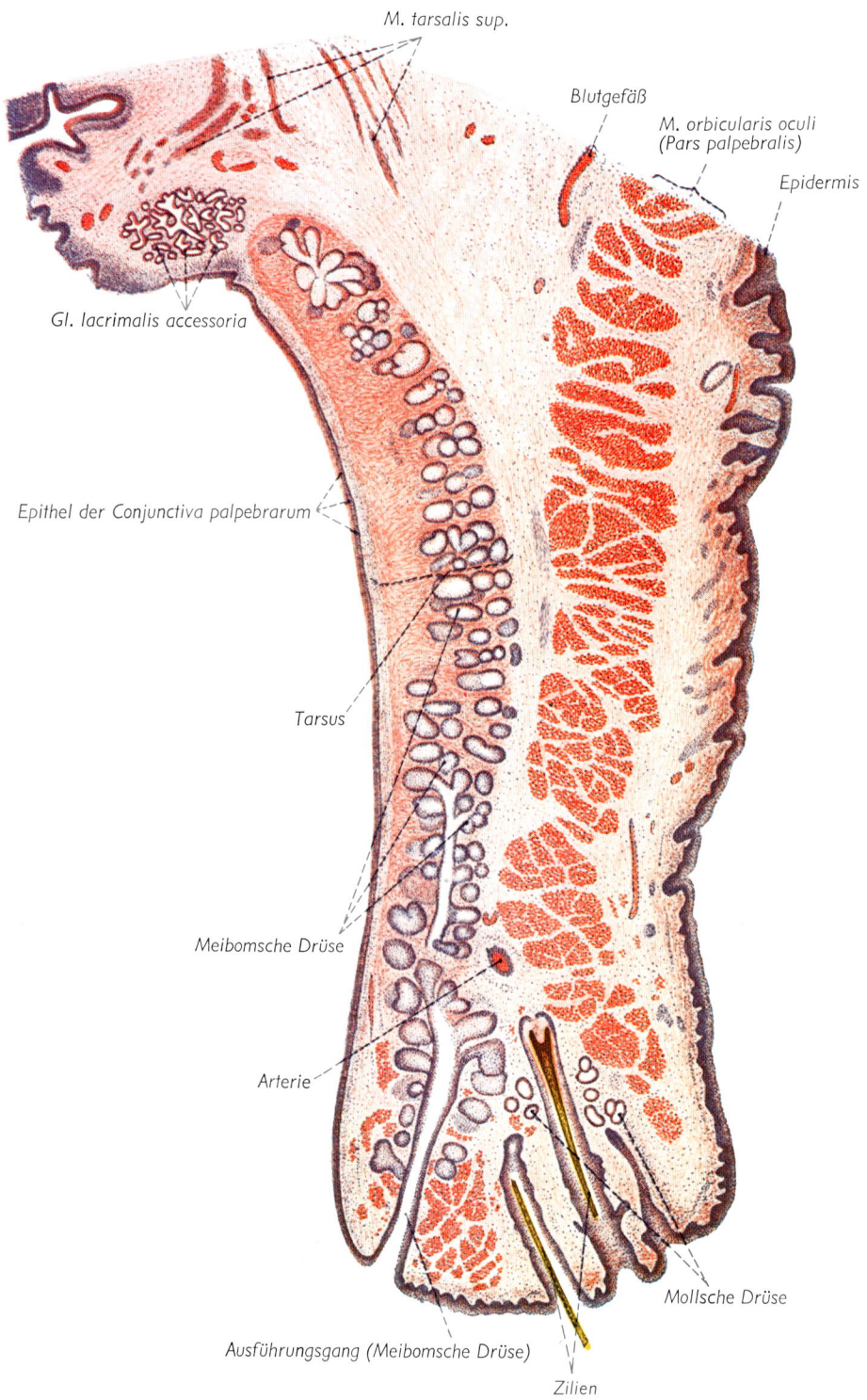

M. tarsalis sup.

Blutgefäß

*M. orbicularis oculi
(Pars palpebralis)*

Epidermis

Gl. lacrimalis accessoria

Epithel der Conjunctiva palpebrarum

Tarsus

Meibomsche Drüse

Arterie

Mollsche Drüse

Ausführungsgang (Meibomsche Drüse)

Zilien

Abb. 459. Sagittalschnitt durch das obere Augenlid (Mensch). In den sehr derbfaserigen und als bindegewebiges Skelett fungierenden, plattenförmigen Tarsus sind die länglichen, in einer Reihe angeordneten Talgdrüsen (= Meibomsche Drüsen = Glandulae tarsales) eingelagert, die keine Beziehungen zu den Wimpern besitzen. In der Nachbarschaft der Zilien finden sich die apokrinen Glandulae ciliares (= Mollsche Drüsen). In die Oberkante des Tarsus strahlt der glattmuskuläre M. tarsalis superior ein, der durch seinen Tonus die Lidspalte offenhält. Zur Differentialdiagnose vgl. Tabelle 11. Färbung: H.E.; Vergr. 17fach.

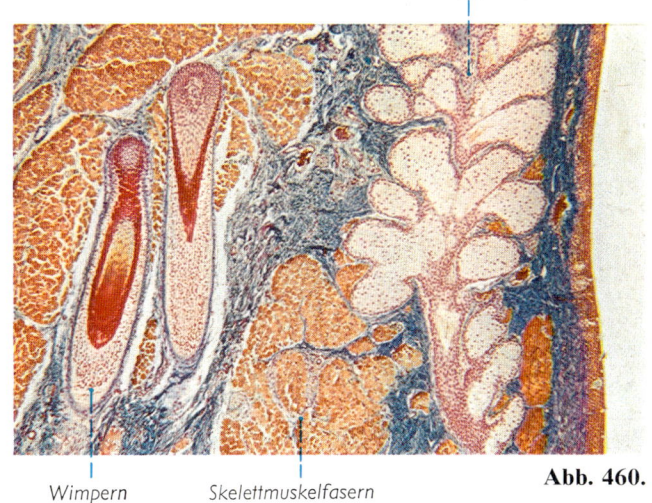

Meibomsche Drüse

Wimpern   Skelettmuskelfasern   **Abb. 460.**

Abb. 460. Ausschnittsvergrößerung aus einem Sagittalschnitt in Nähe der Lidkante (Mensch). Rechts im Bild das dem Augenbulbus zugewandte, niedrige innere Epithel (= mehrschichtig, platt, unverhornt); es folgen Anschnitte einer Meibomschen Drüse, quergetroffene Fasern der Pars palpebralis des M. orbicularis oculi sowie zweier Zilien. Färbung: Azan; Vergr. 38fach.

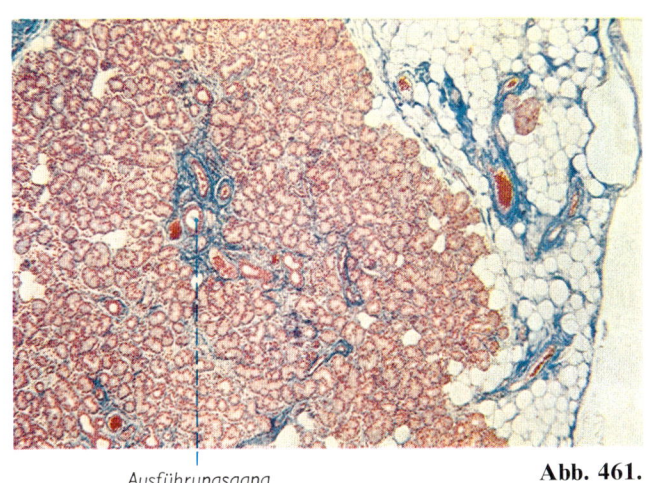

Ausführungsgang   **Abb. 461.**

Abb. 461. Die menschliche Tränendrüse (Gl. lacrimalis) läßt zum Unterschied zu allen anderen rein serösen Drüsen (Gl. parotis und Pankreas) schon bei Übersichtsvergrößerungen stets deutliche Lichtungen in ihren sezernierenden Endstücken erkennen. Nach dem Bau der letzteren wird sie als tubulo-alveolär (-azinös) bezeichnet und ist außerdem durch das Fehlen (!) eines differenzierten Gangsystems gekennzeichnet. Es finden sich nur intra- und interlobuläre Ausführungsgänge. Zur Differentialdiagnose vgl. Abb. 268 und Tabelle 12. Färbung: Azan; Vergr. 38fach.

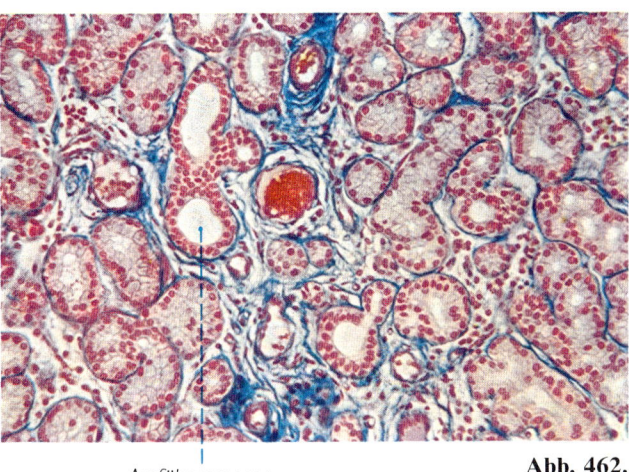

Ausführungsgang   **Abb. 462.**

Abb. 462. Die sezernierenden Zellen der Endstücke der Tränendrüse besitzen stets rundliche Kerne (ähnlich denen der azinösen Endstücke der Parotis), und im zellreichen interstitiellen Bindegewebe finden sich zahlreiche Lymphozyten und Plasmazellen, von denen letztere oft in kleinere Gruppen zusammengeordnet sind (vgl. dazu Abb. 101). Färbung: Azan; Vergr. 150fach.

199

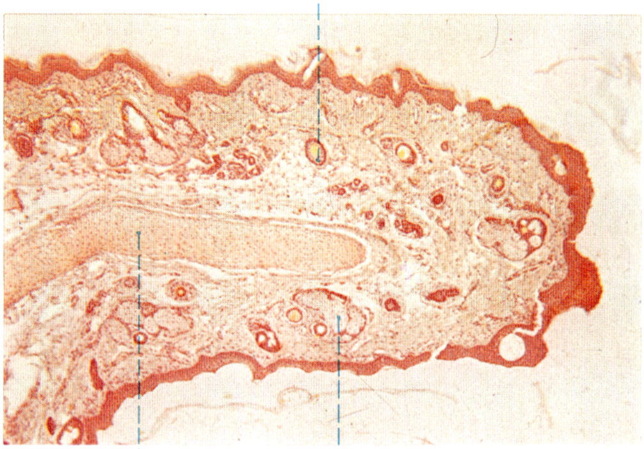

Undifferenziertes Haar

Abb. 463. Horizontalschnitt durch die freie Kante einer Ohr-
muschel (Neugeborenes, Mensch). Das allseitig die Muschel
bedeckende mehrschichtige Plattenepithel ist mäßig verhornt
und enthält überall (!) Haaranlagen mit Talgdrüsen. Als „Skelett" dient eine Platte aus elastischem Knorpel. Zur Differentialdiagnose vgl. Tabelle 11. Färbung: Borax-Karmin; Vergr.
38fach.

Elastischer Knorpel   Talgdrüse

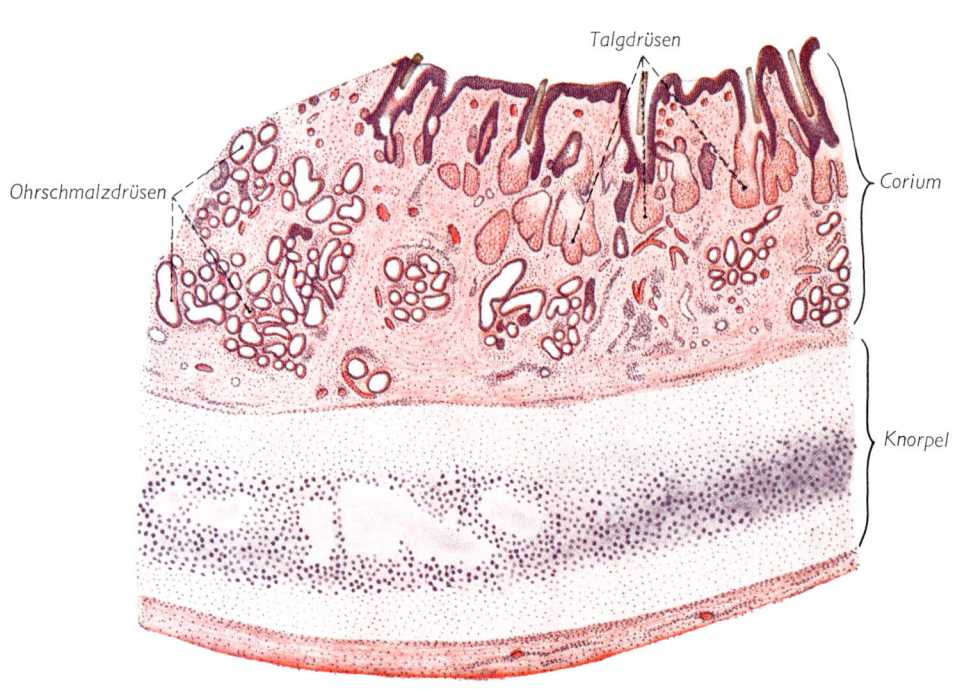

Talgdrüsen

Ohrschmalzdrüsen

Corium

Knorpel

Abb. 464. Sektor eines Querschnitts durch den knorpeligen Teil (Pars cartilaginea) des äußeren Gehörgangs (Mensch). Er wird von
der äußeren Haut ausgekleidet, in der sich neben Haaren mit Talgdrüsen zahlreiche Anschnitte der alveolären, apokrinen Ohrschmalzdrüsen (Gll. ceruminosae) finden (Einzelheiten vgl. Abb. 87 und 438). Färbung: H.E.; Vergr. 16fach.

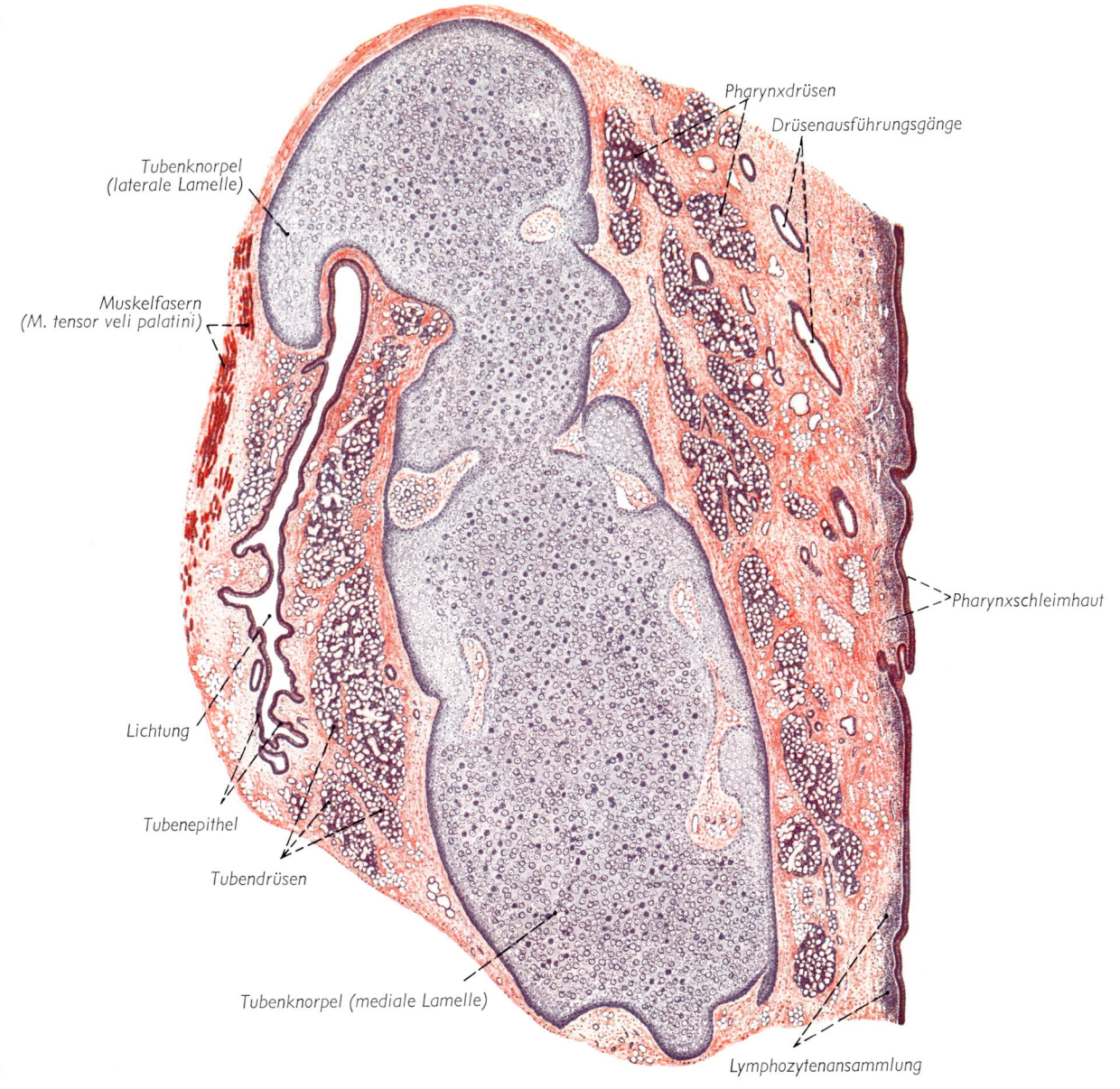

Pharynxdrüsen

Drüsenausführungsgänge

Tubenknorpel
(laterale Lamelle)

Muskelfasern
(M. tensor veli palatini)

Pharynxschleimhaut

Lichtung

Tubenepithel

Tubendrüsen

Tubenknorpel (mediale Lamelle)

Lymphozytenansammlung

Abb. 465. Querschnitt durch den knorpeligen Teil der Ohrtrompete (Tuba auditiva Eustachii). Die Schleimhaut besteht hier aus einem mehrreihigen, prismatischen Flimmerepithel mit Becherzellen, in dessen Lamina propria vor allem in Richtung auf die Tubenöffnung lymphoretikuläre Ansammlungen eingestreut sind. Die Schleimhautdrüsen (Gll. tubariae) sind seromukös, der Tubenknorpel überwiegend elastisch. Färbung: H.E.; Vergr. 13fach.

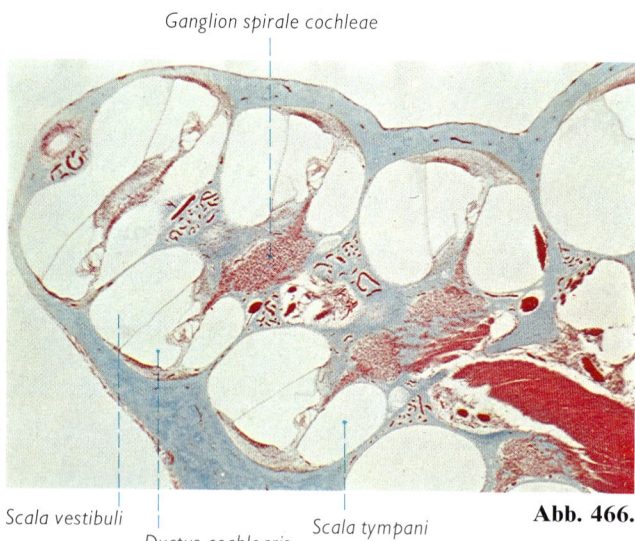

Ganglion spirale cochleae

Scala vestibuli
Ductus cochlearis
Scala tympani
Abb. 466.

Abb. 466. Längsschnitt durch die knöcherne Schnecke (Meerschweinchen), die beim Menschen in zweieinhalb Windungen eine zentrale Achse, den Modiolus, umkreist. In letzterem verläuft der Hörnerv mit den in regelmäßigen Abständen beiderseits von ihm gelegenen Anschnitten des Ganglion spirale cochleae (es enthält noch echte bipolare Nervenzellen), in dessen Höhe jeweils eine Knochenlamelle (= Lamina spiralis ossea) gegen das häutige Labyrinth vorspringt. Färbung: Azan; Vergr. 24fach.

Abb. 467. Der Querschnitt durch eine Schneckenwindung (Cochlea, Meerschweinchen) zeigt drei mit Flüssigkeit gefüllte Räume, von denen der mittlere den Schneckenanteil des häutigen Labyrinths darstellt. Dieser mit Endolymphe gefüllte Ductus cochlearis wird von zwei perilymphatischen Gängen, der Scala tympani (unten) und der Scala vestibuli (oben) begleitet. Gegen letztere wird der Ductus cochlearis durch die dünne Reissnersche Membran begrenzt, während nach unten die Lamina basilaris den Abschluß bildet. Die laterale Wand liefert die kapillarreiche Stria vascularis, von der die Endolymphe produziert wird. Färbung: Azan; Vergr. 96fach.

Abb. 468. Stärkere Vergrößerung des eigentlichen Rezeptors, des Cortischen Organs. Es besteht aus Sinneszellen, den Haarzellen und verschiedenen Arten von Stützzellen (Pfeiler-, Phalangen-, Hensenschen- und Claudiusschen Zellen). Deutlich erkennbar sind die drei schraubenförmig das Cortische Organ durchziehenden, mikroskopisch kleinen Kanäle: der innere Tunnel, der Nuelsche Raum und der äußere Tunnel (von rechts nach links) sowie folgende Zellarten: innere und äußere Pfeilerzellen (stärker eosinophil, ie äußeren Phalangen- und äusseren Haarzellen sowie die Hensenschen- und Claudiusschen Stützzellen. Das Epithel des Limbus laminae spiralis setzt sich einerseits in die Membrana tectoria und andererseits in die epitheliale Auskleidung des Sulcus spiralis internus fort. Färbung: Azan; Vergr. 240fach.

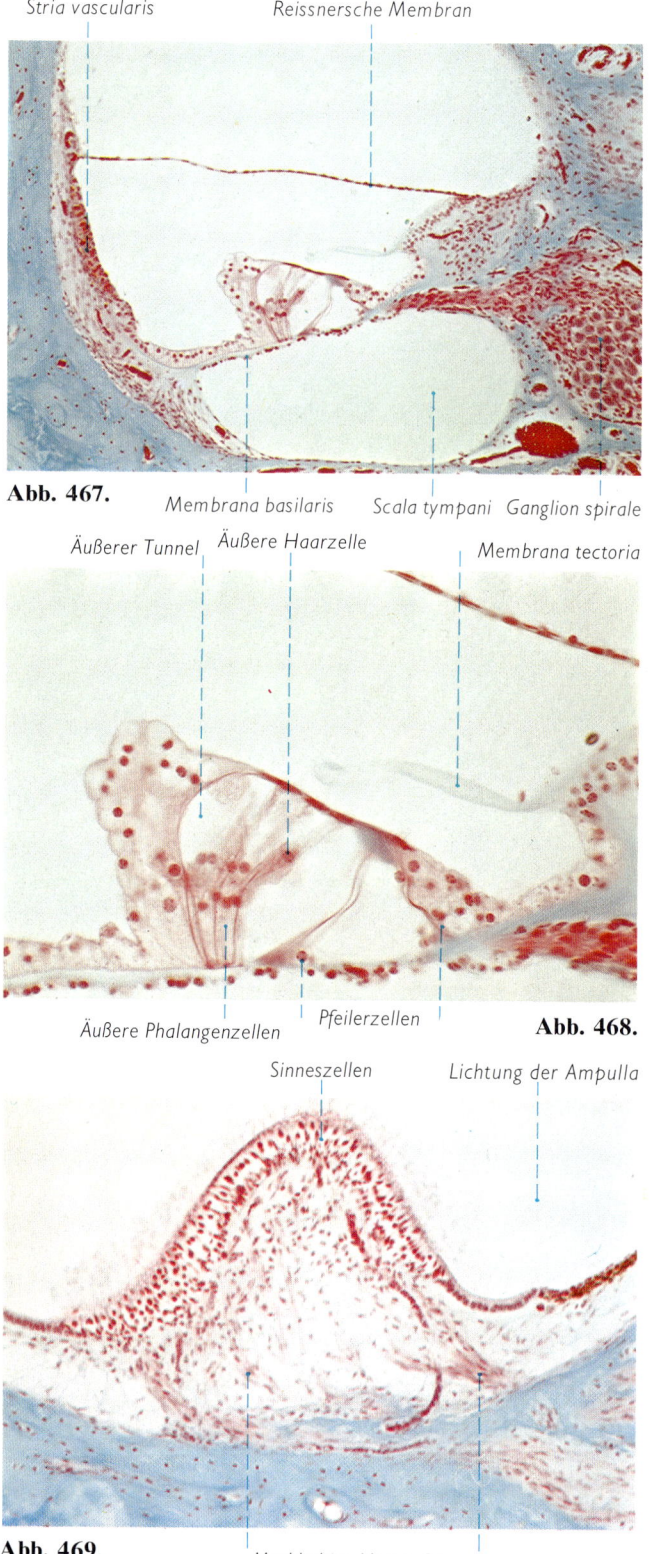

Stria vascularis
Reissnersche Membran

Abb. 467.
Membrana basilaris
Scala tympani
Ganglion spirale

Äußerer Tunnel
Äußere Haarzelle
Membrana tectoria

Äußere Phalangenzellen
Pfeilerzellen
Abb. 468.

Sinneszellen
Lichtung der Ampulla

Abb. 469.
Markhaltige Nervenfasern

202

Hintere Wurzel

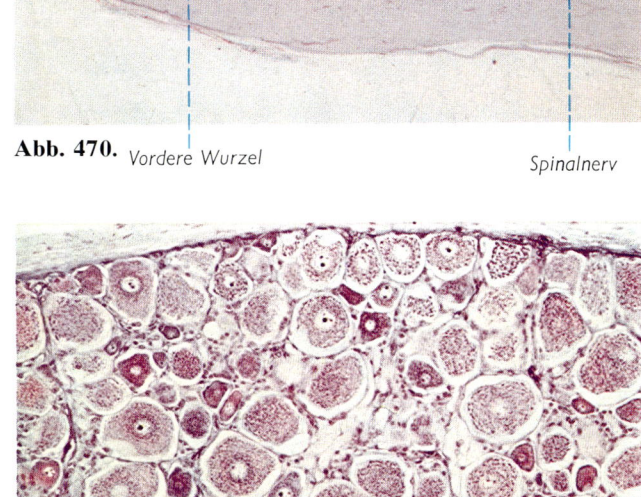

Abb. 470. Längsschnitt durch ein Spinalganglion (Hund). Diese peripheren Ansammlungen von Nervenzellen finden sich als zellreiche, von einer derben Bindegewebskapsel umhüllte Knötchen innerhalb der hinteren Wurzel (links im Bild), kurz bevor sich diese mit der motorischen Radix anterior (unten) zum gemischten Spiralnerven (rechts im Bild) vereinigt. Das Ganglion wird zentral von überwiegend längsverlaufenden und in der Hauptmasse markhaltigen Nervenfasern durchzogen. Färbung: Kresylviolett; Vergr. 21fach.

Abb. 470. Vordere Wurzel   Spinalnerv

Abb. 471. Die Masse der vorwiegend in den Randbezirken gelegenen Ganglienzellen gehört zu den „Pseudounipolaren", deren zentralwärts ziehende Fortsätze die sensible hintere Wurzel des Rückenmarks bilden. Zwischen diesen meist großen, rundlichen Zellen liegen kleinere, dunkler gefärbte Elemente, die lipoidreicher sind und der Fortleitung der protopathischen Sensibilität (u. a. Schmerz- sowie nicht-diskriminierende Druck- und Berührungsempfindungen) dienen sollen (Spinalganglion, Hund). Färbung: Kresylviolett; Vergr. 120fach.

Abb. 471.

Abb. 472. Jede der pseudounipolaren Nervenzellen wird mantelartig von peripheren Gliazellen umhüllt (daher ihr Name „Mantelzellen" oder „Amphizyten"), von denen sie jedoch häufig durch einen Schrumpfspalt getrennt sind (vgl. dagegen Abb. 11). Die Nisslsubstanz ist in diesen Zellen nicht schollig, sondern feinkörnig und gleichmäßig im Zelleib verteilt. Beachte die zahlreichen, auffallend großen Ursprungskegel. Färbung: Kresylviolett; Vergr. 150fach.

◄

Abb. 469. Crista ampullaris eines Bogengangs aus demselben Präparat wie die vorhergehenden Abbildungen. Die Cupula ist hier nicht vom Schnitt getroffen, jedoch erkennt man deutlich die im Bindegewebssockel der Crista verlaufenden markhaltigen Fasern des N. vestibularis. Färbung: Azan; Vergr. 150fach (Präparat für die Abb. 466–469: Prof. Dr. med. L. Thorn, Anatomische Anstalt, Histologie, der Universität München).

Ursprungskegel

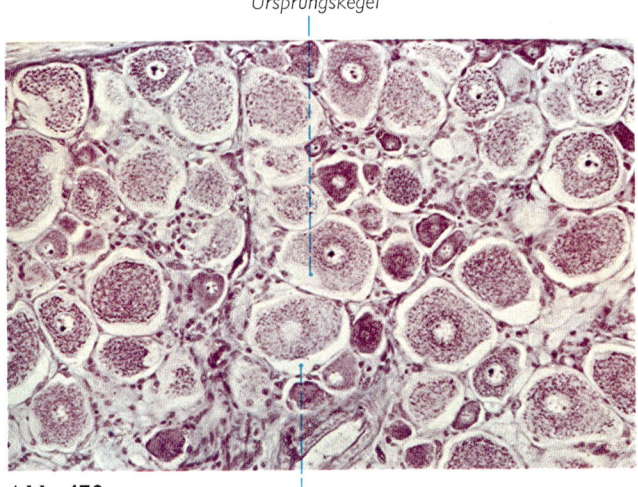

Abb. 472.   Schrumpfspalt zwischen Ganglion- und Mantelzellen

Gruppe von Ganglienzellen

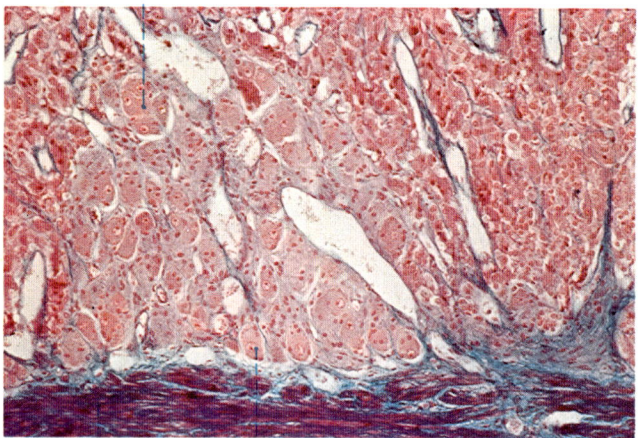

Mediamuskulatur
einer Drosselvene   Ganglienzelle

Abb. 473. Vegetatives Ganglion im Nebennierenmark (Mensch). Diese mikroskopisch kleinen Ansammlungen vegetativer, multipolarer Nervenzellen sind u. a. gerade im Nebennierenmark als einem chromaffinen Paraganglion (vgl. Abb. 416) und Abkömmling von Sympathikoblasten besonders regelmäßig zu finden und hier durch die Größe ihrer Zellen und deren Kerne mit ihrem deutlichen Nucleolus leicht als solche zu identifizieren. Färbung: Azan; Vergr. 95fach.

Abb. 473.

Nervenbündel des Plexus myentericus   Glatte Muskulatur

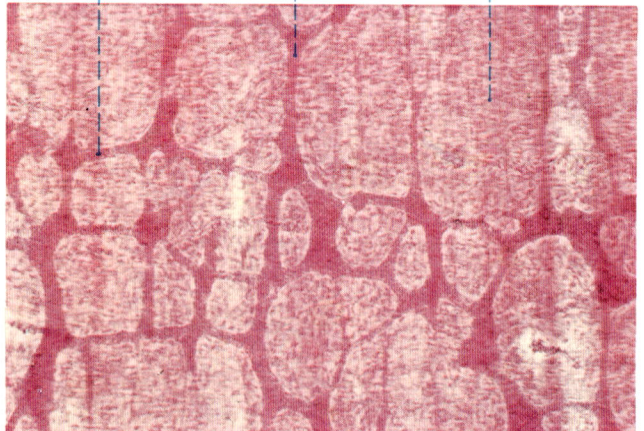

Abb. 474.

Abb. 474. Flächenpräparat des intramuralen, zwischen Ring- und Längsmuskulatur des Darmes gelegenen Plexus myentericus (Auerbach). In den Knotenpunkten dieses aus unterschiedlich dicken Nervenfaserbündeln bestehenden Maschenwerkes finden sich Ansammlungen vegetativer Nervenzellen. Färbung: Supravitale Methylenblaufärbung; Vergr. 95fach.

Nervenfaserbündel mit zwei kleinen Ganglienzellen   Ganglienzelle

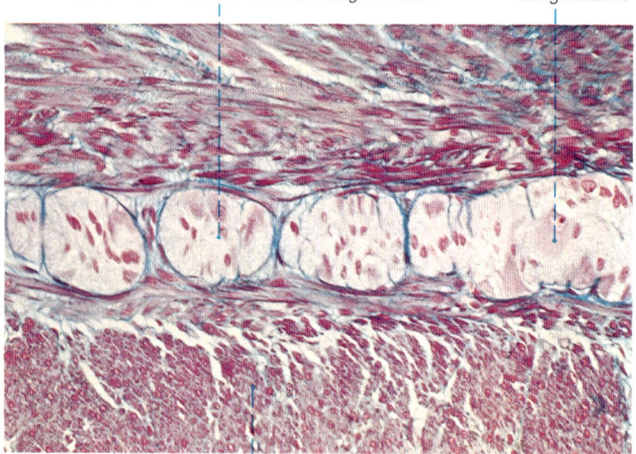

Abb. 475.

Glatte Muskulatur, quer

Abb. 475. Schnitt durch den Plexus myentericus (Colon, Mensch) mit einigen kleinen, zwischen den marklosen Nervenfasern gelegenen Ganglienzellen (besonders deutlich an der rechten Bildkante zu erkennen). Färbung: Azan; Vergr. 240fach.

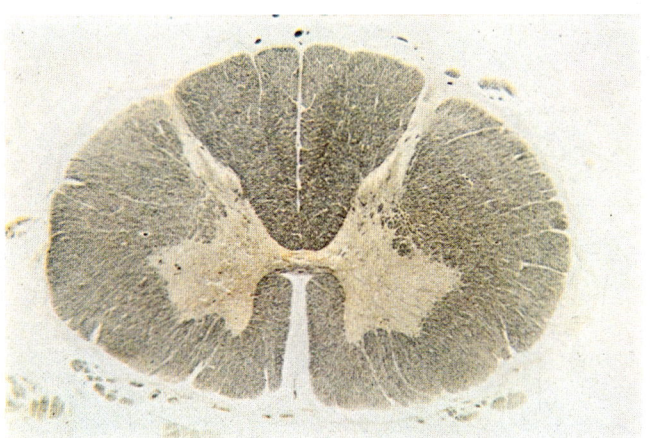

Abb. 476.

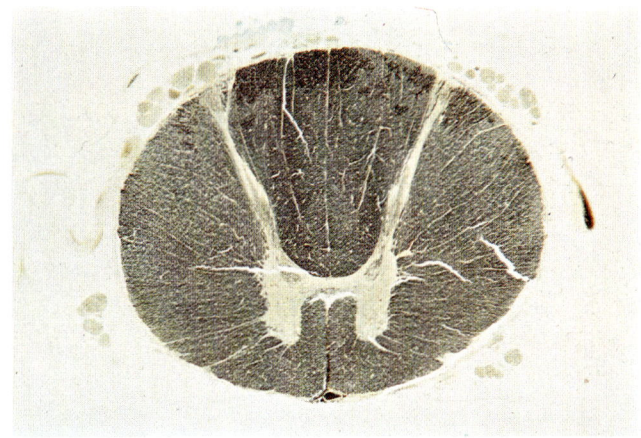

Abb. 477.

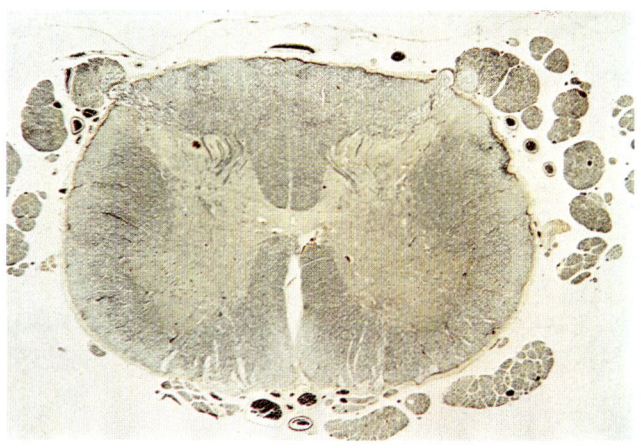

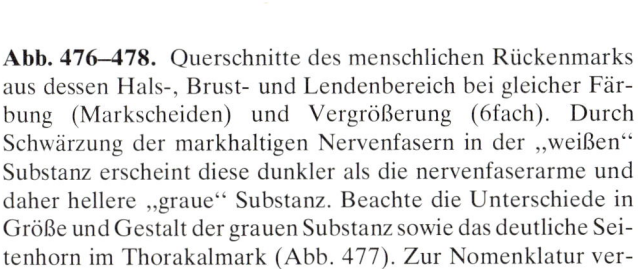

Abb. 476–478. Querschnitte des menschlichen Rückenmarks aus dessen Hals-, Brust- und Lendenbereich bei gleicher Färbung (Markscheiden) und Vergrößerung (6fach). Durch Schwärzung der markhaltigen Nervenfasern in der „weißen" Substanz erscheint diese dunkler als die nervenfaserarme und daher hellere „graue" Substanz. Beachte die Unterschiede in Größe und Gestalt der grauen Substanz sowie das deutliche Seitenhorn im Thorakalmark (Abb. 477). Zur Nomenklatur vergleiche mit Abbildung 480.

Abb. 478.

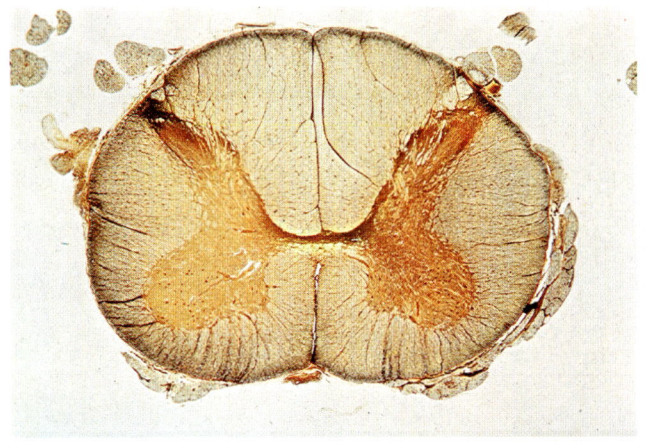

Abb. 479. Querschnitt eines menschlichen Halsmarks mit einer Versilberungstechnik zur Darstellung der Neurofibrillen behandelt. Bei einer Nissl-Färbung mit ausschließlicher Darstellung der Nervenzellen erscheint das gesamte Präparat fast „farblos", wenn man es mit bloßem Auge betrachtet. In diesen Fällen Aufsuchen der zellreichen motorischen Vorderhörner mit der Lupenvergrößerung! Färbung: Versilberung nach Schultze-Stöhr; Vergr. 6fach.

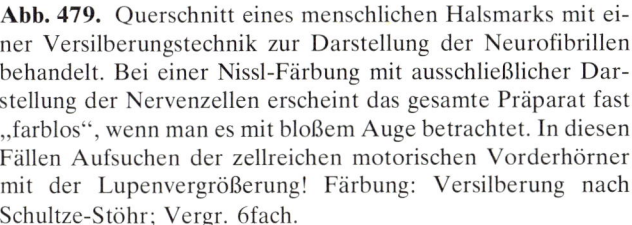

Abb. 479.

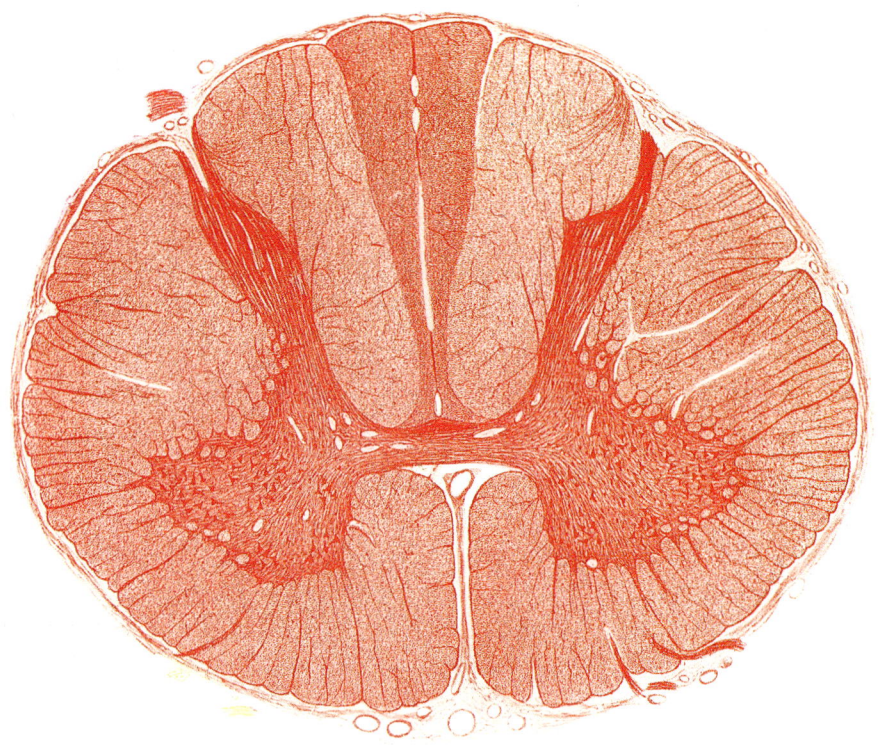

Abb. 480.

Abb. 480 u. **481.** Querschnitt durch die Halsschwellung (= Intumescentia cervicalis) und den Lendenbereich des Rückenmarks (Mensch). Die weiße Substanz gliedert sich jederseits in: 1. einen Hinterstrang = Funiculus posterior (zwischen dem Hinterhorn und dem Septum medianum posterior gelegen), 2. einen Seitenstrang = Funiculus lateralis (zwischen den aus- bzw. eintretenden Nervenfasern der vorderen und hinteren Wurzel gelegen), und 3. einen Vorderstrang = Funiculus anterior (zwischen der Fissura mediana anterior und dem Vorderhorn bzw. den vorderen Wurzelfasern gelegen). Färbung: Karmin bzw. Karmin kombiniert mit Markscheidenfärbung; Vergr. 8- und 11fach.

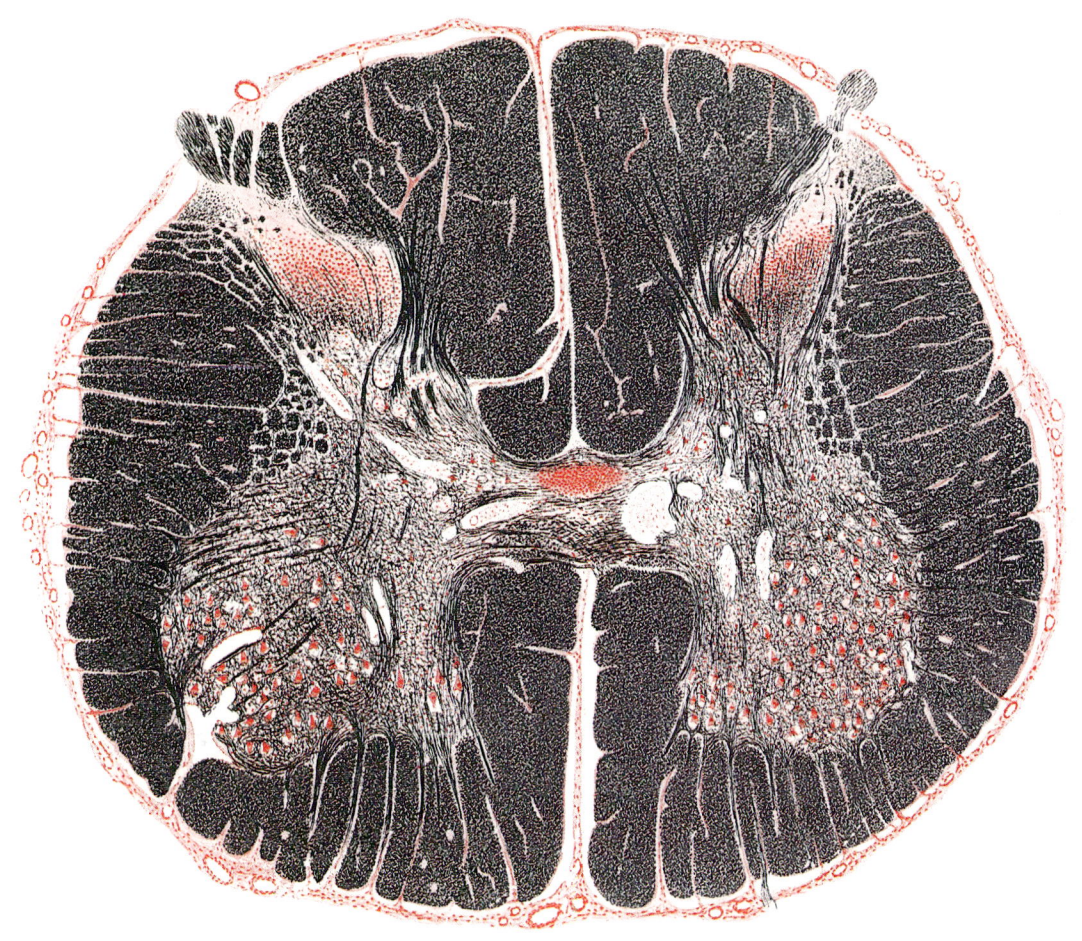

Abb. 481.

Mark

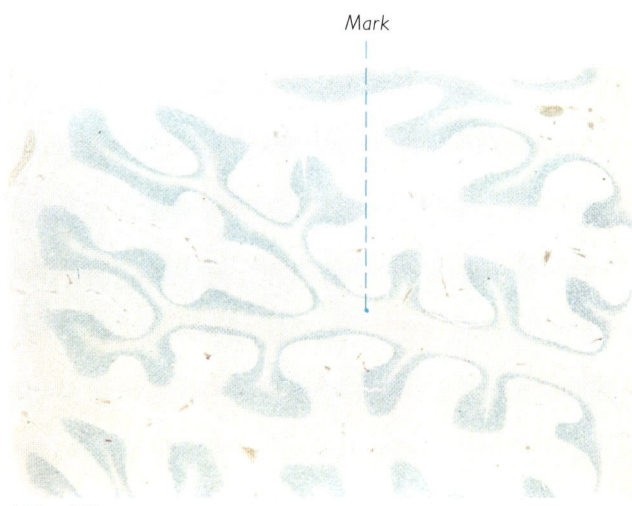

Abb. 482.

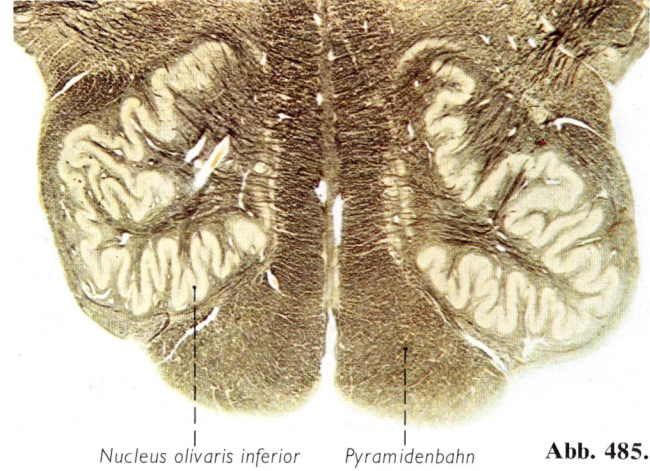

Nucleus olivaris inferior   Pyramidenbahn   **Abb. 485.**

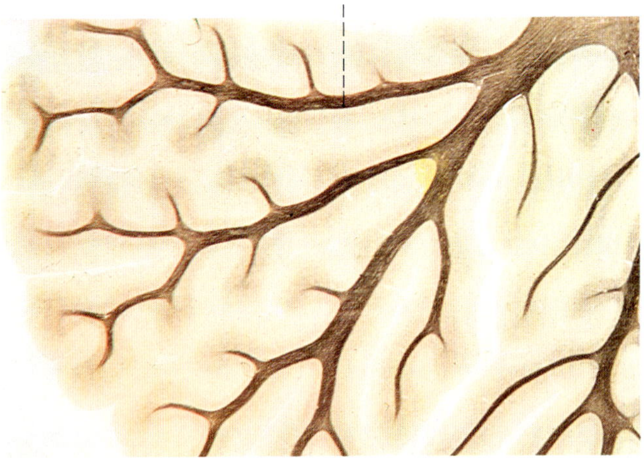

Abb. 485. Querschnitt durch die Medulla oblongata (Mensch) etwa in Höhe des oberen Drittels der Olive. Wegen der Markscheidenfärbung erscheint das sehr zellreiche, aber nervenfaserarme, stark gefältelte Band des Nucleus olivaris inferior annähernd farblos. Beiderseits neben der Mittellinie liegt das mächtige Bündel der Pyramidenbahn (Tractus cortico-spinalis). Färbung: Markscheiden n. Weigert; Vergr. 6fach.

Mark

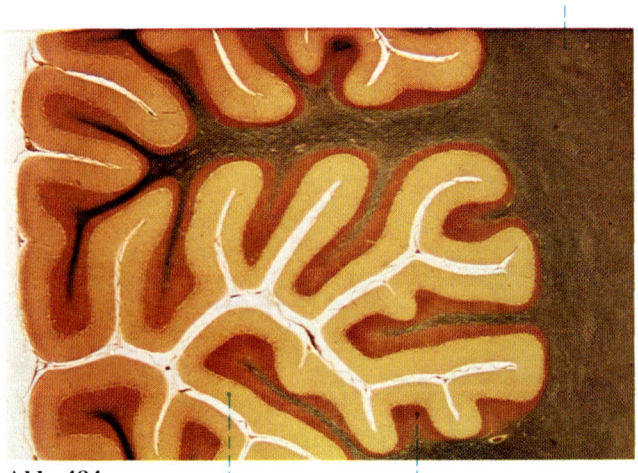

Abb. 483.

Kleinhirnmark

Abb. 484.

Stratum moleculare   Stratum granulosum

Abb. 482–484. Sagittalschnitte durch die Rinde (Cortex) des Kleinhirnwurms (Vermis cerebelli) bei gleicher Vergrößerung, aber verschiedenen Färbungen. Bei der ausschließlich die Nervenzellen und die Kerne von Gliazellen erfassenden Nissl-Färbung ist besonders deutlich das kernreiche Str. granulosum als blau-grau tingierte Zone zu erkennen, während eine Markscheidenfärbung (Abb. 483) vor allem das zentrale und sich fein verästelnde Marklager hervortreten läßt. Erst eine Kombination von Zell- und Markscheidenfärbung (Abb. 484) ermöglicht die klare Darstellung der Schichtengliederung der Rinde und deren Abgrenzung gegen das Marklager. Die etwa 1 mm dicke Kleinhirnrinde besteht aus dem äußeren, zellarmen Str. moleculare (hier gelb-orange gefärbt), dem mittleren, die Zellleiber der Purkinje-Zellen enthaltenden Str. gangliosum, und dem an das Mark grenzenden, sehr zellreichen Str. granulosum (hier rötlich-braun tingiert). Färbungen (von oben nach unten): Nissl, Markscheiden n. Weigert, Karmin und Markscheidenfärbung n. Weigert; Vergr. 7fach.

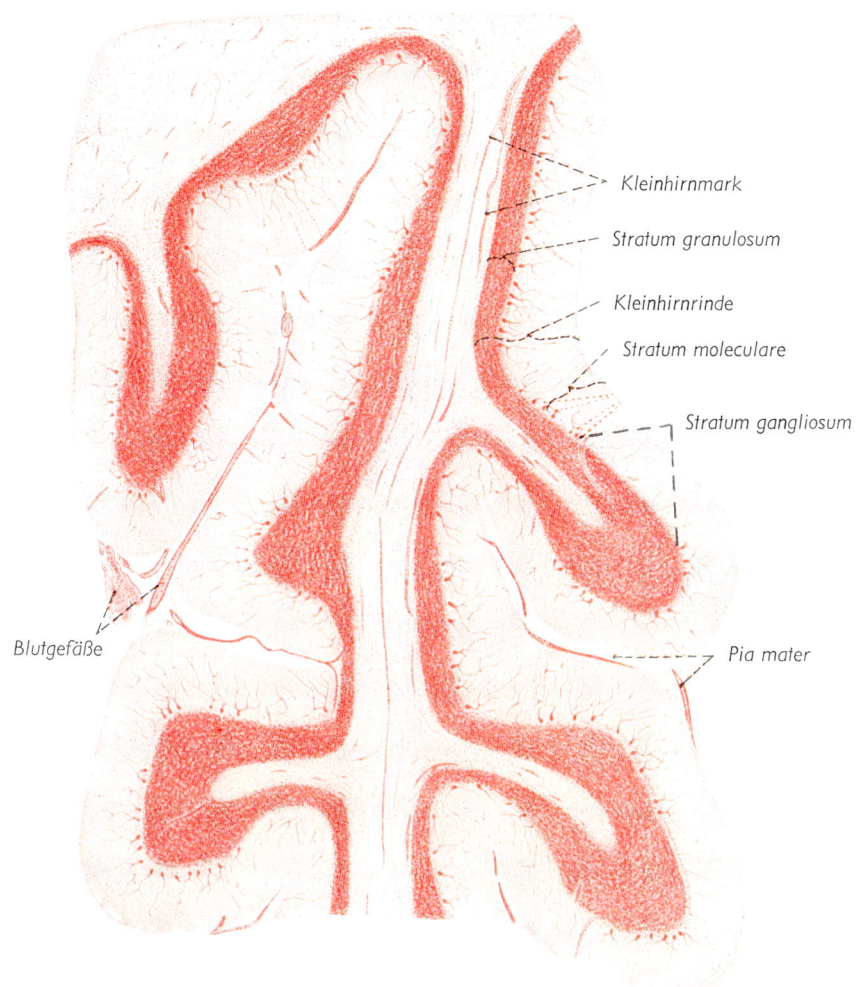

Kleinhirnmark

Stratum granulosum

Kleinhirnrinde

Stratum moleculare

Stratum gangliosum

Blutgefäße

Pia mater

Abb. 486. Übersicht der Gliederung der Kleinhirnrinde (Mensch) bei einfacher Zellfärbung. Färbung: Karmin; Vergr. 20fach.

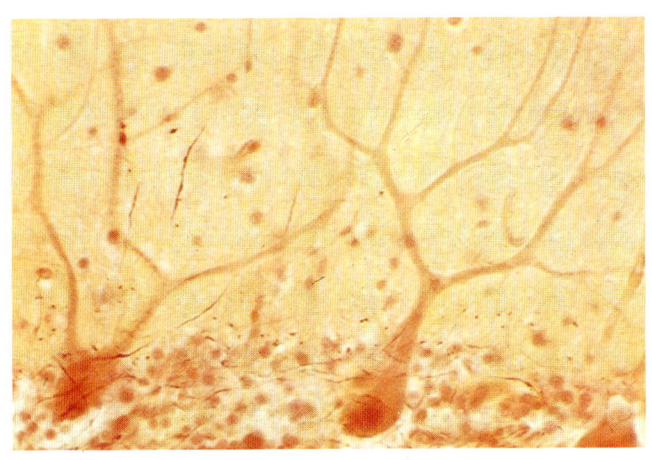

Abb. 487.

Abb. 487. Eine stärkere Vergrößerung der Abb. 484 läßt große Teile der kräftigen, spalierbaumartig verzweigten und bis zur Kleinhirnoberfläche reichenden Dendriten der Purkinje-Zellen erkennen. Der am unteren Zellpol entspringende Neurit zieht durch das Str. granulosum in das Mark und endet in einem der Kleinhirnkerne. Färbung: Karmin mit Markscheiden n. Weigert; Vergr. 240fach.

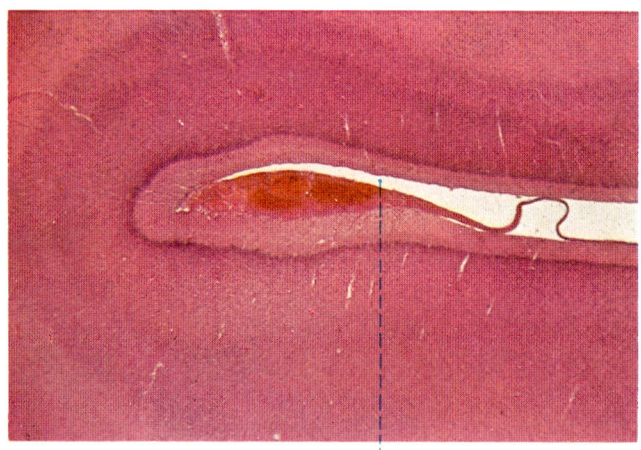

Abb. 488.

Sulcus centralis

Abb. 488. Die Hauptmasse der menschlichen Hirnrinde (Cortex cerebri) zeigt einen sechsschichtigen Bau und wird als Isokortex bezeichnet. Schon das Hirn eines menschlichen Feten läßt diese Schichtengliederung und auch ihre wechselnd starke Ausprägung erkennen. Oben im Bild der Gyrus post- und unten der Gyrus praecentralis. Färbung: H.E.; Vergr. 22fach.

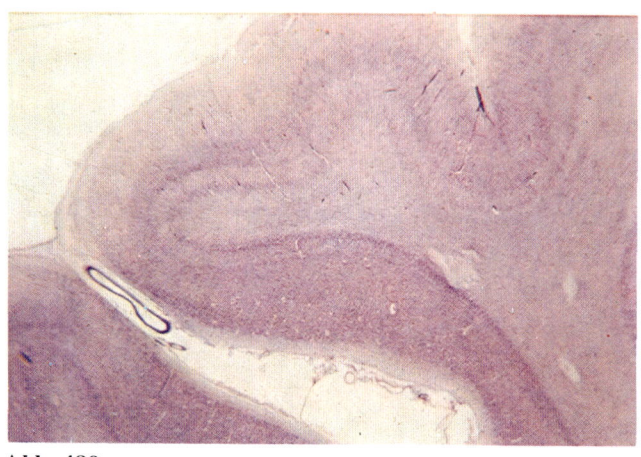

Abb. 489.

Abb. 489. Deutlicher Schichtenbau des Isokortex im Bereich der motorischen Rinde (= Gyrus praecentralis, Mensch), den man hier wegen Überwiegens der Pyramidenschichten (die dunkleren Zellbänder) dem „agranulären" Typ zuordnet. Färbung: Kresylviolett; Vergr. 10fach.

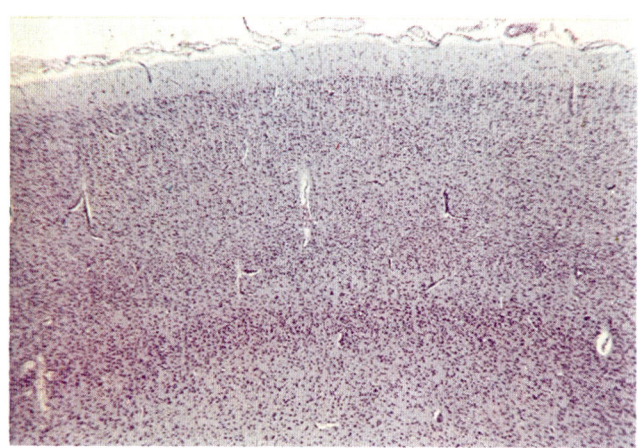

Abb. 490.

Abb. 490. Die Ausschnittsvergrößerung läßt erkennen, daß die einzelnen Schichten nicht scharf voneinander getrennt sind. Außer dem oberflächlichen, stets blaß erscheinenden Str. moleculare (= Lamina I) tritt vor allem die innere Pyramidenschicht (= Lamina V) als ebenfalls geringer gefärbtes Band hervor. Oberhalb dieser Schicht liegt die wieder intensiver tingierte, zellreichere Lamina granularis interna (= Lamina IV), unter ihr die besonders stark gefärbte Außenzone der Lamina multiformis (= Lamina VI). Färbung: Kresylviolett; Vergr. 33fach.

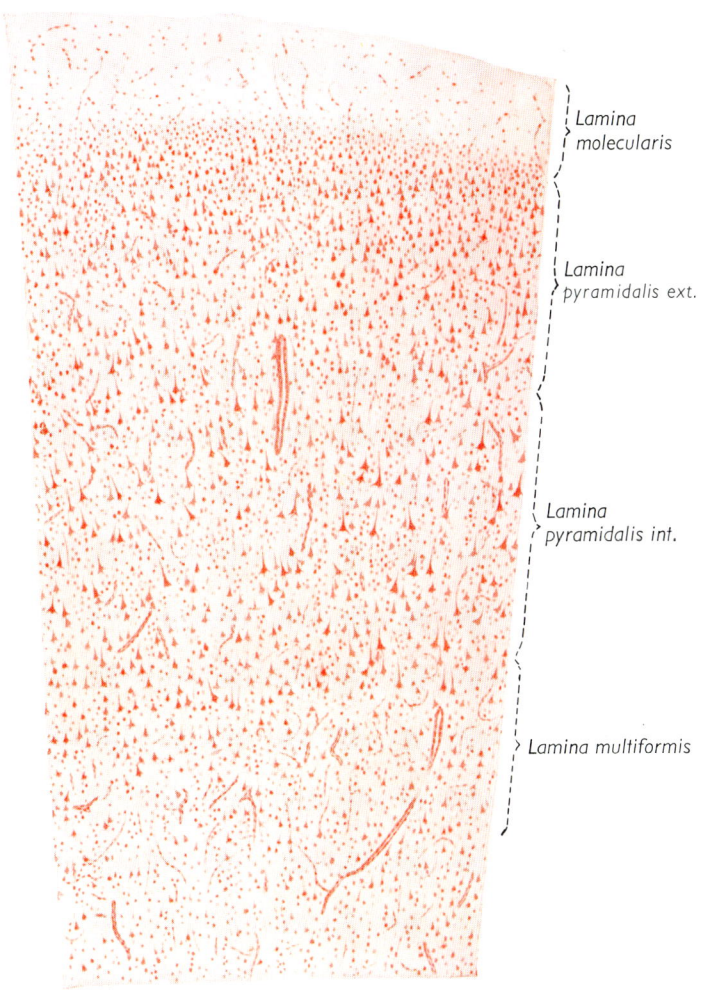

Lamina
molecularis

Lamina
pyramidalis ext.

Lamina
pyramidalis int.

Lamina multiformis

Abb. 491. Etwas schematisierte Zeichnung der Zellschichten der motorischen Rinde (Mensch), in deren Bereich die innere Körnerschicht praktisch fehlt, so daß die beiden Pyramidenschichten das Bild beherrschen (= agranulärer Rindentyp). Färbung: Karmin; Vergr. 50fach.

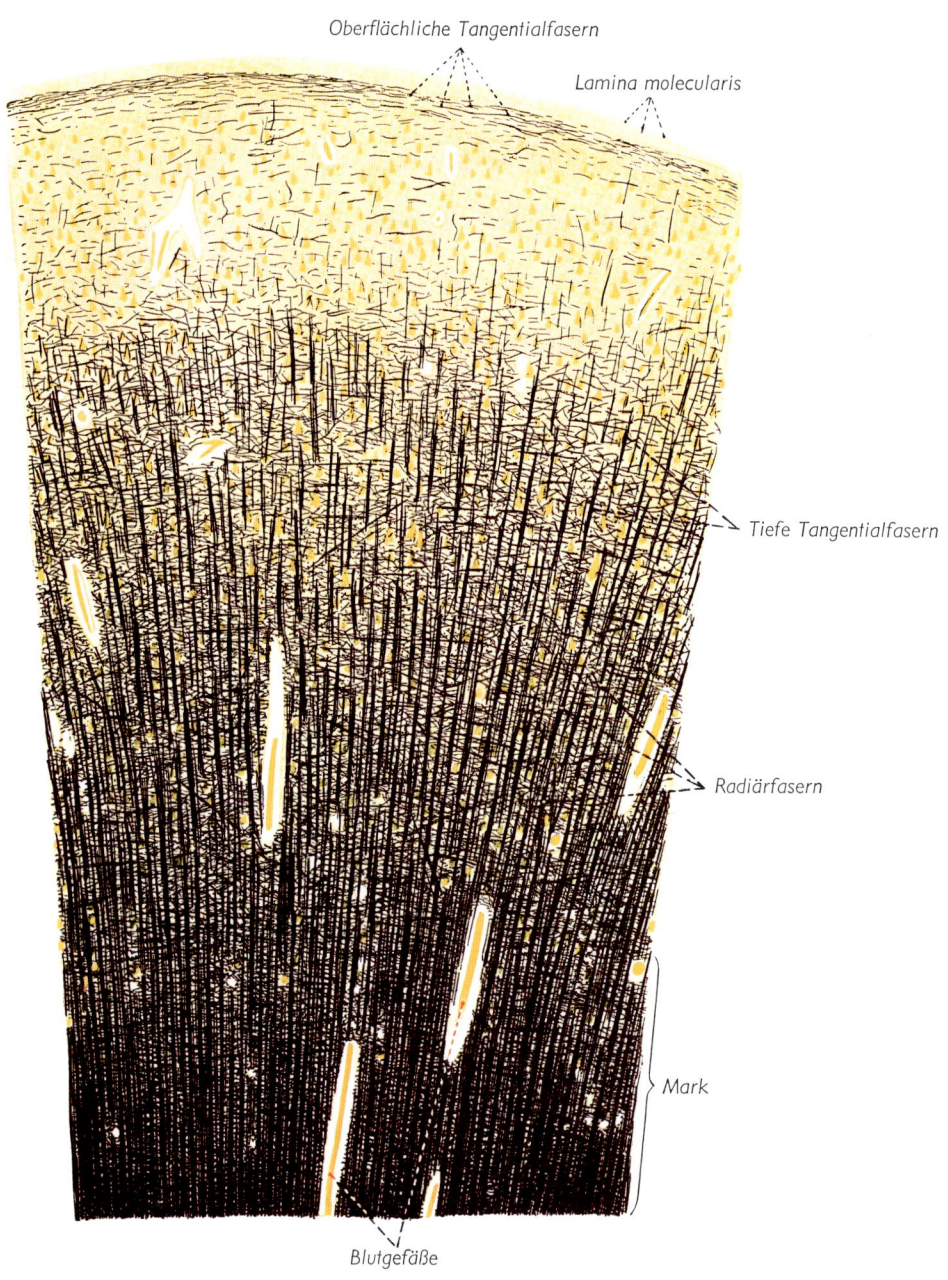

Oberflächliche Tangentialfasern

Lamina molecularis

Tiefe Tangentialfasern

Radiärfasern

Mark

Blutgefäße

Abb. 492. Bei Darstellung der in der Großhirnrinde reichlich vorhandenen, markhaltigen Nervenfasern zeigt sich, daß der Cortex cerebri nicht nur bezüglich seiner Zellen eine bestimmte *zyto*architektonische Gliederung besitzt, sondern Verlauf und Anordnung der Nervenfasern ihm auch ein bestimmtes *myelo*architektonisches Gepräge verleihen, wobei die Radiärfasern die in die Rinde auf- bzw. aus dieser absteigenden Faserbündel repräsentieren. Färbung: Weigertsche Markscheidenfärbung; Vergr. 50fach.

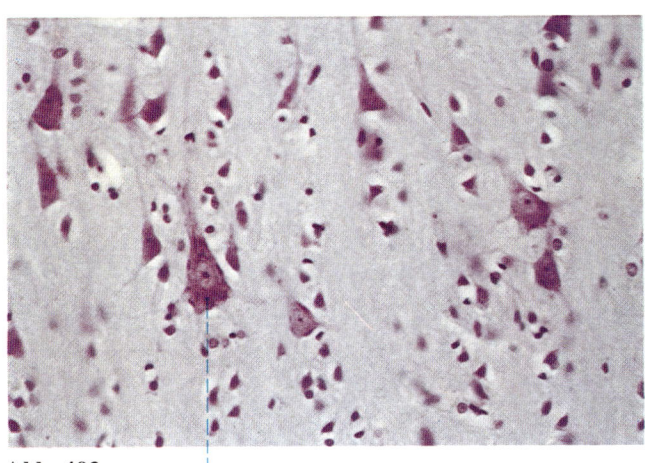

Abb. 493. *Riesenpyramidenzelle*

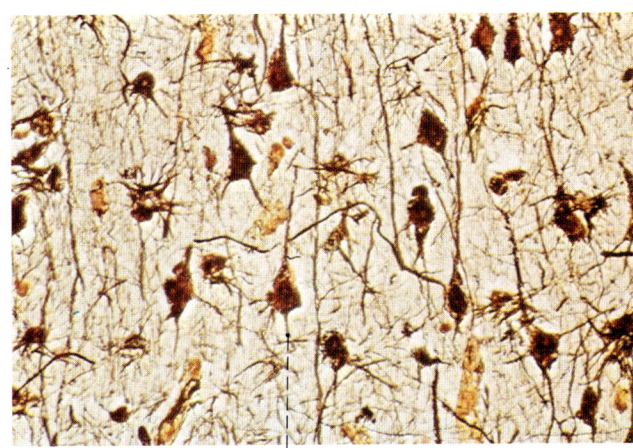

Abb. 494. *Axon einer Pyramidenzelle*

Abb. 493. Betzsche Riesenpyramidenzelle aus der Lamina V der motorischen Rinde (Mensch). Färbung: Kresylviolett; Vergr. 240fach.

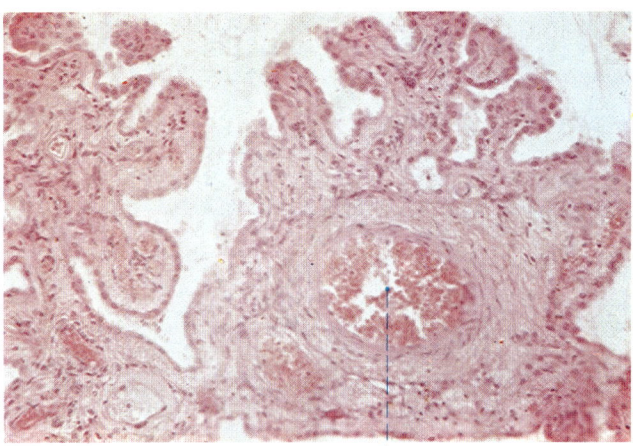

Abb. 495. *Mit Erythrozyten gefüllte Vene*

Abb. 494. Großhirnrinde des Menschen (versilbert) mit Darstellung verschiedener Nervenzellrassen. Unter diesen sind die Pyramidenzellen besonders deutlich mit ihrem von der Mitte der Zellbasis entspringenden und senkrecht nach unten ziehenden Neuriten. Färbung: Silberimprägnation; Vergr. 250fach.

Mit Erythrozyten gefüllte Venen

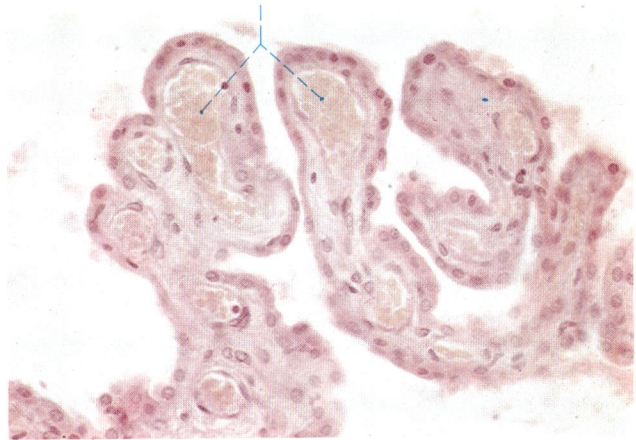

Abb. 495 u. 496. Schnitt durch den Plexus chorioideus des Seitenventrikels vom Menschen. Diese frei in die Hirnventrikel hineinragenden, sehr gefäßreichen und stark verzweigten Bindegewebslamellen sind gemeinsam mit dem sie überziehenden einschichtigen, isoprismatischen Epithel die Produktionsstätten des Liquor cerebrospinalis. Das Epithel fungiert darüber hinaus als selektive Barriere für den Stofftransport vom Blut in den Liquor und ist damit Bestandteil der Blut-Liquor-Schranke. Bei höherer Vergrößerung können einzelne Zotten (Abb. 496) leicht mit Plazentarzotten verwechselt werden. Eine sichere Unterscheidung gründet sich auf das sehr viel lockerere Stroma der Plazentarzotten, deren in der Frühphase zweischichtiges, später sehr flaches einschichtiges Epithel mit den sog. Proliferationsknospen und das stets vorhandene intervillöse Fibrinoid (vgl. dazu die Abb. 391–393). Färbung: H.E.; Vergr. 120- bzw. 240fach.

Abb. 496.

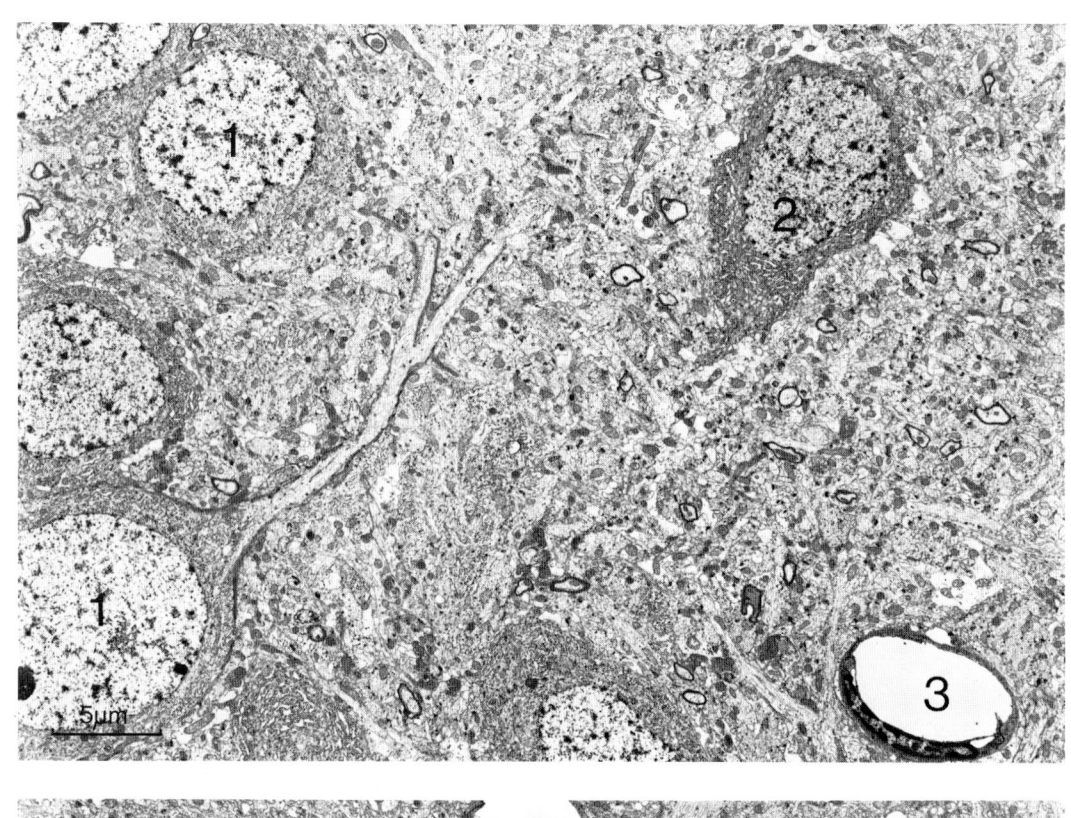

Abb. 497.

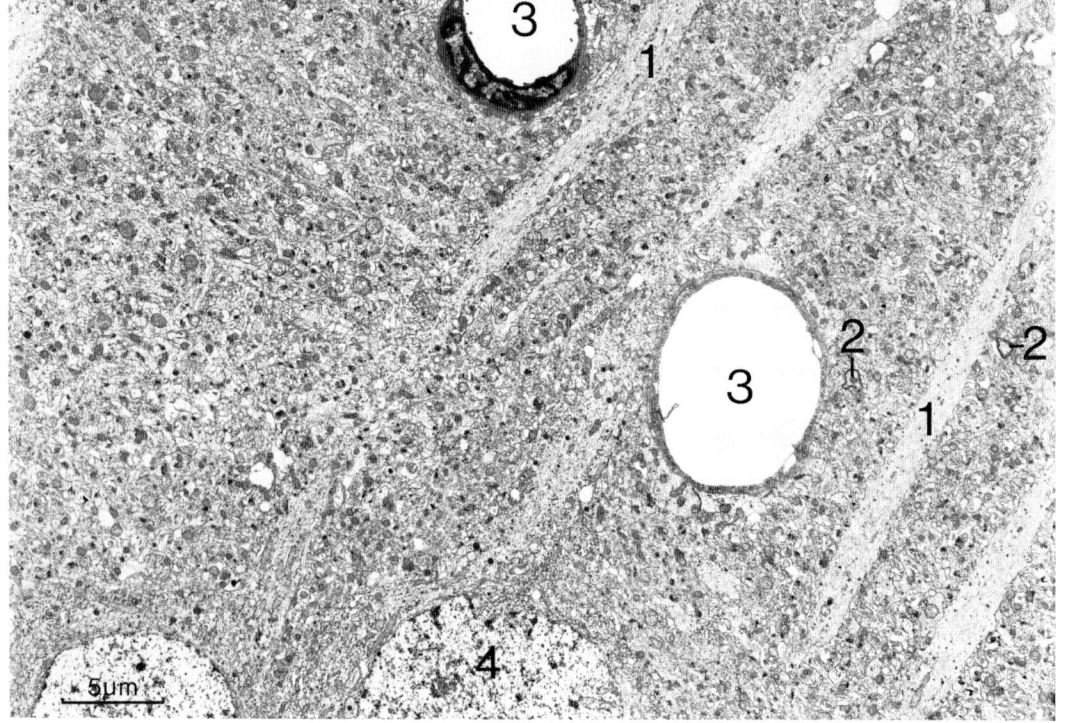

Abb. 498.

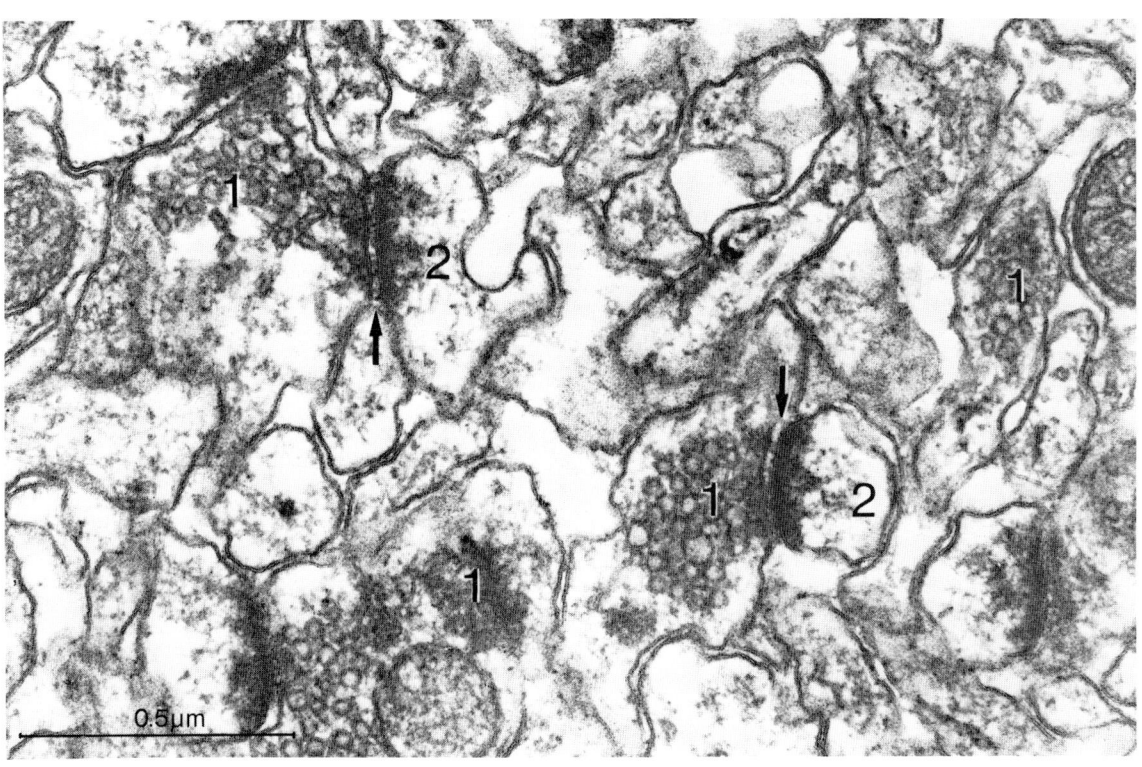

Abb. 499. Bei höherer Auflösung wird deutlich, daß das Neuropil ähnlich wie ein Puzzle aus sehr unregelmäßig gestalteten, aber genau in- und zueinander passenden Schnittprofilen besteht, deren exakte Zuordnung schwierig sein kann. Bei den mit Bläschen gefüllten Zytoplasmaarealen (1) handelt es sich aber mit Sicherheit um die präsynaptischen Endstrecken von Axonen, die hier auch echten synaptischen Kontakt (→) zu benachbarten Dendriten herstellen. Letzterer ist elektronenmikroskopisch an den subplasmalemmalen Verdichtungen vor allem in der postsynaptischen Faser (2) zu erkennen. Gesamtvergr. 74 000fach.

◄

Abb. 497. Elektronenmikroskopisches Übersichtsbild von einem kleinen Areal der Großhirnrinde (Ratte) mit den Anschnitten mehrerer Ganglienzellen. Diese zeigen auffallend kleine, rundliche Perikarien um ihre großen, kugeligen Kerne (1). Zur Abgrenzung gegen das umgebende Neuropil ist der Dendrit einer dieser Nervenzellen deutlicher hervorgehoben worden. Bei der dunkleren, mehr keilförmigen Zelle (2) dürfte es sich eher um eine geringfügig artefiziell veränderte Nervenzelle als um einen Oligodendrozyten handeln. 3 = Lichtung einer Blutkapillare; Gesamtvergr. 3000fach.

Abb. 498. Elektronenmikroskopische Übersichtsaufnahme vom Neuropil der Großhirnrinde (Ratte), das als die Summe aller zwischen den Nervenzellen gelegenen Fortsätze von Ganglien- und Gliazellen definiert und hier von mehreren Neuriten (1) schräg durchquert wird. Wegen der geringen Vergrößerung sind die einzelnen Schnittprofile von Dendriten, Neuriten und Gliazellfortsätzen nicht gegeneinander abzugrenzen. Lediglich die markhaltigen Axone (2) sind als solche identifizierbar. 3 = Lumina von Blutkapillaren, 4 = Kernanschnitt einer Ganglienzelle; Gesamtvergr. 3000fach.

Tabellen

Tabelle 1. Färbungen.

	Kerne	*Zytoplasma*	*Kollagene Fasern*	*Elastische Fasern*
H.E. = Hämatoxylin-Eosin	blau-violett	rot	rot	ungefärbt bis blaßrosa
Azan = Azokarmin – Anilinblau	leuchtend rot	blaß rosarot bis schwach bläulich	blau	ungefärbt (nur in dichten Mengen wie bei elast. Membranen u. Bändern: rot bis rot-blau)
Elastika-Färbung (Resorcin-Fuchsin oder Orcein) meist kombiniert mit Kernechtrot (Kerngegenfärbung)	rot	blaß rosa	grau	schwarz-violett bis tief braun
van Gieson (Eisenhämatoxylin/ Pikrinsäure/Säurefuchsin)	schwarz	gelb	rot	nicht speziell gefärbt (nur in starken Verdichtungen wie elast. Membranen u. Bändern: gelb)
Trichrom-Färbung n. Masson-Goldner (Eisenhämatoxylin/ Ponceau-Säurefuchsin/ Azophloxin/Lichtgrün)	braunschwarz	ziegelrot	grün	nicht speziell gefärbt
EH. = Eisenhämatoxylin nach Heidenhain (besonders geeignet zur Darstellung von Organellen wie auch der Querstreifung der Muskulatur)	blauschwarz	—	—	schwach grau

Tabelle 2.

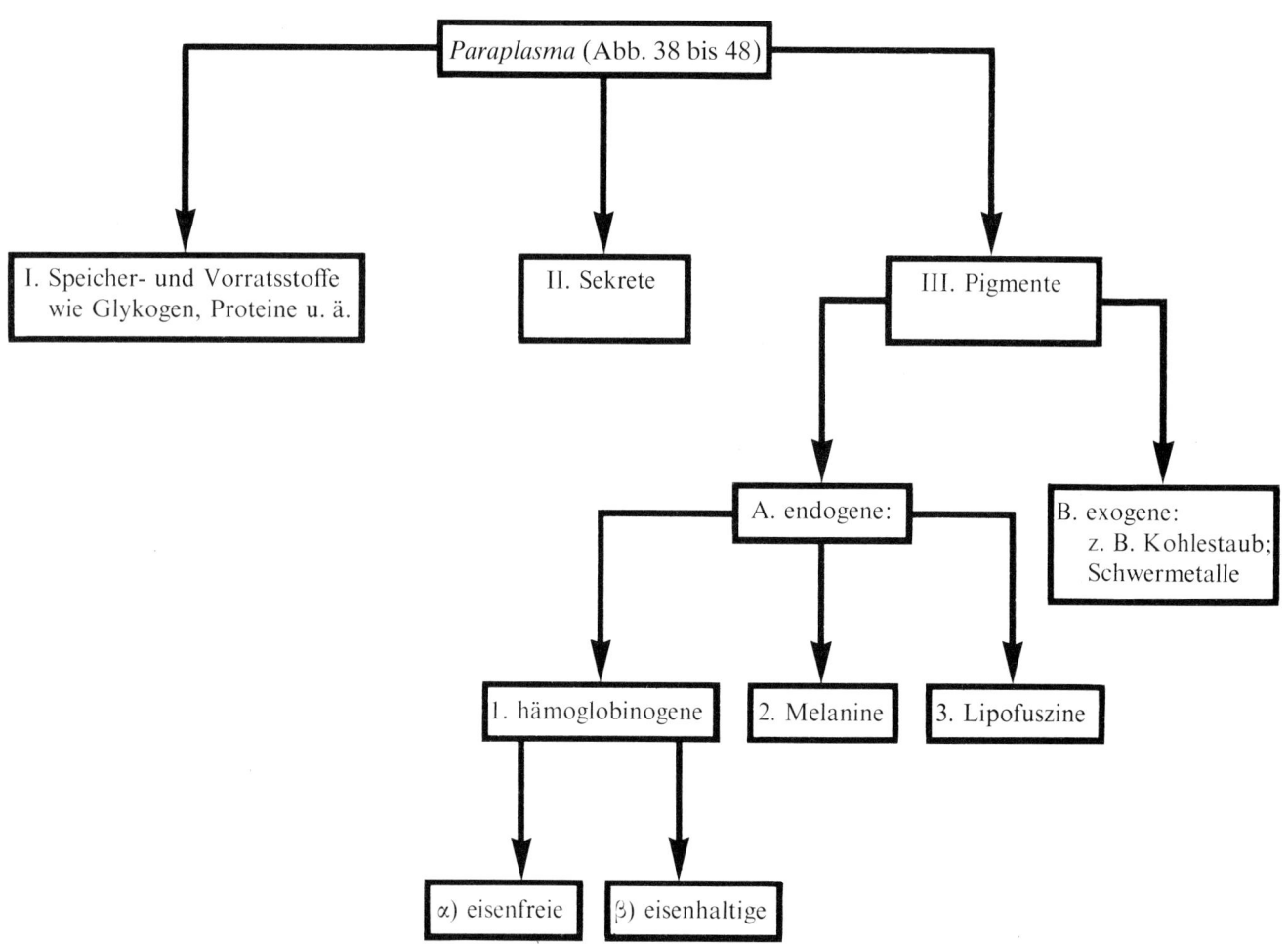

Tabelle 3. Formarten und Aggregationstypen der Epithelien (nach H. Petersen, 1924).

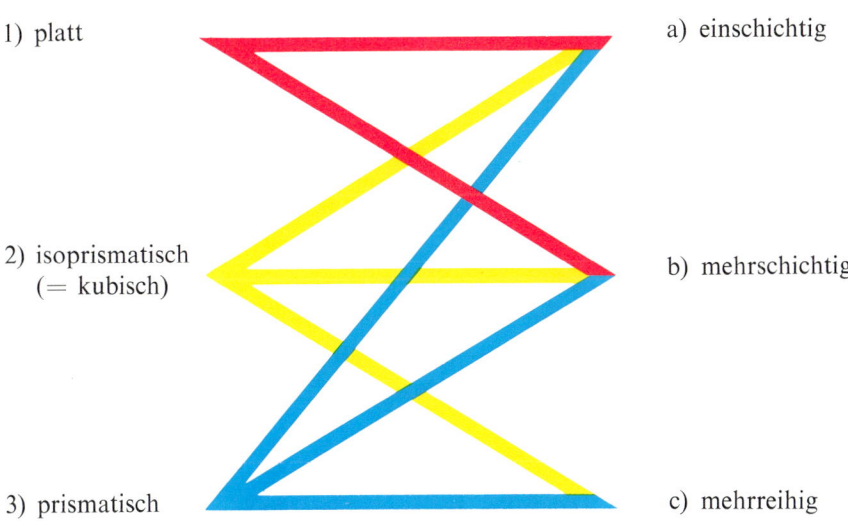

1) platt   a) einschichtig

2) isoprismatisch   b) mehrschichtig
   (= kubisch)

3) prismatisch   c) mehrreihig

Tabelle 4. Gliederung der verschiedenen Formen von Oberflächenepithelien.

1) platt	a) *einschichtig*	vor allem Meso- und Endothelien, hinteres Corneaepithel u. a.
	b) *mehrschichtig*	α) trockene Form (= verhornt), z. B. äußere Haut β) feuchte Form (= unverhornt), z. B. in der Mundhöhle, Vagina, Cornea, Oesophagus
2) iso-prismatisch (Kubisch)	a) *einschichtig*	z. B. in Drüsengängen, Keimepithel des Ovars, bestimmte Tubulus-abschnitte der Niere u. a.
	b) *mehrschichtig*	bestimmte Abschnitte von Drüsenausführungsgängen
	c) *mehrreihig*	Übergangsepithel
3) prismatisch	a) *einschichtig*	α) mit Kinozilien: Tube, Uterus β) ohne Kinozilien: Gesamter Magen-Darmkanal, *Gallenblase!*
	b) *mehrschichtig*	(selten); Fornix conjunctivae, Teile der männlichen u. weiblichen Urethra
	c) *mehrreihig*	α) ohne Zilien: Bestimmte Abschnitte von Drüsenausführungsgängen (selten) β) mit Kinozilien: Respirationstrakt γ) mit Stereozilien: Ductus epididymidis, Ductus deferens

Tabelle 5. Gliederungsprinzipien exokriner Drüsen.

Morphologisches Kriterium		Beispiele
1) nach der Zahl der sezernierenden Zellen:	einzellige Drüsen mehrzellige Drüsen	Becherzellen Speicheldrüsen
2) nach der Lage der sezernierenden Zellen zu ihrem epithelialen Mutterboden:	intraepitheliale Drüsen extraepitheliale Drüsen	Becherzellen alle großen exokrinen Drüsen
3) nach dem Sekretionsmechanismus:	holokrine Drüsen ekkrine Drüsen apokrine Drüsen	Talgdrüsen Schweißdrüsen Prostata
4) nach der Art des Sekrets:	seröse Drüsen muköse Drüsen mukoide Drüsen	Parotis Becherzellen Gll. pyloricae
5) nach der Gestalt der sezernierenden Endstücke:	tubulöse Drüsen azinöse Drüsen alveoläre Drüsen Mischformen: tubuloazinös tubuloalveolär	Kolonkrypten Gl. parotis Stoff- und Duftdrüsen Gl. submandibularis laktierende Mamma
6) nach Vorkommen und Wuchsform (verzweigt oder nicht) des ausführenden Gangsystems:	einfache Drüsen (jedes Endstück mündet selbständig auf einer epithelialen Oberfläche) verzweigte oder verästelte Drüsen (mehrere Endstücke münden in einen unverzweigten Ausführungsgang) zusammengesetzte Drüsen (die sezernierenden Endstücke münden in ein reich verzweigtes Gangsystem)	Schweißdrüsen Pylorusdrüsen alle großen Speicheldrüsen

Tabelle 6. Stammbaum der verschiedenen Formen der Binde- und Stützgewebe (modif. nach K. Zeiger 1948).

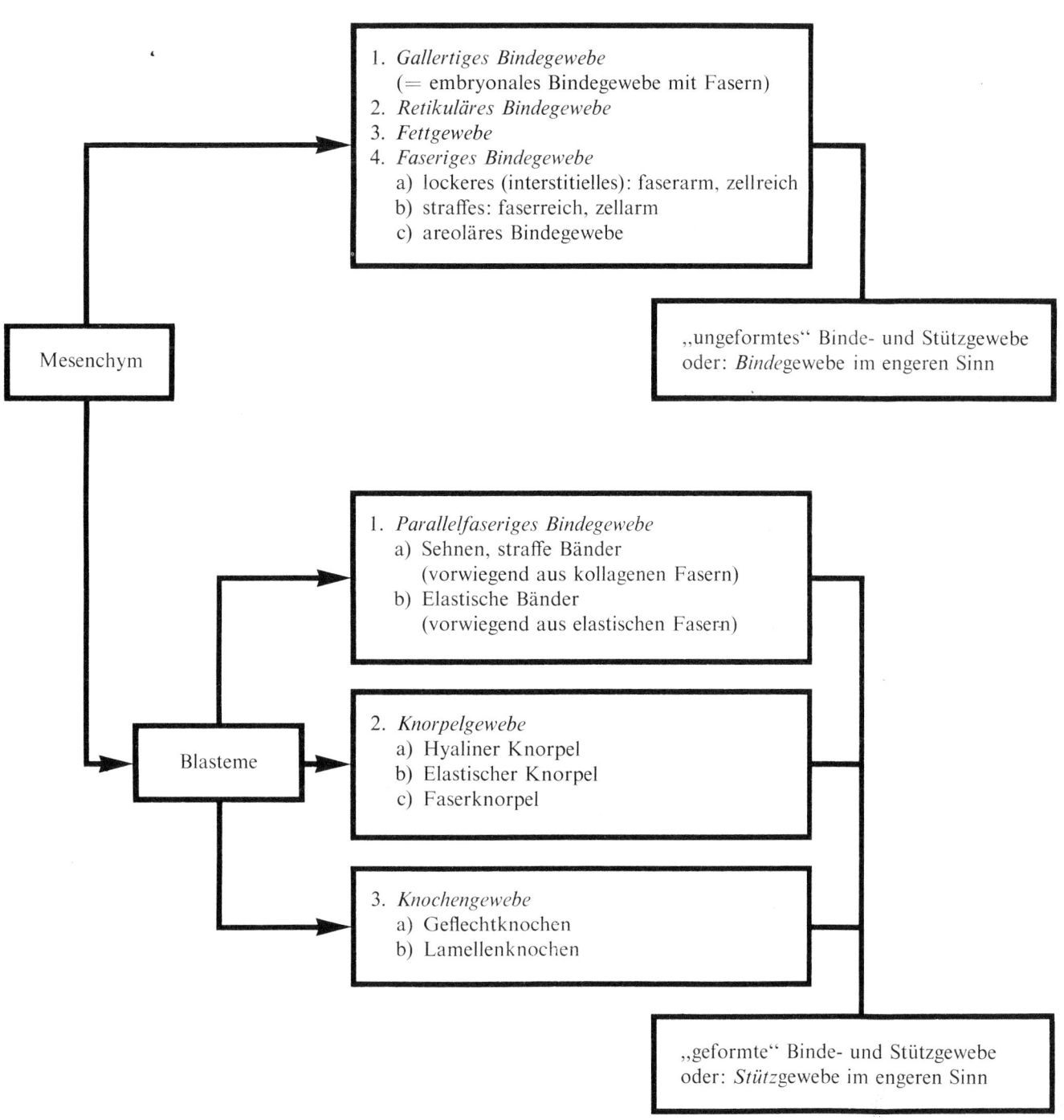

Tabelle 7. Verschiedene biologische, färberische und lichtoptische Eigenschaften der Bindegewebsfasern.

	Kollagene Fasern	Elastische Fasern	Retikuläre (Gitter-)Fasern
Anordnungsweise	Geflechte unterschiedlicher Webformen	echte Netze oder gefensterte Membranen (z. B. Lamina elastica interna)	feinste Netze (immer gelegen an der Grenze zwischen interstitiellem Bindegewebe und den Parenchymzellen eines Organs)
Mikroskopisches Verhalten im frischen Zupfpräparat	gewellter Verlauf parallel gestreifter Fibrillenbündel, geringe Lichtbrechung	glasig homogen (keine Fibrillenbündel) doppelt konturiert, stark lichtbrechend	als solche nicht erkennbar
Lichtmikroskopisches Verhalten	stark anisotrop, daher das polarisierte Licht nur in einer Ebene durchlassend (= einachsig positiv doppelbrechend)	in ungedehntem Zustand isotrop (also keine Doppelbrechung) und erst bei zunehmender Dehnung vermehrte Anisotropie	zwischen kollagenen und elastischen Fasern stehend, schwach anisotrop
Chemisches Verhalten gegen schwache Säuren	Quellung	—	geringe Quellung
Chemisches Verhalten gegen schwache Basen	Auflösung	—	mäßige Auflösung
Mechanisches Verhalten	zugfest	um 150% reversibel dehnbar	mäßig dehnbar
Färberisches Verhalten bei: Azan	blau	farblos, erst bei höherer örtlicher Konzentrierung wie bei elastischen Membranen orange bis rot;	blau
H.E.	rot	farblos, in höherer Konzentrierung blaßrosa;	—
van Gieson	rot	farblos, in höherer Konzentrierung gelb	—

Tabelle 8. Oberbegriff: „Faser".

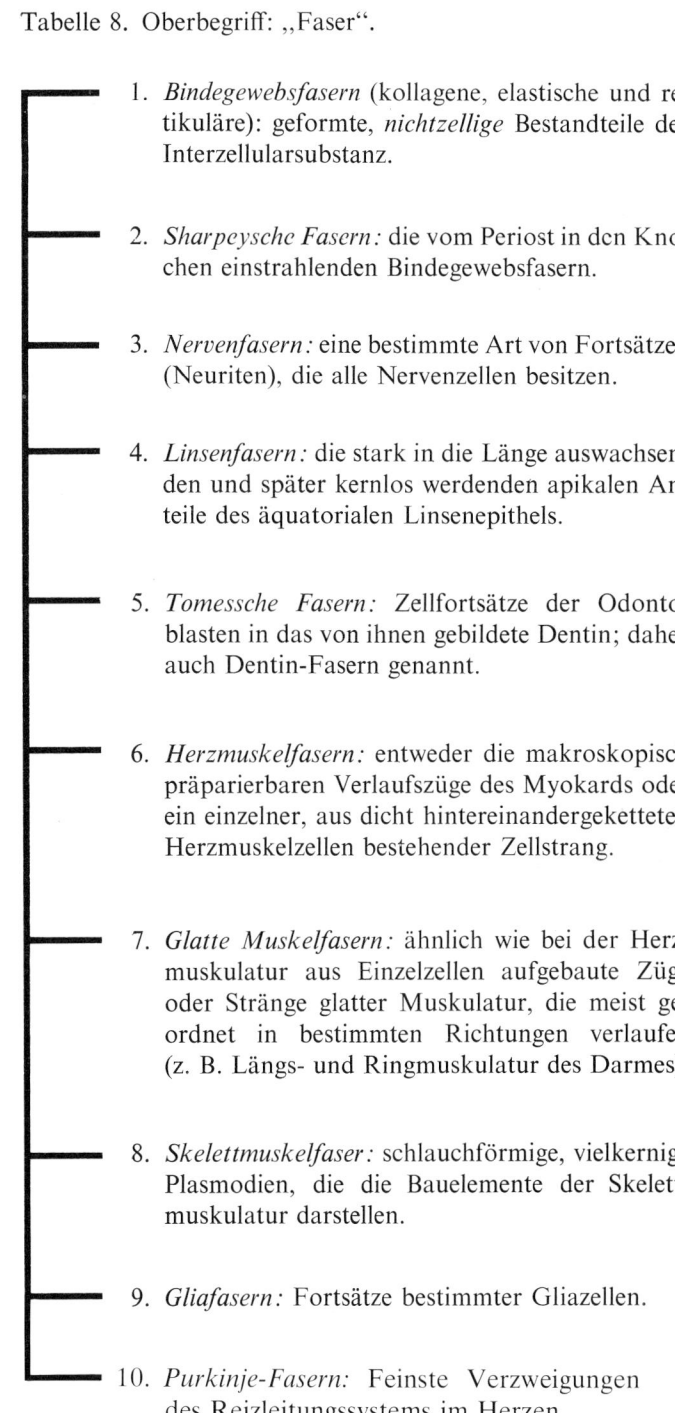

1. *Bindegewebsfasern* (kollagene, elastische und retikuläre): geformte, *nichtzellige* Bestandteile der Interzellularsubstanz.

2. *Sharpeysche Fasern:* die vom Periost in den Knochen einstrahlenden Bindegewebsfasern.

3. *Nervenfasern:* eine bestimmte Art von Fortsätzen (Neuriten), die alle Nervenzellen besitzen.

4. *Linsenfasern:* die stark in die Länge auswachsenden und später kernlos werdenden apikalen Anteile des äquatorialen Linsenepithels.

5. *Tomessche Fasern:* Zellfortsätze der Odontoblasten in das von ihnen gebildete Dentin; daher auch Dentin-Fasern genannt.

6. *Herzmuskelfasern:* entweder die makroskopisch präparierbaren Verlaufszüge des Myokards oder ein einzelner, aus dicht hintereinandergeketteten Herzmuskelzellen bestehender Zellstrang.

7. *Glatte Muskelfasern:* ähnlich wie bei der Herzmuskulatur aus Einzelzellen aufgebaute Züge oder Stränge glatter Muskulatur, die meist geordnet in bestimmten Richtungen verlaufen (z. B. Längs- und Ringmuskulatur des Darmes).

8. *Skelettmuskelfaser:* schlauchförmige, vielkernige Plasmodien, die die Bauelemente der Skelettmuskulatur darstellen.

9. *Gliafasern:* Fortsätze bestimmter Gliazellen.

10. *Purkinje-Fasern:* Feinste Verzweigungen des Reizleitungssystems im Herzen.

Tabellen

Tabelle 9. Die immer zu beurteilenden und daher wichtigsten Unterscheidungsmerkmale der verschiedenen Muskelgewebe.

Gewebeart	Bauelement	Kernzahl je Bauelement	Lage der Kerne	Gestalt der Kerne	Größe des Bauelements Länge	Durchmesser
Skelettmuskulatur	Faser	viele Hunderte bis Tausende	randständig	länglich, platt	bis zu mehreren cm!	20–100 μm
Herzmuskulatur	Zelle	ein bis zwei	zentral mit fibrillenfreiem Hof	plump, rund-oval	50–120 μm	10–20 μm
Glatte Muskulatur	Zelle	einer	zentral	länglich stabförmig bis elliptisch-schmal	40–200 μm (im graviden Uterus bis 500 μm)	5–10 μm

Anmerkung: Das gleichzeitige Fehlen z. B. von Querstreifung und Glanzstreifen ist für sich allein kein Argument gegen die Diagnose „Myokard", da diese Strukturen am Präparat lichtmikroskopisch schwer oder überhaupt nicht erkennbar sind!

Tabelle 10. Differentialdiagnose der lymphatischen Organe.

	Tonsillen	Lymph-knoten	Thymus	Milz
Epithel	+	—	—	—
Bindegewebs-kapsel	—	+	+	+
Mark-Rinden-gliederung	—	+	+	—
Randsinus	—	+	—	—
Hassallsche Körperchen	—	—	+	—
Malpighische Körperchen	—	—	—	+

Tabelle 11. Tabellarische Übersicht jener Regionen, die gleichzeitig mehrere Oberflächen mit meist unterschiedlichen Epithelien aufweisen.

	Lippe	Uvula	Epiglottis	Augenlid	Nasenflügel	Ohrmuschel	Portio vaginalis uteri
Epithel „wechsel" von:	äußerem Hautepithel mit Anhangsgebilden in unverhorntes Plattenepithel	mehrschichtigem, unverhorntem Plattenepithel in respiratorisches Epithel	mehrschichtigem, unverhorntem Plattenepithel in respiratorisches Epithel	äußerem Hautepithel (ohne Haare) in mehrschichtiges, unverhorntes Plattenepithel	äußerem Hautepithel mit „freien" Talgdrüsen in äußeres Hautepithel mit Haaren (Vibrissae) u. Drüsen, einwärts folgt ein respiratorisches Epithel	beide Oberflächen zeigen gleiches Epithel (äußeres Hautepithel mit Anhangsgebilden)	unverhorntem, mehrschichtigem Plattenepithel (außen) in einschichtiges prismatisches Epithel (im Zervikalkanal)
Zentraler Gewebssockel, überwiegend bestehend aus:	Skelettmuskulatur (M. orbicularis oris)	Skelettmuskulatur (M. uvulae)	elastischem Knorpel	Skelettmuskulatur (M. orbicularis oculi) und Meibomsche Talgdrüsen	hyalinem Knorpel	elastischem Knorpel	glatter Muskulatur

Tabellen

Tabelle 12. Differentialdiagnose verschiedener Speicheldrüsen einschließlich der Tränendrüsen.

Drüse	Form der sezernierenden Endstücke	Ausführendes Gangsystem	Sonstige Besonderheiten
Gl. parotis	Rein azinös („serös")	Sehr gut entwickelt, auffallend viele Streifenstücke (sicherste Unterscheidung gegen exokrines Pankreas)	Zahlreiche Fettzellen und Anschnitte von Ästen des N. facialis
Gl. submandibularis	Tubulo-azinös (sero-mukös) mit Überwiegen des serösen (azinösen) Anteils	gut entwickelt	Seröse Halbmonde auf den tubulösen (mukösen) Endstücken
Gl. sublingualis	Tubulo-azinös (sero-mukös) mit Überwiegen des mukösen (tubulösen) Anteils	Schalt- und Streifenstücke sehr selten	Seröse Halbmonde auf den tubulösen (mukösen) Endstücken
Gl. lacrimalis	Tubulös, verzweigt (aber seröses Sekret!)	Keine Schalt- und Streifenstücke	Im Bindegewebe Ansammlungen freier Zellen, besonders Plasmazellen
Exokrines Pankreas	Rein azinös („serös")	Keine Streifenstücke, auch sonst viel spärlicher entwickelt als bei der Gl. parotis	Zentro-azinäre Zellen

226

Tabelle 13. Differentialdiagnose der verschiedenen Abschnitte des Magen-Darm-Kanals einschließlich der Gallenblase.

Abschnitt des Magen-Darm-Kanals	Falten	Zotten	Krypten	Becherzellen	Spezielle Besonderheiten
Magen, Fundus	wenige und plump	—	—	—	*Flache* Foveolae gastricae, *hoher* Drüsenkörper, Haupt- und Belegzellen
Magen, Pars pylorica	selten und plump	—	—	—	*Tiefe* Foveolae gastricae, *niedriger* Drüsenkörper
Duodenum	reichlich	+	+	+	Brunnersche Drüsen in der Submukosa, sie können deshalb auch in den Falten vorkommen
Jejunum	reichlich	+	+	+	
Ileum	niedriger, weiter auseinanderstehend	+	+	+	Nodi lymphatici aggregati, sog. Peyersche Plaques in der Submukosa
Kolon	selten und plump	—	+	+	Nur Krypten, keine Zotten
Appendix vermiformis	—	—	+	+	Große, herdförmige lymphatische Infiltrationen in der Submukosa und der Schleimhaut
Gallenblase	sehr zierliche sog. anastomosierende Falten	—	—	—	Fehlende Zweischichtung der Tunica muscularis (charakteristisches differentialdiagnostisches Kriterium!)

Tabellen

Tabelle 14. Differentialdiagnose verschiedener „alveolärer" Drüsen einschließlich der embryonalen Lunge.

Drüse	Läppchen-gliederung	Gangsystem	Endstücke	Spezielle Besonderheiten
Prostata	wenig aus-geprägt	kaum vorhanden	Weitlumig, die Innen-kontur durch Epithel-leisten sägeblatt-ähnlich	Massenhaft glatte Muskulatur im interstitiellen Bindege-webe. Sicherstes differential-diagnostisches Kriterium!
Mamma lactans	sehr deut-lich	immer Anschnitte größerer Aus-führungsgänge im interlobulären Binde-gewebe. Sicherstes Unterscheidungs-merkmal gegen d. Prostata!	Sehr variabel in der Größe, Fettvakuolen in den sezernierenden Zellen	
Schild-drüse	deutlich	nicht vorhanden	Follikel sind die größten aller „alveo-lären" Endstücke, aber in Größe und lichter Weite variabel	„Endstücke" (= Follikel) mit stark färbbarem Inhalt (Kolloid) gefüllt
Embryonale Lunge	deutlich, auffallend zellreiches, da noch mesenchy-males Binde-gewebe	immer deutlich	Erscheinen oft als verzweigte röhren-förmige Epithel-schläuche	Am „Gang"system (Anlagen der Bronchien) findet sich hyaliner Knorpel. Sicherstes differen-tialdiagnostisches Kriterium

Tabelle 15. Differentialdiagnose von Hohlorganen mit im Schnitt oft „sternförmiger" Lichtung.

Organ	Epithel	Tunica muscularis	Spezielle Besonderheiten
Oesophagus	Platt, mehr-schichtig, un-verhornt	Sehr kräftig, deutlich gegliedert in innere Ring- und äußere Längsmuskel-schicht	Deutliche Muscularis mucosae, meist kleinere Drüsen in der Submukosa
Ureter	Übergangsepithel	Insgesamt locker gebaut, gegliedert in die meist kräftigere mittlere Ringmuskelschicht, der innen und außen Längsmuskelbündel locker ange-lagert sind	
Urethra	Prismatisch, zwei-bis vierreihig, streckenweise auch geschichtet	Keine Schichtengliederung mehr er-kennbar, sehr locker gebautes Muskelgeflecht	Reich entfaltete Venengeflechte in der Lamina propria
Ductus deferens	Prismatisch, zwei-reihig mit Stereo-zilien	Sehr kräftig, deutlich gegliedert in innere Längs-, mittlere Ring- und äußere Längsmuskelschicht	Oft mitgeschnitten ist der gesamte Funiculus spermaticus
Tuba uterina	Prismatisch, ein-schichtig mit Kinozilien	Relativ dichte, überwiegend zirkulär verlaufende Muskel-schicht	Schlanke, verästelte Schleimhautfalten

Sachverzeichnis

Sachverzeichnis